Curación Natural
para Esquizofrenia

Y OTROS TRASTORNOS MENTALES COMUNES

— PRIMERA EDICIÓN —

Eva Edelman

BORAGE BOOKS
EUGENE, OREGON, USA

Curación Natural Para Esquizofrenia Y Otros Trastornos Mentales Comunes

Título original: Natural Healing for Schizophrenia and Other Common Mental Disorders
Copyright © Eva Edelman, 1996, 1998, 2001, con excepción de breves pasajes de autores citados.
Todos los derechos reservados.

Primera edición en español, abril de 2012.
Copyright © Eva Edelman 2012, con excepción de breves pasajes de autores citados.
Todos los derechos están reservados. Ninguna parte de este libro puede ser usada o reproducida, guardada en sistemas de recapturación o transmitida en ninguna forma por ningún motivo, incluyendo electrónicos, fotocopias, grabado u otra forma sin el permiso por escrito del autor, con excepción del caso de breves citas en artículos importantes en revistas.

Prólogo por Abram Hoffer, PhD, MD. Ilustrada por Eva Edelman.
Traducido al español por Graciela Martínez Salas de Zepeda.
Editor de lenguaje español: Norma Reyna.

Impreso por: BORAGE BOOKS
3003 West 11th Ave, #144, Eugene, Oregon 97402, USA
Tel. 1 - (541) 683-8720
http://boragebooks.com

Impreso en EE. UU.
ISBN: 978-0-9650976-3-5

La portada, la disposición del diseño y la pre-impresión fueron hechas enteramente en una plataforma Apple Macintosh™
Todas las marcas de fábrica, y nombres comerciales y registrados son propiedad de sus dueños respectivos.

PUBLISHER'S CATALOGING IN PUBLICATION DATA
Edelman, Eva

Curación Natural Para Esquizofrenia Y Otros Trastornos Mentales Comunes /
Eva Edelman — 1ST ed.

vi, 238p. : ill. ; 28cm. ;
Includes bibliographical references, glossary and index.
ISBN: 978-0-9650976-3-5 pbk.
1. Schizophrenia — Treatment. 2. Schizophrenia — Nutritional aspects.
3. Mental illness — Nutritional aspects. 4. Orthomolecular therapy.
5. Alternative medicine. 6. Vitamin therapy.
RC514   Library of Congress Control Number: 2011960937
616.89´8´2--dc20 .x18

A translation of a work previously published as: Natural Healing for Schizophrenia and Other Common Mental Disorders. © 1996, 1998, 2001 by Eva Edelman

Para más información sobre los libros del autor
visite la página web de Borage Books en http://boragebooks.com

Preguntas por correo electronico pueden ser enviadas a http://boragebooks.com/contact.html

La autora da la bienvenida a los comentarios, adiciones, críticas o experiencias relevantes, enviarlas a:
BORAGE BOOKS a la dirección citada arriba

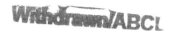

Ejemplos de los Cumplidos Recibidos por la
Curación Natural para Esquizofrenia y Otros Trastornos Mentales Comunes

Este es el volumen más útil de los métodos nutricionales para enfermedades mentales que se ha escrito en los últimos 20 años. Creo que será un recurso de gran valor para los investigadores, especialistas clínicos y familiares por igual. Es una lectura necesaria para nuestros investigadores y personal médico.

DR. WILLIAM J. WALSH, PhD
Walsh Research Institute, http://walshinstitute.org

Edelman ha compilado y hecho contribución magnífica y necesaria en el campo de la salud mental. Ha creado un libro de texto y una guía práctica, detallando los aspectos bioquímicos y nutricionales, de los factores causantes y los tratamientos para la esquizofrenia y otras enfermedades mentales.

Bien organizado, claramente escrito, entendible, será cambiará sin lugar a dudas la vida de los que sufren una enfermedad mental y la de sus familiares.

Su lectura, debería ser obligatoria para psiquiatras, psicólogos y otros profesionales de salud, así como, para aquellos que planean una carrera médica y una política nacional de salud.

La Curación Natural para la Esquizofrenia es un excelente trabajo y un faro de esperanza.

DR. RALPH GOLAN, MD
Autor de *OPTIMAL HEALTH*

Es una tarea difícil para las personas con esquizofrenia a encontrar una información objetiva para tomar buenas decisiones para terapia. Edelman y su excelente libro son dirigidos a esta necesidad; un recurso que reúne a la rica diversidad de los tratamientos ortomoleculares. Este libro informativo es accesible para aquellos con esquizofrenia y sus familiares, es una valiosa referencia para los profesionales al cuidado de la salud.

GREG SHILAB, EDITOR
NUTRITION AND MENTAL HEALTH, Otoño, 1996

Una descripción magnífica y pormenorizada de los tratamientos ortomoleculares, con suficientes detalles para que cualquier médico, con sólo el material aquí presentado pueda empezar a usar el tratamiento.

Al mismo tiempo, este libro provee un excelente plan de estudios, de lo que podría ser un curso de varios semestres, para enseñar a los médicos acerca de los mejores tratamientos para esquizofrenia que se encuentran disponibles hoy.

DR. ABRAM HOFFER, PhD, MD, FACP
Padre de la Psiquiatría Ortomolecular

Como psiquiatra y médico de Medicina Ortomolecular por más de 3 décadas, aplaudo los esfuerzos de Eva Edelman.

Curación Natural Para Esquizofrenia califica como libro de texto, y debía ser lectura obligada para todos los profesionales de la salud mental.

Al mismo tiempo, este excelente compendio, contiene un amplio ámbito de información que va a favorecer a cualquiera que no sea profesional, que esté interesado en el comportamiento de la bioquímica o solamente para el mantenimiento de la salud.

DR. HUGH D. RIORDAN, MD
Center for the Improvement of Human Functioning, International, Wichita, KS
http://riordanclinic.org

Cada día que veo a un paciente esquizofrénico por primera vez, me impacta la necesidad por libros como este… Si la psiquiatría en general tuviera el buen sentido de adoptar este método — lo que ellos tal vez algún día se verán forzados a hacerlo — nosotros habríamos un enorme alivio del dolor y sufrimiento.

DR. ABRAM HOFFER, PhD, MD, FACP
JOURNAL OF ORTHOMOLECULAR MEDICINE, 12(2):120; 1997

Los términos *histapenia, histadelia, alergia cerebral* y *piroluria* describen tan bien tanto visual como verbalmente. Felicitaciones por un muy necesario e inmenso ameno guía para el tratamiento nutricional-bioquímico, para la esquizofrenia.

DR. ROBERTA FOSS MORGAN, DO
Carl C. Pfeiffer Institute, Princeton, NJ

Curación Natural para Esquizofrenia es un recurso invaluable para cada familia afligida no sólo por la esquizofrenia, sino por cualquier enfermedad mental. Representa cuatro décadas de indagación pionera investigando esta enfermedad bioquímica. Este libro nos ilumina a todos los de la profesión médica y dará una gran esperanza y consuelo a los pacientes. Lo recomiendo entusiastamente.

DR. OSCAR ROGERS KRUESI, MD, FACP
New Health Initiatives, Morristown Memorial Hospital, NJ

Pienso que cualquiera que tenga que afrontar la enfermedad mental, de cualquier tipo que sea, en sí mismos o en alguien querido, debería tener una copia de este libro y usarla como guía para explorar enfoques alternativos, para evaluación y curación.

DR. PAUL REILLY, ND
Natural Healing Clinic, Tacoma, WA

Nota: *MD* es Doctorado en Medicina; *PhD* es Doctorado en Investigación (*Doctor Philosophiae*); *DO* es Médico Osteópata; *ND* es Médico Naturopatía; *FACP* es Miembro del Colegio Americano de Médicos.

Reconocimientos

Los primeros a quien agradeceré ser a mi familia por su amor y apoyo.

La esencia de este libro, la debo agradecer en grande, por sus trabajo a los Doctores Abram Hoffer, PhD, MD, y Carl C. Pfeiffer, MD, PhD, los pioneros en este campo de las terapias efectivas y humanitarias para las enfermedades mentales.

Mi más cordial agradecimiento a las siguientes doctores por compartir generosamente sus conocimientos conmigo: Abram Hoffer, PhD, MD, Hugh D. Riordan, MD, Oscar Rogers Kreusi, MD, William J. Walsh, PhD, George E. Prell, PhD, Donald R. Davis, PhD, Linda R. Page, ND, Skye Weintraub, ND.

También quiero dar mi reconocimiento al trabajo de los investigadores, médicos, herbolarios, nutricionistas y otros que se han dedicado a la exploración de los métodos naturales de curación de la esquizofrenia, así como a otras enfermedades.

También un cordial agradecimiento a la Sra. Graciela Martínez Salas de Zepeda, quien tradujo el libro e inspiró la producción de esta edición en español. Y muchas gracias a Norma Reyna, mi editor en español, por su trabajo dedicado e incansable.

Gracias a todos de los, que me han ofrecido inspiración, apoyo y aliento en los últimos veinte años.

Este libro fue escrito a la memoria de mi amiga íntima de hace cuarenta años, cuya vida habría sido inconmensurablemente diferente si esta información hubiera estado en sus manos.

También a la memoria de mi Madre, quien siempre creyó en mí.

Descargo de Responsabilidad

El material de este libro es presentado con propósitos educativos solamente, no intenta ser una recomendación de tratamiento para el público, tampoco se intenta que sea una recomendación médica. Nada de la información aquí presente es para ser interpretado como un diagnóstico o prescripción para ninguna de las enfermedades mentales o físicas, ni un respaldo a ningún producto o servicio en particular.

Siempre hay un riesgo involucrado en el tratamiento de la esquizofrenia y otros padecimientos mentales; Y cada situación individual es única. El individuo con una necesidad de atención médico/psiquiátrica, debe ser tratado por un médico conocedor. Esto puede conllevar, la búsqueda por los servicios de un médico ortomolecular, naturopatía u otro médico con orientación nutricional.

Este libro no debe interpretarse como asesoramiento acerca de si tomar o no tomar los medicamentos psiquiátricos o cualquier otro. El retiro de los medicamentos psiquiátricos puede exacerbar cualquier tendencia a la violencia o el suicidio, o los otros severos síntomas mentales, y puede resultar en severas reacciones físicas.

La retirada es aún más riesgosa si se hace bruscamente o sin el apoyo nutricional. Si el individuo, no obstante, se decide retirarse de medicamentos, el cuidado y la supervisión de un médico bien informado es esencial.

Ni el autor, editor, impresor, distribuidor, y cualquiera relacionado con grupo, no se son hacer afirmaciones o alegaciones concernientes a los efectos mentales y físicos de las terapias descritas en este libro y no pueden aceptar ninguna responsabilidad por la experimentación de estos tratamientos.

Tabla de Contenidos

Tabla de Contenidos (continuación)

Prólogo

Hay dos programas terapéuticos para tratar la esquizofrenia. Solía haber tres, pero la psicoterapia de apoyo, la cual alguna vez se usaba con la exclusión de cualquier otra cosa, más o menos se ha desaparecido del campo de la esquizofrenia. El programa más popular en el presente es el método ortodoxo usado por casi todos los psiquiatras. Esto consiste en dar al paciente una variedad de tranquilizantes y con menos frecuencia, antidepresivos.

El programa orientado a los fármacos ha sido de ayuda para regir algunos de los síntomas de ésta enfermedad. Sin embargo, los más ávidos defensores de la terapia con tranquilizantes, nunca afirman que pueden hacer más que algunos pacientes más cómodos y mantener los fuera del hospital. Desafortunadamente, muchos pacientes terminan en las calles, en asilos de bajo nivel o refugios en los cuales ninguna persona normal le gustaría encontrarse.

El otro enfoque terapéutico es la Terapia Ortomolecular como está descrita en este excelente libro. Esta terapia es, en mi opinión, la terapia del futuro. La terapia psiquiátrica ortomolecular es actualmente muy impopular, no porque no sirva, sino porque ha sido suprimida de la Asociación Americana de Psiquiatría por razones políticas. Ya que este tratamiento no es patentable, no hay ganancias económicas para las compañías farmacéuticas en promoverla. Muy pocos psiquiatras se han tomado el tiempo para examinar este enfoque.

La terapia ortomolecular se originó con cinco doble-ciegos controlados en ensayos en Saskatchewan, mucho tiempo antes de la mayoría de los "médicos de neurolépticos" hayan oído algo acerca del método controlado doble ciego.

Cuando los protocolos del tratamiento ortomolecular son seguidos, más del 90% de los pacientes agudos, se recobran y si se sigue el tiempo suficiente, también se recuperaran, más del 60% de pacientes crónicos.

Considero recuperados a los pacientes cuando están libres de síntomas y signos; y se llevan bien con su familia y su comunidad. Están haciendo lo que debieron hacer si no hubieran enfermado y están, en la mayoría de los casos, trabajando y pagando sus impuestos. Sólo unos cuantos de los pacientes tranquilizados por métodos ortodoxos pueden ganar el dinero suficiente para pagar impuestos, a menos que hayan heredado.

Los psiquiatras ortodoxos, raramente, si es que alguna vez discuten públicamente el principal aspecto de la terapia de tranquilizantes, que son los efectos secundarios. Los documentos profesionales sin embargo, habla de los efectos secundarios; y estos pueden ser horrendos. Si tienen alguna duda lean algunos de los Compendios de Fármacos o pregúntale a su farmacéutico que lo haga por ti.

Estas complicaciones o efectos colaterales no se presentan en su propio contexto, en que cual es que cambia la psicosis esquizofrénica a una psicosis por los tranquilizantes. Esta psicosis iatrogénica se caracteriza por cambios psicológicos y fisiológicos. Usualmente las voces y/o las visiones son reducidas en frecuencia e intensidad, pero algunas veces son inducidas. Los pacientes se vuelven apáticos y desinteresados, y encuentran muy difícil concentrarse o recordar y casi imposible aprender. Ellos ciertamente no pueden continuar una carrera educacional. En el lado físico, desarrollan temblores, con frecuencia, discinesia tardía (la cual es muy difícil tratar), cambios hormonales, frigidez o impotencia y aumento de peso.

Por eso es tan difícil mantener a los pacientes con estos fármacos. Los pacientes prefieren verse libres de los efectos colaterales, inclusive si esto significa volverse psicótico otra vez. Como resultado, las drogas parenterales se han vuelto muy populares entre los médicos, y muchas enfermeras de pacientes externos se han vuelto parte del sistema de entregas de fármacos por inyección desde la farmacia al paciente.

Esta situación posee lo que llamo el "Dilema de Tranquilizantes". Está basado en dos observaciones con las cuales nadie podrá estar en desacuerdo. La primera es que los tranquilizantes hacen que los pacientes se sientan mejor y que están en el camino para recuperarse. La segunda observación es que los tranquilizantes, hacen que las personas normales se enfermen con una psicosis inducida por los tranquilizantes.

Conforme los pacientes mejoran, empiezan el viaje de regreso a la recuperación. Pero entre más cerca están de la normalidad, más reaccionan a las drogas como si fueran normales, esto es, se enferman. La psicosis natural se ha convertido en una psicosis de tranquilizantes. Los pacientes y psiquiatras preferirían que esto no pasara.

Con frecuencia los psiquiatras lo ignoran o lo tratan usando varios métodos. Un método es empezar con otra droga, esperando que la nueva psicosis iatrogénica no sea tan severa. Otro método es bajar la dosis y quitar la droga gradualmente. Esto funciona al principio, conforme los pacientes empiezan el viaje de regreso empiezan a eliminar la psicosis de los tranquilizantes yendo otra vez hacia la recuperación. Pero mientras permanezcan libres de la droga, una vez más sufren el resurgimiento de la psicosis original y así, volverán a empezar con tranquilizantes. Los pacientes vuelven de rebote de adelante hacia atrás, entre la psicosis original y la iatrogénica.

En marcado contraste, la terapia ortomolecular, no hace crea los pacientes psicóticos. Las drogas tienen la ventaja de que trabajan muy rápido; la gran desventaja es que son inducen a la psicosis iatrogénica. La terapia ortomolecular tiene la desventaja que se trabaja más lentamente, pero la ventaja es que lo hace sin reemplazar una psicosis con otra.

Con frecuencia se es importante, para el paciente se mejorar durante el tratamiento temprano. La solución es tomar la ventaja de ambos regímenes. Una combinación de lo ortomolecular y la terapia estándar permite al paciente responder más rápidamente. Conforme empiezan a responder, la droga será retirada lentamente, mientras se mantienen los nutrientes en mega dosis. Finalmente, la droga es completamente retirada o la cantidad de la droga es tan baja que no hay efectos secundarios. La terapia ortomolecular mantiene al paciente bien. No me referiré a la evidencia en esta introducción ya que la autora se refiere a ella extensamente.

Me siento más frustrado cada vez que veo un paciente esquizofrénico que me ha sido referido, después que ha estado bajo tratamiento meses o años. Veo el resultado del tratamiento con drogas y la negligencia. Puedo visualizar cómo el futuro de este joven, hombre o mujer será, si el sendero seguido por su enfermedad no es interrumpido.

Ellos entran a mi oficina, con frecuencia con alguno de sus preocupados padres o parientes, y se van de mi oficina con alguna esperanza de que al fin algo se va a hacer que lo ayudará a recuperarse.

Por eso pienso que este libro es importante. Este libro hace que la información de estos tratamientos nutricionales para la esquizofrenia, así como de otros padecimientos mentales, sean accesibles al público. Familias y pacientes deberían usar está información para exigir a sus psiquiatras hacer más por ellos que sólo darles los fármacos. Si no convencen a su doctor, busquen a otro médico que esté deseoso de ayudarlos. Afortunadamente, muchos médicos generales están abiertos y deseosos de tratar con la terapia nutricional como que describe el libro.

Hay una nueva dirección en la medicina: es para usar tratamientos naturales, que proveen los resultados mejores y menos costoso, que con muy pocos efectos colaterales; y que satisfaga uno de los más importantes objetivos de la medicina: No dañar al paciente. Cuando esta nueva filosofía, llegue de lleno a la psiquiatría, no hay duda que habrá una mayor revolución contra la actual psiquiatría convencional, que será reemplazada con un tratamiento más efectivo.

Y esto no quiere decir los nuevos tranquilizantes que pregonan "una nueva y mejor respuesta". Yo he trabajado con tres de los "mejores" de los nuevos tranquilizantes y los he encontrado ser no de más ayuda que los anteriores.

Cada paciente nuevo con esquizofrenia, que sea dejado sin tratamiento o sea tratado con drogas solamente, le costará a la sociedad dos millones de dólares a lo largo de su vida. Un paciente recuperado no le costará nada a la sociedad, por el contrario, será un contribuidor. Los ahorros podrían ser enormes.

Los gobiernos, así como los médicos, desearan disminuir los costos y ayudar más a los pacientes, deben leer este libro. Si desean saber cómo ayudar a alguna "gente de la calle" que sufre esquizofrenia crónica y de ayudar a otros con un padecimiento mental debilitante, usted debe leer este libro. La autora debería ser considerada un benefactor público por traer ésta información a la atención de la sociedad.

Dr. Abram Hoffer, PhD, MD, FACP
Noviembre, 1997

Introducción

Más de medio siglo de investigaciones médicos de nutrición, hierbas y otros enfoques naturales para el tratamiento de padecimientos mentales han involucrado a decenas de miles de pacientes. Los facultativos han encontrado altas tasas de recuperación o grandes mejorías en esquizofrenia y depresión y buenos resultados en los desórdenes de comportamiento, autismo, manía, etc.

Además, encontraron que muchos pacientes con padecimientos profundos, como la esquizofrenia, experimentado un grado de curación, sin precedentes en las prácticas convencionales, mientras que en general evitan lo extraño y con frecuencia permanente de los efectos secundarios, de los tratamientos con fármacos de larga duración.

Estos investigadores y clínicos experimentan con tratamientos naturales que ameritan ser cuidadosamente considerados. Este libro es ofrecido como un compendio y guía de estas terapias basadas en lo natural, con la esperanza de educar a la gente, facilitar el acceso médico a los enfoques alternativos, y fomentar la investigación médica.

Como Usar Este Libro

Información en Desórdenes y Padecimientos Específicos

Los lectores interesados primordialmente en esquizofrenia pueden encontrar útil el primer enfoque en las secciones titulada *Antecedentes* y *Biotipos Principales* y después proseguir al resto del libro.

La sección titulada *Consideraciones Críticas*, da información general de depresión, padecimiento bipolar, desórdenes de la niñez, y desórdenes de comportamientos; a lo largo con del índice; proveen, referencias extensas cruzadas a una sustancial porción de este volumen, partiendo de estos desórdenes.

Utilice *Parte II: Resúmenes de nutrientes*, como una sección de referencia, para obtener más detalles y contraindicaciones de los nutrientes mencionados a lo largo del libro.

Información Para el Lector en General

El lector en general, interesado en como la nutrición y medioambiente afecta los estados emocionales y mentales de todos, encontrarán útiles conocimientos a través del libro.

Un Aviso Previo: Las Terapias Nutritivas Requieren Persistencia

El lector debe tener en mente, que contrario a los fármacos, las terapias naturales no suprimen o sobre-estimulan o crea cambios rápidos.

El enfoque, en cambio, es para apoyar al cuerpo en sus funciones; esto es, para proveer optimas cantidades de la materia prima que el cuerpo necesita para realizar y mantener la salud, y para eliminar toxinas.

Con este enfoque los médicos ortomoleculares, encuentran que mejorías tendientes a ser relativamente graduales (comparadas con las drogas), pero constantes y sostenibles, necesitando todo, desde unas semanas hasta varios años, para producir cambios sustanciales.

Nota también, los médicos típicamente les advierten de que el apoyo nutritivo será de por vida, ya que tales pacientes usualmente tienen altos requerimientos permanentes de nutrientes específicos. El compromiso y la persistencia son esenciales.

Un Vistazo al Contenido

- **Parte I: Antecedentes**. Un vistazo general al significado del término "esquizofrenia", historia, breve mirada a los tratamientos tóxicos e introducción a métodos nutricionales.

- **Parte II: Nutrientes**. Una sección de referencias, describiendo el papel de varios nutrientes en la salud mental y física, junto con sus fuentes, contraindicaciones, etc. *Consulte esta sección para obtener más información, a medida que continúe la lectura de este libro.*

- **Parte III: Los Biotipos Principales**. bioquímicos (baja histamina, alta histamina, piroluria, y alergias) asociadas con la esquizofrenia. *Esta es la sección más importante* para la mayoría de las personas diagnosticadas con esquizofrenia, y a veces cruciales para otros desórdenes mentales.

- **Parte IV: Neurotoxicidad**. El papel del plomo, mercurio, cafeína, azúcar, alcohol, pesticidas y otras neurotoxinas potenciales en los desórdenes mentales.

- **Parte V: Influencias Somato-psíquicas**. Cándida, epilepsia, hipotiroidismo y otras enfermedades físicas que pueden inducir síntomas con frecuencia indistinguibles de esquizofrenia, depresión, etc.

- **Parte VI: Algunas Consideraciones Criticas**. Niños. Autismo. Depresión. Desórdenes de comportamientos. Esta sección puede ser usada para acceder al resto del libro en los términos de los temas anteriores.

- **Parte VII: Neurotransmisores**. Los desequilibrios de los neurotransmisores; su papel en esquizofrenia, depresión y otros desórdenes mentales, y su relación en la ingesta de nutrientes.

- **Parte VIII: Toximolecular**. Los efectos tóxicos de las drogas y el electrochoque. Posibles alternativas.

- **Parte IX: Controversias**.

- **Parte X: Apéndices**. Pruebas analíticas. Epidemiología. Herencia. Recursos. Glosario.

Estudie Este Material

Este material destila la esencia de años de trabajo de muchas personas, que se han consagrado su vida a la investigación de tratamientos no tóxicos para las enfermedades mentales. Es necesariamente densa y necesita ser estudiado a fondo para ser asimilado.

Fuentes

Las ideas de este compendio han sido reunidas de diversas fuentes: médicos ortomoleculares, naturópatas, psiquiátricas, psicológicas, nutricionistas, herbolarias y de sobrevivientes psiquiátricos, así como de médicos que no necesariamente apoyan los tratamientos naturales.

Exención de Responsabilidad

Como en todos los esfuerzos humanos, particularmente en el campo de la medicina, la información tenida como factible hoy puede que más tarde sea inexacta o incompleta. Más aún, el conocimiento acerca del funcionamiento del cerebro, junto con el papel que juega en la nutrición, está en su infancia. Así también, aunque cada esfuerzo ha sido hecho para garantizar veracidad, por favor no asuman que este material, ni la presentación del autor, ni la tradución, está enteramente libre de error.

Ya que cada persona es única bioquímicamente, ningún libro puede sustituir a un bien informado diagnóstico médico y su tratamiento. Este libro de ninguna manera deberá ser tomado como un consejo médico. Es presentado solamente con propósitos educativos y no constituye recomendaciones de tratamiento. Ni el autor, traductor, publicista, distribuidor, ni nadie relacionado en el grupo puede ser la responsable por los resultados por alguna experimentación con los tratamientos aquí descritos. Si padece algunos padecimientos médico o psiquiátrico, por favor consulte un médico conocedor. En algunos casos, este puede ser un médico ortomolecular o naturopatía.

Parte I: Antecedentes

"Las vitaminas no son drogas. Cualquier psiquiatra que utiliza los nutrientes; eventualmente debe realizar que los están involucrados con las causas. Nadie cree que la esquizofrenia es causada por una deficiencia genética 'de tranquilizantes'".
Dr. Abram Hoffer, PhD, MD[1]

Esquizofrenia

El significado general y el contexto de la esquizofrenia. El tratamiento nutricional es introducido y los beneficios de un tratamiento temprano son demostrados.

Generalidades

"¿Qué es un lunático genuino? Es un hombre que prefiere volverse loco, en el sentido social de la palabra antes de capitulando su gran idea del honor. Así es como la sociedad ahoga a todos aquellos, los que ellos quieren eliminar o es ser protegerse desde: por eso ellos los pone en manicomios… porque el lunático es un hombre al que la sociedad no desea escuchar, pero quiere prevenir que exteriorice ciertas verdades que les son insoportables."

Antonin Artaud, dramaturgo y poeta[5]

"[En los Estados Unidos] hay más y más intervenciones involuntarias; y están siendo defendidas, autorizadas y en muchas instancias admitidas por la corte."

Susan Stefan, profesora de derecho[2]

En la Europa Medieval, las personas que se consideraban dementes fueron desterradas de la tierra seca, y tuvieron que vivir sus vidas en un barco, conocido como *el barco de los tontos.*[1] Desde entonces, los tratamientos han avanzado: desde abusos físicos, flagelación y encadenamiento; hasta metrazol y choques de insulina, y remoción de partes del cerebro; hasta las drogas que suprimen el cerebro, y electrochoques. El enfoque del tratamiento ha pasado del cuerpo al cerebro, y con ello, el enfoque de los daños.

Con esto no quiero decir que la psiquiatría moderna no tiene las mejores de las intenciones. Muchos psiquiatras se preocupan profundamente por sus pacientes, y los tratamientos contemporáneos, aunque no ser una cura, han ofrecido a muchos esquizofrénicos un parcial alivio a su psicosis. No obstante, estos tratamientos suprimen las funciones intelectuales y emocionales, y llevando con ellos un riesgo de efectos desastrosos **dañinos** en el cerebro.

Afortunadamente, las terapias naturales se han estado desarrollando, las que nutren y sanan al cerebro, mejorando su funcionamiento en vez de suprimirlo. También, a menudo reducen los efectos colaterales de cualesquiera los medicamentos psiquiátricos tomados concurrentemente. Este nuevo conocimiento está insidiosamente cambiando la ecuación que define la esquizofrenia contemporánea. Estos tratamientos están usados ahora en decenas de países mundiales. Algún día se reconocerá como uno de los más importantes logros en la historia de la psiquiatría.

Apoyando las Normas Sociales

La pregunta que se eleva instantáneamente, ¿tiene alguien el derecho moral, así como, la omnisciente perspicacia, que se requiere para juzgar a alguien como demente? ¿Quién obtiene el diagnóstico? ¿Rebeldes, artistas, santos, genios, críticos sociales, victimas de incesto, juventudes minoritarias, niños maltratados, mujeres buscando su independencia? ¿Gente, cuyos conceptos de realidad no encajan con el paradigma dominante? ¿Qué pasa, si una persona habla con los árboles o con espíritus desencarnados? Si la gente piensa o actúa de manera "equivocada" o diferente ¿está demente?

Cualquiera que sea el caso, una vez etiquetado, drogado e institucionalizado, las gentes, con frecuencia enfrentes un intenso dificultad al reclamar su valía humana. No sólo a lidiar con el problema original mental o bioquímicos (si tal problema existía), pero también con el tratamiento psiquiátrico lo que pudo haber dañado su cerebro y su espíritu.

No importa que tan cuidadosa sea la prescripción, los tratamientos supresores que tienen la potencia para atemperar la psicosis en unas cuantas semanas, también tenderá a producir una repercusión radical, en el largo plazo. Las drogas psiquiátricas tienen el potencial de inducir a una *psicosis supersensible,* que a menudo conduce a la medicación adicional, a continuación, la psicosis más en un círculo vicioso. En otros casos, un paciente puede tener que pasar su vida plagado con interminables espasmos inducidos por los medicamentos (*discinesia tardía*), dando lugar a agotamiento mental y físico, dolor, y el aislamiento social. O electrochoques (corriente eléctrica aplicada a través del cerebro) pueden haber borrado memorias importantes, tal vez años de memorias.

El miedo a estar loco, combinado por la brutalidad inherente a tales tratamientos, casi seguro que nos persigue a todos, aunque no necesariamente en a nivel consiente. Mucha gente parece poner mucha energía para mantener la apariencia de normalidad. Ellos generalmente no cantan y bailan en el supermercado u gritan pensamientos inusuales en el lugar de trabajo. Las implicaciones de ser etiquetado como demente, de esta manera, sirven como una herramienta de control social, con máquinas de electrochoques y jeringas con Prolixin, para hacer cumplir la "Normalidad".

Por lo tanto, es una reacción comprensible, que de una escuela de pensamiento, que afirma que no hay enfermedad involucrada del todo y eso de la etiqueta de esquizofrenia es solamente una manera de oprimir a la gente que no se conforma con los estándares convencionales de comportamiento.

Una Pregunta de Salud Física

Es verdad que la gente que actúa fuera de lo convencional o que son víctimas de abuso físico y psicológico, en algunos casos tienen las etiquetas erróneas de esquizofrenia y son sometidos a una intervención médica injustificada.

Sin embargo, para millones de personas, en todo el mundo, la esquizofrenia *es una enfermedad biológica que augura mucho sufrimiento*. Para estos millones, la "esquizofrenia" no es una reacción desafortunada a acontecimientos de socio-político, pero es el resultado de las condiciones físicas y bioquímicas que afectan al cerebro. Las células nerviosas a menudo están en riesgo. La gente puede actuar muy parecido y no estar enfermo, pero la mayoría del tiempo, los síntomas asociados con esquizofrenia reflejan una necesidad de atención inmediata a la salud y las necesidades nutricionales de la persona.

Curación

El problema que algunas personas tienen con la idea de que "desequilibrios bioquímicos" pueden causar la esquizofrenia, es que tales "desequilibrios" se han citado para justificar el uso de drogas los que, con tiempo, pueden dañar el cerebro. Y que esas drogas se dan a menudo a los pacientes sin darle información completa acerca de los riesgos, y pueden incluso ser les obligados a aceptar contra su voluntad.

Sin embargo, la real bioquímica debe ser atendida con el fin de sanar. El cerebro es protegido de las intrusiones químicas, por la barrera hematoencefálica; físicamente salvaguardado por los fluidos cerebro-espinales; además, está protegido por tres capas de membranas: las meninges; y una caja fuerte de hueso: el cráneo. El cerebro en sí es delicado, fácil de dañar, por corriente eléctrica externa y por los medicamentos que manipulan los neurotransmisores.

Cuando el mal funcionamiento del cerebro eleva los síntomas de esquizofrenia, el problema parece ser el agotamiento de los materiales de los que el cerebro está hecho y sobre los cuales funciona.

Alimentando al cerebro con los nutrientes que lo han agotado, facilitando el acceso al oxígeno; y eliminando condiciones y sustancias que interfieren con funciones, se provee al cerebro del material natural para sanar. Se ha reportado, que muchas decenas de miles de pacientes, los que han eventualmente recobrado o mejorado grandemente como resultado de estas terapias naturales. El grado de recuperación, y la baja toxicidad, nos da un gran contraste con el pronóstico general con los métodos convencionales.

Disculpa y Nota

Muchos han sentido el término "esquizofrenia" como un estigma que los forza aceptar los medicamentos, los choques, y el daño cerebral.

Sin embargo, esta es la única palabra con la que claramente se designa a un grupo particular de síntomas, que serán abordados en este libro.

Mi propósito es el de transmitir un contexto radicalmente diferente, basado en tratamientos nutritivos que *aumentar* la salud cerebro y la vitalidad.

Disculpas para aquellos a quienes la etiqueta de esquizofrenia tiene una connotación devastadora. Su lucha ha sido mi mayor inspiración para este libro y deseo que la información presentada aquí sea de utilidad para Uds.

¿Inspiración o Esquizofrenia?

Para una minoría de personas, el estadio temprano de la esquizofrenia puede ir acompañado de una alta agudeza intelectual e intensidad espiritualidad o emocional.* Cualquiera que sea la recompensa que tales experiencias puedan traer, es importante no quitar importancia a la necesidad de un tratamiento nutritivo. Fallar en abordar los desequilibrios bioquímicos que subyacen en la esquizofrenia** puede comprometer las funciones mentales y emocionales y tal vez infligir daño permanente en el cerebro.

Los tratamientos dañinos, por supuesto, No son de ayuda. Por otro lado, los remedios nutritivos confeccionados a los requerimientos individuales tienden a equilibrar gradual y gentilmente la bioquímica del cerebro. La más óptima que sea, la condición de salud del cerebro, lo mejor que es capaz de hacer el trabajo creativo, intelectual o espiritual, que lleva a inspiraciones perdurables.

*Vea *Funciones Intelectuales*, y *Vonnegut* p 10.

** Si es esquizofrenia. Vea *Psicosis Reactiva Breve*, p 174, y *Estrés*, párrafo 1 p 164.

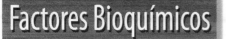
Factores Bioquímicos

Las causas exactas de la esquizofrenia permanecen desconocidos. Sin embargo, los investigadores han desarrollado terapias nutritivas marcadamente exitosas que corresponden a desequilibrios bioquímicos específicos.

Estos biotipos principales de la esquizofrenia se encontraron en el diagrama siguiente, y será discutido en la Parte III.

Los Biotipos Principales en las Esquizofrenias
(Dr. Carl C. Pfeiffer, MD, PhD)

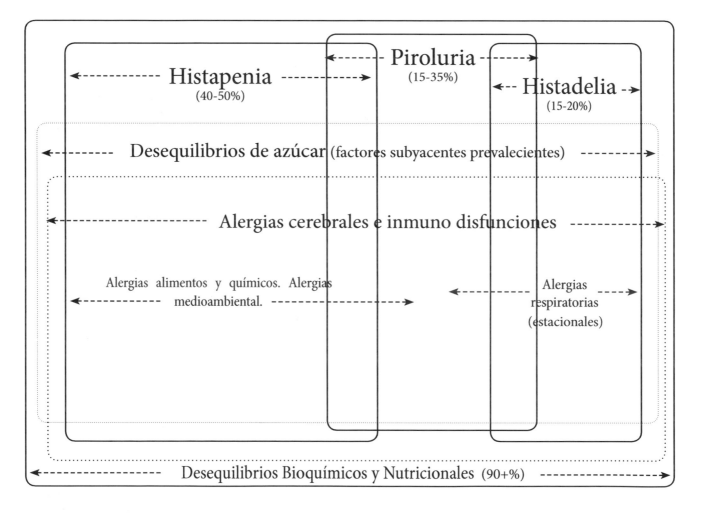

Histapenia (especialemente con el metal disfunción del metabolismo), Histadelia, Piroluria, y Alergias Cerebrales son los biotipos principales asociados a la esquizofrenia e identificados por los psiquiatras ortomoleculares. Las irregularidades de glucosa en sangre ocurren en la mayoría de los pacientes y contribuyen a los síntomas. Otras condiciones que pueden causar o exacerbar los síntomas, incluyendo: desequilibrios nutricionales y de neurotransmisores; la toxicidad de metales pesados y otras toxinas, y una variedad de enfermedades biológicas (no incluidas en el diagrama).

Nota: Estos biotipos se entreveran considerablemente. El diagrama es una aproximación, y no nos da la exacta relación de las diferentes categorías.

La Psiquiatría Ortomolecular

La psiquiatría ortomolecular es un método de tratamiento basado en proveer a las células cerebrales las concentraciones óptimas de las sustancias que se encuentran normalmente en el cerebro (Ej. Nutrientes); y quitando aquellas sustancias que no le pertenecen, como: toxinas, alérgenos y metales pesados. Los psiquiatras ortomoleculares, son los pioneros en tratamientos nutrientes para la esquizofrenia. Mucha de la información presentada en este libro está basada en su trabajo.

Definición Ortomolecular de Esquizofrenia

La definición de esquizofrenia originalmente propuesta por el Dr. John Connolly y adoptada por un número de psiquiatras ortomoleculares, caracterizan a la esquizofrenia con las *dispercepciones* (percepciónes distorsionadas), combinadas con la inhabilidad de juzgar, como sea estas dispercepciones son reales. Con esta perspectiva, los doctores pueden detectar la enfermedad en sus etapas iniciales, permitiendo el tratamiento temprano, incrementando en gran medida la completa recuperación y evitando los tratamientos tóxicos.

Otras definiciones ortomoleculares enfocadas a los factores bioquímicos (*vea el diagrama en la página anterior*) antes que en los síntomas psicológicos. Estos factores a menudo pueden ser más precisos y útiles para hacer un diagnóstico (en vez de la etiqueta de "esquizofrenia").

Efectos de Diagnóstico y el Tratamiento Nutricional

Cualquier definición psicológica de esquizofrenia, tiene el potencial de ser demasiado amplio. Cuando el tratamiento depende de análisis biológicos, pero, enfocados en las sustancias naturales que están presentes en el cuerpo, el resultado de un diagnóstico equivocado de "esquizofrenia" ya no serían trágicas. La corrección de los desequilibrios nutricionales debe hacer la persona más fuerte, apoyar la salud mental y física, y aumenta la salud en general.

Por ejemplo: te puedes imaginar a una novelista, quien conversa con sus personajes. Su mejor amiga se preocupa de que pudiera estar "loca" y la convence de que vayan a ver a un doctor ortomolecular, quien cree que ella está al borde de la esquizofrenia. El doctor hace algunos análisis biológicos y encuentran ella es pirolúrico (vea p. 54-57). El doctor también encuentra anemia dependienta a la vitamina B6, y problemas con la absorción de nutrientes.

Se la dan vitamina B6, zinc y manganeso, se le advierte de que aumente la dosis cuando esté estresada. Varios meses después, su síntomas "esquizofrénicos" se han resuelto. Nuestra novelista sigue hablando con sus personajes de su libre, pero es más relajada y menor temerosa, y no vuelva sentir náuseas cada mañana. Se sienta más alegre, con más energía, trabajando mejor y duerme mejor.

Ellas también están recibiendo los nutrientes (reducidos por la piroluria), que estaban comprometiendo los glóbulos rojos y su sistema digestivo, así como su cerebro. Ella está prosperando ambos mentalmente y físicamente.

Definiendo la Esquizofrenia

CONCEPTOS RELACIONADOS

Percepción Metabólica Alterada

En 1967, la Dra. Bella Kowalson, MD,[1] originó el concepto de *dispercepción metabólica*, para describir "un trastorno bioquímico que resulta de la distorsión en las percepciones, con sus correspondientes cambios de comportamiento, el ánimo y en general de experiencias subjetivas de sí mismo y del mundo." Este término aún se emplea ocasionalmente.

Pelagra Subclínica

La *pelagra subclínica* era visto como un precursor a la deficiencia de niacina completa en toda regla (y esquizofrenia). (vea p 17-18 y 44-46). El uso de este término se propició para que el diagnóstico no sonara amenazador y alentar a la gente a venir lo más rápidamente, a tratarse.[2] Este término aún se sigue utilizando.

Definición de la Psiquiatría Convencional[3]

A grandes rasgos, el diagnóstico convencional está basado en la presencia de una cantidad de síntomas significativos, en un periodo prolongado de tiempo:

☐ Delirios (en especial y definitivo si son extravagantes)
☐ Alucinaciones (en especial, si las voces mantienen un comentario continuo, o se comuniquen entre sí).
☐ Discurso o comportamiento, desorganizado o agitado.
☐ Síntomas negativos. Catatonía.
☐ Un significativo deterioro en el funcionamiento: interpersonal, académico, ocupacional o del cuidado personal.

Si los síntomas son debidos a una enfermedad física ya diagnosticada, el paciente usualmente no es considerado esquizofrénico.

Nota: La definición anterior no incluye a tales síntomas típicamente tempranos, (notados por los psiquiatras ortomoleculares) como: depresión, ansiedad, tensión, y percepciones alteradas.

Inicio y Síntomas

Aparición de los Síntomas

La gente de cualquier edad puede desarrollar esquizofrenia. Pero, se estima que se aparece de entre 15 a 25 años de edad en el 75% de los casos. El comienzo entre las mujeres es de dos a tres años después que los hombres.

La esquizofrenia se puede incubar lentamente. Un niño puede ser retirado socialmente o excesivamente temeroso, o puede ser diagnosticado como hiperactivo, o con trastornos de aprendizaje, pero en realidad, pueden estar experimentando cambios progresivos en la química del cerebro, que, años más tarde, dará lugar a una esquizofrenia diagnóstica.

"Apenas era capaz de caminar e incluso sentarme en una silla debido a la devastadora fatiga y los mareos… mi mente la sentía como una ametralladora que estuviera disparando dentro de mí… [tenía] severa depresión… ataques de pánico, tensión interior… alucinaciones… Estaba con severas náuseas constantemente y vomitando frecuentemente. Pasaba mis días tirado en la cama en una tortura, rezando por ponerme bien… el daño nervioso se extendía por todo mi cuerpo".

Reporte anónimo de un paciente que más tarde se recuperó con la niacina y la C[2]

"Más cerca y más cerca, ¡ellos llegan!… El sonido de la rompiente. Parecía encima de mí. El tambor golpeaba en mí corazón. Acercándose y acercándose. El sonido llenaba mi cabeza excluyendo todo lo demás. Entonces yo empezaba a temblar, mi visión se ponía muy obscura, mis patillas y frente se constreñían… Me sentía débil, vacío, lleno sólo con el estridente ruido de la banda".

Temprana dispercepcion en un niño a quien, ya como adulto, fue diagnosticado con esquizofrenica.[11]

"Estaba en la cama una noche, más o menos, todo bien. Todo al mismo tiempo… 'Ahí está él.' Entonces supe, que estaba en problemas".

Robby Wilde,[12] describiendo la renovada acometida de las voces, las cuales, habían estado con él la mayor parte de su vida.

Un joven encuentra que es cada vez más difícil de llevarse bien con los amigos y la familia, y así se sienta en su recamara. Un niño precoz parecía incapaz de aprender a leer, ni guardar sus juguetes o hacer nada de lo que se le pedía. Tras una fallida aventura amorosa, una adolescente dormía y lloraba la mayor parte del día y se levantaba a las 2 de la mañana para deambular por toda la casa mascullando para sí.

Podríamos suponer que el joven no es más que resentido, el niño aprende en su tiempo personal; y que la adolescente tiene el corazón roto. Incluso el comportamiento de este tipo, lo que podría parecer relativamente común, puede en algunos casos, ser un signo de neuronas sin alimento, insuficientes enzimas cerebrales, susceptibilidades alérgicas, o una carga de metales pesados o de toxinas. Tales desequilibrios, si se les deja sin tratamiento pueden destruir el tejido cerebral.

Los síntomas son insidiosos; y a menudo se desarrollan lentamente. La mayoría de la gente no lo nota o no pueden reconocer lo que son. A medida que la enfermedad se desarrolla, los primeros síntomas a menudo se vuelven evidentes; en retrospectiva. (En este punto el paciente normalmente es ingresado para cuidado médico y diagnosticado de esquizofrénico.)

Los síntomas pueden variar, dependiendo la causa. Las siguientes descripciones surgen de la idea *muy general* de los síntomas. La parte III conectará los síntomas específicos a los distintos biotipos.

Nota: Los varios síntomas no todo el tiempo implica que una persona es esquizofrénica. Los diagnósticos basados en los biotipos usualmente son más exactos.

Síntomas Tempranos[6-9, 15]

Los primeros síntomas pueden incluir: cambios de personalidad, alteraciones de los patrones de sueño, fatiga, achaques físicos vagos, dispercepciones, depresión, manía, ansiedad y miedo.

Quejas Médicas[3-5]

Tal vez la mitad de aquellos a los que eventualmente etiquetarán de esquizofrénicos, antes del diagnóstico, visitaron a su doctor por achaques físicos para los cuales no se pudo encontrar ninguna causa. Por ejemplo: debilidad, dolor de cabeza, desfallecimiento, fatiga extrema, síntomas gastrointestinales, (náusea, vómitos diarrea, estreñimiento) dolores vagos en la garganta; oídos o pecho, exceso de transpiración, sentirse demasiado caliente o frío, dificultad para respirar, achaques del corazón, descoordinación, dolores de espalda, úlceras, entumecimiento u hormigueo en las extremidades. También mojar la cama o problemas urinarios, achaques en la espalda baja, dolor en los riñones, pesadez en la pelvis y una libido muy baja.

Cambios Preceptúales[1, 3, 6-10, 15]

Al comienzo, los cambios preceptúales, pueden a menudo ser reconocidos como ilusiones (No es real). Pero conforme la enfermedad avanza, el individuo encuentra dificultades crecientes en distinguir las ilusiones y de la realidad. Después de muchos años, las dispercepciones, tienden a disminuir, mientras los disturbios del pensamiento se hacen más dominantes.

Audición

La más común de la dispercepcion es la auditiva. Los sonidos son distorsionados, como cuando se despierta de un sueño. El sonido puede ser experimentado como abrumadoramente fuertes, o demasiado tranquilo. El volumen al hablar de los pacientes, tiende a reflejar esta dispercepcion.

Voces: El individuo al principio oye su propia voz pensando. O ruidos exteriores, tales como: de radio, tráfico, pájaros o personas hablando a distancia, pueden sonar como voces llamándole o hablándole. Las voces pueden hablarse unas a otras o comentar las acciones de ella (la persona).

Al principio, las voces pueden ser amigables, pero después de un tiempo, muchas de las voces tienden a volverse demandantes y amenazantes, y poner en peligro la vida.

Visión

La visión puede aparecer distorsionada, terrorífica o distante, aislando al individuo del mundo exterior. Los colores pueden ser luminosos, siniestramente brillantes o desteñidos y deslustrados.

Las caras de otras personas puedan ser indistintas o verse idénticas, siendo difícil diferenciarlas. Un niño puede fallar al reconocer a su propia madre. Un individuo puede ser incapaz de discernir los ojos de la gente, en donde están enfocados, dándole la sensación de que todos lo están observando. (El Dr. Hoffer reporta que explicando la causa a menudo ayuda.[26])

Las palabras en un libro: palidecen, se mueven, cambian de tamaño, forma o ubicación o exhiben sombras. Las fotografías humanas o de animales pueden respirar o clavar los ojos. La cara de los individuos en el espejo puede verse extrañamente distorsionadas.

Las pruebas neurológicas indican anormal movimiento de los ojos.[1]

Tacto

La dispercepcion del tacto ocurre con menos frecuencia. El tacto puede ser intensificado, o ser apagado. Los objetos pueden sentirse diferentes y percibirse como fríos o calientes. La piel se puede sentir extraña y las extremidades pueden estar hinchadas. La respuesta galvánica de la piel puede estar alteradas.[1]

Gusto y Olfato

Las dispercepciones del gusto así como las del tacto son menos comunes y pueden ser debidas a la deficiencia de zinc. El gusto puede ser cambiado, Ej.: las comidas suaves pueden ser los dulces. Las comidas favoritas pueden ser evitada. Los alimentos pueden oler a podrido, el gusto salado, muy dulce, metálico o amargo. Tal dispercepcion puede ser la fuente del miedo a ser envenenado. (El Dr. Hoffer encuentra que este miedo puede ser a menudo resuelto, explicándole ésta dispercepcion.[8])

La Percepción del Cuerpo y el Movimiento

La persona puede tener dispercepcion de tamaño y ubicación, de las partes del cuerpo, o ella tal vez se sienta fuera de su propio cuerpo.

Al caminar, sus pies parecen crecer. El suelo puede moverse en ondas (oleadas), o levantarse para cumplir con sus pies. Las escaleras pueden estar escarpadas, los árboles y edificios pueden hacia el interior inclinada. Caminar le puede hacer sentir mareada y con náuseas. Sus movimientos pueden ser lentos, acelerados, torpes o descoordinados. Caminar lo hará de un modo extraño o se moverá muy rápido, se caerá y caminará contra las cosas. Los movimientos repetitivos son comunes. Su Postura será a menuda artificiosa, poco natural.

Espacio

La distancia y profundidad están alteradas. (Ej., la enfermera que viene por un corredor angosto en el hospital, parece volverse un gigante.) Las percepciones de tiempo y aceleración también puede ser distorsionadas. El Dr. Pfeiffer sugiere que una proporción sustancial de los accidentes de auto puede ser debida a dichas dispercepciones.

La percepción de las distancias sociales convencionales puede ser distorsionadas. Especialmente cuando la paranoia está involucrada, el paciente tiende a pararse muy cerca de otra persona, o poner su cara muy cerca de quien le está hablando.

"El cómoda que había tenido desde que era un niño... trataba de aplastarme. Estaba desarrollando una cara y se estaba moviendo... No me atreví a ir al pueblo. Estaba seguro de que ellos me veían como extraño, y esa gente estaba murmurando de mí".

desde A Mind Assailed[25]

"Todo está en pedazos... Es como una fotografía que se cambia a pedazos y después se vuelve a juntar otra vez. Si te mueves es aterrador... Si hago algo como ir por un trago de agua, tengo que ir sobre cada detalle. Encontrar la taza, caminar al paso, quitar la tapa, llenar la taza, taparla, beberla. Mantengo la construcción de la fotografía. Tengo que cambiar la fotografía todo el tiempo, tengo que hacer que la fotografía vieja se mueva. No me puedo concentrar. No puedo mantener las cosas. Algo más llega... Es más fácil si me quedo quieto".

J. Chapman[23]

"El ruido cortante empezó otra vez, el eco a través del aire... era horrible... se unió a los patrones de interferencia... bloqueaba todos los demás sonidos... Cuando traté de trepar al vuelo las escaleras, las pautas gruesas se arremolinaron al frente para bloquearme la vista... En el siguiente minuto las pautas aclararon parcialmente para revelarme los escalones individuales, los cuales estaban bailando atrás y adelante... sus bordes rápidamente cambiaron... desequilibrándome hasta que tuve que sentarme... tratando de sobreponerme a la sensación de náusea".

Dra. Carol North, MD[17]

"Mi cerebro se quebró y farfullaba y siseaba como nunca antes y parecía que mi mente estaba colapsando... Un dolor severo se disparó por mi cuerpo entero. Una tarde mientras cortaba el pasto, parecía que mi cerebro se partía exactamente a la mitad y se dividía en dos secciones... intensa obscuridad se fue acomodando en la parte de atrás de mi cabeza. La obscuridad envolvió mi mente entera, muy despacio pero completamente en un periodo de cerca de dos semanas y medias".

Lisa Wiley[27]

"El tiempo parece detenerse y `la puerta del futuro está cerrada'. Te levantas por la mañana y de repente `no hay un mañana'. No puede decirte mí mismo `me sentiré bien mañana, si sólo puedo pasar el hoy', porque el siguiente día no existe."

Richard[26]

"Mis pensamientos están colgando del techo... No puedo dejar que se escapen. Magneticé mis dedos frotándolos contra la pared, como globos. Alcanzar mis pensamientos magnéticos con cargas negativas, cogerlos con los dedos para se deslizarán a tu cerebro a donde pertenecen. Entonces coserlos con grapas."

Dra. Carol North, MD,[17] que era esquizofrénica mientras asistía a la escuela de medicina. Ella se recuperó con diálisis, se convirtió en doctora y escribió un libro de sus experiencias.

"Podía verdaderamente oír mi mente, corriendo fuera de control y ver mis pensamientos como cometas giratorios azules o desencadenando colisiones unos contra otros. Conforme caminaba por las vías del tren. Tenía una risilla incontrolable mientras las lágrimas corrían por mis mejillas. Mi mente era una loca, pedazos de pensamientos corriendo en calidoscopio totalmente fortuitos."

John Modrow[20]

"Estaba montando una curva exponencial. Llegué a masa crítica... Cosas... como Semillas de Cristal... más y más los cristales crecieron, entre más grandes eran, más cosas cabían y más rápido crecían... La Biblia, poetas concretos y cristales nucleares colisionan... Y todos ellos hacen una hermosura deslumbrante estando juntos... Estoy pensando acerca de un millón de millas por hora, estoy hilando fantásticas redes... Solo voy "dit" y me dona, años de pensando... "Dit" y yo nos tomamos la Biblia entera. "Dit" lo hizo todo de Freud y "dit" y la relación de Freud y la Biblia en un solo "dit". La misma canción sigue tocando, mi café todavía esta tibió.

Mark Vonnegut, MD,[19] en ese tiempo rara vez dormía y estaba sujeto a unas largas temporadas en alucinaciones. El corría desnudo por las calles, estrellando vidrios y quiso suicidarse. Más tarde recibió tratamiento ortomolecular, para la piroluria y eventualmente se convirtió en Dr.

Tiempo

Tiempo corre o pasa agónicamente lento. Largos intervalos ocurren entre cada pensamiento. También puede haber dispercepcion de la edad personal o su lugar en la historia. Un paciente creía que era un dinosaurio, viviendo en la era de los dinosaurios, pero al mismo tiempo, él estaba tranquilo en su estadía en el hospital, y parecía contento conversando con un observador interesado.[21]

Alucinaciones

Las alucinaciones son predominantemente auditivas. Las alucinaciones visuales son menos frecuentes, pero tienden a incrementarse como la esquizofrenia se vuelve crónica. Son a menudo encarnaciones de las voces.

Cambios no Preceptúales[3, 6-10]

Fatiga y Sueño

El primer síntoma notorio puede ser una fatiga envolvente gradual, la cual puede progresar a tal punto de no ser capaz de salir de la cama. O que el individuo no sea capaz de dormir por días y cuando duerme, cualquier ruido lo despertará y se mantendrá despierto el resto de la noche.

Personalidad y Funcionamiento General

La higiene personalidad inusual y un cambio de comportamiento son otros indicadores. Las dificultades son comunes en el trabajo, escuela y en las relaciones interpersonales. El individuo se vuelve hipersensible, alienado, irritable, resentido, fácil de enojar, y grandiosa. La higiene a menudo se deteriora, así como la buena voluntad de hacer el quehacer familiar. La ansiedad puede ser intensa. A menudo, hay una preferencia a aislarse, y puede haber miedo hacia las demás personas o a la muchedumbre, delirios de persecución o paranoia. Muchos pacientes no están conscientes de que están enfermos y de que sus delirios y alucinaciones no son reales.

Estado Anímico

Los síntomas pueden empezar con una depresión profunda que llega a ser abrumadora. La sonrisa tiende a ser rara o ausente. Los pacientes no son capaces de experimentar placer, gozo (*anhedonia*). Pueden llorar, sin parar, sin razón aparente. Otros, inicialmente pueden estar eufóricos, con hipomanía y grandiosidad. El ánimo puede alternarse, pero, en la mayoría de los casos, predomina la depresión.

Las reacciones emocionales pueden ser inapropiadas a las circunstancias. Es común la indiferencia emocional. Para los intentos de suicidio (los que usualmente ocurren al principio de la enfermedad), el embotamiento emocional puede salvar la vida.

Sobre Estimulación

Dr. Pfeiffer hace notar que la mayoría de los esquizofrénicos son sobre-estimulados* (con EEGs lo que muestran las correspondientes, ondas cerebrales híper-reguladas).[14]

* Incluso los con la catatonia — el catatónico no responde y no se mueve porque está abrumado.

Funciones Intelectuales

La mayoría de los pacientes experimentan dificultades con la concentración, aprender y recordar. Tomar decisiones es problemático y no hay motivación. Pueden estar rumiando obsesivamente con una sola idea. En la ocupación intelectual, como los trabajos escolares, las dificultades se incrementan.

En una minoría de pacientes, la inteligencia aumenta al inicio (como lo han demostrado las pruebas de IQ, o mejoro el rendimiento en la escola u trabajo), pero a menudo tiende sin durar.

Trastornos del Pensamiento[1, 3, 6-10, 18]

Los trastornos del pensamiento usualmente afloran después que la dispercepcion ha estado ocurriendo por algún tiempo. Las alteraciones del pensamiento involucran anormalidades en la estructura o el contenido del pensamiento y se manifiesta en una desorganización al hablar, al escribir y en el comportamiento. Los síntomas incluyen:

☐ Dificultad con las abstracciones. A los chistes no se les encuentra sentido. Las matemáticas son elusivas. El lenguaje se interpreta literalmente.

☐ Perdida de asociaciones y carencia de lógica. El hablar es desorganizado o incoherente. Los pensamientos están desconectados o conectados de una forma que distorsiona el significado de las palabras.

☐ Invención de palabras nuevas (*neologismos*).

☐ Ideas sobre-generalizadas o sobre-inclusivas. Ideas de referencia, Ej: "Los locutores de la radio me están hablando."

☐ Las ideas se mueven tan rápido que No puede seguir el hilo de lo que el pensamiento (*ideas presurosas, ideas que vuelan*). O las ideas pueden ser tan escasas (*escasez de pensamientos*) con largos intervalos sin ningún pensamiento (*mente en blanco*).

☐ Desconectarse de la realidad. Alucinaciones.

☐ Delirios, tales como: bloqueos de pensamientos, inserción de pensamientos o alejamiento.

Notas: El comportamiento puede cambiar según las circunstancias, haciendo parecer que el individuo está fingiendo estar enfermo. Ej. Un catatónico que no se ha movido en meses, pueden proteger a una paciente que está siendo maltratado por el personal, y después, no vuelve a hablar o moverse por otro año.

Síntomas Crónicos[1, 7, 8, 18]

Conforme la esquizofrenia se vuelve crónica, la dispercepción tiende a decrecer. Las alucinaciones se vuelven principalmente visuales. Los síntomas negativos generalmente predominan, incluyendo la escasez de pensamientos, mente en blanco, indiferencia emocional, aislamiento social y anhedonia. Estos síntomas pueden deberse a la baja en los niveles de varios neurotransmisores (por Ej., la dopamina y norepinefrina) o a la destrucción del tejido cerebral).

"Podía tropezar dentro de un lugar obscuro y angosto entre dos edificios, un espacio donde difícilmente me podría yo soporte y quedarme ahí completamente inmóvil por horas... Sólo sabía que la noche se había ido cuando la luz del día llegaba... ahí estaba justo esas horrendas imágenes mentales, yendo y viniendo... Me sentía apaleado, molido hasta la médula. Estar parado ahí, paralizado, como una Gorgona convertirse en piedra."

Robby Wilde[12]

"Mi vida es ahora sin aliviar gris y lóbrega, cada día y cada noche con miserias que soportar... Con el tiempo la acumulación muele en mí más pesados y más pesados, estoy es consumido por esto.... Todavía estoy atormentado por las voces. Pero, es sólo eso. No estoy salvajemente agitado como lo estuve entonces. Por una cosa no puedo levantarme y correr alrededor. Yo no soy capaz. así que sólo apretar los dientes y deterioro de ... Sigue siendo una cosa desesperada."

Robby Wilde,[12] décadas más tarde

LECTURAS RECOMENDADAS

Elizabeth Kytle, *The Voices of Robby Wilde*[12]
Mark Vonnegut, *The Edén Express*[19]
Dra. Carol North, *Welcome Silence*[17]
Bárbara O´Brien, *Operators and Things*[24]
Michael Susko, ed., *The Cry of the Invisible*[28]

Posibles Indicaciones de Esquizofrenia[10, 14]

☐ Cambios en la personalidad y el ánimo, depresión, miedo, enojo exaltado, problemas con la tensión.

☐ Alteraciones de los patrones de sueño. Insomnio profundo, estupor, fatiga, pesadillas.

☐ Alienación, aislamiento, discordia familiar, bajo rendimiento escolar.

☐ Repentinas obsesiones con *"grandes verdades"*.

☐ Insustanciales achaques físicos.

☐ Gestos estereotipados o comportamientos repetitivos.

☐ Dispercepciones (Ej., voces pueden están muy altas o que las luces están muy brillantes.)

Notas: Las características figuran en esta lista no indican en todas casos esquizofrenia.

Algunas Condiciones Físicas Asociadas[10]

☐ Historia familiar de enfermedades mentales, alcoholismo, diabetes, trastornos de la tiroides, atentados de suicidio.

☐ Una dieta deficiente, fallas de asimilación, alergias.

☐ Deficiencias de vitaminas solubles en agua, en especial la C y las B (revisar las condiciones de las encías, dientes, respiración, piel, lengua ojos, también revisar el recuerdo de los sueños, náuseas, etc.).

☐ Deficiencia de minerales, en especial el zinc (revisar si las heridas sanan lento, manchas blancas en las uñas), manganeso (dolor en las coyunturas), cromo (desequilibrios metabólicos de glucosa).

☐ Desequilibrios endocrinos, incluyendo hipoglucemia, trastornos de la tiroides, exceso de estrógeno.

☐ Metales pesados y otras neurotóxicidades.

Cambios Físicos en el Cerebro

FACTORES NUTRICIONALES

Circulación Cerebral

La circulación cerebral y su metabolismo dependen de una adecuada nutrición y oxigenación.

Daño Cerebral

El daño cerebral puede ser causado por una deficiente circulación, alergias, toxinas y desequilibrios nutricionales (incluyendo deficiencias congénitas).[1, 12, 18]

Hemisferio Izquierdo

El Dr. Pfeiffer, MD, PhD, reporta que el exceso de cobre con relación al zinc promueve la predominancia del lado derecho del cerebro. El bajar el cobre e incrementar el zinc ayuda a restaurar el balance entre los dos hemisferios.[2, 12]

Para el papel del proporción, de cobre a zinc, en esquizofrenia, vea *Histapenia*, p 44-49.

Múltiples estudios indican que, en algunos casos, alteraciones físicas del cerebro pueden ocurrir incluso antes de la esquizofrenia se aparece o, como se evoluciona.* No se conoce hasta que grado estos estragos son debidos a las drogas psiquiátricas o a los electrochoques; pero la enfermedad por sí misma parece, al menos en algunos casos implicados.

La detección temprana y el tratamiento con los nutrientes apropiados pueden sanar y revertir, algunos de estos cambios antes de que sean permanentes.

Circulación Afectada[1, 3, 5, 6, 12, 20]

Si el suministro de sangre al cerebro disminuye, se reducen la glucosa, el oxígeno y los nutrientes disponibles. Absorción y el metabolismo de la glucosa (la fuente de la energía del cerebro), puede también ser disminuida. Áreas particularmente afectadas serán los lóbulos frontales, los que gobiernan el pensamiento abstracto, planean, la percepción y organización; y el sistema límbico, al que concierne la memoria emocional, y que procesa la información sensorial.

Otros trastornos: La circulación cerebral también se puede ver afectada por enfermedades orgánicas del cerebro y depresión, o electrochoques.

Cambios Estructurales[1, 3, 4, 13-17]

Los cambios estructurales pueden entrañar disminuido en la materia gris; daño neuronal, neuronas desplazadas, interconexiones neuronales defectuosas; y cambios en las cantidades de las células gliales. También, adelgazamiento del cuerpo calloso (el cual transfiere los mensajes entre los hemisferios izquierdo y derecho del cerebro), destrucción de las vainas de mielina; y el encogimiento y daño del sistema límbico.

Ha sido detectada, atrofia cerebral en algunos casos, en especial en la corteza prefrontal, y un alargamiento correspondiente de las cavidades interiores del cerebro (los ventrículos cerebrales). Los individuos propensos tienden hacia los síntomas negativos y antes de la psicosis, mala ajuste, e indicando que la enfermedad había estado haciendo incursiones al tejido cerebral por un largo tiempo.

Notas: Destrucción similar puede ocurrir con desórdenes de humor, y en enfermedades orgánicas del cerebro. También, puede ser debido a las drogas psiquiátricas o a los electrochoques.

Encogimiento del Hemisferio Izquierdo

La mitad izquierda del cerebro, predominantemente involucra a lo abstracto y pensamiento analítico, mientras que la mitad derecha altamente enfocada en los propósitos creativos. En algunos esquizofrénicos, el hemisferio izquierdo es más reducido de tamaño, particularmente el lóbulo temporal izquierdo, el cual interviene en lenguaje. Se ha reportado que el grado de encogimiento, tiene alguna relación con el grado de trastornos de pensamiento y alucinaciones.[8-10]

Otros trastornos: Enfermedades orgánicas del cerebro pueden también producir esta clase de asimetría.[12] Interesantemente: los epilépticos en quienes las descargas eléctricas se les originaron en el lóbulo temporal izquierdo, son los más propensos a desarrollar un síndrome esquizofrénico.[19]

El Pronóstico con la Psiquiatría Convencional[11, 14-17]

En la psiquiatría convencional, el pronóstico en general es pesimista acerca de la esquizofrenia. La noción ha sido descrita como "Una vez esquizofrénico, siempre esquizofrénico."[17] Comúnmente aceptado como sigue:[14]

☐ Un cuarto de todos los esquizofrénicos se recuperan completamente durante los dos primeros años de la enfermedad, no importa cúal sea el tipo de tratamiento (o falta del) que reciban. De tales pacientes, se puede decir, que se han recuperado espontáneamente.

☐ Otro 25%, se mantienen con neurolépticos, viven relativamente independientes y pueden trabajar normalmente pero pueden recaer si dejan las drogas; así las drogas se continúan indefinidamente. Incluso con las drogas, ellos siguen oyendo algunas voces. Estos pacientes, se consideran "muy mejoradas".

☐ El tercer cuarto se mantienen enfermos y apenas pueden sostenerse a sí mismos fuera del hospital. Tienden hacia los síntomas negativos como: escasez de pensamientos, o anhedonia (escasez de sentimientos emocionales). Son con frecuencia retraídos e incapaces de mantener relaciones amigables, o de participar en el trabajo anterior (si ellos pueden trabajar en absoluto). Necesitan apoyo para sobrevivir y ocasionalmente pueden necesitar ser hospitalizados. A estas personas se les llama: "mejorado".

☐ El 15% se vuelven esquizofrénicos crónicos y son hospitalizados frecuentemente, si no es que continuamente.

☐ El 10% se suicidan en los primeros 10 años de la enfermedad.[16]

Un estudio encontró que los esquizofrénicos tienen 8 veces más lesiones fatales, 4 veces más muertes por infecciones y el doble de las muertes por otras enfermedades, comparadas con el resto de la población.[15]

El Pronóstico con la Psiquiatría Ortomolecular[1-5]

En contraste, consideremos la definición de recuperación de la Psiquiatría Ortomolecular, como descrita por el Dr. Abram Hoffer, PhD, MD, fundador de esta rama de la medicina:

☐ *Ausencia* de síntomas y signos.

☐ Productivo en el trabajo o escuela *al mismo nivel* que dé anterior y reflejando esto, en la mayoría de los casos, pagan impuestos

☐ Capaces de relacionarse razonablemente bien entre su familia. Participación en las actividades sociales. Comportamiento tolerados por alguna porción significado de la comunidad.

El Dr. Hoffer hace notar que la mayor industria ha desarrollado la forma de cómo distinguir si los pacientes medicados realmente han hecho algún progreso, porque es difícil de asegurar lo que pasa con la psicosis debajo de toda esa sedación. Él comenta que no necesitás escalas complejas o cuestionarios para ver que un paciente en tratamiento con nutrientes, está mejorando. El Dr. Hoffer provee las estadísticas (sobre la base 10 000 pacientes, la mayoría de esquizofrénicos):[1, 2, 4]

☐ Durante dos años con terapia ortomolecular *el 90% de los pacientes agudos se recuperaron o están mucho mejor.* Con buenos resultados para el 10% remanente.

☐ Para pacientes enfermos ininterrumpidamente por 2 a 5 años, la tasa del recuperación o mucha mejoría es 75%.

☐ Para los pacientes crónicos los enfermos 20 a 30 años o más, (con especial atención en las alergias) la tasa es 50 a 60%.

El tiempo de recuperación. El Dr. Hoffer encontró que la recuperación tiende a ocurrir en aproximadamente un tercio de la duración del tiempo que estuvieron enfermas. En pacientes enfermos por más de tres años puede tomar de uno a cinco años. Pacientes crónicos (enfermas 20 años o más) necesitan más tiempo, especialmente si han sido hospitalizados extensivamente (algunos, sin embargo, se recuperan en días o meses con tratamiento antialérgicas).

Pronósticos

"Para mantener tu mente, atacado aquí por todos lados por el lugar sí mismo... tendrá que luchar contra las drogas ahora..."

Kate Millett,[10] autur, escribiendo de su confinamiento en un hospital mental Irlandés.

"[Los tratamientos ortomoleculares no se prestan en sí, para un control rápido de los síntomas como lo hacen las drogas pero]... los pacientes se ponen bien ha un grado no visto por los terapeutas de los tranquilizantes, quienes creen que los terapeutas ortomoleculares son proclives a la exageración. Aquellos que ha en realidad visto los resultados se quedan asombrados".

Dr. Abram Hoffer, PhD, MD

"Les digo a los pacientes que los medicamentos antipsicóticos solo, nunca han curado a nadie. Solamente reducen la intensidad de los síntomas y hacen la vida un poco más llevadera. Las crean, personas dependientes crónicas, pero con mejor comportamiento. Sólo con el tratamiento ortomolecular, pueden la mayoría de los pacientes esquizofrénicos tener esperanza de estar bien y independientes".

Dr. Abram Hoffer, PhD, MD

El Dr. Carl Pfeiffer, MD, PhD, reporta que una vez que el biotipo es reconocido (se encuentran en el 95% de los pacientes), el 90% son "socialmente rehabilitados" (85% del total de los pacientes), con sus correspondientes terapias con nutrientes.[3]

Vea *Biotipos Principales* p. 41-76.

EN RECAÍDAS

Previniendo las Recaídas

"[Bajo] un programa de recuperación ortomolecular ecléctico [que] incorpore todos los factores conocidos... que se involucran en la enfermedad en un tratamiento holístico [teniendo en cuento el papel de dormir, químicos tóxicos, deficiencias vitamínicas, privación sensorial, factores espirituales, trauma cerebral, estrés psicológico o medioambiental, etc.]... ¿Si el paciente está totalmente incorporado a tal... régimen dentro de su vida diaria, se puede esperar que esté libre de recaídas?... Yo creo que es clínicamente apropiado en este punto a asegurarle al paciente."

Dr. C. Mahon. MD,[5] sigue describiendo historias de casos en los cuales la recaída pudo siempre ser trazada a una falla de la adhesión al tratamiento.

La Necesidad de Nutrientes

De acuerdo con el Dr. Carl C. Pfeiffer, MD, PhD, casi un tercio de los esquizofrénicos (en su mayoría, pirolúricos) tienden a deteriorarse cuando están bajo estrés. Esto se puede ser prevenido, incrementando la dosis de nutrientes en estos periodos.[3]

Signos de Recaída

Es beneficiosa para el paciente estar al pendiente del patrón de síntomas que tienden a ser signo de recaídas para él. (Por Ej., un incremento de tensión, dificultad para concentrarse, depresión, él siente que la gente la está observando y te riéndose.) Cuando la persona nota sus signos, puede entonces tomar las precauciones, (Ej. Incrementar la dosis de ciertos nutrientes) para prevenir la recaída.

Adherirse al Tratamiento

El Dr. Hoffer, PhD, MD,[1] enfatiza que la mayoría de los pacientes necesitan una suplementación continua de nutrientes de por vida. Pacientes cuya enfermedad distorsiona su percepción y se deciden que están tan bien, que pueden dejar de tomar los nutrientes, ellos frecuentemente se deterioran. Incluso con los pacientes que están completamente recobrados, la falla al continuar su suplementación con frecuencia los lleva a una recaída. Este es un problema muy común. Las mejorías tienden a ser más difíciles de alcanzar después de estas recaídas.

Los Mejores Pronósticos

La psiquiatría convencional: Los mejores resultados se asocian con las siguientes características: Mujer, previamente buena adaptada, sin historia familiar de esquizofrenia, inicio tardío, ataque repentino, un evento precipitante, confusión, catatonia, paranoia, síntomas atípicos.[11, 12]

Ortomolecular: El Dr. Carl Pfeiffer, MD, PhD, encuentra que la piroluria y la hipoglucemia son "más fáciles de tratar." Con frecuencia también los histapénicos se recuperan con facilidad, sin embargo las primeras 5 semanas pueden ser difíciles.[3] (Vea *Histapenia*, p 44-49, *Piroluria*, p 54-57.)

Pronósticos Más Difíciles[1, 3, 7, 9, 13]

La psiquiatría convencional: Los hombres tienden a tener más recaídas, y el resultado a largo plazo menos favorable.[11] (Esto se debe en parte a los niveles relativamente bajos de MAO, y que en los hombres el mayor porcentaje son histadélicos. (Vea *Histadelia* p 51-53, y *MAO, Norepinefrina y esquizofrenia paranoica*, p 142.)

Ortomolecular. El Dr. Pfeiffer establece que los histadélicos renuentes a dejar sus adicciones son difíciles de tratar, pero si ellos trabajan en sus adicciones y se adhieren al tratamiento es probable que prosperen.[3]

Los niños se recuperan rápidamente, pero, deben ser tratados a los primeros signos del problema. Si ellos no experimentan estados mentales normales o crecimiento emocional, pueden tener dificultades para sanar. En algunos niños que han sido esquizofrénicos desde edad muy temprana el daño cerebral puede estar involucrado y en algunos casos puede ser difícil de tratar. Adultos que han tenido síntomas de esquizofrenia desde la niñez pueden ser duros de tratar.

Los pacientes que abandonaron los tratamientos nutritivos por lo regular encuentran más dificultad para recuperarse la segunda vez. Las hospitalizaciones prolongadas pueden afectar la habilidad de recuperarse.[1, 7, 9]

No todos los pacientes se recuperan con el tratamiento ortomolecular. Hay menos posibilidades de recuperación en los casos en que está involucrado el daño cerebral (sin embargo vea *Reparar los tejidos cerebrales* p 130).

Pronósticos para Pacientes Crónicos

Los pacientes crónicos pueden parecer más sometidos, y adaptados a su enfermedad, dando auge a la tan a menudo falsa impresión de que han mejorado. Los síntomas positivos (alucinaciones, paranoia, trastornos del pensamiento, etc.) son típicamente reemplazados por los negativos (escasos de ideas, pasividad, emociones planas, inflexibilidad, alejamiento social, anhedonia, etc.). La habilidad de producir ciertos neurotransmisores puede estar afectada, desempeñando un papel en este giro a los síntomas negativos. Por años los desequilibrios nutricionales han erosionado el sistema nervioso y la salud; y en algunos casos, los tejidos cerebrales han sido destruidos.

El pronóstico poco favorable, está ligado a dichos factores crónicos como: reducida dispercepción, pero trastornos primarios de la vista y síntomas negativos; y posturas del cuerpo artificiosas.[6, 11]

El Dr. Hoffer ha encontrado que tratando las alergias, muy a menudo es la clave para la recuperación de los pacientes crónicos, en especial aquellos que no han respondido bien a otros tratamientos. Algunos pacientes alérgicos se recuperan en días o semanas. No obstante, la recuperación puede ser considerablemente larga. Los pacientes crónicos pueden tener los nutrientes severamente agotados y pueden necesitar someterse a años de apoyo nutricional antes de que la mejoría sea significativa. En general, el Dr. Hoffer reporta que 50% a 60% el tiempo, se recuperan o se mejoran en gran medida.

Dieta Primitiva Contra Modernos Artefactos[1, 3, 4]

El Dr. Hoffer hace notar que en la mayor parte de la existencia humana, la gente ha subsistido con una dieta primitiva. Nuestros ancestros comían los alimentos integrales que estaban temporada y locales. Los residuos de pesticidas, alimentos refinados y preservadores químicos no existían. La mayoría de los alimentos, se comían frescos y crudos.

Conforme las sociedades agrícolas se desarrollaron en los últimos 10 o 20 000 años la gente (la mayoría pero no todos) evolucionó genéticamente para ser capaces de manejar cereales (granos) cocinados.

Hace sólo unas cuantas generaciones que la dieta humana ha incluido extensamente alimentos procesados y con químicos. Nosotros no ha suficiente tiempo por adaptarnos genéticamente a tales alimentos.

Es muy común en nuestro alimento actual, que las vitaminas, minerales y enzimas estén mermadas, las proteínas y las grasas están desnaturalizadas, los químicos tóxicos lo contaminaron todo.

Las sociedades que viven un tipo de vida no industrializado y consumen alimentos a la usanza autóctona, marcadamente tienen una menor tasa de esquizofrenia. Antes de la Revolución Industrial y del alza del azúcar y el procesamiento industrial de los alimentos, antes de la diseminación de la polución industrial y los modernos químicos en la agricultura, la esquizofrenia parecía no tener prevalencia e incluso podría ni haber existido. (Vea *Apéndice III: Epidemiología*.)

Por qué el Cerebro es Dependiente de la Nutrición

El Dr. Patrick Quillin explica que los nutrientes son los materiales naturales con los que el cerebro crea los neurotransmisores, los químicos con los cuales comunica mensajes de una célula nerviosa a otra. Precursores, cofactores y nutrientes reguladores, ellos deben ser reabastecidos continuamente. Para transmitir adecuadamente mensajes a lo largo del axón neural, el cerebro también necesita un balance particular de electrolitos minerales. Más aún, el cerebro, con su alta tasa metabólica, usa el 25% de la glucosa del cuerpo. Y, en consecuencia, una gran parte de esos nutrientes que se convierten de alimentos a glucosa y de glucosa en energía. Similarmente el cerebro requiere un suministro constante de por lo menos el 20% del oxígeno del cuerpo, junto con los nutrientes que apoyan el transporte y el uso del oxígeno. Los nutrientes son también cruciales para proteger al cerebro de los radicales libres, metales pesados, alérgenos, toxinas y otros patógenos.[5]

Todo esto se traduce en una constante demanda de aminoácidos, vitaminas, minerales, carbohidratos sin refinar, ácidos grasos esenciales y enzimas; junto con un adecuado funcionamiento de los sistemas circulatorio, inmunológico, digestivo, respiratorio y endocrino; los que también dependen de una adecuada nutrición.[5]

Las drogas, perduran en el cerebro, bloqueándolo, irritándolo y sobre estimulándolo. Los electrochoques causan daños al cerebro. Los nutrientes alimentan al cerebro, le dan al cerebro lo que necesita. La clave es descubrir cuales nutrientes son los necesarios y en qué cantidades.

¿Por qué Nutrición?

Por qué nutrición es el camino a seguir

"Las drogas son extrañas para la bioquímica natural del cuerpo, por lo tanto, producen efectos secundarios. Los nutrientes son parte de nosotros mismos, así que los efectos colaterales son mínimos y raramente letales.

"Las vitaminas, aminoácidos y trazas de elementos existen desde que las células antes se empezaron a congregar para formar tejidos y los tejidos se organizaron para formar la piel, glándulas, músculos, huesos y nervios. Los nutrientes se fueron, en acciones bioquímicas beneficiosas, antes de que la mente comenzó a formara pensamientos o la lengua tocara los dientes para hablar."

Dr. Carl C. Pfeiffer, MD, PhD[2]

Psiquiatría y Nutrición[1, 3]

El Dr. Abram Hoffer, PhD, MD, dice que, muchos psiquiatras convencionales tuvieron dificultades con la idea de que los nutrientes son benéficos en la esquizofrenia, ya que tienen la creencia de que el cerebro, de alguna manera está divorciado del resto del cuerpo y que no responde a la nutrición como hacer los otros órganos.

Lo dice que la psiquiatría convencional lo descalifica todo, sólo porque no pueden creer que lo que estamos diciendo sea verdad. Es demasiado fácil para trabajar tan bien; cuando todas sus drogas no pueden mejorar su resultado a largo plazos en la esquizofrenia.

Algunos Nutrientes Esenciales Para la Función Cerebral[5]

☐ Triptófano, tirosina, colina, glicina, GABA, B3, B5, B6, B12, C, folato, zinc y manganeso para formar neurotransmisores.

☐ Los electrolitos sodio, potasio, calcio y magnesio para transferir mensajes entre las neuronas.

☐ AGEs, para formar las membranas de las células nerviosas.

☐ Las B1, B2, B3 y B6, biotina, magnesio y cromo para metabolizar alimentos que son fuentes de glucosa para el cerebro.

☐ Vitaminas B6, B12, C, ácido fólico, hierro, zinc, cobre y aminoácidos para mantener y crear glóbulos rojos los que le proveen el oxígeno al cerebro.

☐ Carotenos, bioflavonoides, A, C, E, selenio, glutatión, etc., para proteger al cerebro de los radicales libres, alérgenos y toxinas.

La Individualidad Bioquímica

"Enzimas defectuosas pueden ser forzadas a funcionar a niveles normales con un incremento de cofactores (vitaminas) y activadores (metales en trazas)".
Dr. Antonio J. DeLiz, MD, PhD[3]

Enfermedades Vitamínicas-Dependientes

El Dr. Roger Williams, PhD, encontró que hay al menos 16 enfermedades hereditarias, las cuales, requieren dosis masivas de vitaminas como la forma principal de tratamiento. El Dr. L. Rosenberg de Yale ha descrito 9 enfermedades vitamínicas dependientes, 5 de ellas, involucran a la vitamina B6.

Influencias en las Necesidades Nutritivas[5]

La cantidad de un nutriente en particular que es necesario, se debe bastar para la eficiencia de los tejidos. Varios factores pueden incrementar las necesidades individuales de nutrientes específicos:

☐ Deficiencias dietéticas.
☐ Inadecuada producción de enzimas.
☐ Obstrucción de la síntesis de enzimas por toxinas.
☐ Error metabólico en la química de las enzimas.
☐ Ineficiente transporte de enzimas.
☐ La respuesta mal adaptativa a una enzima particular.

Lecturas Recomendadas

Dr. Roger Williams, *Biochemical Individuality.*[1]

Las personas tienen una amplia variedad de necesidades. El promedio de los requerimientos nutricionales diarios no es igual para todos, inclusive asumiendo que tal promedio hubiera sido correctamente determinado. La medicina ortomolecular intente proveer al paciente con un particular balance de nutrientes, únicamente confeccionados para la bioquímica individual de la persona.

El Dr. Roger Williams, PhD, bioquímico, es pionero en la investigación de la bioquímica individual. Él hace notar que la gente ha nacido con una gran variedad de formas, tallas y funciones y la fuerza de diferentes órganos. Los pulmones pueden tener 3 lóbulos en vez de dos. La glándula tiroides puede secretar diferentes cantidades de hormona. Hay grandes variaciones en la tolerancia de la glucosa. El rango de tolerancia a las dietas ricas en proteínas puede estar muy marcada.[1]

Similarmente el Dr. Williams encontró una diferencia de 20 aspectos en los requerimientos de una persona saludable a otra; y que las necesidades para ciertas *vitaminas* pueden variar hasta factor de 40. Las necesidades de calcio pueden variar por un factor de 4.[1]

Variaciones en los Niveles de Enzimas

Las enzimas median las reacciones bioquímicas del cuerpo. Las enzimas son formadas de nutrientes.

La cantidad de enzimas disponibles para diferentes personas puede variar marcadamente, al grado de que algunas personas no tienen una cantidad apreciable de alguna enzima crítica particular. Por Ej.: Gente que nace con Fenilcetonuria, tienen escasa capacidad (enzimática) para metabolizar la fenilalanina en tirosina; gente con homocisteínuria, tiene baja la enzima *cistationine-B-sintasa.*[4]

Dependencias[2, 4, 5, 6]

Los médicos ortomoleculares han encontrado que, en trastornos causados por una carencia genética de enzimas necesarias, la gente con frecuencia puede recuperarse, con el tiempo si le son proveídos los nutrientes correspondientes en cantidades suficientes. Los nutrientes deberán suministrarse de por vida. Por Ej.: Una persona pudo haber nacido con una deficiencia de enzimas las cuales convierten la vitamina B3 en NAD. La NAD es vital para el metabolismo cerebral y la respiración. Supliéndole al cuerpo con un porcentaje de la vitamina B3, lo que forma el NAD, y los nutrientes que lo apoyan (vitamina B6 y triptófano) a menudo habilita al cuerpo para producir suficiente NAD. La necesidad de dosis altas, a largo plazo, de las ciertas nutrientes, se les llama *"Dependencias Nutrientes"*.

Las "dependencias nutrientes" también se pueden crear. El Dr. Hoffer describe: severa malnutrición y estrés en un grupo de estadounidenses que fueron prisioneros de guerra de los japoneses, durante La 2ª Guerra Mundial, lo produjo "dependencias" a megadosis de niacina y tiamina. Más aún, los alcohólicos se pueden volverse tiamina- dependientes; Y gente que toma grandes cantidades de leche y proteína pueden desarrollar una dependencia de vitamina B6 (y a menudo necesitan otros suplementos, y una dieta consistente básicamente en alimentos crudos, integrales; excluyendo las proteínas animales).

Determinando las Dependencias Nutrientes

Las dependencias nutrientes, no son necesariamente evidentes en los medidas de los niveles absolutos de los nutrientes (los que son interpretados en términos de *mínimos* niveles requeridos o *media*). Las medidas de *nutrientes-relacionados con enzimas pueden ser más sensitivas* (particularmente si la enzima con el problema es lo que se está analizando). Los síntomas clínicos, respuestas terapéuticas, la historia de salud de la familia e del individuo, proveen indicaciones adicionales.[5]

"No pude aceptar el concepto de que sus cerebros estaban irremediablemente dañados. Parecía que las células estaban esperando apáticamente y que podrían funcionar otra vez con su eficacia completa cuando les diéramos los nutrientes requeridos."

Dr. Tom Spies, MD, 1940

Historia

Pelagra

La pelagra ha sido caracterizada por las 4 D: Dermatitis, Diarrea, Demencia y Defunción. Los síntomas incluyen: comezón, inflamación, manchas en la piel; rojas o cafés; en especial en las áreas expuestas al sol. Las manchas se extienden, con las orillas más obscuras y la piel eventualmente se hace áspera y se adelgaza. También la lengua roja e inflamada; músculos agotados, fatiga, letargia y una variedad de malestares gastrointestinales, en especial diarrea. Los síntomas mentales incluyen, confusión, irritabilidad, agitación, vértigo, ansiedad, pérdida de memoria, jaquecas, depresión. Y a menudo, en las últimas etapas, demencia y psicosis.

Maíz[1, 4, 5]

Miles de años atrás, la gente nativa Meso América cultivó un pasto, ancestro del maíz. Lo consumieron por generaciones y florecieron con él.

Hace 1 500 años la Gente Norte Montículo, de las planicies de la media del Valle del Misisipi incorporaron a su dieta el maíz de Meso América. El maíz reemplazó en general a sus tradicionales y autóctonas nueces. La evidencia histórica sugiere que el maíz apoyó el surgimiento de su civilización, pero a la postre contribuyó a su caída, conforme grandes cantidades de gente se enfermaron.

Para el inicio del siglo XVIII el maíz Americano se volvió popular en Europa. Numerosos europeos eventualmente sucumbieron a lo que se llamó *"mal de la rosa"* o piel áspera (*pelle agra*) debido de las comezones.

En el primer cuarto del siglo XX, en el Sur de Estados Unidos, la pelagra era endémica, donde el maíz era el componente mayor de la dieta. En algunas áreas los pelagrosos ocupaban más de la mitad de las camas de los hospitales mentales. Eventualmente, más de 200 000 personas fueron afectadas con pelagra y un tercio de ellos murieron. Por ese tiempo los diagnósticos en psiquiatría distinguían entre demencia precoz (esquizofrenia), sífilis, maniaco depresión, y la psicosis de escorbuto o pelagra.

Buscando La Cura[1, 4, 8-10]

El Dr. Joseph Goldberger fue el primero en sospechar que en la pelagra estaba involucrado la deficiencia de un nutriente. Para demostrar a la comunidad médica, que la pelagra no era provocada por una infección se inyectó a sí mismo y a su esposa con fluidos del cuerpo de un paciente con pelagra. En 1928 el Dr. Goldberger vinculó la pelagra con la enfermedad de la lengua negra en los perros, que para esos tiempos se empezaba a tratar con hígado. En 1937 el Dr. Elvehjem aisló el ácido nicotínico (vitamina B3) del hígado y encontró que era el ingrediente activo que curaba ambas enfermedades. El Dr. Tomás Spies, entonces pionero en el tratamiento con B3 para la pelagra, llevando la terapia de las vitaminas a los hospitales mentales, así como a la gente común.

Por lo menos el 10% de los pacientes de los hospitales mentales sureños se recobraron de su demencia en unas cuantas semanas con la ingesta diaria de aproximadamente 600mg. de vitamina B3. La única vía en que los médicos pudieron determinar cuáles pacientes tenían pelagra era el ensayo terapéutico. Los pacientes que se recuperaban fácilmente con los suplementos de B3 eran retroactivamente diagnosticados con pelagra.

"La mente empieza a sufrir… el sentimiento de ansiedad y desaliento es fuerte, y después la ansiedad, la vigilia y la depresión…

"Los pelagrosos enfrentan un espectáculo de sufrimiento físico y moral… (ellos) parecen estar bajo la influencia de un invisible descorazonamiento; buscando estar a solas, apenas contestan las preguntas que se le hacen y a menudo se sueltan en lágrimas sin una razón obvia que lo cause.

"Sus facultades y sentidos se vuelven como desmedrados; y el progreso de la enfermedad, como que la llena de debilidad, extenuación de los poderes vitales en general, los hace idiotas incurables (sic) o produce ocasionalmente afecciones maniacas que terminan eventualmente en el mismo estado. El suicidio es frecuentes… en particular… lanzándose al agua".

Sir Henry Holland, 1817

"Si la gente pobre subsiste en una dieta de pan de maíz, melaza de caña y grasa de puerco, inevitablemente se van a enfermar".

Dr. Joseph Goldberger, MD

"Yo encontré a esta joven mujer, demente, violenta. Dijeron que, la tenían que mantener amarrada. ¿Qué había pasado?, que al regresar a casa, de repente, arrebatando el hacha trató de matar a su esposo y lo hubiera logrado si él no hubiera sido más rápido que ella. Apenas de pensarlo. Yo he enviado a gente como está a casa, bien y feliz todo por el valor de 0.15 centavos de ácido nicotínico".

Dr. Tom Spies, MD, como lo reportó A.R. Patton[10]

"Si toda la vitamina B3 fuera removida de nuestros alimentos, todos nos volveríamos psicóticos en un año… Ellos se recuperan en unos cuantos meses con una dieta de vitamina B3, Pero muchos estarán tan dañados que sólo con dosis masivas podrán aliviar sus síntomas y esto deberá ser de por vida. Nadie se cura de la pelagra, por lo que las dosis de vitamina B3 deberán ser mantenidas siempre".

Dr. Abram Hoffer, PhD, MD

¿Cómo puede el Maíz contribuir a la Pelagra?[1]

☐ La vitamina B3 contenida en el maíz está aglutinada tan fuerte que usualmente no se puede liberar. Una de las más importantes funciones de la vitamina B3 es que es un precursor del NAD y éste es vital en el metabolismo cerebral.

☐ El maíz es bajo en vitamina B6, que es necesaria para convertir la vitamina B3 en NAD.

☐ El amino ácido Leucina, es excesivo en relación a la Isoleucina, causando la perdida de vitamina B3 por la orina.

☐ El maíz tiene muy poco triptófano, un amino ácido que se convierte en el neurotransmisor serotonina o en B3 e NAD. Las deficiencias de triptófano son importantes en la pelagra.

☐ Los ácidos grasos Omega 3, necesarios como sustrato de las vitaminas B, son deficientes.

¿Por qué a los Nativos de Mesoamérica no padecen Pelagra?[1]

Para la gente nativa de Mesoamérica (en el tiempo antes de que Colón), el maíz era uno de los pilares de la dieta, pero no sucumbió a la pelagra. Las posibles explicaciones son:

☐ Ellos han comido maíz desde que éste era un pasto salvaje y a través de 5 mutaciones de la planta, así que han tenido tiempo para adaptarse a él genéticamente.

☐ Sus tortillas estaban cocinadas en agua con cal, la cual libera la B3.

☐ Siendo un clima cálido, ellos tienen menos necesidad del Omega 3, lo cual es un sustrato de la B3.

☐ La dieta también parece haber otras fuentes de niacina, incluyendo varias carnes, champiñones, aguacate, frijoles, pimientos, tomate y nopal.

Al inicio de los años 1940 la niacina fue agregada a la harina comercial en los Estados Unidos. Se creía que la pelagra había sido conquistada. La enfermedad, no obstante, sigue aflorando entre la gente, con dietas pobres (de escasean las proteínas de alta calidad; o comen demasiado maíz; o comida chatarra); o entre los adictos; alcohólicos; ancianos; en los pacientes que toman los medicamentos para el Parkinson; entre gente con enfermedad hepática, carcinoide, o enfermedades intestinales inflamatorias. La pelagra sigue siendo común en Asia.[1]

Tratamiento[1-5]

☐ La pelagra ahora es tratada con vitamina B3, y también, la B6, complejo B, y suficiente proteína, con énfasis especial en el triptófano.

☐ Las fuentes de alimentos de vitamina B3 incluyen carnes magras, hígado, pescado, germen de trigo. Las vitaminas se pierden al almacenarlas o al cocinarlas. El Dr. Pfeiffer encontró que los siguientes alimentos ayudan: frijoles, (por el molibdeno y la vitamina B3) huevos (sulfuro, selenio, B3 y triptófano) y leche (calcio, B3, triptófano).

☐ El Dr. Donald Rudin sugiere para la gente en clima más frío, la necesidad de incrementar la cantidad de Omega 3, lo cual es requeridos como un sustrato de la vitamina B3 y otras vitaminas B. Él también recomienda selenio y otros antioxidantes que se usan en conjunto con los ácidos grasos para protegerlos de la oxidación.

Evitar:

☐ El maíz y comidas procesadas (las cuales agotan las vitaminas B).

☐ De acuerdo con el Dr. Rudin, los cacahuates, aceite de oliva y aceites hidrogenados pueden (como maíz) crean una deficiencia de Omega 3 que induce a la pelagra. Él también encontró que las toxinas de la carne pueden ser perjudiciales.

Similitudes con la Esquizofrenia[2, 4, 7-9]

Los síntomas mentales tal vez sean los primeros signos de la pelagra. Más aún, la psicosis pelagrosa puede ocurrir sin el acompañamiento físico de la pelagra. Por otro lado, los esquizofrénicos a menudo exhiben los disturbios gastrointestinales y de la piel pelagrosa.

Los síntomas mentales con justicia pueden ser un espejo de aquellos que tienen esquizofrenia. Los síntomas de ambos incluyen nerviosismo, agitación, severa ansiedad, insomnio, accesos de llanto y "melancolía sin saber porque".[7] También: sensación de quemadura o de entumecimiento, intensas jaquecas, palpitaciones, fatiga devastadora; mental y física, híper-agudeza o embotamiento de los sentidos.

Las psicosis pelagrosas virtualmente no se pueden diferenciar de las de esquizofrenia. Lógica trastornada y pensamientos acelerados (o lento). Hay delirios y alucinaciones ("alguien es llamando, alguien está en el cuarto"). La mayor distinción parece ser que la psicosis de los pelagrosos normalmente no ocurren hasta el final de los estadios de la enfermedad y eso generalmente involucra a un grado mayor de demencia.

Recordatorio: Esta información es presentada con propósitos educativos solamente. Si Ud. necesita tratamiento para la esquizofrenia u otra condición médica, por favor consulte con un médico informado.

Las similitudes con los pelagrosos, los llevó a los investigadores a explorar el uso de los nutrientes para la esquizofrenia.

El Trabajo del Dr. Joliffe[1]

En 1941, El Dr. Norman Joliffe, MD, trabajó con lo que ahora consideramos pequeñas dosis de vitaminas B1, B2, B3, B6 y E, para esquizofrenia. Abogó por los suplementos naturales en lugar de los sintéticos porque podían faltar importantes factores desconocidos en la química.

Otros aspectos de su tratamiento incluían:

☐ Comidas naturales sin refinar, nutritivas, incluyendo cítricos o jugo de tomate, leche, carne (incluyendo hígado y músculos de puerco), huevos, mantequilla, vegetales y frutas crudas. Aceites de ensalada, papas, cereales integrales y otras comidas enteras.

☐ Evitando el azúcar, dulces, harinas blancas. Arroz pulido, cereales refinados y alcohol.

☐ La suplementación con aceite de hígado de pescado (para la vitamina A).

☐ Fuentes de alimentos del complejo B (levadura de cerveza, extracto de germen de trigo).

☐ Inyecciones del complejo B; u: 10mg de tiamina clorhídrica, 1mg de riboflavina, 100mg de ácido nicotínico. (*Nota:* No reportó efectos secundarios en los 3 000 pacientes que les dio cristales puros de vitaminas disueltos en una solución salina, sin agregarles preservadores en las dosis prescritas.)

Vea *Precauciones*, a la derecha.

Trabajar con las Vitaminas B y C[2-7]

Otros investigadores empezaron a indagar, el uso de dosis un poco más altas de niacina para varios trastornos mentales y la pelagra; y experimentó con otras vitaminas B y con vitamina C para esquizofrenia. Este trabajo fue interrumpido y de alguna manera obscurecido por la 2ª Guerra Mundial.

Recordatorio: Esta información es presentada sólo con el propósito histórico y educativo y no refleja los actuales protocolos de tratamiento. Si Ud. necesita atención para esquizofrenia u otra condición médica, consulte a un médico bien informado.

Primeros Trabajos con Nutrientes

Precauciones

Estos protocolos tempranos por Dr. Norman Joliffe, MD, *no reflejan el actual conocimiento.* Las actuales perspectivas, por ejemplo:

☐ Evitar alérgenos. Muchos pacientes podrían reaccionar a muchos de los alimentos señalados aquí, con síntomas mentales. Vea *Alérgenos* p 51-57.

☐ Escoger, los suplementos nutritivos basados en los *Biotipos* (p 41-76) y otras indicaciones bioquímicas.

☐ Las inyecciones sólo se aplican actualmente después de análisis bioquímicos muy cuidadosos. Vea *Las Inyecciones* p 159.

Terapia de Megavitaminas

"Su piel parecía muy tirante y su quijada estaba apretada. Había una mirada cerrada y acristalada en su ojo. Le grito a su familia, algo que nunca había hecho. Cuando se le pidió que se explicara , dio una larga y enredada explicación que no fue clara para nadie... Estaba muy irritable y crítico con todos a su alrededor".

Dr. I.M. Kahan por una reacción de una dosis experimental de adrenolutina[1]

El Temprano Uso De Las B3 y C[1]

En 1952, un granjero, adolescente, diagnosticado como esquizofrénico, había sido sometido a 25 comas de insulina en el hospital, después de los cuales estaba peor. Los electrochoques lo llevo a desarrollar Parálisis de Bell. Estaba catatónico, incapaz de hablar o usar el baño, el deterioro era tan extenso que ya estaba en la lista de "Cuidados Terminales".

Los Dres. Hoffer y Osmond fueron notificados, el muchacho parecía estar muriendo por su esquizofrenia. Estaba en coma. Ellos decidieron tratarlo con 10g. de vitamina B3 y 5g. de vitamina C en dosis divididas; por medio de un tubo gástrico. Al segundo día el joven ya no estaba en coma y podía tomar las vitaminas con un vaso de agua. Ya dos semanas más tarde estaba normal. 12 años después, mantiene normal y es un miembro activo de su comunidad.

Sedación

"[En los tempranos tiempos del Thorazine] Los pacientes debían vagar aturdidos, arrastrando los pies, moviéndose y arrastrándose de una manera rara".

Dr. Seymour Rosenblatt, MD[4]

Primeras Experiencias [1, 2, 5, 16, 17]

A principios de los 1950s aproximadamente un cuarto de millón de pacientes de los hospitales de Estados Unidos eran esquizofrénicos. El tratamiento incluía barbitúricos, bromuros, narcóticos continuos, hidroterapia, choque de histamina, choques de metrazol, choques de insulina, choques eléctricos y lobotomía.

Dentro de este contexto, los Dres. Abraham Hoffer y Humphrey Osmond, empezaron a buscar algo no tóxico y que estuviera disponible con facilidad mediante el cual aliviar la esquizofrenia.

Su trabajo los llevara a considerar adrenalina oxidada (adrenocromo) como agente causal. La adrenalina (conocida como la hormona para pelear o huir) producida por las glándulas suprarrenales estimula el estado de alerta, la agresión y el miedo. También es un neurotransmisor cerebral. Que habían aprendido que cuando la adrenalina que se utiliza para tratar el asma es vieja y descolorida (rosa), puede inducir a una breve psicosis (como esquizofrenia). (vea *Hipótesis de Adrenocromo* p 99)

Ellos creían que la vitamina B3 que se vincula a las moléculas de metilo, podría ser capaz de bloquearlo, para formar adrenalina.* La vitamina B3, ya se sabía, que era efectiva para los síntomas mentales de la pelagra, las psicosis por bromuro, y la confusión senil.

También buscaron en la vitamina C que es un antioxidante capaz de prevenir la oxidación de la adrenalina (para que no se convierta en adrenocromo).

Después de una serie de ensayos alentadores, con dosis en gramos de estas vitaminas, Dres. Hoffer y Osmond empezaron el segundo experimento doble ciego en la historia de la psiquiatría (también condujeron el primero). A pacientes con esquizofrenia grave, se les dio, vitamina B3 en dosis óptima que efectiva, así como también el tratamiento convencional que de todas maneras recibirían. La mejoría de todos los pacientes fue dramática.

De esta manera, nació una rama de la psiquiatría llamada *Terapia de Megavitaminas*.

**Más tarde se encontró que sólo tiene una mínima influencia en la producción de adrenalina. De cualquier manera, es un precursor del NAD y previene la formación de adrenocromo.

Entrada: Neurolépticos[1, 2, 6]

En 1953, el clorpromazina (Thorazine) fue introducido en Norte América y fue promovido agresivamente. Transformó radicalmente los pabellones psiquiátricos. Los pacientes se volvieron más tranquilos y fáciles de manejar. Muchos psiquiatras de ese tiempo no estaban particularmente preocupados acerca de si la droga estaba suprimiendo ciertas funciones mentales o en realidad beneficiando al enfermo. El primer artículo en inglés promoviendo los neurolépticos (LEHMAN Y HANRAHAN, 1954) instruía a los médicos como sigue:

"El objetivo es producir un estado de retardación motriz, indiferencia emocional y somnolencia y la dosis se deberá incrementar conforme se desarrolle tolerancia… No hemos detectado una influencia directa… en el fenómeno de delirios o alucinatorios."

La psiquiatría convencional se enfocó en el Thorazine y drogas similares, mientras que las investigaciones de las Mega Vitaminas continuaban. 1962 marca la monografía de Hoffer con la *Terapia de la Niacina*; que ha sido ignorada largamente por la comunidad psiquiátrica. En 1963 los Dres. Hoffer y Osmond introdujeron la *Terapia de Mega-Vitaminas* al público (lo que era muy receptivo) con el libro "*Como Vivir con Esquizofrenia*".

La Psiquiatría Ortomolecular[1-15, 19-21]

En 1968, el dos veces laureado el Nobel, el Dr. Linus Pauling, escribió en Ciencia, un artículo clásico, lo que colocado su considerable reputación detrás de la *Terapia de Mega-Vitaminas*, que rebautizó como él *Medicina Ortomolecular*. El concepto era que el cerebro podía ser curado si se le proveía el correcto (*orto*) ambiente molecular. Ej. Si se le suministraba las sustancias que se encuentran normalmente en el cerebro en las concentraciones óptimas.[7]

El apoyo de Pauling y la creciente popularidad de la medicina Ortomolecular finalmente provocaron reacciones dentro de la corriente principal de la comunidad psiquiátrica. Ellas lanzaron unos cuantos estudios,[8-10, 20] los cuales ostensiblemente fallaron al confirmar los resultados de Los Dres. Hoffer y Osmond. Sin embargo, estos estudios descuidaron reproducir exactamente los métodos ortomoleculares. Examenaron hospitalizados crónicos (en vez de los pacientes agudos); usaron sólo una sola vitamina (B3); faltaron en optimizar las dosis para cada paciente; y usaron sólo los periodos relativamente cortos de tratamiento.[21]

Los trabajos posteriores de los médicos ortomoleculares confirmaron, que un año o menos con suplementos de vitamina B3 muy raramente es efectivo en pacientes crónicos: Ellos con frecuencia están seriamente agotados, necesitan megadosis y años de tratamiento antes que su mejoría sea notoria. Es improbable que un solo nutriente sea indicado. El régimen de nutrientes debe ser confeccionado para que se adecue a las necesidades individuales; y los tratamientos antialérgicos son casi siempre cruciales en estos pacientes (vea p 64-69).[12, 14, 15]

Otras discrepancias en al menos uno de los estudios: Algunos pacientes no recibieron suplementos experimentales a lo largo del estudio.[1] Algunos de los pacientes con placebo fueron tomando niacina, por su cuenta.[15]

Aún así, el Dr. Wittenborn, en un análisis posterior a su estudio encontró a un subgrupo que fue ayudado.[11] Más aún, en el estudio de los Dres. Ban y Lehman,[8, 9] pudieron encontrar pacientes seleccionados que estaban siendo ayudados por la niacina y posibilitados a reducir sus dosis de neurolépticos.

Estas discrepancias fueron pasadas por alto. Las conclusiones negativas circularon extensamente en los hospitales psiquiátricos, en los diarios psiquiátricos, y tan ampliamente publicados que aún hoy, la "ciencia" por lo que muchos psiquiatras rechazan la Medicina Ortomolecular, está usualmente basada en esos estudios defectuosos, y no tiene en cuenta del descubrimiento posteriores de subgrupos lo que habían mejorado.

La gran parte de la corriente principal de la psiquiatría se ha mantenido ignorante de la Medicina Ortomolecular, que actualmente involucra una considerable gama de nutrientes; es individualizados a los requerimientos bioquímicos de cada paciente. Y ellos siguen sin saber que: los extensos datos clínicos (más de decenas de miles de pacientes) sugieren, resultados mucho mejor a largo plazo que lo que se puede esperar desde las drogas y los choques.

La tragedia mantiene, con aquellos que podrían haber recerperar sus vidas, si tuvieran la información precisa.[13] Las buenas noticias son que a despecho de todos los obstáculos, cientos de psiquiatras han descubierto que esta terapia funciona y ese número firmemente va en crecimiento.

Psiquiatría Ortomolecular

Paciente con placebo, tomando B3

"Un joven esquizofrénico … admitía… que había estado tomando ácido nicotínico que compraba en la botica local. Había sentido, como muchos otros, que la píldora que le daban… no era ácido nicotínico… él había experimentado los fogonazos en la cara, solamente una vez al principio de su participación en el proyecto de investigación, pero nunca después".

Dr. Antonio J. De Liz, un médico participante en el estudio de Wittenborn. Afirma que algunos de los pacientes que creían que estaban en el placebo, comenzó a tomar niacina, por su cuenta.[15]

LECTURAS RECOMENDADAS

Dr. Abram Hoffer, PhD, MD, *Adventures in Psychiatry: The Scientific Memoirs of Dr. Abram Hoffer*, 2005.

F.H. Kahan, "Out of the Quicksands," *J. Orthomol. Psychiat.;* 6(2):87-104.

Los Fundadores de la Psiquiatría Ortomolecular

La perpetuación de la terapia de las megavitaminas en aquellos tempranos años descansó fundamentalmente en los hombros de los Dres. Abram Hoffer y Humphrey Osmond. Cuando la terapia nutricional fue atacada, también tuvieron que enfrentarse con el embate de la crítica (más tarde tuvieron ayuda). Su coraje y perseverancia se vieron reforzados por el conocimiento, que estaban defendiendo, una manera de tratar la esquizofrenia, que trabajaba para muchos pacientes, a veces dramáticamente.

Además del cuidado de los pacientes, e investigación de nueva métodos ortomoleculares, Dr. Hoffer ha estado por más de medio siglo, manteniendo el crecimiento de la Medicina Ortomolecular y lidiar con un clima político formidable. Él empezó a editar el *Journal of Orthomolecular Psychiatry* (más tarde llamado *Journal of Orthomolecular Medicine*). Creó la Fundación Canadiense de Esquizofrenia y la Asociación Americana de Esquizofrenia (más tarde llamada Instituto Biosocial de Investigación Huxley) y personalmente entrenó a más de 50 médicos en los métodos ortomoleculares. Y ayudó crear la Sociedad Internacional para la Medicina Ortomolecular que conjuntó a una docena de organizaciones ortomoleculares alrededor del mundo.

Evolución del Tratamiento

LECTURAS RECOMENDADAS

Dr. Abram Hoffer, PhD, MD, y Dr. Humphrey Osmond, MD, *How to Live with Schizophrenia.*[3]

Dr. Abraham Hoffer, PhD, MD, *The most common Questions About Schizophrenia and Their Answers.*[2]

A Physician's Handbook on Ortho-molecular Medicine, Dr. Rogers Williams, PhD, y Dr. Dwight Kalita, MD, eds.[9]

Orthomolecular Psychiatry, Dr. David Hawkins, MD, y Dr. Linus Pauling, PhD, eds.[10]

Diet Related to Killer Diseases V, 1980, Dr. Michael Lesser, MD, ed.[11]

La terapia de las Mega-Vitaminas incluye efectiva suplementación de dosis óptimas de las necesidades de nutrientes que son indicadas para cada paciente según sus requerimientos bioquímicos. La dosis vitamínica, en algunos casos, puede llegar a ser tan alta como de entre 10 a 100 veces de lo que en general acepta RDA (Recomendaciones Diarias Permitidas) de la EE. UU.

Los Dres. Hoffer y Osmond al principio de los tratamientos de mega-vitaminas para la esquizofrenia se enfocaron en las vitaminas B3 y C. Los pacientes típicos iniciaban con 0.5-1.0g. de niacina (B3) tres veces al día y las dosis se iban subiendo gradualmente, de ahí hasta que estas produjeran síntomas beneficiosos óptimos sin que llegaran los efectos secundarios como las náuseas. Similarmente con las dosis óptimas de vitamina C, se encontró que en general está justo antes de que se inicie la diarrea. (tal vez tan alto como 5-10g. o más en dosis divididas durante el día).[1,3]

Vea *Nutrientes* p 26-27, *Histadelia* p 44-49.

Nutrientes Adiciónales[1,2]

Como el tratamiento involucra otros nutrientes que han sido añadidos y que permiten bajar la dosis de la B3. Prescripciones de una gama de vitaminas individuales para bajar las mega-dosis. Las dosis para minerales estaban más cercanas a las de la EE.UU. RDA, pero podían variar considerablemente de un paciente a otro. Las prescripciones se daban a cada paciente según su única condición Bioquímico. Con una depresión insensible (que no responde) se debe usar vitaminas B1, B2, B5, o B12. Los pacientes ancianos con problemas de circulación, muy seguido se encontró que necesitaban vitamina E (se introduce gradualmente, no se usa en grandes dosis ni por tiempo prolongado) y tal vez vitamina B5. La vitamina A (*NO* en mega-dosis) puede ser requerido en pacientes con las mucosas y con la piel en lesiones; el cromo, particularmente alguien con un desequilibrio en el azúcar; magnesio, por irritabilidad, con el contrapeso de la B6 y el zinc; el selenio especialmente con su acción antioxidante puede ser requerido. El trabajo de los Dres. Donald Rudin y David Horrobin que introdujeron el uso de ácidos grasos esenciales (como Omega 3), particularmente para pacientes en los cuales la función de la vitamina B parece estar bloqueada.[1,2] Los Dres. Bernard Rimland y Allan Cott investigaron las necesidades específicas en niños, encontraron por ejemplo: que la vitamina B6 frecuentemente es crucial en los niños, y con más frecuencia es más importante que la B3.

Vea *Nutrientes* p 25-40, *Ácidos Grasos* p 61-63, *Azúcar* p 70-76, *Antioxidantes* p 100, *Niños* p 127-31

Mientras que las deficiencias de ciertos grupos de nutrientes o excesos se muestran rápidamente, se observó que casi cualquier desequilibrio en los nutrientes puede contribuir a los síntomas.

La experiencia nos conduce al refinamiento de las observaciones clínicas y al desarrollo de pruebas diagnósticas incisivas. Proveen una clara fotografía de las necesidades bioquímicas únicas de cada paciente.

Vea *Apéndice 1 y 2* p 170-173.

Biotipos[2]

Una enfermedad llamada *Piroluria* fue descubierta por el trabajo de Los Dres. Hoffer, Pfeiffer, D. Irvine, Arthur Sohler y otros a finales de los 1960s y principios de los 1970s. Se encontró que los pirolúricos respondían rápidamente a la vitamina B6, al zinc y al manganeso.

Vea p 54-57, *Piroluria*, incluye exámenes, síntomas y tratamiento.

Para culminar su investigación en los 1970s y los 1980s, Pfeiffer y asociados enfatizaron en la necesidad de diferentes tratamientos distintos para pacientes con alta histamina vs. bajá histamina.[5]

Vea *Mayores Biotipos*, p 41-76

Dieta[2, 5, 7]

Junto con la administración de nutrientes suplementarios, los factores dietéticos son modificados. Debido a los esfuerzos de los Dres. Allan Cott y Jack Ward y otros que encontraron que la hipoglucemia contribuía a los síntomas, hicieron que se eliminaran esencialmente todas las azúcares refinados. Dr. Hoffer enfatizó la necesidad de eliminar la comida procesada y chatarra. Encabezando la variedad fundamental, comidas intégralas y naturales en la dieta. El Dr. Michael Lesser y otros, enfatizaron en que las comidas fueran orgánicas si es posible.

Los facultativos también encontraron diferentes niveles de proteínas y carbohidratos así como de vitaminas y minerales que son requeridos por los diferentes biotipos.

Vea *Biotipos Principales* , p 41-76 y *Desequilibrios de Azúcar*, p 70-76.

Ejercicio[2, 5, 7]

Se encontró que el ejercicio diario aumenta la efectividad de otras terapias y algunas veces era el factor decisivo.

Vea *Biotipos Mayores* p 41-80, *Desequilibrios de azúcar* p 70-76, y *Ejercicio* p 40.

Alergias

El trabajo de los Dres. Theron Randolph, Arthur Coca, Walter Álvarez y Herbert Rinkel presentaron el trabajo base para la ecología clínica y para visualizar una respuesta alérgica en la cual se incluyan los síntomas. Los Dres. Elizabeth Rees, Marshall Mandell y William Philpott, introdujeron la terapia Ortomolecular al papel de las alergias en los desórdenes mentales. Eliminando o evitando los alérgenos viene a ser la terapia crucial al abordar a casi dos tercios de los pacientes crónicos.

Vea *Alergias Cerebrales*, p 64-69.

Condiciones Médicas contribuyendo a la Esquizofrenia

Estas condiciones médicas (ej. Cándida, desórdenes tiroideos, intoxicación con metales pesados, epilepsia) al ser diagnosticado y tratado. Con el tiempo, se incrementarán más desórdenes que se encontrarían capaces de producir desórdenes mentales.

Vea *Influencias somato-psíquico*, y *Neurotoxinas*, p 83-126.

Nota

Este repaso histórico del desarrollo del tratamiento era necesario simplificarlo. El resto del libro describe los tratamientos contemporáneos con más detalle, pero muchos aspectos permanecen incompletos por lo constreñido del espacio. Para cubrir minuciosamente estos tratamientos y todas sus implicaciones, nos llevaríamos muchos volúmenes. Para más estudios, el lector es alentado a explorar los libros recomendados en los recuadros, así como las listas de referencias al final del libro. La más rica fuente de información es probablemente *La Publicación de Psiquiatría Ortomolecular* (*The Journal of Orthomolecular Psychiatry*). También se puede consultar a su sucesor, *La Publicación de Medicina Ortomolecular* (*The Journal of Orthomolecular Medicine*).

Recordatorio: Esta información es presentada para propósitos educativos solamente, Si Ud. desea atención médica para esquizofrenia o alguna otra condición médica por favor busque los servicios de un médico informado.

Perspectivas sobre Drogas

Un tratamiento basado en nutrientes apropiados, alimenta al sistema nervioso y gradualmente restaura el equilibrio, pero con frecuencia requiere un considerable periodo de tiempo antes de que las mejorías sean obvias.[8]

Los medicamentos anti-psicóticos ofrecen alivio relativamente rapido a algún número de pacientes (primordialmente a los histapénicos (vea p. 44-47), pero con el tiempo los beneficios pueden desvanecerse. Para otros, los fármacos pueden de inmediato ser contraproducentes, interfiriendo con su curación y exacerbando sus síntomas.[8] Además, los anti-psicóticos, con frecuencia supriman las emociones y el proceso de pensar y pueden dañar permanentemente el cerebro, especialmente si el uso es prolongado.[12-14]

La medicina Ortomolecular se ha desenvuelto alrededor de la idea de proveer sustancias naturales necesarias para el cerebro, en una concentración óptima; y la remoción de toxinas. Si fuéramos a invocar una estricta definición del término *Ortomolecular,* este no iba a incluir el uso de fármacos psiquiátricos.[4]

No obstante, en la práctica, los médicos que usan los tratamientos ortomoleculares, tienen diversas perspectivas para emplear los anti-psicóticos.

Algunos de estos médicos, los consideran una muleta *temporal* (útil para proveer alguna mejoría inmediata); ellos reconocen los peligros de los polifármacos y su uso en largos periodos u en altas dosis. Eventualmente, la mayoría de estos médicos, querrán gradualmente reducir* la dosis de los fármacos, correspondiendo a las etapas de curación nutricional.[4]

Nota: No a todos los pacientes se les pueden retirar completamente de los neurolépticos. En algunos casos, esto es porque la bioquímica del cerebro se ha ajustado al fármaco.[12-14] No obstante, en estos casos, con el tiempo, la dosificación a menudo puede ser lo suficientemente disminuida, así que los efectos secundarios mentales y físicos son minimizados. Además, una apropiada terapia nutricional usualmente ayuda a contrarrestar o prevenir los efectos colaterales.[4, 8]

* Una retirada demasiado rápida* aumenta la probabilidad a reacciones severas, algunas veces irreversibles o que amenacen la vida.[12-14]

De todos modos, en ciertas circunstancias, retiro rápido puede ser lo indicado, por ejemplo, si el paciente está experimentando una reacción tóxica aguda por el fármaco.

Vea *Neurolépticos* p. 47, *Toxicidad de los Neurolépticos* p. 149-150, *Perspectivas Ortomoleculares p. 151.*

Recordatorio: Esta información es presentada sólo para propósitos educacionales, no constituye recomendaciones para tratamientos (incluso medicamentos). Si Ud. desea retirarse de los fármacos psiquiátricos deberá buscar un médico experimentado y bien informado.

Part II: Compendio de los Nutrientes

Parte II es una Sección de Referencia

Parte II no es una lectura fácil. Se contiene alusiones a conceptos todavía no cubiertos, los que serán aclarados más adelante en el libro. Es posible que desee echar un vistazo a esta sección, y luego saltar esta parte, por ahora, y vallan a *Los Biotipos Principales* (p 41-57) y otros temas de interés. Conforme lea las secciones subsecuentes, refiera a los nutrientes en esta parte, para comprender mejor sus efectos.

Como Usar la Parte II

La parte II describe la función de los nutrientes, fuentes, contraindicaciones, análisis, efectos secundarios y algunos usos psiquiátricos y efectos biológicos (los efectos biológicos pueden ayudar en determinar cual nutriente es el apropiado para un individuo específico). Las dosis enlistadas representan una dosis terapéutica *promedio* (como lo describen por los Dres. Pfeiffer, Walsh, Hoffer, Kruesi/Jaffe[1], Werbach[2], y otros).

En la práctica, *las dosis varían considerablemente según los requerimientos de cada individuo, así como la necesidad por suplementos en particular.* Los análisis bioquímicos, (incluyendo niveles de enzimas relevantes), los síntomas clínicos, y la respuesta terapéutica, ayudará a determinar los nutrientes y dosis necesitadas.

Importancia de adaptar el protocolo a las necesidades bioquímicas

Los tipos bioquímicos distintos han sido identificados en esquizofrenia correspondiendo a tratamientos específicos que involucran a un grupo particular de nutrientes, y evitar otros. A menudo, no todos los suplementos de los biotipos son requeridos para un individuo, y quizás otros nutrientes (no-biotipos) serán necesitados.

También, un estimado del 10 al 15% de los esquizofrénicos no encajan en los biotipos principales, pero son afectados por diversos desequilibrios de nutrientes los que deben ser diferenciados (*vea la caja a la derecha*).

Análisis preciso del estatus nutricional, es necesario, *para que se le pueda arjusta la nutrición a la química única del individuo.* Es importante, no sólo identificar los nutricionales requerimientos terapéuticos únicos, sino también para prevenir el uso de nutrientes que puedan exacerbar los síntomas. Por ejemplo: nutrientes como el ácido fólico, metionina, SAMe, niacina, hierro y cobre, pueden reducir o incrementar los síntomas, dependiendo lo que en realidad necesite, o sea contraindicado, a cierto tipo de individuo.[3]

Más Sobre los Nutrientes

La parte III contiene información sobre el uso de nutrientes particulares para varios "biotipos" comunes en la esquizofrenia. La parte IV cubre el papel de los metales potencialmente tóxicos y la parte VII discute sobre los aminoácidos.

Recordatorio: Estos sumarios de nutrientes son presentados con propósitos educativos solamente y no como consejos médicos. Si Ud. necesita un tratamiento para la esquizofrenia o alguna otra condición médica, por favor busque los servicios de un médico informado.

Las Megavitaminas Originales: Vitaminas C y B3.

Vitaminas B6, B12, E y Folato

Las Otras Vitaminas B.

Bioflavonoides; CoQ-10.

Vitaminas Liposolubles: A y D.

Zinc y Manganeso

Cromo y Selenio

Electrolíticos: Magnesio, Calcio, Potasio y Sodio

Fósforo, Molibdeno, Yodo, Germanio

Cobre y Hierro

Ácidos Grasos

Ejercicio, Oxigeno y Luz

El Biotipo: Varias Deficiencias de Nutrientes[1]

Los Dres. Jaffe y Kruesi, encontraron que aproximadamente el 15% de los esquizofrénicos pueden ser agrupados en un biotipo, involucrando una miscelánea de nutrientes deficitarios, que no encajan claramente con los biotipos principales (como se verá en la parte III).

Historia. Puede que la madre haya tenido problemas en el embarazo. El historial del paciente puede incluir desórdenes digestivos, cambios de humor, y el uso recurrente de antibióticos, estrógenos o esteroides.

Pruebas Bioquímicas. Los análisis de las funciones enzimáticas relevantes, a menuda son más exactas que los niveles absolutos de nutrientes, *pero no definitivos.* El proceso terapéutico puede ayudar dar una idea de los requisitos.

Los problemas de asimilación deben ser considerados. Anormalidades en el sistema digestivo (incluyendo la infestación de parásitos), son comunes y pueden ser detectados por un análisis microbiano o químico de heces.

Tratamiento. Nutrientes necesarios y los transportes biológicos. Las inyecciones, si es útil. Vea p 159. La acidosis es común y puede ser tratada con una dieta que es mineral enriquecido, alcalino, y apoya el sistema inmune.

Coincidir. Este biotipo puede superponerse con otros biotipos de esquizofrenia (vea p41-57). Intoxicación metal es común (vea p 49, 93-98).

Vitaminas C y B3: las megavitaminas originales

Fuentes de Vitamina C [9,76]

Las frutas y verduras crudas: Guayabas, papayas, pimientos, limones, limas, satsumas, kiwi, naranjas, naranjita china, mangos, fresas, acerolas cerezas, tomate, perejil, acedera.

Rangos de Dosis Terapéuticas [23-4 26, 63-4]

Los humanos y los primates se encuentran entre los pocos animales que no crean vitamina C en sus propios cuerpos. [1, 80] El Dr. Linus Pauling estimaba que las cantidades equivalentes deberían ser de 2 a 19g por día (más alto cuando sufriendo estrés). [1]

- El rango de dosis terapéuticas pueden ser de 0.1 a 5g, 4 veces al día. [64] *Las dosis no se deben detener abruptamente.* La vitamina C de liberación sostenida, ayuda a mantener los niveles óptimos.
- Náusea o diarrea indica que se debe reducir la dosis. Cuando se necesitan grandes cantidades, la dosis óptima, frecuentemente es apenas por debajo de empezar a producir náusea o diarrea.
- El cuerpo toxicidad, también puede forzar a bajar la dosis máxima.

Notas: La mayoría de los suplementos son hecho de maíz. Si es alérgico, un suplemento hecho de palma de sago u otros promedios podrían ayudar. Búfer C es casi siempre beneficioso, pero sus minerales pueden reducir la cantidad de C que se puede tomar.

Análisis Bioquímico (C) [63]

Ascorbato en glóbulos blancos en sangre.

Causas de Agotamiento

La sobrecarga tóxica, enfermedad, estrés, inflamación, envejecimiento, operaciones, quemaduras, radiación, anticonceptivos orales, tetraciclinas, salicilatos (Ej.: la aspirina), embarazo y lactancia.

Efectos Colaterales [16, 17, 27, 64]

- Náusea y diarrea por altas dosis, es reversible con sólo reducir la dosis.
- Ocasionalmente, dosis por encima de 1 o 2g tomadas por meses, pueden causar sarpullido en la piel; o sensación de ardor al orinar.
- Algunas personas desde el Mediterráneo y Asiá tienen una rara deficiencia enzimática que causa la destrucción de los glóbulos rojos cuando se expone a grandes cantidades de C.
- En casos raros, altas dosis, hacen decrecer la actividad antibacterial de los glóbulos blancos.
- Altas dosis* pueden exacerbar desórdenes en los riñones.

* Quizás como *sodio*-ascorbato.

Vitamina C (ácido ascórbico) [1-25, 63, 64]

Neurotransmisores

La concentración más alta de vitamina C está en las suprarrenales, pero la segunda está en el cerebro. La vitamina C apoya la formación de una cantidad de neurotransmisores, incluyendo serotonina y norepinefrina. También, ayuda a formar la COMT, una enzima que descompone las epinefrinas en la sinapsis. La vitamina C es importante para tratar los desequilibrios de histamina, y en las alergias cerebrales.

Los Niveles de la C se encuentran Bajos en la Esquizofrenia [2-7, 85, 86]

Varios estudios encontraron que: La esquizofrenia prevalece más, entre la gente que toma poca vitamina C. Los esquizofrénicos, con frecuencia, tienen niveles bajos de vitamina C en sangre. Las dosis promedio de saturación en los esquizofrénicos es de 12 a 16 veces más alta que la de los controles, y muy similar a los de pacientes con escorbuto.

Efectos en la Esquizofrenia (particularmente con síntomas negativos) [5,7,9,12,15]

Las voces, la paranoia, la depresión, y la tensión, han respondido al tratamiento con vitamina C. La vitamina C incrementa la socialización y mejora el humor y en general el condición mental en los esquizofrénicos crónicos (particularmente con síntomas negativos).

ACTIVIDADES ANTIPSICÓTICOS [6, 13, 14]

La vitamina C puede ser un tranquilizante natural y antipsicótico. Los trabajos preliminares del Dr. Tolbert,[14] sugieren que la vitamina C ocupa los mismos sitios receptores (dopamina), que la fenotiazina y eso tan poderoso como el Haldol (sin causar la discinesia tardía y otros efectos en detrimento en el sistema nervioso). La vitamina C necesita ser suministrada en dosis altas (la recomendación suplemental varía entre 0.5 a 1.5g por hora), para tener la cantidad equivalente atravesar la barrera hematoencefálica. La administración por inyección (a una dosis apropiada) es muy potente.

Funciones Generales de la Vitamina C [8-11, 13, 16-25, 63, 64]

La vitamina C es esencial en el funcionamiento de las suprarrenales; la eliminación de toxinas y metales pesados; y la resistencia al estrés, infecciones, alergias e inflamaciones. La vitamina C es también importante en la neutralización de las reacciones alérgicas. [17]

La vitamina C desempeña un papel principal en la formación de colágeno (que es necesaria en la síntesis de tejido conectivo), para sanar las heridas, y para el mantenimiento de los tejidos de las encías y las paredes de los vasos sanguíneos. La vitamina C promueve la conservación del yodo y se usa para el hipotiroidismo. En su papel de antioxidante, C protege a las células del cuerpo, las hormonas, la vitamina E, y a las enzimas de la destrucción por los radicales libres. Contribuye al metabolismo y al uso del hierro, ácido fólico, y los aminoácidos; también la producción de hormonas. Las vitaminas C y B han sido usadas para tratar el delirio inducido por las drogas y la psicosis alcohólica. La vitamina C también ha sido usada para ayudar a contrarrestar los barbitúricos, arsénico, anfetaminas, y tratar las adicciones.

El escorbuto (severa deficiencia de C) inicialmente se inicia con fatiga, debilidad, dolores vagos, dolores, irritabilidad, depresión, y las encías sangran. Más tarde los dientes se caen, y se intensifica la fatiga extrema. Los síntomas mentales pueden incluir histeria, hipocondría, depresión y, en algunos casos. psicosis. Sin tratamiento el escorbuto es mortal.

Vitamina B3 (niacina y niacinamida)[16-35, 44, 63, 64]

Los resultados clínicos sugieren que vitamina B3 y C son muy eficaces contra las voces para todos los biotipos. (HOFFER 05, WALSH 08, MILLER 08)

La vitamina B3 apoya la formación de serotonina, histamina, acetilcolina y COMT. También, ayuda a regular los niveles de dopamina e histamina, fomenta la eliminación de cobre, y es muy importante en el tratamiento para histapenia (la cual está involucrada en al menos la mitad de los casos de esquizofrenia). (Vea *Histapenia*, p 44-9.)

NAD (nicotinamida adenina dinucleótida) y el Metabolismo Cerebral

La vitamina B3 es un precursor del NAD que es una enzima importante para la respiración y el metabolismo del cerebro y la producción de energía.[27, 31]

LA ANSIEDAD, EL GABA Y LA VITAMINA B3

Las benzodiazepinas son considerados los tranquilizantes menores e incluyen drogas como el Valium y el Librium. Trabajan estimulando los receptores GABA. El GABA inhibe las descargas de las neuronas del cerebro. Las investigaciones del Dr. Mohler indican que la vitamina B3 influencia los mismos receptores, puede tener equivalentes ansiolíticos como las poderosas benzodiazepinas, pero, sin los indeseables efectos colaterales. Para alcanzar cantidades comparables en el cerebro, serán necesarias relativamente grandes cantidades.[26] (Actualmente B3 es usada por médicos Italianos para minimizar los síntomas cuando las benzodiazepinas son retiradas.[84])

Otros Efectos Mentales y Neurológicos[26-34, 63, 64, 68, 83]

La vitamina B3 es importante en el tratamiento de la histapenia, piroluria, alergias cerebrales, y los desequilibrios metabólicos del azúcar. También, ha sido usada en trastornos de aprendizaje, ansiedad, insomnio, hiperactividad, agresividad, depresión, adicciones, alcoholismo, senilidad, dolores de cabeza, fatiga y convulsiones. La deficiencia se ha asociado con la debilidad, mareos, irritabilidad, aprensión, sensibilidad a la luz y de sonido, un sentido distorsionado del olfato; y las alucinaciones auditivas y visuales.

Funciones Generales[10, 16, 17, 25, 27]

La vitamina B3 es esencial en la producción de energía celular y el transporte de iones de hidrógeno. Ayuda a estabilizar y metabolizar la glucosa, previene alergias, mantiene la función gastrointestinal. Se ha encontrado beneficioso para la artritis y para algunas porfirias. La niacina ha sido usada para reducir lípidos en sangre, proteger el sistema circulatorio y al corazón, y fortalece la circulación cerebral. La deficiencia de vitamina B3 está asociada con náusea, mal aliento, manos y pies fríos, desórdenes de la piel, carencia de apetito, debilidad muscular, y pelagra.

Hipótesis a un Mecanismo de Respuesta Depredador[29]

El carné es la mejor fuente de B3. El Dr. John Cleary[29] sugiere que cuando la carne era escasa para los hombres primitivos: los sitios receptores de la NAD/B3, se convirtió sin cubrir, tal vez, despertaran los instintos depredadores. De ahí que los más ávidos cazadores pudieran haber sido aquellos que eran más susceptibles a baja NAD.

El 10% de la reserva genética es deficiente en NAD. La respuesta de depredación no es ya aceptada socialmente. El Dr. Cleary propone que los individuos con deficiencias de NAD puedan (inconscientemente) volverse a la nicotina, el alcohol y las drogas o a las endorfinas generadas por el ejercicio prolongado para cubrir sus sitios receptores. Cuando esta no es posible el resultado es la violencia. El exitoso uso clínico de la B3 para reducir la compulsión y contrarrestar al alcohol, nicotina, y otras drogas adictivas dan peso a esta hipótesis.

Fuentes de la Vitamina B3

La carne roja es una mejor fuente. También, se encuentra en el pollo, pescado, champiñones, chiles picantes, tomates, pimientos, frijoles, papas, semillas de sésamo y de girasol, polen de abeja, y cereales integrales.[76] La leche y el huevo[30] tienen el triptófano alto, algo que el cuerpo convierte en B3.

Niacina Rubor[27]

La primera vez que se toma niacina, es frecuente que se tenga una sensación de picazón/ quemante con rubor, que puede durar 5 min o más, y puede ser muy intenso (especialmente entre los pelirrojos).[35] Al tomarlo continuamente, varias veces al día, los rubores se reducen o se eliminan. Las combinaciones de la B3 con cromo o inositol minimizan los rubores. La niacinamida parece producir menos rubor. Los esquizofrénicos son menos propensos a los rubores. (p 62)

Rangos de Dosis Terapéuticas[11, 18, 27, 63]

Algunas personas reaccionan mejor a una de las dos: niacina o niacinamida o con una combinación de ambas. Se comienza con dosis bajas. *Los incrementos deben ser graduales.* Las dosis deben permanecer por debajo del punto en que produzcan náusea u otros efectos secundarios. La típica dosis para histapenia es de 25 a 1500mg, 2 por día.[63] La dosis más alta: es de niacina 12g al día; de niacinamida 6 a 9g.[68] *Los excesos pueden ser perjudiciales en la histadelia.*

Análisis Bioquímico (B3)[63]

1-N-Metilnicotinamida (1NMN).

Efectos Secundarios[16, 25, 27, 35, 64, 68]

☐ Dosis altas repentinas pueden causar retención de líquido. Compite con el ácido úrico para ser excretada, por lo que puede exacerbar la gota. Los tobillos pueden hincharse en los meses calurosos, (bajar la dosis y cambiar las formas puede ser suficiente).

☐ Náuseas o problemas digestivos usualmente indican que las dosis deben ser reducidas (y en algunos casos, indican una disfunción hepática). Ictericia o disfunción hepática es usualmente reversible cuando la B3 es descontinuada. Las enzimas hepáticas se deben revisar periódicamente si hay dosis de 1g al día o más. La B3 *de liberación sostenida* pueden causar intoxicación hepática.

☐ Intolerancia a la glucosa oral. Monitorear a los pacientes con: glaucoma, diabetes, embarazo o úlcera péptica.

☐ La niacinamida, en algunos casos, induce a la depresión.

Vitaminas B6, B12, E, y Ácido Folico

Fuentes de B6[16, 20, 76]

Carne roja, polen de abeja, pescado, pollo, plátano; lino, ajonjolí y semillas de girasol; camote, papas, germen de trigo, la levadura nutricional, aguacates, sandia, mangos, calabazas, espinacas, zanahorias. *Con frecuencia la biodisponibilidad es limitada.*

Rangos de Dosis Terapéuticas[63]

De 100 a 200mg, y más con piroluria. Manténgase a menos de 2 g.

Análisis Bioquímico (B6)[63, 64]

Eritrocitos glutamato/oxalato transaminasas; o en glóbulos rojos piridoxal 5-fosfatasa.

Efectos Secundarios (B6)

De 2g o más por día pueden causar daño a los nervios sensorios (verifique si hay entumecimiento, estremecimientos, picazón), usualmente reversibles cuando se suspenden.

Causas de Agotamiento (B6)[10, 20, 25]

Los niveles se reducen por la anemia, el envejecimiento, metabolismo alto, prolongados desequilibrios con las otras vitaminas B, embarazo, lactancia, estrógenos elevados, desórdenes gastrointestinales, piroluria, mala asimilación, alcoholismo, cirrosis hepática, uremia, Síndrome de Down, enfermedades inmunosupresoras, y ciertas drogas (Ej., los contraceptivos, L-Dopa, inhibidores MAO, antihipertensivos con hidraxaline).

Fuentes de Vitamina B12[76, 78]

Carne, pescado, pollo, productos lácteos, huevos. Es muy debatible si la suficiente B12 puede ser asimilada a partir de productos de abejas, yogures y fermentos.

Suplementos de Vitamina B12

La deficiencia es comúnmente debida a la dificultad en la absorción, así que administración deberá ser por inyección,* sublingualmente disuelta, o en un suplemento lo que contiene el factor intrínseco.

* Usualmente una forma no cianída de la vitamina B12 es escoge para inyecciones, Ej. hidroxicobalamina.

Dosis Terapéuticas (B12, folato)[63]

Suficiente B12 y Folato para que se normalicen los índices de segmentación neutrófilos; o la homocisteína en plasma; o los niveles de ácido metilmalónico.

Análisis Bioquímico (B12)[63, 64]

B12/B12 capacidad vinculante; o ácido metilmalónico en orina.

Vitamina B6[10, 11, 16-7, 25, 27, 30, 35-40, 43, 63, 64, 87, 88, 96]

La vitamina B6 es usada en el tratamiento de muchos estados de salud asociados con la esquizofrenia. Es esencial en la piroluria y es beneficioso en los desequilibrios de histamina, alergias e hipoglucemia. Los síntomas cíclicos pueden indicar una necesidad de vitamina B6.

Funciones Mentales y Neurológicas[10, 27, 35-40, 43]

La vitamina B6 apoya la formación de dopamina, norepinefrina, GABA, serotonina y otros neurotransmisores. También, la enzima, MAO, lo que descomponen las monoaminas transmisoras en la sinapsis.

La vitamina B6 ha sido usada en el tratamiento de la hiperactividad, epilepsia, depresión, inhabilidad de aprendizaje, nerviosismo y ansiedad. Se ha reportado, que junto al magnesio es crucial en al menos la mitad de los casos de autismo y en la esquizofrenia infantil. La deficiencia ha sido asociada con la agitación, insomnio, irritabilidad, convulsiones, (especialmente en los niños), depresión, confusión y ondas cerebrales anormales.

Funciones Generales[16, 17, 25, 30, 35]

La vitamina B6 es importante en el metabolismo de los aminoácidos y en la síntesis y el transporte de DNA/RNA. También, es necesaria para sintetizar los carbohidratos, las grasas y los esteroides. Y la degradación del estrógeno, la conversión del glicógeno, y la producción de ácido clorhídrico. La vitamina B6 ayuda: a mantener los linfocitos T, y a activar y funcionar al Timo y al Bazo. También, incrementa la asimilación de vitamina B12 y magnesio, ayuda a la formación de hemoglobina, regula el equilibrio de sodio/potasio.

La deficiencia puede causar náusea, eczema, quelosis, (pequeñas lesiones en la boca), glositis (inflamación de la lengua) intolerancia a los carbohidratos, anemia (por deficiencia de B6) y mal funcionamiento del sistema inmunitario.

Recientes estudios sugieren que la vitamina B6 puede ayudar a prevenir la arteriosclerosis y los ataques del corazón. La B6 puede ser útil en la diabetes, ciertas condiciones urinanas, hipoglucemia, asma, alcoholismo, adicciones, anemia de las células hoz, cálculos renales, y melanoma. Se ha encontrado que el síndrome del túnel del Carpio responde a las vitaminas B6 y B2; La B6 es también importante para tratar alergias.

Vea *Biotipos Principales*, p 41-76, y *Niños, Autismo*, p 128-131.

Vitamina B12 y Ácido Fólico [10, 11, 16, 17, 25, 27, 30, 35, 41-46, 63-64]

La vitamina B12 y el ácido fólico producen histamina y son usados para tratar la histapenia; la intolerancia al gluten, y las alergias. Los suplementos de ácido fólico exacerban la histadelia. Suplementos de metil-B12 pueden reducir la depresión en algunos histadélicos, pero B12 solo, lo empeora, en algunos casos.

Funciones Mentales y Neurológicas[10, 11, 25, 27, 30, 41-6 , 81, 89-95]

La vitamina B12 y el ácido fólico son necesarios en la síntesis de la metionina, que es fundamental para la metilación (vea p 45 y 41-53), y también se utiliza para crear la colina. La colina es necesaria para mantener las vainas de mielina. También, la colina es el precursor de la acetilcolina, un neurotransmisor que generalmente se calma el sistema nervioso. (Vea p 31, 143)

La vitamina B12 es también importante para el metabolismo del sistema nervioso. Los síntomas por deficiencia incluyen la inhabilidad de concentración, desmemoria, confusión, fatiga, indisposición, agitación, descoordinación, estupor, depresión, demencia, paranoia y psicosis.

El ácido fólico apoya la formación de dopamina, histamina, serotonina y COMT. Su deficiencia ha sido asociada con náuseas, fatiga, depresión, Alzheimer de tipo demencial, y esquizofrenia (vea p 58-60).

Mientras que la deficiencia de ácido fólico puede socavar la función cerebral, sus efectos son generalmente reversibles. Por el otro lado: una deficiencia crónica de B12 *puede causar daños permanentes en los nervios* (y así como compromete el acceso a folato).

Por la posibilidad de daño cerebral irreversible es particularmente importante hacer análisis exactos de los niveles de B12. Los análisis de sangre pueden fallar al localizar con precisión la deficiencia en los tejidos, porque los mecanismos homeostáticos pueden mantener los niveles en sangre dentro de los parámetros normales.

Funciones Físicas Generales (B12 y Ácido Fólico) [11, 16, 17, 25, 27, 35]

Folato y B12 trabajan juntos para metabolizar y formar proteína. Ayudan en lo inmunitario, y son importantes al hacer las réplicas de DNA/RNA, la formación de hemoglobina, y en el mantenimiento y rápida regeneración de los tejidos.

La vitamina B12 es en especial esencial en la multiplicación de la médula ósea. También, se necesita para las reparaciones y el crecimiento en general; se usa en la asimilación del caroteno y en su conversión a vitamina A; es importante para metabolizar los carbohidratos, las grasas y las proteínas. La vitamina B12 puede incrementar la longevidad de las células y ofrece prevención contra el cáncer. Ha sido usada en el tratamiento del alcoholismo, las crudas (resacas), diabetes, E.M., parálisis en las piernas, así como también la anemia.

Ácido fólico: La deficiencia ha sido asociada con náuseas, glositis, fragilidad capilar, anemia, daño en la circulación, enfermedad celiaca, trastornos digestivos, una comprometida función inmunológica, defectos congénitos. Es necesario en la asimilación del ácido pantoténico.

Vea B12 y Acido Folico p 58-60.

Vitamina E [10, 11, 16-18, 21, 23, 25, 27, 30, 47-50]

La E ha sido usada para tratar la esquizofrenia (especialmente la histapenia), así como la pelagra. Es también usada para realzar la circulación cerebral, incrementar la concentración, ensanchar la memoria, aligerar los estados de animo y moderar la depresión. Con frecuencia la requieren las personas de mayor edad. También, la E ha tenido reportes de disminuir la transmisión de los impulsos de ansiedad, desde lo emocional (diencéfalo) al cerebro pensante (corteza cerebral).

Funciones Generales

El cerebro, la pituitaria, y las glándulas suprarrenales tienen abundante vitamina E. La vitamina E, un nutriente antioxidante importante, ofrece protección contra la oxidación a las vitaminas A, C y K; los ácidos grasos poliinsaturados, las membranas celulares, y las hormonas. Es esencial para la salud cardiovascular y músculo-esquelético, y pueden ser antidemencia, anticancerígeno, y antiedad. La vitamina E apoya al sistema inmunológico, la actividad de las prostaglandinas y ayuda a mantener las funciones de las DNA y RNA. La deficiencia está asociada con el pelo caída, seco y sin brillo; debilidad muscular, y trastornos gastrointestinales. La vitamina E ha sido usada para tratar alergias, diabetes, cicatrices, colesterol alto y desórdenes del sistema reproductivo.

Fuentes de Ácido Fólico [76]

Legumbres de hojas verde obscuro, hígado, alcachofa, papaya, vegetales de la familia de los repollos, semillas de girasol, germen de trigo, betabeles, polen de abeja, levadura nutricional.

Efectos Secundarios [64]

- *EXACERBA LA HISTADELIA.*
- El exceso puede agotar el zinc. Más de zinc se puede necesitar, especialmente durante el embarazo o con los suplementos de estrógeno.
- Normalmente contraindicado si hay la tendencia a las convulsiones o con cáncer relacionado con hormonas.
- El exceso puede causar irritabilidad, desórdenes del sueño, y efectos gastrointestinales.
- Encubre los nervios dañados por la deficiencia de B12, así es que asegúrese de que la B12 sea suficiente.

Análisis Bioquímico [63, 64]

Formiminoglutamato (metabolito de histadina); o Folato en glóbulos rojos.

Fuentes de la Vitamina E [76]

Pescados, semillas, nueces, germen de trigo, cereales integrales o germinados. Aceites de semillas (el de uva en especial).

Rango de Dosis Terapéutica (E) [64]

50-100 UI, podrá incrementarse hasta 800-1600 UI, si es indicado. Dosis altas no deberán continuarse indefinidamente. El selenio apoya el funcionamiento de E. El glutatión y la vitamina C ayudan a regenerar la vitamina E oxidada.

Efectos Secundarios

Se debe incrementar la dosis gradualmente.
- Dosis altas repentinas pueden elevar la presión, los triglicéridos, y aumentar la probabilidad de coágulos.
- En condiciones cardiacas o diabetes, dosis bajas pueden ser necesarias. *La vitamina E puede bajar los requerimientos de insulina.*
- Altas dosis pueden incrementar el tiempo de coagulación.
- Dosis sobre 1200 UI pueden provocar palpitaciones, desmayos, náuseas, gas o diarrea.
- Mega dosis puede bajar los niveles de la hormona tiroidea.
- Por sobre las 2000 UI al día durante el embarazo puede estar asociado con malformaciones congénitas.

Otras Vitaminas B

Fuentes de Vitaminas B

Legumbres, carnes, germen de trigo, levadura de cerveza, fruta y legumbres frescas, nueces y semillas.

Estados de Salud que Agotan la B

Alcoholismo, estrés, psicosis, enfermedades, exceso de transpiración (sudar), ejercicio vigoroso, embarazo.

Contraindicaciones (B)

En unos casos, si una vitamina B particular es contraindicada, un complejo de vitamina B puede ser desoconsejable.

Fuentes de Tiaminas[76]

Semillas de: girasol, ajonjolí, lino, chía. Cereales integrales, germen de trigo, levadura nutricional. Ajo, atún, melón, nuez de Brasil, pistachos, salmón, otros pescados, hígado, huevos, legumbres, vegetales de hojas verdes, papas.

Poblaciones susceptibles a Deficiencia

Personas ancianas (sobre todo si están enfermos), esquizofrénicos, personas con metabolismo alto o que sufren de estrés. Condiciones como: embarazo, lactancia, alcoholismo. Comida chatarra o dietas ricas en carbohidratos, demasiada cafeína. Los inhibidores de tiamina son encontrados en el pescado crudo, helechos y bacterias. Los mariscos de concha contienen tiaminaza un antagónico de la tiamina.[82]

Análisis Bioquímico (B1)[63, 64]

Los niveles en glóbulos rojos de transquetolasa, o tiamina bifosfato.

Toxicidad y Efectos Secundarios[64]

Muy raramente puede producir comezón, rubores, nerviosismo, sudoración, falta de aliento y palpitaciones rápidas.

Fuentes de Riboflavina[76]

Carne de órganos, carne roja, levadura nutricional, jalea real, polen de abeja, queso de cabra, lácteos, pescado, pollo, huevo, almendras, germen de trigo, hojas verde obscuro, vegetales, legumbres, semillas y nueces.

Complejo B[16, 25]

La vitamina B por lo general promueve la salud de las neuronas, el metabolismo cerebral/ la producción de energía.

Los suplementos del complejo B pueden ser útiles para impedir las deficiencias, que pudieran ser inducidas por altas dosis de una sola variedad de vitamina B.

Tiamina (B1)[10, 11, 16, 17, 20, 21, 25, 43, 51-54, 63, 64, 82, 96, 97]

La tiamina casi siempre es indicada para la depresión y ansiedad. Ayuda a regular el número de neurotransmisores y también es necesaria para que el cerebro metabolice los carbohidratos y la reparación cerebral. La deficiencia puede inducir a la inflamación de las células nerviosas, así que la comunicación neural se obstruye causando daño nervioso.

La carencia de tiamina se puede manifestar en depresión, fatiga, debilidad, desmemoria, mareos, insomnio, dificultad al enfocar la atención, irritabilidad, sensibilidad a los sonidos, agitación, temor, agresión y, en algunos casos, psicosis.

Una encuesta de 1985 encontró que el 30% de los pacientes psiquiátricos tenían deficiencia de tiamina. Los síntomas físicos de esta deficiencia eran aparentes solamente en una persona.[53]

Los síndromes por deficiencia incluir Beriberi, psicosis de Korsakoff, y encefalopatía de Wernicke. La tiamina se ha usado para tratar la EM, depresión, y algo del daño causado al sistema nervioso por el alcoholismo.

Funciones generales

La tiamina estimula el sistema inmunológico y ayuda a mantener el timo. Ayuda a proteger al cuerpo de los radicales libres y del acetaldehído, y puede ayudara prevenir los lípidos oxidación. Es necesario para la producción del ácido clorhídrico en el estómago, mantiene el tono muscular en el sistema gastrointestinal; y ayuda convertir los carbohidratos en grasa. Además, ayuda asimilar y utilizar el magnesio.

El agotamiento de la tiamina puede resultar en pérdida de apetito, anorexia, náusea, retención de agua, trastornos digestivos, dolor en el pecho, temblores, estremecimientos en las extremidades, atrofia muscular, parálisis, convulsiones y muerte.

Riboflavina (Vitamina B2)[10, 11, 16, 17, 20, 23, 25, 52, 55-7, 63, 96]

La deficiencia de la riboflavina ha sido asociada con temblores, depresión, fatiga, irritabilidad, comer compulsivamente, histeria, daño en los nervios y, en algunos casos, psicosis.

El fenotiazina (una "antipsicótica") agota la riboflavina y eso puede inducir a una psicosis.[55] Altas dosis de alguna otra de las vitaminas B tomada sola (como la B6), puede agotar la riboflavina.

Efectos físicos en general

Los signos de deficiencia incluyen: manchas escamosas, y piel grietas, en especial alrededor de la nariz, oídos, parpados y labios, arrugas prematuras; decoloraciones violáceas o inflamaciones en la lengua (glositis), molestias al tragar, mala digestión; y los ojos: rojos, comezón y sensible a la luz. La deficiencia incrementa la vulnerabilidad a las infecciones por hongos y las alergias. En los niños, la deficiencia de riboflavina, pueden causa malformaciones o impedimentos de crecimiento.

La riboflavina, facilita el electrón transferencia entre células. Ayuda en el transporte de oxígeno a las células, regula la función de los tejidos en y a la reparación. Es necesaria para el metabolismo de las proteínas, grasas, carbohidratos; y en la creación, de mucílago proteico, anticuerpos y cortisona suprarrenal. La riboflavina puede tener un papel en el tratamiento de las cataratas y en el mantenimiento de la agudeza visual. También, ha sido usada para tratar la hipoglucemia, el retraso mental, los nervios y los desórdenes musculares, y algunos problemas de visión.

Ácido Pantoténico (Vitamina B5)[16, 17, 20, 23, 25, 58, 63, 64]

El cerebro tiene una de las más grandes concentraciones de ácido pantoténico en el cuerpo. El ácido pantoténico es necesario para convertir la colina en acetilcolina (vea p 143).

El ácido pantoténico también es un importante en la moderación del estrés (apoyando a las suprarrenales). Síntomas de deficiencia incluyen: fatiga profunda, depresión, nerviosismo, soledad, irritabilidad, insomnio.

Funciones Generales

El ácido pantoténico es convertido en la coenzima A en el cuerpo. La CoA es usada para metabolizar los carbohidratos, grasas y proteínas, y sintetizar los esteroides. Sostiene a las glándulas suprarrenales, ayuda a producir cortisona y, en grandes cantidades, es antihistamínico. También, ayuda en la producción de anticuerpos y hemoglobina, tiene propiedades antioxidantes, y estimula la actividad gastrointestinal.

La deficiencia puede resultar en debilidad, complicaciones digestivas y cardiacas, infecciones respiratorias, eczema, calambres, dolores de cabeza, pérdida de pelo, entumecimiento o sensación de ardor en las extremidades, y deficiencia suprarrenal. La vitamina B5 ha sido usada para tratar alergias (vea p. 64-69), desórdenes digestivos, estrés, hipoglucemia, artritis, úlceras duodenales, y padecimientos del riñón.

Colina, Inositol[11, 16, 17, 30, 67, 75, 77, 98]

La colina y el inositol alimentan y fortalecen el cerebro, se utilizan en algunas moléculas de segundos mensajeros, y apoyan la integridad y la función de las membranas neuronales. Han sido usados para aliviar la ansiedad y depresión, y promueven el sueño.

La colina es el precursor de la **acetilcolina**, un neurotransmisor esencial para la memoria, las conexiones de los nervios/músculos, y la actividad parasimpática (contra la estimulación de la norepinefrina). En algunos casos, la colina puede ser de ayuda (cuando los desequilibrios de biotipos han sido reducidos), al moderar el pensamiento acelerado e hipomanía que pueden ocurrir en la esquizofrenia paranoica y histapenia. (Vea p 143)

La fosfatidilcolina ayuda a mantener las vainas de mielina que rodean y protegen los axones de algunos nervios, e incrementa la velocidad de sus mensajes.

DMAE, es una forma potente de colina. Se ha reportado que a veces ayuda con los problemas de comportamiento, y con frecuencia, benéficia la hiperactividad (vea p 129).

El inositol ha sido reportado como un sedante suave y puede ser útil para inducir el sueño y reducir la ansiedad, especialmente en histadélicos. También, es muy importante en el sistema de mensajero secundario.

Funciones Generales

La colina y el inositol ayudan a eliminar toxinas y grasas del hígado, y ayuda, las grasas transportar. Puede también, desempeña un papel en la absorción de calcio, magnesio, manganeso y zinc.

La colina contribuye a la formación de la hormona tiroidea, y apoya al sistema inmunológico. La deficiencia ha sido asociada con la intolerancia a las grasas, úlceras gástricas, presión sanguínea alta (hipertensión), y padecimientos del corazón, hígado y riñones.

Análisis Bioquímico (riboflavina)[63]

Eritrocitos glutatión reductasa, (una enzima dependiente de la B2).

Fuentes de Ácido Pantoténico[16, 20, 76]

El ácido pantoténico se encuentra en casi todos los alimentos (*pantos*=todo). Es prevalente en la levadura natural, carnes, pescado, huevo, lácteos, pollo, lino, ajonjolí, las semillas de girasol, hongos shiitake, papas, jaleas, melón, jalea real, polen de abeja. También, en la papaya, maíz, nueces, cereales integrales, legumbres y vegetales verdes.

Toxicidad y Efectos Secundarios

El exceso de ácido pantoténico puede inducir a coyunturas y dientes sensibles y diarreas.

Fuentes de Inositol[16, 20]

Frutas, nueces, granos enteros, repollo, lácteos, carne, levadura natural. El inositol y la colina son componentes de la lecitina, la cual es una fuente excelente. También, son sintetizados por el cuerpo.

La colina y el inositol funcionan bien con las vitaminas C y E, el zinc, y los ácidos grasos esenciales.

Fuentes de Colina

El hígado, la lecitina, huevos, legumbres, salmón, papas, avena, maíz, arroz, repollo, aguacate, y levadura de cerveza. [76]

Las formas preferidas para los suplementos incluyen a la fosfatidilcolina y citrato de colina;[63] y si es necesaria una forma más potente, la DMAE. La DMAE es una forma de colina soluble en agua que es admitida con más facilidad dentro de la barrera hematoencefálica.

Vea *DMAE* p 129.

Toxicidad y Efectos Secundarios

Exceso de lecitina puede causar mareos, náusea, depresión y un olor a pescado en el sudor. DMAE puede ser perjudicial en la histadelia.

La inositol es beneficiosa en algunas esquizofrenias. Los histapénicos tienden a hacer mejor con la colina; y histadélicos, con inositol.

Fuentes de PABA[16, 20]

Levadura nutricional, hígado, riñones, granos enteros, legumbres y melaza.

Efectos Secundarios

Malestar, sarpullido, anorexia, fiebre, toxicidad en el hígado, conteo reducido de glóbulos blancos en sangre.

Fuentes de Biotina[20]

La biotina está hecha por una bacteria intestinal. Las fuentes alimenticias incluyen: yema de huevo, pescado, carnes, lácteos, levadura nutricional, soya y granos integrales.

Deficiencias en la Población

La deficiencia de biotina es rara. El uso extensivo de antibióticos o sulfas o comer demasiados huevos crudos, pueden inducir a una deficiencia.

Análisis Bioquímico (Biotina)[63]

Enzima biotina-carboxilasa.

PABA [16, 17, 25]

PABA algunas veces es usada para tratar las alergias. En China es prescrito como antidepresivo.

PABA ayuda al metabolismo de las proteínas, y estimulando las bacterias intestinales para producir ácido fólico, el cual ayuda a la producción de ácido pantoténico. PABA también está involucrado en la formación de glóbulos rojos. La deficiencia se asocia a la depresión, fatiga, irritabilidad, dolores de cabeza, pelo cano, y complicaciones digestivas. PABA ha sido usada en el tratamiento de la anemia, el hipertiroidismo y el estrés.

Biotina [16, 17, 25, 26, 63]

La biotina ayuda a producir serotonina, auxilia para sintetizar los ácidos grasos, y favorecer la flora intestinal. Se necesita para metabolizar las grasas, carbohidratos y proteínas. Y para producir la hemoglobina. También, puede ser útil en la piroluria.

La deficiencia puede producir insomnio, irritabilidad, depresión, letargia, entumecimiento, náusea, pérdida de apetito, una lengua lisa y pálida, piel grisácea y seca, dolor muscular, elevación de glucosa en sangre, y colesterol alto. La biotina puede auxiliar la demencia causada por diálisis. Ha sido usada para tratar alergias, alta presión arterial, alcoholismo, dolores de cabeza, hipoglucemia, insomnio, y afecciones de la piel.

Bioflavonoides. CoQ-10.

Fuentes de Bioflavonoides[20, 70]

En los cítricos, especialmente la parte blanca de la cáscara y pulpa, uvas, ciruelas, grosellas negras, cerezas, zarzamoras, flor de saúco (anciano), bálsamo de limón, escaramujo, otras frutas y vegetales.

Rutín: alforfón.

Hesperidín: limón, naranjas dulces

Quercetina: las algas azul-verdosas, las cebollas, cáscara y corteza de frutas y árboles silvestres, flores de clavo, eucalipto, pensamientos.

Catequinas: té verde.

Antocianinas: las frutas y las verduras rojas y moradas; Ej. arándanos, col morada y uvas rojas.

Fuentes de CoQ-10[16]

CoQ-10 es manufacturado por las células del cuerpo y también lo encontramos en las sardinas, el salmón, la caballa, y espinacas.

Efectos Secundarios

Padecimientos gastrointestinales, incluyendo pérdida de apetito, náusea y diarrea.

Bioflavonoides[11, 16, 17, 20, 60, 61, 70]

Bioflavonoides son solubles en agua, sustancias vinculadas al color de las frutas y los vegetales. Son en general encontradas en asociación cercana a la vitamina C, y desempeñan un papel muy importante en su asimilación y almacenaje. Se cree que los flavonoides son antiinflamatorios y antibiótico, y sustentadores del hígado, las coyunturas, vejiga y corazón. Como antioxidantes, se protegen a la adrenalina y la vitamina C de la oxidacioso. También, fortalecen a los capilares y se ha reportado, que son efectivas contra cataratas y el colesterol alto. Pueden ser cruciales en al menos uno de los tipos de esquizofrenia. (vea p. 100)

Rutín. Parece que ejerce una combinación de efecto estimulante y sedante y se ha encontrado de ayuda en la depresión y para la presión alta.

La quercetina. Conocidas por sus efectos beneficiosos en las alergias y usadas en el tratamiento de las histapenia. Tiene una fuerte afinidad con los mastocitos y los basófilos (ambos almacenan histamina), y estabiliza las membranas celulares, previniendo la pérdida de histamina. La quercetina también ayuda a inhibir los leukotrienes; y así, ayuda reducir la inflamación. En conjunción con la vitamina C, disminuye moretones.

Las antocianinas, ayudan a proteger el glutación y la vitamina C de la oxidación.[104]

Las catequinas, puede proteger al hígado del estrés oxidativo.[103]

Coenzima Q-10 [16-7, 20, 25]

La coenzima Q-10 es parecida a la vitamina E pero, es un antioxidante aún más fuerte. Su importancia es por proteger las mitocondrias y las membranas celulares. También, es un agente oxigenante. Ayuda a crear energía celular, aumenta la inmunidad y proporciona protección al corazón. La CoQ-10 es antihistamínico y ha sido empleado en el tratamiento del asma y las alergias. También, ha sido usada en el tratamiento de la presión alta, la distrofia muscular, enfermedades periodontales, diabetes, cáncer, envejecimiento, Cándida, ansiedad, E.M., Alzheimer, así como también algunas esquizofrenias.

Vitaminas Solubles en Grasas: A y D

Vitaminas A y D, pueden ser útiles en la esquizofrenia, en algunos casos, especialmente si están involucradas con las alergias o la histadelia. Ya que las vitaminas liposolubles no son fácilmente eliminadas por la orina, un exceso se puede crear mucho más fácil. Cantidades altas, especialmente de la A, puede ser tóxico.

Vitamina A [10, 16, 17, 25, 30, 64]

La vitamina A es un antioxidante. Aumenta la función inmunitaria y ayuda a prevenir ciertos cánceres. Protege las grasas constituyentes de las membranas celulares de la oxidación (por eso, ayuda a proteger a las hormonas, los neurotransmisores y sitios de recepción). También, apoya la actividad glandular normal necesaria en la asimilación de las vitaminas B, C, E, K.

Efectos Generales

La vitamina A es esencial para el mantenimiento de los tejidos epiteliales, incluyendo el recubrimiento del tracto gastrointestinal y las mucosas; las que protegen al cuerpo contra los gérmenes, alérgenos y toxinas. Desempeña un papel importante en la visión nocturna y del color. También, es necesaria para metabolizar los ácidos grasos y las proteínas. La deficiencia puede ocasionar acné, pelo seco, pérdida del sentido del olfato, piel seca y áspera, fatiga, insomnio, pérdida de peso, deterioro en el crecimiento, afectación del esmalte dental y debilidad inmunológica. La vitamina A ha sido usada en el tratamiento del alcoholismo, alergias, diabetes, migrañas, hipertiroidismo, estrés, artritis y padecimientos de la piel. El estrés crónico agota la vitamina A.

Carotenos

Los carotenos, producen actividad, parecida a que de la A. (Ej. Protección del alcance visual y son antioxidantes.) Los carotenos pueden ser usados junto con otros antioxidantes, para atemperar los efectos de los altos niveles de cobre, común en la histapenia.

Varios médicos sugieren una combinación de carotenos mixtos junto con la A, en la cual es en general la forma más efectiva.

Vitamina D3 [10, 16, 17, 25, 30]

La vitamina D3 es la forma en que aparece naturalmente, y se encuentra en los alimentos animales. Vitamina D2, es la que comúnmente se usan, está hecha por el hombre (se produce irradiando ergosterol) y puede fomentar depósitos de calcio dañinos en los vasos sanguíneos.

Estudios recientes sugieren que la vitamina D puede ayudar a prevenir y tratar la esquizofrenia (MACKAY, 2004, CANNELL 2009, McGRATH 2010). La D también es importante para el humor. La deficiencia está relacionada con depresión, nerviosismo, depresión, insomnio, irritabilidad, una sensación de ardor en la boca y en la garganta, miopía, diarrea, debilidad muscular, metabolismo débil, tendencia a convulsionar, y una raquítica formación de huesos y dientes.

La vitamina D mantiene los ritmos biológicos, y facilita la producción de hormona tiroidea, la asimilación de la vitamina A, el metabolismo del fósforo y su transporte desde los intestinos, y la utilización del calcio en los huesos y en los dientes. Ha sido usada en el tratamiento de alergias, desórdenes estacionales afectivos, alcoholismo, presión alta y padecimientos de la piel y los huesos.

También vea, *Vitamina E*, p 29.

Fuentes de Vitamina A [76]

Hígado, aceite de hígado de pescado, salmón, hipogloso, otros pescados, lácteos, huevos.

Efectos Secundarios

La mayoría de los casos de toxicidad por las vitaminas se deben a la A. Dosis crónica de 25 000 a 50 000 UI, pueden causar agitación, padecimientos de la piel, pérdida de cabello, labios partidos y sangrantes, fisuras en la boca, fatiga, anorexia, desmayos; alargamiento de bazo, hígado y las glándulas linfáticas; sobrecarga de calcio, enfermedades gastrointestinales, irregularidad en el crecimiento, dolor en las coyunturas, hemorragias en la retina, visión borrosa, incremento en la presión intracraneal (causando dolores de cabeza, náusea y vómito). Sobredosis extremas pueden ser fatales. Las mujeres embarazadas no deben tomar más de 8 000 UI. Las enfermedades hepáticas[105] mandaten precaución.

Fuentes de Caroteno [16, 76]

Las frutas anaranjadas, rojas o amarillas, vegetales verdes. Ej.: camotes, calabacines, calabazas de Castilla, zanahorias, espinacas, pimientos, duraznos, tomates, col rizada. Entre más intenso el color es un indicativo de que contienen más caroteno. Más intenso color sugiere un mayor contenido de caroteno.

Efectos Secundarios

☐ Tiroides perezosa, diabetes, padecimientos hepáticos, ellos pueden obstruirse la conversión de la beta caroteno a vitamina A. En estos casos se tiene que tomar la A, a menos que sea contraindicado.

☐ Un exceso de beta caroteno puede producir comezón, una coloración anaranjada en la piel (reversible en cuanto se deja de tomar el caroteno).

Fuentes de Vitamina D [16, 20, 76]

La luz del sol, los aceites de hígado de pescado, salmón, sardinas, atún, hongos shiitake, lácteos fortificados.

Efectos Secundarios

La dosis alta prolongado (Ej.: sobre 20 000 UI) pueden causar debilidad, agitación, dolores de cabeza, orinar con frecuencia, diarrea, mareos, náuseas, calcio lixiviado, depósitos de calcio, irreversible calcificación de los pulmones o riñones, oxidación de los lípidos, artritis, daño en los riñones, aterosclerosis. Una sobre dosis prolongada puede ser fatal, pero es prácticamente desconocido. (vea p 123)

Zinc y Manganeso

Fuentes de Zinc

Mariscos, hígado, carnes, germen de trigo, semillas de calabaza (pepitas), nueces, papas, legumbres, lácteos, brotes (germinados), verduras de hojas verdes, polen de abeja, granos enteros.[3, 36] Los fitatos en cocidos con cereales integrales, pueden reducir la asimilación, a menos que se activen por fermentación o germinen. Suplementos buenos: zinc- citrato o picolinato.[25]

Condiciones que agotan el zinc

El estrés, el alcoholismo, anemia de células hoz, uso de esteroides, algunos medicamentos para la presión alta, exceso de potasio y diuréticos.

Efectos Secundarios (Zn)

□ Descoordinación, mareos, letargia.
□ Náuseas, problemas gastrointestinales.
□ Desequilibrios con otros minerales. Ej.: Bajo cobre (y anemia concomitante, bajo HDL, etc.)
□ Falla renal. Inmunosupresión.*
□ Más tendencia a convulsiones, especialmente si manganeso es baja.
□ Depresión.* Considérese el equilibrio con niveles de manganeso y cobre.
* Con un exceso o deficiencia de zinc.

Fuentes de Manganeso (Mn)

Mejillones, germen de trigo, vegetales frondosos, nueces, semillas, centeno, piña, soya, granos enteros, mariscos, papas, legumbres, frambuesas, nísperos, zanahorias.[36] Los fitatos en granos enteros pueden prevenir la absorción (del Mn) a menos que sean germinados o cocidos con levadura. El tanino (como el del té negro) también disminuye la disponibilidad de manganeso. Los suplementos buenos: citrato, ascorbato o glutamato de manganeso.[25]

Efectos Secundarios (Mn)[45-49]

Puede aumentar la depresión histadélico. Puede exacerbar la presión alta, y la anemia por deficiencia de hierro.
La toxicidad no es común, a excepción de la exposición respiratoria debida a ciertas industrias (minería, por ejemplo). Los síntomas pueden incluir a: dolores de cabeza, dificultades al hablar, inestabilidad emocional, irritabilidad, manía, violencia, alucinaciones, psicosis, y movimientos desordenados.

Análisis Bioquímico (Zn, Mn)[25]

Análisis de carga.

Zinc (Zn)[1-10, 15-9. 24-6, 30, 31, 40, 44, 45, 50]

El zinc es abundante en el hipocampo cerebral y puede funcionar como neurotransmisor. Es necesario en el desarrollo de las neuronas, la síntesis de las neurotransmisoras, y en la quelación del cobre. Aumenta la resistencia al estrés y ayuda a mantener la función intelectual, la memoria, y la estabilidad ánimo. Parece ser crítico contra la paranoia.

La deficiencia puede llevar a irritabilidad, trastornos del comportamiento, paranoia, jaquecas, letargia, amnesia y otros deterioros de la memoria. El zinc y el manganeso regulan la histamina, y sostiene el almacén de la histamina in los basófilos de la sangre. El zinc es usado en el tratamiento de los desequilibrios de histamina, la piroluria y los desórdenes de glucosa en sangre (vea p. 44-57, 70-76).

El desarrollo fetal, el crecimiento de los huesos largos y el desarrollo sexual requieren zinc. Es importante en la creación del colágeno, el crecimiento celular y su reparación; el mantenimiento de las mucosas; la curación de las heridas; la actividad inmunológica, y la moderación de la presión sanguínea. También, en la producción de ADN, la formación de los núcleos, la síntesis de las proteínas y de los ácidos grasos, el almacenaje de insulina, la función de la tiroides; y el metabolismo de la tiamina, el fósforo y la proteína. El zinc, ayuda a prevenir la absorción de plomo, cadmio y mercurio, y ayuda neutraliza las excitotoxinas (p. 49, 145).

La deficiencia, mina los sentidos del gusto y el olfato, así como la agudeza visual y visión nocturna. Signos de deficiencia son los puntos blancos en las uñas, las estrías, la curación lenta de las heridas, la intolerancia a los carbohidratos, acné facial, eczema, soriasis, desarrollo sexual tardío, retraso en el crecimiento, afectación de la inmunidad, frecuencia de infecciones, y dolores en las coyunturas.

Es difícil determinar la deficiencia del zinc porque los niveles en el pelo y la orina pueden ser elevados a causa del uso ineficiente o eliminación alta. La homeostasis puede mantener los niveles en sangre engañosamente normal. Los síntomas clínicos y las respuestas terapéuticas deben tomarse en cuenta. La proporción zinc/cobre también debe ser considerada.

Las vitaminas B6, C, E, manganeso y el NAC, dan apoyo a la asimilación y uso del zinc. Una gran necesidad de zinc ocurre durante el acicate del crecimiento, enfermedades, estrés y daños. Personas con sangre tipo A, o la mala absorción, no utilizan bien el zinc.

Manganeso (Mn)[1-5, 7, 8, 10, 19, 25-6, 33]

El manganeso ayuda a regular a un sinnúmero de neurotransmisores, incluyendo a la histamina. Es usado para tratar histapenia, piroluria, y los desequilibrios de azúcar en la sangre. También, para ciertos tipos de esquizofrenias, depresiónes o manías.

La glucosa en sangre y la secreción de insulina es regulada por el manganeso. Es necesario en la utilización de las vitaminas B, C y E, en el metabolismo de las proteínas, las grasas, los carbohidratos, y en la síntesis de: los ácidos grasos, el colágeno, y los huesos. El manganeso mantiene la función inmunológica, y es usada en la producción de glutatión peroxidasa y superoxido dismutasa (las enzimas antioxidantes). Es con frecuencia crucial al prevenir y tratar la discinesia tardía. El manganeso trabaja con el molibdeno y el zinc para bajar el cobre alto en sangre.

La deficiencia es asociada con mareos, fatiga, intolerancia a la glucosa, debilidad muscular, falta de coordinación, ataques, colesterol alto, zumbidos en los oídos, pérdida del oído, daño pancreático, y pérdida de peso. El manganeso ha sido usado para tratar alergias, asma, diabetes y lupus.

Cromo y selenio

Cromo (Cr)[1, 3, 5, 7, 8, 10. 15-9, 24-6]

El cromo es abundante en la cauda del núcleo del cerebro. El cromo estabiliza las estructuras del ácido nucleico. El factor tolerancia a la glucosa se compone del cromo, junto con la niacina, cisteína, glicina y glutamato. Es crucial para la regulación de la glucosa en sangre. (Vea p 70-6.)

El cromo evita el desarrollo de la placa arterial, incrementa la resistencia a las infecciones y ayuda en la síntesis de los ácidos grasos, y en el metabolismo de los carbohidratos y aminoácidos.

En los países industrializados, los niveles de cromo disminuyen con la edad, mientras que la incidencia de diabetes tipo II aumenta. En otras culturas, los niveles se mantienen hasta la vejez, y la diabetes es poco común.

Selenio (Se)[1, 3-5, 7, 8, 10, 13-14, 26]

Se ha sugerido que la falta de selenio y otros antioxidantes, en combinación con el agraviante medioambiente, puede inducir al menos a un tipo de esquizofrenia.[11, 12]

Un estudio en un hospital para enfermos mentales en Finlandia, encontró que el selenio reduce la fatiga, la depresión, la ansiedad, y aumenta la vitalidad, motivación, bien estar, y el cuidado personal.

Como antioxidante, el selenio ayuda a proteger a la vitamina E, los ácidos grasos, membranas celulares, y a las mitocondrias contra la oxidación; y sostiene las acciones de la vitamina C. Es usada en la producción de CoQ-10; y se necesita en la formación del glutatión peroxidasa, es clave contra los radicales libres. (Vea *Antioxidantes* p. 99-100.)

El selenio también protege contra el daño del mercurio y el cadmio; y es importante para las funciones del hígado y el páncreas, estimula al sistema inmunológico; y puede proveer alguna protección al corazón y contra algunos cánceres. El selenio puede ser beneficioso para la artritis, distrofia muscular, envenenamiento por mercurio y problemas en la piel.

Fuentes de Cromo

El brócoli, papas, carne roja, pavo, manzanas, legumbres, uvas, plátanos, tomates, cereales enteros, eglefino (pez), naranjas, zanahorias, albahaca, clavo, levadura nutricional.

El cromo-picolinato es de *2 a 3 veces más efectivo* que otras formas. *Ajusté la dosis.* Niveles *tóxicos* pueden *inhibir* la insulina.

Fuentes de Selenio[36]

Las nueces del Brasil, atún, salmón, otros pescados, cereales, semillas de girasol, huevos, pollo, levadura nutricional, hongos, ajos, cebollas, tomates, hígado, quelpo. Todo alimento cultivado en tierras ricas en selenio.

Efectos Secundarios (Se)

500+ mcg pueden causar un olor a ajo en el aliento, orina y sudor.

La toxicidad (usualmente es debida a la industria) puede llevar a: depresión, irritabilidad, inestabilidad emocional, desórdenes del comportamiento.[41] También, pérdida de pelo, caries dental, uñas delgadas y frágiles, eczema, supresión inmunológica, anormalidades fetales, daños en el corazón e hígado, entumecimientos, convulsiones, parálisis.

Evite la forma *selenito*, porque fomenta la formación de radicales libres.

Electrolitos: Magnesio, Calcio, Potasio, Sodio

Magnesio (Mg)[1-5, 7, 8, 10, 11, 20-22, 26-8, 32, 50]

El magnesio es un calmante del sistema nervioso. En un estudio con 165 niños, aquellos con esquizofrenia, depresión, autismo, o con problemas de sueño, tuvieron bajos niveles de magnesio. En otros estudios, en pacientes psiquiátricos que trataron de cometer suicidio también se encontraron los niveles de magnesio agotados.[20, 54]

El magnesio afecta la permeabilidad de las membranas celulares, ayuda a mantener el potencial eléctrico celular y sustenta la formación de tirosina y COMT. El magnesio junto con el calcio es usado para tratar la histadelia.* También, se ha usado para tratar hiperactividad, irritabilidad, autismo, manía, inestabilidad de humor, convulsiones, y la enuresis. Ayuda a prevenir excitotóxicidad, y cerebro toxicidad por aluminio.** Su deficiencia produce apatía, agitación, irritabilidad, cambios de personalidad, desorientación, movimientos extraños, alteraciones de sueño, depresión y, en algunos casos, alucinaciones, y tal vez, psicosis paranoica.

El magnesio auxilia en: la digestión; equilibrio ácido/alcalino; el metabolismo de calcio, vitamina C y proteínas; y en la producción y transferencia

Fuentes de Magnesio

Calabazas de Castilla, semillas de girasol y ajonjolí, almendras y otras semillas y nueces; salmón, hipogloso y otra pez; vegetales frondosos de hojas verde obscuro, frijol de soya, espinacas, acelgas, alcachofas, papas, trigo sarraceno, legumbres, germen de trigo, sandía, calabacitas, algas marinas, cereales enteros, pescado, higos, plátanos.[36] Buenos suplementos incluyen magnesio-malato, -glicinato, o -ascorbato.[25]

Poblaciones susceptibles a Deficiencia

El magnesio está bajo en los alcohólicos y en los diabéticos. La mala asimilación, el estrés y el uso de anticonceptivos orales pueden inducir a deficiencias.

Análisis Bioquímico (Mg)[25]

Prueba de carga.

---

* Los mastocitos, cuando el magnesio es deficiente, incrementan la secreción de histamina.
** Malato de magnesio, que atraviesa fácilmente la barrera hematoencefálica, ayuda a reducir la acumulación de aluminio en el cerebro.

Efectos Secundarios (Mg)

El exceso de magnesio induce a la depresión, letargia, diarrea, debilidad y la supresión del sistema nervioso central.

Fuentes de Calcio (Ca)

Lácteos, salmón y otros pescados, hojas frondosas verde obscuro, legumbres, la familia de col, almendras, semillas de girasol y de ajonjolí. La asimilación aumenta con ejercicio físico,[36] y suficiente magnesio, boro, D3 (la vitamina del sol), y vitaminas B, C, y K2.

Efectos Secundarios (Ca)

Altos niveles de calcio pueden incrementar la sobre-estimulación neural y pueden contribuir al agitación, ansiedad, manía y psicosis. Otros efectos pueden incluir la calcificación de los tejidos blandos, cálculos renales, interrupción del transporte de iones, interferencia en la asimilación de zinc y la síntesis de la vitamina K.

Análisis Bioquímico (Ca)[25]

Calcio ionizado.

Fuentes of Potasio (K)[36]

Papas, legumbres, papaya, hojas de betabel, grosellas, aguacate, calabaza de Castilla, espinacas, plátanos, hojas verdes, algas, otros vegetales y frutas; germinados, cereales enteros, semillas, nueces y pescados.

Condiciones que agotan la Potasio

Alcoholismo, diarrea, malnutrición, lesiones, uso de esteroides, anorexia, uso excesivo de laxantes o diuréticos.
El potasio es excretado cuando el sodio es excesivo, exacerbando el desequilibrio.

Efectos Secundarios (K)

Cambios en la sistema nervioso central (Ej.: el potasio se puede acumular en la parte exterior de los axones nerviosos, dejando entrar demasiado sodio). Irritación gastrointestinal y aumento de la vulnerabilidad a infecciones. Una sobre carga puede causar daños renales, insuficiencia de las suprarrenales, debilidad muscular y cardiaca, latidos irregulares, falla cardiaca. El exceso crónico puede ser mortal.

Análisis Bioquímico (K)[25]

Potasio en plasma.

Fuentes de Sodio (Na)[36]

La mayor fuente de sodio en la dieta es la sal de mesa, las algas marinas, carnes, pescados, y alimentos con sal agregada (quesos y alimentos procesados). Cantidades modestas se encuentran en el apio, espinacas, y acelgas.

de la energía. Es usado para cambiar glicógeno en glucosa y convertir las EFAs en prostaglandinas; y para transportar a, las enzimas a través de las membranas celulares. Desempeña un papel en la producción de los anticuerpos y en la desintoxicación; fortalece el músculo cardiaco y ayuda a mantener huesos fuertes.

La deficiencia puede resultar en debilidad, pulso rápido, falta de coordinación, temblores, convulsiones, anorexia, náusea, trastornos gastrointestinales, dolor de cabeza, inflamación de encías, pequeñas lesiones en arterias y en piel, y un incremento en la vulnerabilidad a las infecciones.

Los suplementos de magnesio casi siempre son necesarios cuando se toman grandes cantidades de vitamina B6. Las drogas antipsicóticas con frecuencia disminuyen el magnesio.

Calcio (Ca)[1, 3, 5, 7, 8, 10, 22, 25, 26, 30, 34, 50]

El calcio ayuda a regular la producción de histamina y es importante en el tratamiento de la histadelia, un estado de salud que se caracteriza depresión constante, y obsesiones y compulsiones.

El calcio es indispensable en la transmisión de mensajes neuronales. Con suficiente estimulación eléctrica, el calcio provoca sinapsis vesicular (contenidas en las yemas terminales de los axones) para fundirse con las membranas de la células nerviosas y soltar el neurotransmisor contenido en la sinapsis. El calcio puede incrementar el número activo de células nerviosas receptoras. Niveles elevados pueden sobre estimular las células nerviosas, afectando su funcionamiento. (Vea *Calcio/Magnesio* p 97, *Paratiroides* p 123.)

El calcio apoya la formación de huesos y dientes fuertes; ayuda a mantener la permeabilidad de las membranas celulares, y promueve la alcalinidad (del cuerpo). Apoya el uso apropiado del fósforo y magnesio; y la asimilación de la vitamina B12. Impide la absorción del cadmio y el mercurio; y desplaza al plomo.

La deficiencia desempeña un papel en la depresión, baja concentración mental, ansiedad, delirios e insomnio. También, palpitaciones, hipertensión, calambres, entumecimiento de las extremidades, exceso de micción, osteoporosis, dolor de espalda y de huesos, y caries dentales.

Potasio (K)[1, 3 -5, 7, 8, 10, 30, 51, 52]

La deficiencia puede inducir a una apatía mental y emocional, debilidad, fatiga, insomnio y aprehensión. Otros síntomas: sed, pulso acelerado, opresión en el pecho, espasmos musculares, hiperventilación, y vómito.

El potasio ayuda a mantener la alcalinidad del cuerpo y mantiene el balance en los fluidos del cuerpo y las reacciones enzimáticas dentro de las células. El potasio (con el sodio, calcio y magnesio) regula la permeabilidad de las membranas celulares, para facilitar el acceso a los nutrientes y la eliminar de los desechos. El potasio: Libera minerales para que la ATP puede crear energía. Apoya, las secreciones glandulares, el funcionamiento de las suprarrenales, la contractibilidad muscular. El potasio ha sido usado para tratar el diabetes, alergias, presión alta, y padecimientos de los riñones, hígado y corazón.

Sodio (Na)[1, 3, 4, 5, 7, 52]

El sodio regula la permeabilidad de las membranas celulares y aumenta la excitabilidad de las células nerviosas. Junto con el potasio median en la contracción muscular. Desequilibrios de sodio a agua pueden inducir a psicosis. (vea p 88.)

El sodio esto concentrado en los fluidos extracelulares. La transmisión de impulsos de las células nerviosas, depende de la entrada consecutiva de iones de sodio a lo largo de los axones neuronales, produciendo una onda de energía eléctrica, que termina en la terminal del axón. Los neurotransmisores son liberados en la sinapsis y comunicar sus mensajes químicos a los receptores celulares de otras neuronas. (Vea *Red Neuronal* p 140.)

La deficiencia de sodio puede producir: apatía, pérdida de la memoria, concentración baja, anorexia, debilidad, acidosis, espasmos, deshidratación, diarrea, atrofia de los tejidos, y psicosis (vea p. 88).

Efectos Secundarios (Na)

Retención de agua e hinchazón de los tejidos, presión alta, psicosis. Los trastornos en los riñones, hígado, corazón, y glándulas suprarrenales. El exceso sodio puede ser mortal.

Fosforo, Molibdeno, Yodo, Germanio

Fosforo (Ph)[1-5, 7, 25]

El fósforo es esencial en la transferencia de los impulsos nerviosos. El Dr. Pfeiffer encontró que la deficiencia puede producir los síntomas de casi la mayoría de los más grandes desórdenes neurológicos y psiquiátricos, pero sin alucinaciones.

El fósforo es esencial al usar y almacenar energía y ayuda en la síntesis de las proteínas, grasas y carbohidratos, así como en la utilización de la proteína. Es un componente de la ATP, AMPc, ADN, ARN, y es usado en la secreción hormonal, la contracción muscular y el mantenimiento de la fortaleza de los huesos. Los fosfolípidos son esenciales para transportar sustancias dentro y fuera de las células. La deficiencia de fósforo puede producir vómito, diarrea, fuga de los riñones, diabetes mal controlada, y tendencia al alcoholismo.

Molibdeno (Mo)[1, 3, 4, 7, 25, 42]

El molibdeno es mediador de algunos neurotransmisores y funciones hormonales y es usado en el metabolismo de los carbohidratos y el hierro. Interfiere en la asimilación del cobre y algunas veces ha sido usado en el tratamiento de la histapenia en adultos. (Vea p 44-49)

El molibdeno aumenta el uso de aminoácidos de azufre (que son antioxidantes, e importante a las funciones inmunitarias). También, es esencial en el uso celular de la vitamina C y ha sido usada para tratar la toxicidad del cobre, la diabetes, asma, alergias y fatiga.

Yodo (I)[1, 3, 4, 7]

El yodo ayuda a mantener el metabolismo del cuerpo y la función inmunológica. Es necesario en el crecimiento y desarrollo de las células nerviosas y la producción de energía celular.

El mayor papel del yodo es como el componente crítico de la hormona tiroidea, que media el desarrollo y metabolismo del cuerpo y el cerebro; y el sistema neurológico, circulatorio e inmunológico y funcionamiento. Los desórdenes tiroideos pueden ser importantes menos en 10% de las esquizofrenias, y en muchos de depresiones. (Vea *Tiroides* p 118-20.)

Germanio[3, 4, 7, 37, 38, 39]

El Germanio se le ha encontrado que reacciona rápidamente con el hidrógeno y los radicales libres, ahorradores de oxígeno para las células del cerebro y cuerpo, y decreciendo la acidez. Ha sido usado para tratar la depresión psicótica, ansiedad, Cándida, y envenenamiento por mercurio o por radicales libres. (Vea p. 100.)

Se ha reportado que ayuda a remover los metales pesados, previene la concentración de ácido láctico, incrementa la producción, de glutatión e interferón, normaliza la presión arterial, sustenta las funciones glandulares y hepáticas, es beneficioso en la anemia. Algunos estudios sugieren que es antitumoral y tiene efectos analgésicos en los pacientes con cáncer.

Fuentes de Fósforo (Ph)

El fósforo tiende a ser superabundante en la dieta americana, ej.: es en los refrescos, cárnicos y como preservador en muchos alimentos procesados. Está también en pescado, nueces, cereales y frijoles.[11, 36]

Efectos Secundarios (Ph)

Exceso de fósforo puede causar dificultad al asimilar, metabolizar y usar el calcio. También, puede inducir a psicosis. (También, vea*Pesticidas* p.90.)

Fuentes de Molibdeno[36]

En la mayoría de los cereales enteros, legumbres, frutas, vegetales y en algunas carnés. Refleja la presencia de molibdeno en la tierra de cultivo.

Análisis Bioquímico (Mo)[25]

Análisis de carga. También, vigilar el incremento de sulfitos en orina, y la baja de sulfatos.

Efectos Secundarios (Mo)

El exceso de molibdeno puede: disminuir el cobre, deprimir la tiroides, inducir la gota, e inhibir el crecimiento.

Fuentes de Yodo[3, 7, 36]

Mariscos, algas, pescado. Modestas cantidades se encuentran en los hongos, papas, hígado, polen de abeja, cebollas, melón, zanahorias, carne, plátanos, ajo, cebolla, bayas, calabaza.

Signos de Toxicidad (I)

Sarpullido, sabor metálico, dolor de cabeza, dificultad por respirar, sobre estimulación. El exceso, así como la deficiencia, pueden causar mal funcionamiento en las tiroides.

Alimentos que reducen disponibilidad

Nabos suecos, fresa, durazno, brócoli, col, cacahuates, frijoles, espinacas, rábanos.

Fuentes de Germanio

Ginseng, ajo, hongos de shiitake, cebollas, clórela.

Efectos Secundarios[7]

Puede causar sarpullido, o deposiciones suaves. *Nota:* El dióxido de germanio puede causar falla renal y no debe usarse. El germanio sesquióxido orgánico parece más seguro.[7]

Cobre y Hierro

Fuentes de Cobre

Mariscos, carne de órganos, nueces y semillas, legumbres, hongos, papas, pavo, jitomates, hojas verdes.[36] Tubería de cobre.

Poblaciones susceptibles a Deficiencia

Bebés alimentados con leche de vaca, personas que padecen enfermedad celiaca y personas que usan antiácidos crónicamente.

Efectos Secundarios (Cu)

☐ Puede causar paranoia u oír voces.
☐ Puede causar la psicosis de posparto.
☐ Náusea, diarrea, dolor abdominal.
☐ Dolor de cabeza, insomnio, temblores, fatiga, vértigo, depresión, baja memoria.
☐ Eventualmente desórdenes en los ojos, riñones, hígado, y sistema nervioso. Puede ser fatal.

Análisis Bioquímico (Cu)[25]

Análisis de carga.

Fuentes de Hierro (Fe)

Carne roja, carne de órganos, ostras, pavo, calabaza de castilla, ajonjolí, legumbres, hojas verdes de vegetales, frutas de color intenso. La vitamina C ayuda a la asimilación. Comidas preparadas y almacenadas en hierro fundido (pero se pueden formar depósitos de hierro). Los niveles de hierro se elevan en tempranas de la hepatitis; transfusiones de sangre; y si tomando muchos de vino tinto, o tónicos de hierro.

Condiciones que agotan el hierro

Menstruaciones, embarazo, crecimiento arrebatado (adolescentes), infecciones crónicas de herpes; vegetarianismo, candidiasis, poco ácido estomacal, remoción parcial del estómago, mala digestión, artritis reumatoide; sangrado anormal; cáncer y otras enfermedades crónicas. También, exceso de zinc, fósforo, vitamina E, y fitatos en la dieta. El ácido tánico del té y los antiácidos pueden interferir en su absorción. La deficiencia de hierro es más probable en las mujeres.

Efectos Secundarios (Fe)

☐ Efectos gastrointestinales.
☐ Coloración grisácea en la piel.
☐ El exceso puede agotar en zinc.
☐ Puede contribuir a la cirrosis hepática.
☐ Posibilita la artritis reumatoide.
☐ Puede fomentar la producción de radicales libres.

El Dr. Pfeiffer enfatizó que si bien el cobre y el hierro son esenciales para el funcionamiento del cuerpo y cerebro, tomar demasiado puede ser dañino.

Cobre (Cu)[1-8, 10, 15, 22, 24, 25, 43, 49]

El cobre ayuda mantiene la cubierta de mielina y es usado para formar norepinefrina y la MAO. El cobre también apoya la asimilación y uso del hierro para formar hemoglobina. La deficiencia induce a una anemia sensible al cobre. La acumulación de cobre es una mayor causa de la histapenia.

La toxicidad por cobre puede contribuir a la paranoia, las voces, la hiperactividad, depresión, psicosis y autismo. Demasiado cobre puede fomentar la formación de radicales libres y por medio de ellos dañar el sistema nervioso. También, la elevación de cobre reduce los niveles de vitaminas C, B3; zinc e histamina (Y *viceversa*, altos niveles de estos nutrientes decrecen el cobre.)

Los suplementos de cobre son perjudiciales en la histapenia. En la piroluria, cobre pueden ser perjudiciales sin embargo después de los suplementos de zinc *extensivo, pequeñas* dosis de cobre son de ayuda, *en ciertos casos.* (Vea *Histapenia, Histapenia y Cobre, Piroluria,* p. 44-57.)

El cobre es esencial en la producción de elastina y en la maduración del colágeno. Y para la formación de glóbulos rojos, el desarrollo óseo, y la reparación de los tejidos. Se ayuda en la oxidación de los ácidos grasos y en el metabolismo del ácido ascórbico, y desempeña un papel en la función tiroidea; y en la producción de energía del cuerpo y la respiración. Es necesario en la formación de melanina (la materia que colorea el pelo y la piel) y ayuda mantiene la sensibilidad del gusto. Ayuda a bajar los niveles de colesterol mientras levanta el DHL. La deficiencia puede resultar en pelo acerado, deterioro inmunológico, enfermedad de los huesos, anemia, y desórdenes nerviosos y cardiovasculares.

Hierro (Fe)[1-8, 10, 25, 30, 49, 53]

El hierro apoya las transmisiones de acetilcolina y está involucrado en la síntesis y función de la tirosina, GABA y serotonina. Y en la formación de los D2 receptores de dopamina, especialmente, en los jóvenes. El hierro a veces es necesario en el tratamiento de la histapenia. *Mientras que el hierro es a veces útil en los condiciones de deficiencia, se debe poner cuidado en no tomar suplementos con exceso o cuando no sean necesarios.*

El hierro es muy conocido como componente de la hemoglobina el cual lleva oxígeno a todas las células del cuerpo. Es también importante en la producción de energía mitocondrial, es necesario en el crecimiento y en la función inmunitaria.

La deficiencia puede afectar adversamente la atención, la memoria, la capacidad de aprendizaje y la actividad inmunológica. Pelo quebradizo, o pérdida; uñas con crestas verticales o la cucharas; y los antojos de sal pueden indicar una deficiencia de hierro. La anemia resultante puede producir palidez, fatiga, mareos, irritabilidad, estreñimiento, dificultad al tragar o al respirar, palpitaciones, y malestar general. La deficiencia también se asocia a una elevación de lípidos en el hígado y en sangre.

Consideraciones

Mientras que el hierro es crucial en el funcionamiento físico y mental, el exceso puede dañar el tejido cerebral por lípidos peróxidados. También, aunque el hierro es necesario para el sistema inmunológico, hay indicaciones de que tomar hierro durante una infección puede hacer crecer las bacterias. El Dr. Werbach advierte que los suplementos del hierro son mejor darlos sólo cuando en realidad haya una deficiencia.[26] La acumulación de hierro es más común en los hombres.[10]

Es muy útil incluir los antioxidantes con el hierro (si bien exceso de vitamina E (o zinc) pueden interferir con asimilación).[20] *El hierro no debe ser tomado a la misma hora del día que aquellos nutrientes que incrementan la* oxigenación celular (Ej., germanio, ginkgo).

Efectos Secundarios (Fe) *continúa*

La acumulación de hierro puede llevar a una hemocromatosis, una condición marcada por depósitos en el hígado, páncreas, pulmones y corazón. Demasiado hierro puede ser fatal en la hemocromatosis, la talasemia o la anemia por células falciformes.

Análisis Bioquímico[25]

TIBC/% de saturación.

Ácidos Grasos Esenciales

Ácidos Grasos Esenciales (AGEs)[1-12]

Estudios recientes encontraron las deficiencias de ácidos grasos, en las membranas de glóbulos rojos en los esquizofrénicos: particularmente en personas con los síntomas negativos predominan. Generalmente, histapénicos y histadélicos necesitan más omega 3 ácidos grasos; piroluricos necesiten más GLA.

Las AGEs son esenciales en las membranas celulares y en otras estructuras. Ellas influencian el desarrollo cerebral y son usadas en la transferencia de oxígeno y en la transmisión nerviosa. Median en la función inmune, la creación de energía, la producción de hemoglobina y la oxigenación, celular y su metabolismo, la división celular, y el transporte de electrones. Las AGEs nutren la tiroides y a las suprarrenales y son la clave de la creación de enzimas, esteroides, y lipoproteínas.

Muy seguido, las hormonas se detienen cuando llegar a las membranas celulares en donde se instigan la producción de prostaglandinas (PGs)* desde los ácidos grasos de las membranas. Entonces los PGs entran en las células para transmitir el mensaje hormonal. Los PGs afectan las descargas nerviosas, la actividad de la histamina, lo metabolismo, el tono muscular, la efectividad de la insulina, las inflamaciones, la presión sanguínea, la percepción del dolor, la coagulación, los niveles de colesterol, las secreciones gastrointestinales, la fertilidad, las secreciones mucosas, la retención de agua, la discriminación celular, la temperatura del cuerpo, la inmunidad, las reacciones alérgicas.

Equilibrio: Sí bien ambos ácidos grasos Omega 6 y Omega 3 son necesarios en una proporción aproximada de 4 a 1 en el cuerpo, y 1 a 1 en el cerebro. La mayoría de las personas consumen demasiada omega 6 y no bastante omega 3.* (Ej.: El promedio en lo típico de la dieta americana es 20 a 1.)

Los Omega 6 en general crean PGE2, que con exceso es perjudicial. GLA desde alimento, favorece la formación de PGE1, que tiene muchas funciones beneficiosas similares a que de PGE3 (hecho desde Omega 3).[12] Aun así, el exceso de GLA puede exacerbar el desequilibrio entre Omega 6 y Omega 3.

Consideraciones

Dr. Rudin sugiere que las AGEs deben tomarse con zinc, magnesio, vitaminas C, B3, B6, suficiente vitamina B; y selenio, vitamina E y otros antioxidantes.[3] El Dr. Sears propone una dieta que promueve el glucagón en lugar de la producción de insulina, apoya el metabolismo AGE. Él sugiere pequeñas comidas, suficiente proteína, sólo grasas saludables, y moderado consumo de carbohidratos, mayormente de vegetales.[13]

Análisis Bioquímico

Respuesta clínica. Suero y glóbulos rojos y ácidos grasos del tejido profiles. Delta 6 desaturasa (aunque los niveles pueden reflejar conversión rápida).[12]

Vea *Ácidos Grasos Esenciales* p 61-3, y 188.

Básicos: Ácidos Grasos Esenciales

Omega 3, precursor del PGE3

ALA (ácido alfo linolenico). Las fuentes incluye lino, nuez, chía, piñones y ajonjolí. Fuentes más modestas son los riñones, frijoles pintos y azules, verdolaga, calabacín, col y alga azul verde.

EPA y DHA (ácidos eicosapentaenóico y decasahexaenóico) se encuentran en el salmón, arenque, atún, pez espada, sardinas, ostras, rodaballo, y otras grasas de pescado; representan un estadio intermedio en la conversión de ALA a PGE 3. Benefica la histapenia y histadelia. También, los estudios encontraron efectos benéficos en el aprendizaje, la visión, las funciones de las membranas, colesterol, presión sanguínea, enfermedades vasculares, (Ej. lupus, artritis y estados de salud del pulmón inducidos por la nicotina). Se cree que el omega 3 aumenta la utilización de la insulina y puede beneficar para migraña, candidiasis, síndrome premenstrual y psoriasis.

Omega 6 precursor del PGE2

LA (ácido linoleíco) las fuentes comunes incluyen: la mayonesa y las aceites vegetales (ej.: girasol, cacahuate, algodón, maíz). Pecanes, anacardos y nueces del Brasil, son mejores fuentes. Los de menores cantidades es encontrar en los garbanzos, chícharos de ojo negro y lentejas. El exceso de PGE 2 ha sido asociado con sobre estimulación y enfermedades degenerativas.

GLA en la Dieta: precursor del PGE 1

GLA (ácido-gamma linolenico) es omega 6, y un producto intermediario en el metabolismo del LA a PGE 2. Pero cuando se toma como alimento, a menudo se convierten en PGE1.

GLA está presente en un limitado número de alimentos, incluyendo aceites de semillas de borraja, semillas de grosella negra y prímula de tarde. Ha sido usada en el tratamiento de la piroluria, hiperactividad, inflamación, saludes cardiacas, diabetes, colitis, alcoholismo.

Ejercicio, Oxígeno, Luz

Reacción al Estrés[1]

Los antiguos humanos eran activos, como otros animales. Cuando el peligro causado miedo y enojo, la adrenalina y glucocorticoides suprarrenales y el glicógeno hígado, ha incrementan la glucosa en la sangre, la cual nuestros ancestros usaron para ¡pelear o huir! Actualmente cuando nos enfrentamos al estrés, no podemos hacer ninguna de las dos, por eso nos sentimos frustrados y nuestra bioquímica nos induce al pánico. El ejercicio permite que estos bioquímicos sigin su propio destino.

Oxígeno para el Cerebro[4, 5, 11]

El nivel de oxígeno en el cerebro es relativamente estable, incluso en el hipertiroidismo cuando el metabolismo del cuerpo se eleva tanto como del 30-88%. Sin embargo, el metabolismo del cerebro puede disminuinse en algunos casos de la esquizofrenia, depresión y demencia. Y con el coma diabético o bajo pentotal sódico, el oxígeno disponible puede decrece 35 a 40%.

Monóxido de Carbono y Psicosis[11]

El monóxido de carbono se une al oxígeno, impidiendo que este llegue hasta los tejidos corporales. La exposición excesiva causa daño cerebral. El envenenamiento por monóxido de carbono ha sido vinculado a algunas casos de la esquizofrenia, catatonia y a la depresión psicótica.

LECTURAS RECOMENDADAS

Hoffer, Abram, PhD, MD, *Orthomolecular Medicine for Physicians.*[1]

Pfeiffer, Carl, MD, PhD, *Mental and Elemental Nutrients.*[16]

Werbach, Melvyn, MD, *Nutritional Influences on Mental Illness.*[17]

Bland, Jeffrey, MD, Medical *Applications of Clinical Nutrition.*[18]

Lesser, Michael, MD, *Nutrition and Vitamin Therapy.*[9]

Kunin, Richard, MD, *Meganutrition.*[21]

Garrison, Robert, MA, RPh, Somer, Elizabeth, MA, *Nutrition Desk Reference.*[14]

Lieberman, Shari, and Bruning, Nancy, *The Real Vitamin and Mineral Book.*[15]

Davis, Donald R., PhD, *Nutri Circles®Software.*[20]

Ejercicio [1-3]

El ejercicio promueve la circulación cerebral, incrementa la disponibilidad de glucosa, oxígeno y nutrientes; y aumenta la capacidad del cerebro para absorber nutrientes y eliminar toxinas. Los efectos mentales pueden ayudar con los síntomas de la depresión, ansiedad, hiperactividad, y la esquizofrenia. El ejercicio, también, reduce los niveles de adrenalina, baja las grasas en sangre, y transfiere la glucosa del hígado y la sangre a las células sin usar insulina.*

* Es aconsejable consultar con tu médico antes de participar en un programa de ejercicio.

  La ingesta de antioxidantes ha sido recomendada para antes de ejercitarse para compensar la producción de radicales libres que se producen durante el ejercicio.

  Ejercitarse hasta el punto de extenuación se refleja en la transferencia a un metabolismo anaeróbico. Esto fomenta el incremento de ácido láctico, que puede precipitar ataques de pánico en personas propensas a la ansiedad. Los investigadores sugieren profundas y relajadas respiraciones; los nutrientes y hierbas que apoyen la oxigenación celular (como propicio); y no hacen ejercicio con exceso.

Oxígeno[1-4]

El cerebro pesa 50 veces menos que el resto del cuerpo, pero el cerebro usa el 20% del oxígeno del cuerpo. Disminución de la circulación cerebral está asociada con algunas esquizofrenias, y en especial la esquizofrenia crónica con los síntomas negativos predominantes.

Disminución de la circulación de acceso se compromete a la glucosa y el oxígeno, así como la capacidad de eliminar desechos celulares. La deficiencia de oxígeno puede concentrarse en áreas que conciernen a la emoción, al pensamiento abstracto o a la integración de la experiencia. Las neuronas se pueden deteriorar debido a bajas nutrientes y la acumulación de desechos.

El acceso de oxígeno al cerebro es apoyado por el ejercicio regular; respiraciones profundas, un sistema circulatorio con vitalidad; nutrientes y hiervas que apoyen la oxigenación celular, (Ej. ginkgo o CoQ10, *si son adecuados*) a la vez con antioxidantes u otros suplementos protectores.

Luz[6-8, 12, 13]

La luz del sol no solo provee la vitamina D, pero también parece que ayudar a sanar ansiedad, irritabilidad, susceptibilidad al estrés, inestabilidad emocional, hiperactividad, fatiga, exceso de sueño, alejamiento social, apatía, trastorn afectivo estacional y otras depresiones, mala asimilación de nutrientes, compulsión por lo dulce, deficiencias glandulares y supresión de la inmunidad.

Los tratamientos: Incrementan la exposición a la luz del día.* Suplementos: vitamina D3, *tal vez,*[19] omega 3; melatonina, *si es necesario para el sueño* (vea *Contraindicaciones* p 133). También, uso todo el espectro de la luz.

* De todos modos, ciertos neurolépticos inducen a la sensibilidad del sol. También, debido al adelgazamiento del ozono, la exposición directa a los rayos UV, deberá ser limitada, especialmente durante el mediodía.

Otras Terapias Naturales[5, 10]

Aparte del tratamiento ortomolecular, los siguientes enfoques pueden ofrecer algunos beneficios: Naturopatía, Herbolaria, Homeopatía, Flores de Bach, Acupuntura, Medicina Tradicional China, Masajes, Terapias Enzimáticas, Ajustes en la Espina Dorsal, Expresión Creativa, Meditación, Caminatas en la Naturaleza, Programación Neuro Lingüística, Consultoría, Comunicación, Soporte Mutuo en Grupo, Amistad, Amor.

Recordatorio. Si usted necesita tratamiento para esquizofrenia o alguna condición médica, busque los servicios de un médico bien informado.

Parte III: Los Biotipos Principales

En esta sección se tratará a los Biotipos Principales encontrados en esquizofrenia, como los identificaron los psiquiatras ortomoleculares. Para la gran mayoría de personas a las que concierne la esquizofrenia ésta es la parte más importante del libro. Este material, en algunos casos, también, es aplicable a la gente que es diagnosticada con alguna otra enfermedad mental.

Los Biotipos Principales

☐ **Histapenia**. Baja histamina. Sobremetilación y bajo folato en el cerebro. Es el biotipo primario en el 40-50% de los esquizofrénicos.

☐ **Histadelia**. Alta histamina. Baja metilación y alto folato en el cerebro. Aquí ubicamos al 15-20%

☐ **Piroluria**. Desorden pirrol. En 15-35%.

☐ **Alergias Cerebrales**/Disfunciones Inmunológicas. 15-50%

☐ **Otros Desequilibrios Nutricionales**. 15% u más. (No tratadas en esta sección. Vea la caja, p 25. También vea 26-40, p 93-98, p 139-46.)

Los biotipos arriba mencionados se interpolan considerablemente. Los factores relacionados incluyen: desequilibrios de azúcar, los cuales son muy comunes; los desequilibrios de ácidos grasos, que pueden ser muy importantes especialmente a los pacientes con síntomas negativos; y deficiencias de vitamina B12/folato, las cuales a menudo están implicadas en la esquizofrenia que aparece por primera vez en la medianía de edad o en la vejez. *Refiérase al diagrama de la página 6.*

Factores Adicionales Importantes (que más se interpolan)

☐ Neurotoxicidad. (Vea p 83-100.)

☐ Ulteriores desequilibrios de neurotransmisores. (p 139-146.)

☐ Enfermedades clínicas. (p 101-126.)

Las Terapias requieren Perseverancia

La curación nutricional lleva tiempo. Sanar puede tomar cualquier tiempo desde unas cuantas semanas a más de un año, o más para que se vuelva evidente.

La ingesta nutritiva debe ser mantenida. Los pacientes que suspenden la ingesta necesaria de suplementos, tienden a recaer. Entonces encontrarán que es más difícil retomar los anteriores niveles de mejoría, y tal vez necesiten dosis más altas de nutrientes, por un periodo de tiempo más largo, antes de que ocurra la mejoría.

Diagnóstico

Algunos individuos pueden tener un biotipo claro y definido y un tratamiento apropiado puede resultar en una predecible recuperación. Para otros, varios factores se sobreponen. La esquizofrenia puede reflejar un intricado juego de biotipos, nutrientes adicionales, una enfermedad clínica, desequilibrios de neurotransmisores, y neurotoxicidad.

Además de los pertinentes análisis bioquímicos para estos factores,* al diagnosticar debe tenerse en cuenta el historial personal y familiar, los síntomas clínicos y la respuesta terapéutica.

* Pruebas diagnósticas están listados entre este libro, empezando con p 26. También vea *Apéndice I.*

Las Necesidades Bioquímicas Únicas del Individuo

La fuente de los síntomas puede ser compleja y puede ser necesario modificar los protocolos de tratamiento para los biotipos relacionados:

Variantes Entre Biotipos. No todos los suplementos para los biotipos relacionados pueden ser beneficosos para todos los individuos a quienes se les deba dar. Por otro lado, se pueden requerir suplementos adicionales. Las dosis óptimas pueden variar considerablemente entre pacientes. Éstas también pueden cambiar a través del tiempo y se puede requerir equilibrar entre los nutrientes.

Múltiples Biotipos. Una persona puede pertenecer a más de un biotipo, así como necesitar una combinación de tratamientos pertinentes para ambas condiciones, inclusive la eliminación de factores contraindicados.

Confundiendo las Condiciones.* Cualquier confusión de condiciones debe recibir atención. Ej. Mala asimilación digestiva, mala circulación, niveles de antioxidantes bajos, desequilibrios de neurotransmisores o enzimas reguladoras, dependencia de nutrientes específicos, metales pesados, neurotóxicos, lesiones físicas en la cabeza, reacciones a las drogas médicas, enfermedades autoinmunes, desequilibrios de electrolitos, desórdenes glandulares, otras enfermedades, etc.

* En algunos casos, estas condiciones también pueden ser el factor primario de esquizofrenia.

Como usar Parte III

¿Qué ver al principio?

A los lectores les puede ser útil esto, primero examine la sección entera, para enfocarse en las siguientes subsecciones:

- ☐ Histapenia
- ☐ Histadelia
- ☐ Piroluria
- ☐ Alergias

Puñados de Píldoras

Muchas gentes son renuentes a tomar píldoras a puñados y parece que esto está implicado en estos tratamientos. Las combinaciones están ocasionalmente disponibles. También algunas compañías crearan fórmulas para que se adapten a los requerimientos del paciente, de pero esto puede resultar caro.

Sugestiones: Conforme siga las prescripciones nutritivas de su doctor, mantenga en la mente sus alternativas (más drogas, recaídas, hospitalizaciones, etc.). Sólo imaginas que los suplementos son su comida favorita, en pequeñas cápsulas o en tabletas, en pequeñas piezas. O piensa acerca de lo que estas píldoras pueden hacer por su cuerpo y mente y mándalas a trabajar.

A propósito las píldoras deben ser tragadas una a la vez, con agua o con jugo; secuencialmente, no a puñados.

LECTURAS RECOMENDADAS

Pfeiffer, Carl, MD, PhD, *Nutrition and Mental Illness,*[6] 1987, y *The Schizophrenias: Ours to Conquer,*[1] 1988.

Hoffer Abram, PhD, MD, *Orthomolecular Medicine for Physicians,* 2008.

Walsh, William J., PhD, *The Power of Nutrients,* 2012.

Jaffe, Russell, MD, PhD, Kruesi, Oscar, MD, "The biochemical immunology window: A molecular view of psychiatric case management," *J. Appl. Nutr.,* 44(2); 1992.

http://walshinstitute.org
http://orthomed.org
http://alternativementalhealth.com

Campo de Aplicación

Los biotipos principales asociados a la esquizofrenia ocurren en la población en general, pero son más bien limitados que extensos. Es particularmente probable que algunos miembros de la familia tengan el mismo biotipo o un diagnóstico relativo de esquizofrenia. No obstante, un similar antecedente puede manifestarse diferente. Los caminos mentales pueden variar desde la rigidez, excentricidad, compulsión o una preferencia por la reclusión o una psicosis desarrollada. Por otro lado, los síntomas mentales pueden estar ausentes, pero en su lugar, un individuo puede estar incapacitado por una enfermedad física relacionada con el biotipo. Los médicos ortomoleculares encontraron que tales personas son usualmente ayudadas con sus correspondientes tratamientos nutritivos.[1]

Apariencias y Tendencias Físicas

Una bioquímica trastornada influencia las apariencias y otras características físicas, así como también las funciones mentales. Estas influencias físicas deben ser obvias en aquellos que tienen desequilibrios con el biotipo desde la niñez y ofrecer claves para diagnosticar el biotipo.

Estas claves, no obstante , no son infalibles. Los pacientes a menudo tienen características que no corresponden a su biotipo o carecen de algunas que lo son.

A pesar de esto, cuando todas las características típicas físicas y mentales son consideradas, junto los resultados de las pruebas bioquímicas y del camino terapéutico, el probable biotipo, éste generalmente emergerá.

NOTA: Incluso con toda esta información un diagnóstico exacto no siempre está disponible. Los análisis e indicaciones clínicas ocasionalmente apuntan hacia un biotipo equivocado, a causa de un factor elusivo y confuso. En otras palabras, inclusive el más astuto de los médicos puede algunas veces, tomarle un rato para llegar a un diagnóstico correcto.

Tratamientos

Los tratamientos descritos en este libro han sido desarrollados por investigadores ortomoleculares profesionales y otros de orientación nutricional, como se cita en las referencias. La dosis de la lista son requerimientos promedio, que usan los médicos competentes y están puestos entre corchetes. En las secciones *Desequilibrios de Histamina* y *Piroluria,* dosis (y pronósticos) en su mayoría de los Dres. Hoffer, Jaffe/ Kruesi, Walsh, y Pfeiffer.

Los requerimientos bioquímicos difieren entre pacientes. La absoluta necesidad de suplementos específicos y otras terapias a una dosis óptima, así como las contraindicaciones, varían según el individuo.

Más Información por los Nutrientes

Para una información más completa de los efectos físicos y mentales, las fuentes, análisis diagnósticos y contraindicaciones de cada nutriente, refiéranse a *Sumario de Nutrientes* p 25-40 y *Neurotransmisores* p 142-146. Pruebas diagnósticas también se encuentran en *Apéndice I.*

Recordatorio: El material en este libro es intentado para propósitos educativos solamente. No pretende reemplazar el diagnóstico médico o sus prescripciones y no debe tomarse como recomendaciones de tratamiento u otro consejo médico. Si Ud. necesita tratamiento, por favor, consulte a un médico bien informado, que esté vinculado o sea médico Ortomolecular o de orientación nutricional.

Antecedentes: Desequilibrios de Histamina; Piroluria

Historia: Histamina

En 1966, el Dr. Carl Pfeiffer, MD, PhD, y sus colegas descubrieron en el Instituto Neuropsiquiátrico de Nueva Jersey, que el porcentaje de los niveles de histamina en sangre en 72 hombres con esquizofrenia crónica era mucha más baja que el normal y que cuando los niveles de histamina se incrementaban, las pruebas de valoración de dispercepción mejoraban. (Vea *Apéndice II*.)

Más tarde, encontraron un grupo de pacientes externos con histamina elevada, cuyos síntomas mejoraban cuando los niveles de histamina se reducían.

El Dr. Pfeiffer encontró que los pacientes con desequilibrios de histamina abarcaban casi dos terceras partes de los esquizofrénicos. Acuñó los términos "histapenia" para describir a los de baja histamina; e "histadelia" para los de elevada histamina. La sobre agitación y los trastornos de pensamiento eran equitativos en los dos grupos, pero los histapénicos tendían hacia la paranoia y las alucinaciones; y los histadélicos tendían a estar profundamente deprimidos y eran compulsivamente suicidas.

El Dr. Pfeiffer prescribió nutrientes para ajustar el equilibrio de la histamina. El zinc por ejemplo fue usado para moderar los extremos de histamina y ayudar a decrecer el cobre en pacientes con baja histamina.

Historia de la Piroluria

Los trabajos de piroluria fueron dirigidos separadamente por los Dres. Abraham Hoffer en Canadá y Carl Pfeiffer en Nueva Jersey y los condujo a descubrir otro biotipo principal. Dr. Hoffer y otros descubrieron que a muchos esquizofrénicos los análisis urinarios con papel cromatográfico revelaban una mancha color púrpura (*mauve*), cerca de la parte alta del papel. En 1969 el Dr. Irvine[7] identificó el factor malva como criptopirroles. Un año más tarde el Dr. Arthur Sohler, encontró que excesivos criptopirroles agotan el zinc y la vitamina B3 del cuerpo. Esta condición llegó a ser conocida como *Piroluria*. En 1971, un paciente del Dr. Pfeiffer, Sara, fue la 1ª persona que fue tratada de piroluria (vea p. 54).

Más tarde se encontró que la piroluria englobaba por lo menos otro tercio de pacientes, traslapado con alguno de los grupos con desequilibrios de histamina.

Tasa Exitosa

El Dr. Pfeiffer y sus colegas establecieron *Brain Bio Center* (más tarde llamado el *Princeton Bio Center*) el cual ha tratado más de 20 000 pacientes esquizofrénicos. Los desequilibrios de biotipos-relacionados fueron eventualmente diagnosticados en un 95%. Dr. Pfeiffer reportó que una vez que el biotipo está exactamente determinado, *el tratamiento con su correspondiente base de nutrientes produce una gran mejoría o recuperación, en una tasa del 90% (el 85% de todos los pacientes).*[6]

Los Básicos de la Histamina

La histamina es un importante neurotransmisor y neuro regulador cerebral y está presente en todas las células nerviosas. Es almacenado en la basófilos de la sangre, las células mástil y las terminaciones nerviosas.[1-4, 17-22]

La histamina influencia el humor, apetito, sueño y pensamiento. Agiliza el metabolismo incrementando el calor del cuerpo. Es esencial en la función inmunológica y es popularmente conocido por provocar estornudos, escurrimiento nasal y en general la reacción de mucosidad que ocurren en respuesta a las alergias o infecciones. La histamina también estimula las lágrimas, el flujo de saliva y la hinchazón que ocurre en reacción a una lesión.[6]

La Histamina en Sangre y Cerebro en Esquizofrenia

Los médicos Ortomoleculares encontraron que el desequilibrio en sangre de histamina ocurre aproximadamente en 2 tercios de los casos de esquizofrénicos, esto es, en estas condiciones es designada histadelia y histapenia.[1, 6]

Varios estudios de la corriente conservadora encontraron que los niveles de histamina en el cerebro conllevan alguna correspondencia en el grado de psicosis.[9] Sin embargo, la relación de los niveles de histamina en sangre a los del cerebro, todavía no es completamente entendido.

Algunas Interacciones con Otros Neurotransmisores

La histamina puede contrarrestar la dopamina en el núcleo accumbens.[8] El núcleo accumbens filtra la información sensorial que llega al cerebro, produciendo sensaciones de satisfacción y puede jugar un importante papel en la esquizofrenia, así como en las adicciones.

La histamina también estimula la liberación de serotonina, dopamina y norepinefrina en el hipotálamo,[10,11,16] donde, a la inversa, la dopamina y epinefrina modulan la liberación de histamina.[12,13] El hipotálamo y la estructura del sistema límbico, gobiernan la actividad endocrina e influencian el comportamiento de comer y beber; dormir, emociones y la reacción de pelear o huir.

Las epinefrinas también afectan la liberación de histamina en el cerebro, el asiento de la más alta función intelectual.[14, 15]

La dopamina cerebral a menudo está elevada cuando la histamina en sangre es baja (Ej. en la histapenia).[5] (vea p 142-43)

La Importancia del Axis Histamínico

Los pacientes con histamina alta o baja, tienen necesidades nutricionales opuestas y los tratamientos generales no pueden cubrir a ambas efectivamente. Por ejemplo, la metionina que ayuda a los histadélicos, puede exacerbar en los histapénicos la paranoia y la ansiedad, mientras que el ácido fólico es beneficioso en la histapenia puede agravar una depresión suicida en los histadélicos.

Desequilibrios de Histamina

Tal vez dos terceras partes de los casos de esquizofrenia están asociados con uno u otro: histamina elevada o deprimida.

Histapenia (baja histamina)

Paranoia, grandiosidad, trastornos de pensamientos, alucinaciones, ansiedad, severa dispercepción. El exceso de metilación en el cerebro/ ácido fólico baja. Disfunción del metabolismo de metales. Bajo metabolismo.

La histapenia está presente en el 40-50% de los esquizofrénicos. Está caracterizado por el exceso de metilación en el cerebro, con bajos niveles de folato; y bajos la histamina en la sangre. La dopamina y norepinefrina están típicamente elevadas.[21]

Los síntomas incluyen ansiedad y depresión, y si el metabolismo de metal está también desequilibrado, los trastornos de pensamiento, alucinaciones, paranoia, y otros síntomas clásicos de esquizofrenia. La histapenia también puede contribuir a la hiperactividad, trastornos del aprendizaje, y pánico.[21]

Causas de Histapenia[1-5, 9, 18, 22]

Los mayores factores* incluyen exceso de metilación en el cerebro, con el folato bajo. Disfunción de metabolismo de los metales, particularmente la acumulación de cobre (p 49), fomentan los síntomas de esquizofrenia.

* También, la Histapenia es ocasionalmente debida a reacciones alérgicas, las cuales pueden desorganizar el almacenamiento de la histamina en los basófilos en sangre.

El Papel de las Vitaminas B3 y C

Los tratamientos tempranos, con su énfasis en las altas dosis de la vitamina B3 (niacina) y la C (vea p 20) fueron especialmente aplicables para las personas en quienes la enfermedad era debida a histapenia. El uso de nutrientes adicionales (vea p 46, 49) ataca a la histapenia en más niveles, permitiendo alguna reducción de altas dosis de vitamina B3.

La lista de más adelante, está asociada a características físicas y mentales. No son definitivas pero añadir peso a los resultados de las pruebas bioquímicas. Los histapénicos no necesariamente manifiestan todos los rasgos. También un individuo puede presentar un número de estos rasgos y no ser principalmente histapénicos (Ej. En el hipotiroidismo).

Síntomas Físicos y Tendencias[1-5, 9, 12]

- ☐ De alto umbral para el dolor o choque.
- ☐ Jaquecas, resfriados, alergias respiratorias son raras (debido a la poca respuesta de la histamina) pero muy a menudo alérgicos a los alimentos y pueden tener sensibilidad seria a los químicos (Ej.: el perfume).
- ☐ Propensos a los dolores en la parte alta del cuerpo, (hombros, espalda, cuello, cara).
- ☐ Ansioso, fácil de fatigarse o de frustrarse. Alumno de bajo rendimiento.
- ☐ Metabolismo bajo, y lívido bajo.
- ☐ Tartamudeo. Zumbidos en los oídos.
- ☐ Escaso de salud dental, debido a las bajas secreciones de la boca.
- ☐ Sensibilidad al estrógeno. Las mujeres histapénicas son propensas a las depresiones posparto y menopáusica y síndrome premenstrual.
- ☐ Tendencia a la artritis reumatoide. Temblores, obsesivos o con movimientos hiperquinéticos, síndrome de piernas inquietas.

HISTAPENIA: ALGUNAS TENDENCIAS Y SÍNTOMAS

Estas características, junto con otros síntomas físicos y mentales tienden a indicar Histapenia. Sin embargo, las características pueden ser atípicas y no encajar bien en esta semblanza y contrariamente, gente con un número de estos rasgos no necesariamente son histapénicos.

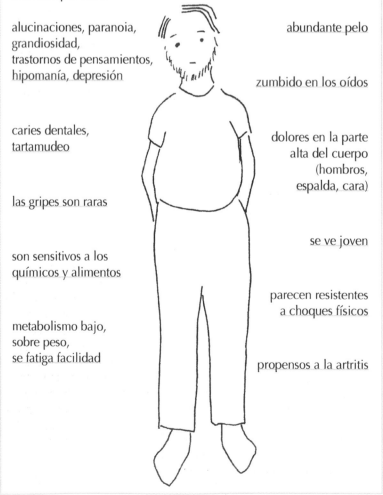

alucinaciones, paranoia, grandiosidad, trastornos de pensamientos, hipomanía, depresión

caries dentales, tartamudeo

las gripes son raras

son sensitivos a los químicos y alimentos

metabolismo bajo, sobre peso, se fatiga facilidad

abundante pelo

zumbido en los oídos

dolores en la parte alta del cuerpo (hombros, espalda, cara)

se ve joven

parecen resistentes a choques físicos

propensos a la artritis

Apariencia

- ☐ Apariencia juvenil. Abundante pelo.
- ☐ Sobre peso.
- ☐ Los dientes se encuentran en un estado lamentable.

Síntomas Mentales Típicos[1-5, 9, 10, 18]

- ☐ Ansiedad, ataques de pánico, hipomanía, grandiosidad.
- ☐ Alucinaciones, voces, espíritus malignos.
- ☐ Paranoia, delirios de persecución, desconfianza.
- ☐ Severas dispercepción: del tiempo; cuerpo; de sí mismo y de otros.
- ☐ Trastornos de pensamiento. La ideación es difícil. Problemas con las abstracciones, ideas de referencia. Pensamientos acelerados, presión al hablar. Alejamiento de la realidad.
- ☐ El sentimiento de que alguien está controlando tu mente (intercalar pensamientos, ensimismamiento, etc.)
- ☐ Insomnio; cambiando el día por la noche.
- ☐ Depresión, desesperación, bajo rendimiento.
- ☐ Trastornos de aprendizaje. Hiperactividad.
- ☐ Sobre estimulación (puede llegar a la catatonia).
- ☐ Preocupación religiosa inusual.
- ☐ Menor tendencia que en histadelia de una severa depresión, mente en blanco, u obsesiones.

Creatividad.[1, 3] A menudo, creativas, artísticas, inteligente.

Pruebas Bioquímicas[1-6, 9, 18, 19, 21]

Determinaciones de histamina*

Conteo de Basófilos. Los basófilos en sangre y las células mástiles son los mayores almacenes de histamina fuera del sistema nervioso[6] (las células mástil tienden a ser insuficientes en la piel de los histapénicos y se incrementan con la terapia[1, 5]). El absoluto conteo de basófilos se correlaciona relativamente con la histamina en sangre. Las pruebas de basófilos son simples y accesibles. Sin embargo, una prueba corroborativa de histamina en sangre puede ser necesaria.

La histamina integral en sangre. Es una determinación importante. Está disponible a través de un número limitado de laboratorios (vea *Recursos*). Para ser precisos, otras poliamidas deben ser excluidas. Una baja histamina es una señal de una buena sobre metilación.

* Nota: El trabajo clínico con histadelia e histapenia está basado en histamina en sangre y ha establecido una fuerte correlación entre niveles moderados en sangre y mejoramiento de los síntomas. Los niveles en sangre no necesariamente corresponden a los niveles cerebrales. De todas maneras, la histamina cerebral también desempeña un papel en la esquizofrenia (vea Prell [17]). Más investigaciones son necesarias para delinear la relación (sí hay alguna) entre la histamina cerebral y la histapenia.

Pruebas Adicionales

- ☐ **Cobre en suero y pelo.** Normalmente es una prueba de altura. El cobre elevado sugiere una disfunción de metalotionina (vea p 49).
- ☐ Revisar **metales pesados**. La sensibilidad es común. Incluso con el zinc adecuado, el mercurio puede mantener altos los niveles de cobre.
- ☐ Revisar los perfiles de **ácidos grasos**.
- ☐ **Alergias.** Revisar las alergias en alimentos y medioambiente.
- ☐ Otros encuentros también pueden incluir la saturación de **ceruloplasmín**, **folato** bajo, **CPK** elevado; deficiencias de **magnesio** y **potasio** acompañados de una acidosis metabólica.
- ☐ Pueden ocurrir desequilibrios de nutrientes adicionales y pueden ser debidos a un metabolismo abatido.
- ☐ Considéren de los endocrinos, especialmente las **tiroides, adrenales** y los **estrógenos**.

"Vi que traía un cuchillo carnicero que reflejaba la luz de la luna. Me vio dubitativamente, entonces dijo `Marie reúne a los niños en un cuarto, yo voy a hacer guardia aquí… Haz lo que te digo, reúne a los niños en el cuarto de las niñas.

"Al titubear, él con un golpe repentino me hirió en la mejilla".

Marie Hackett describiendo a su esposo en una reacción alucinatoria tratando a su familia. Él fue subsecuentemente hospitalizado varios años por esquizofrenia, no recibió drogas o electrochoques y más tarde se recuperó.[16]

Sobre-Metilación y la Histapenia[18, 19, 21]

El Dr. William J. Walsh, del *Walsh Institute* ha atraído la atención en la incidencia de la sobre metilación en la histapenia. La sobre metilación produce en general:

- ☐ Se abaten: la histamina, folato, niacina, y B12.
- ☐ Incremento de dopamina, norepinefrina y serotonina. Una pobre respuesta a las ISRS.
- ☐ Elevación del cobre, metionina, y SAMe.

El Papel del Metabolismo de Metal[21, 22]

El Dr. Walsh encontró que la ansiedad y la depresión son los síntomas principales en pacientes que tiene acendradamente una sobre metilación y baja histamina; *y los síntomas de esquizofrenia no tienden a emerger a menos que también haya alto cobre, a causa de trastornos del metabolismo de metales.* (Vea p 49.)

"[Esquizofrenia] significa fatiga y confusión… Tratando de separar cada experiencia dentro de lo real y lo irreal y no estar atento solo algunas veces cuando estas coinciden… tratando de pensar derecho en donde hay una masa de experiencias entrando en una vía y cuando los pensamientos están siendo succionados de tu cabeza… sintiendo algunas veces, que estás dentro de tu cabeza visualizándote a ti mismo caminando sobre tu cerebro y observando a otra chica usando tú ropa y haciendo acciones que tu estás pensando… sabiendo que estás constantemente "vigilada" que nunca podrás tener éxito en la vida, porque las leyes están contra ti, y sabiendo que tu destrucción total nunca está lejana".

Una paciente citado en el Rollins[13]

Al inicio los pacientes pueden empeorar

El Dr. Pfeiffer advierte del cuidado que se debe tomar al iniciar el tratamiento, ya que conforme el cobre es liberado de hígado y músculos; el incremento en los niveles de sangre, puede exacerbar los síntomas, amenazando potencialmente la vida, como si fuera paranoia. La rápida eliminación de los excesos de cobre es importante. El zinc no debe ser usado solo, debe ser acompañado de otros nutrientes, los cuales fomenten la eliminación, Ej., C, B3, manganeso, molibdeno, como sea pertinente. Aun así, en los primeros 3 meses, el cobre en sangre puede ser excesivo. La penicilamina u otro quelante, puede requerirse en algunos casos para agilizar la eliminación y mitigar los síntomas, aunque normalmente es innecesario.[1]

Curación Sólo con Vitaminas B3 y C[8]

Su padre narra: *"Karen era una adorable, dulce y preciosa niña, llena de encantos, con una niñez risueña y feliz... [a la edad] 13, empezaron sutiles cambios ... sus risas empezaron a desaparecer y ella empezó a decirnos que otras niñas y sus maestras la estaban señalando. Bajaba sólo para las comidas y lo absolutamente necesario. La podíamos oír dando vueltas en la cama toda la noche. Ella empezó a hablarse a sí misma... se volvió morosa, testaruda y difícil de tratar... Estaba convencida de que las otras estudiantes estaban hablando de ella y de que no les gustaba; que sus maestros le estaban poniendo obstáculos en su senda. Pasaba de año "apenítas." Karen empezó a volver su hostilidad contra nosotros y nuestra casa se volvió agria, amarga residencia... empezó a tergiversar inocentes comentarios en amenazantes declaraciones..."*

Se la pidió que abandonara la casa, después de que maldijo a su madre. Un día, sus padres fueron alertados de su plan de suicidarse y trataron de salvarla. Ella le dijo a su papá *"necesito ayuda, las voces están detrás de mí otra vez"*.

Entonces, ella estuvo en varios hospitales *"con terroríficas experiencias"*, hasta que sus padres resolvieron intentar con los tempranos tratamientos de megavitaminas de Hoffer y Osmond. Ningún psiquiatra quiso ayudarles, así que los padres le dieron la niacina y la C por sí mismos.En unas cuantas semanas, *"[Ella] empezó a hablar de la forma que todos hablamos. La vida de esta familia ha ido de la tierra de las sombras del sufrimiento a la vida del deleite. Cada día trae más júbilo"*.

Tratamiento [1-5, 9, 10, 15, 18-21]

El objetivo es: (1) reducir el sobre metilación en el cerebro; (2) aumentar el folato, niacina e histamina; (3) reducir el cobre (p 49). *(Dosis medias utilizado por Dres. Pfeiffer, Hoffer, Walsh o Jaffe/Kruesi están entre corchetes. Las necesidades individuales pueden variar. El tratamiento debe reflejar los requerimientos bioquímicos individuales.)*

☐ **Vitamina B3**. Esencial para la circulación cerebral y el metabolismo, la producción de histamina y la eliminación de cobre, atrapa las moléculas de metilo (el cual bloquea la activación de la histamina); tranquilizador, muy útil para las voces [la dosis se incrementa gradualmente en promedio de 500 hasta 1500mg, según se necesite, 2-3 veces al día.[5,9]] *Al principio, puede producir rubores o sensación de ardor en el cuerpo.* (Vea p 27, 62.)

☐ **Vitamina C** (preferiblemente, con tiempo de liberación). Promueve la excreción de cobre, protege los tejidos cerebrales de la oxidación, es tranquilizante, útil para las voces y la paranoia. [2-5g ó más, distribuidos durante el día.[1,5]]

☐ **Vitaminas B12 y Ácido Fólico**. Contrabalancea y atrapa el metíl. (WALSH 2006) Ayuda producir la histamina (por medio de BH4). *Folato:* 1 a 2mg; hasta 5 mg en algunos casos severos. (WALSH 1995) *Vitamina B12:* 1 a 2mg; tomado sublingual o con factor intrínseco. Si es inefectivo, puede ser aplicado por inyección.[5,9] (Vea p 28-29, 58-60)

☐ **Vitamina B6**. Puede ayudar a reducir psicosis (especialmente en los niños), y la depresión y agitación. Ayuda a formar GABA, y también en glutatión y CoQ10. Antioxidante. Apoya la absorción de la B12, y el metabolismo del zinc. [50 a 100mg o lo suficiente para inducir los recuerdos de 1 de los sueños de la noche, no más.[1,2]] (Vea p 28, 55)

☐ **Zinc** — Contra arresta la paranoia. Inhibe la asimilación y promueve la excreción de cobre. Con manganeso, facilita el almacenaje normal de histamina. Ayuda mantener los niveles de GABA. [La dosis es aquella que normaliza los niveles de los tejidos y decrece la sobrecarga de cobre. Formas preferidas: zinc-picolinato o -citrato.[5,9]] (Vea p 34, 55.)

☐ **Manganeso**. Baja la dopamina. Apoya la función de MT y la eliminación de cobre (vea p 49). Hace colina disponible para formar la acetilcolina. [Una proporción tipica de zinc a manganeso es 5 a 1.(WALSH 2008) Formas prefiridas: manganeso-citrato, -gluconato, o -ascorbato.]

☐ **Molibdeno** es importante para el metabolismo de cobre, y puede ayudar a corregir la sobrecarga.(WALSH 2007) Puede ser indicado en casos de alergias pronunciadas y alto sulfito en la orina. [500mcg, 2 veces al día.] *Es contraindicado en niños, a menos que se requiera realmente.* (p 37, 47)

☐ **Colina**. Contra arresta la dopamina y norepinefrina. Moderando la hiperactividad y sobre estimulación.[21] (Vea p 31)

☐ **Complejo B** [100mg de la mayoría de los componentes, 1 a 3 veces al día.[9]]

☐ **Ácido Pantoténico** (B5). Ayuda a mantener el cobre en niveles bajos.

☐ **Vitamina E, Selenio, otros Antioxidantes**. Ayudan a proteger contra la peroxidación debida al elevado cobre. La E ayuda en la ansiedad.

☐ **Cisteína** (en la forma **NAC**) — Disminuye el cobre; es componente critico de metalotioneína (vea p 49). El Dr. Walsh recomienda: introducir NAC gradualmente, y solamente después 3 meses de zinc, etc. *Puede causar síntomas severos si es tomado más antes.[18, 19, 21]*

☐ **Omega 3**. Critico en los receptores neurales. (Vea p 61-62.)

☐ **Valeriana/ GABA**. *Si fuera necesaria,* para la ansiedad o insomnio. Contrabalánza la norepinefrina.[21] *Compruebe que las interacciones con las drogas.*

☐ **L-carnitina**. *En algunos casos,* con bajo energía física o el estrés oxidativo mitocondrial, *pero no si las voces y la estimulación empeoran.*

☐ **Isoleucina**. Ayuda a prevenir la perdida de vitamina B3, cuando la leucina es excesivo. *No es necesario por la mayoría de los pacientes.[15]*

☐ **Hierro**. Puede ayudar. *No se deberá usar a menos que haya deficiencia.[9]*

La Dieta. Entera fresca alimento (orgánico, si es posible), de pescado omega 3, y abundantes vegetales ricos en ácido fólico. Evitar los alérgenos, fritas o hidrogenadas grasas, azúcar, alcohol, hidratos de carbono refinados. El consumo de carne depende de las reacciones individuales y la química.*

* La carne es rica en B3, puede aumentar la sensibilidad de los receptores B3 (MILLER, 2008), contiene las B6, B12, zinc y carnitina, y la hipoglucemia beneficio [5, 9]; pero aumenta notablemente la metionina y la metilación (WALSH, 2008).)

Evite/ limite

☐ La metionina, SAMe, TMG (estos aumentan la metilación).

☐ ISRS, la hierba de San Juan,[21] la fenilalanina, y tal vez la tirosina.

☐ Los histapénicos deben evitar ser expuestos al cobre y evitar los suplementos que contengan *significante* cobre.[22]

Drogas

El penicilamina es un agente quelante del cobre. El Dr. Pfeiffer lo recomienda sólo si los resultados inmediatos son críticos, y por una pequeña temporada, porque puede tener efectos adversos. Sí se requiere, es mejor darlo cada otro día.[9] Los suplementos de zinc, manganeso y molibdeno, pueden ayudar a restaurar de su propia pérdida a través de quelación.[9]

Medicamentos para desórdenes físicos. Porque el metabolismo de los histapénicos es lento, la tolerancia a muchos medicamentos también es lenta, incluyendo los antihistamínicos. Los efectos secundarios son comunes. El Dr. Pfeiffer sugiere que la medicación es mejor empezarla por las dosis efectivas más bajas.

Dilantin, una droga antiepiléptica, agota el ácido fólico y puede por eso empeorar la histapenia. Si el médico lo autoriza puede ser benéfico descontinuar el Dilantin y sustituirlo por un anticonvulsivo alternativo.

Neurolépticos. Varios estudios sugieren que los neurolépticos afectan la histamina del cerebro, si bien su impacto preciso no está completamente entendido.[n] El Dr. Pfeiffer encontró que los neurolépticos muestran mas beneficios en la histapenia (pero tiende a ser perjudiciales en otros biotipos), y, con frecuencia, pueden mutar de los floridos síntomas de la histapenia, como una paranoia aguda, dentro de un lapso de días o semanas. No obstante, con el uso constante llegan a ser inefectivos y acarrean riesgos considerables** (vea p 148-53).[1] Él sugirió que estos se deberían prescribir sólo cuando fueran esenciales (Ej. si hay una posibilidad de violencia o si el paciente no puede ser tratado o ser cuidado de otra manera) y preferiblemente se usaba sólo un neuroléptico. Sólo a la hora de ir a la cama y la dosis será mínima y lentamente amainado conforme los nutrientes sanadores hagan efecto.[1] (vea p 154)

* Los argumentos que proponen el efecto estimulante en la histamina cerebral: (1) La inhibición de la dopamina por los neurolépticos, hace que puedan aumentar relativamente la actividad de la histamina; (2) El grado al que los neurolépticos típicos estimulan la producción de prolactina es aceptada generalmente como un útil indicador de su efectivo potencial. El Dr. Horrobin hace notar que la prolactina fomentan la producción de PGE 1, que estimula la liberación de histamina.[11]; (3) Aunque los neurolépticos sean conocidos como bloqueadores de ciertos tipos de receptores de histamina cerebral, compensador incrementó de la producción de histamina no se puede descartar.

** En contraste, en muchos casos, los beneficios de los nutrientes, no son aparentes rápidamente. De hecho, las tres primeras semanas más o menos, como es el cobre lo que primero que sueltan los tejidos en el torrente sanguíneo, de normal muchos pacientes sienten que sus síntomas empeoran, seguidos de una mejoría estable.[19] Sea como sea, la mejoría que ocurre con el tratamiento nutricional, en general refleja los cambios en los factores que causaron la histapenia (sobre metilación, cobre elevado, bajo folato, etc.) y presagian una recuperación más sustentable.[1, 5]

Pronósticos[1, 5, 10]

Los mayores beneficios de los nutrientes, aparentemente vendrán a las seis semanas. Las manos sudorosas, pensamientos apesadumbrados, insomnio e hipomanía, normalmente, desaparecerán casi al mes o por ahí. Las alucinaciones continuarán por más tiempo. La obsesión y paranoia, pueden tomar hasta un año o más para resolverse.

"Imaginaba que la gente estaba hablando de mí y de mis interminables pecados. Yo… imaginaba que un amigo estaba materialmente tratando de envenenarme… que el pueblo había puesto un "vigilante especial" para darme caza… que la gente estaba usando diferentes colores en la ropa, de acuerdo con un código secreto predeterminado; que estaban dando mensajes personales por televisión y radio. Tenía el convencimiento de que estaba siendo perseguida por policías vestidos de civil, anotaba las placas de los carros para tratar de probar esto."
Diane Walker[14]

Efectos Secundarios

La niacina puede producir rubores. Vea p 27 y 62.

La dosis de B3 se debe introducir gradualmente, para evitar interferencia con la excreción de ácido úrico. Los síntomas suero pueden incluir: náusea y gota.

La vitamina B3 tomada como niacina, puede causar bochornos y picor en la piel (vea p 27, 61). La niacinamida, por otro lado, es más fácil que produzca intoxicación hepática en altas dosis; puede inducir a depresión en algunos pacientes (a menudo reversible si la dosis se suspende o es reducida; o si en su lugar, se usar niacina).

Excesivo molibdeno puede inhibir el crecimiento, así que los suplementos son contraindicados en niños, a menos que verdaderamente sea necesario.

Cuidado con el ejercicio al usar cisteína. *Uso como NAC, no la cisteína.* Vigilar las indicaciones de que se está liberando exceso de metales tóxicos, y de sus efectos excitotóxicos y de otras reacciones adversas. Prescríbase sólo al límite necesario.

Vea *Sumario de Nutrientes* en las p. 25-40, para una descripción más completa, fuentes, contraindicaciones y efectos colaterales, de vitamina B3, molibdeno, ácido fólico, carotenos, hierro y otros nutrientes mencionados en esta sección. Vea *Contraindicaciones* en la p.57 para considerarlos en el equilibrio de la vitamina B6, zinc, manganeso. Vea *Algunas Contraindicaciones* p.133, para los aminoácidos.

Recordatorio: Esta información es presentada sólo para propósitos educativos. Si Ud. Necesita tratamiento para un padecimiento solicite la atención de un Médico bien informado.

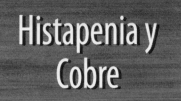

Histapenia y Cobre

Fuentes Comunes de Cobre

El cobre en cantidades pequeñísimas es un mineral esencial, contenido en muchos alimentos saludables. Sin embargo, los niveles excesivos de cobre son tóxicos al cuerpo, y la contaminación de cobre está muy extendida.

Fuentes que incluyen el Cobre:

☐ Carne de órganos, ostras, chocolate, cacao. Hay algunos en nueces, legumbres, granos enteros.

☐ Multivitamínico/mineral, frecuentemente traen 2mg contenido de cobre, el cual es demasiado para un persona histapénico. Los otros tipos de suplementos también pueden contener el cobre.

☐ El cobre puede ser absorbido del humo del tabaco, herbicidas y pesticidas, IUDs (contraceptivo T), joyería, ollas de cocina, y algunas obturaciones dentales.

☐ Agentes antialgas que se usan para mantener las piscinas son en general a base de cobre.

☐ Los estrógenos incrementan el cobre porque aumentan la producción del ceruloplasmín. Los estrógenos se elevan en el embarazo y pueden alcanzar grandes niveles con las píldoras anticonceptivas o tratamientos de estrógenos.

☐ Las tuberías de cobre, especialmente en los lugares que tienen agua blanda que al correr por ellas va lixiviando el cobre. En contraste líneas de tuberías con aguas duras se van recubriendo con sales minerales que ofrecen más protección. (En Estados Unidos los estados con agua suave se agrupan alrededor de la Costa Este y el Noroeste del Pacífico.)

El exceso de cobre reduce la histamina, el fomento histapenia. El cobre contiene enzimas, histaminasa y ceruloplasmín, que regulan la histamina. El cobre elevado incrementa estas enzimas, fomentando la degradación de la histamina. Los niveles de histamina deprimidos en su momento permitirán que en lo sucesivo se acumule el cobre.[2, 3]

El exceso de cobre está asociado con una sobre-estimulación, falta de descanso, insomnio, presión arterial alta, daño neuronal, e histapenia.[7]

El Dr. Pfeiffer sugiere que cobre alto en proporción del zinc puede fomentar que domine el cerebro derecho y la degeneración del izquierdo. Por el contrario, un alto nivel de zinc relativo al cobre puede inducir a la dominación del cerebro izquierdo. (vea *Cambios Estructurales* p12).

Las Cualidades Estimulantes del Cobre

El cobre incrementa el potencial eléctrico de las neuronas. Tal vez debido al incremento del movimiento de sal. En experimentos de investigación se aislaron fibras neuromusculares, el encendido continuo, llevo a los investigadores a sospechar de impurezas de cobre en la solución nutritiva salina[3,6]

El uso prolongado de Dexedrina y otras anfetaminas puede inducir a una psicosis temporal. Los Dres. Pfeiffer y Goldstein (1984) demostraron que las ondas cerebrales del sistema nervioso central, exhiben el equivalente a la estimulación de 5mg de cobre o 5mg de Dexedrina (anfetamina). La sobre estimulación es común en la esquizofrenia y produce unas ondas achatadas.[1, 6]

Por otro lado, el cobre elevado puede interferir con la glicosis, menoscabando el acceso del cerebro a mayores fuentes de energéticos, dejando a las neuronas cerebrales muriéndose de extenuación por falta de energía.[7]

El Cobre y la Psicosis Posparto[5]

La psicosis posparto es la responsable del 2 al 8% de la admisión de mujeres en los hospitales mentales. Los colapsos psicológicos tienden a ocurrir dentro de las 2 semanas siguientes al primer parto en mujeres entre 22 y 28 años y más frecuente cuando el hijo es varón.

La Causa Potencial: El rápido cambio hormonal inmediato al parto puede crear desequilibrios químicos. El cobre y el ceruloplasmín se elevan debido al aumento de estrógeno. El cobre es más del doble de lo que estaba antes del embarazo y la sangre puede tomar un matiz verdoso. La histamina puede descender a pesar de lo alto del cobre.

Los Síntomas Mentales: Conciencia nublada, perturbaciones de sueño, depresión, desorientación, euforia, preocupación religiosa fuera de lo característico, tendencias auto destructivo y paranoia. La nueva mamá puede rechazar a su bebe.

Síntomas Físicos: Dolores de cabeza, anorexia, náusea y vómito.

Pronóstico: Inclusive sin tratamiento, el cobre gradualmente regresa a sus estadios normales varios meses después, acompañado de la remisión de la psicosis.

Recordatorio: Esta información es presentada sólo para propósitos educativos. Si Ud. necesita tratamiento para un padecimiento solicite la atención de un médico bien informado.

Vitaminas B3 y C Opuestos al Cobre

El Dr. Krisnachavi encontró que la deficiencia de la vitamina B3 (como en la pelagra) incrementa el cobre y el cobre elevado hace decrecer la vitamina B3 creando un círculo vicioso.

Similarmente el Dr. Hitier, estudiando los niveles de cobre en puercos de Guinea, encontró que la dieta baja en vitamina C incrementa el cobre y el cobre alto destruye a la vitamina C.[8]

Predominio

Múltiples estudios encontraron la correlación entre el exceso de cobre y la esquizofrenia.[11-16] El BioCentro Princeton en cerca de 20 años de dar tratamientos para esquizofrénicos, casi el 50% de los pacientes presentaron niveles tóxicos de cobre.[6]

El cobre es necesario en el cuerpo para regular la histamina, hemoglobina y como un componente del antioxidante superóxido dismutasa y de varias otras enzimas. De todas maneras, la mayoría de las personas tienen suficiente cobre.

El BioCentro Princeton, encontró sólo 3 pacientes con niveles bajos y estas fueron ocasionadas por un exceso de suplementos de zinc. Otras causas de deficiencia son la malnutrición (como en la anorexia) y un largo periodo de nutrición parenteral.[4, 6-8]

También, las personas con tipo de sangre A son propensos a los problemas de eliminación de cobre. Entre los hospitalizados, esquizofrénicos crónicos hay un desproporcionado número, cuyo tipo de sangre es A.[2]

Tratamiento[7, 9]

Los nutrientes que ayudan a eliminar el cobre son: zinc, manganeso, molibdeno, histidina y vitaminas B3, B6, y C. El selenio y la vitamina E, se usan como protectores contra la acción oxidativo del cobre. La penicilamina puede ser necesaria en circunstancias extremas, para disminuir rápidamente el cobre circulante. Para más información vea *Disfunciones de Metalotioneína* (a la derecha), *Cobre* p 38, y *Tratamientos de Histapenia* p 46-47.

Enfermedad de Wilson

La enfermedad de Wilson es una enfermedad rara, hereditaria y fatal, la cual surge en la adolescencia, normalmente, pero que puede aparecer entre las edades de 5 a 40 años. El cobre se acumula y produce cambios degenerativos en el hígado y eventualmente en otros tejidos, en especial los riñones, cerebro, glóbulos rojos y la córnea de los ojos. Los ojos adquieren el característico anillo gris-verdoso o café dorado como girasol.

El cobre destruye las células nerviosas, causando temblores, movimientos peculiares, rigidez, dificultad al hablar, demencia y cambios en la personalidad. El diagnóstico inicial en general es de esquizofrenia o de algún otro desórden mental.

Metabólismos de los Metales

Disfunciones de Metalotioneína e Histapenia[17-19]

El trabajo reciente del Dr. William J. Walsh, sugiere que la disfunción de metabolismo de metales (debido a problemas con el enzima, *metalotioneína*) puede ser en particular importante en la esquizofrenia histapénica.

La metalotioneína (MT) es una proteína formada en el hígado y los riñones en respuesta al zinc, manganeso, mercurio, cadmio, cobre, y otros iones metálicos. Está, transporta y elimina diferentes metales vinculados. Con disfunción, los niveles de zinc, manganeso, B6, cisteína y serina pueden ser reducidos; y el cobre, el plomo, el cadmio, pueden elevarse, así como ser sensible a estos metales.[6]

Efectos en la Salud. De acuerdo con el Dr. Walsh, una baja-histamina/ sobre-metilación crea una tendencia a la depresión y a la ansiedad. Normalmente la esquizofrenia no ocurre a menos que una disfunción de metalotioneína se imponga en la bioquímica de sobre-metilación/ baja-histamina. La combinación entonces promueve del Esquizofrenia Histapénica (con alto cobre) por el Dr. Pfeiffer.

Otros desórdenes en los cuales la disfunción metalotioneína puede desempeñar un papel, inclusive en autismo (vea p.131), hiperactividad, trastornos de comportamiento (p. 138), depresión hormonal, intolerancia al estrógeno, y sensibilidad y sobrecarga de metales tóxicos. (vea p. 93-96, 98)

Tratamiento. El Dr. Walsh sugiere que el tratamiento inicial debe ser gradual para evitar una repentina descarga de metales tóxicos, y continuar por algún tiempo, ya que remover metales de los huesos puede ser lento. El tratamiento incluye la estimulación de la metalotioneína con zinc y manganeso; apoyados con vitaminas B6, C, y E, y con precaución suplementos de NAC, después de ciertos meses.

La cisteína es el componente principal en la metalotioneína y es tan potente estimulando la actividad metalotioneína que puede soltar un torrente de metales tóxicos en el sistema circulatorio. El Dr. Walsh sugiere que la NAC debe ser introducida muy despacio, en la mayoría de los casos, por lo menos tres meses después de los otros nutrientes, para permitir un decrecimiento preliminar del cobre y otros metales tóxicos.

También, reducir la ingesta de cobre, usar agua embotellada, si es correcto, limitar la comida rica en cobre (ostras, chocolate, algarrobo, carnes rojas, etc.), y la exposición al sulfato de cobre, agente antialgas (Ej. el usado en algunas albercas y jacuzzi, etc.). La *Hidrazine* contenida en algunos colorantes para alimentos, disminuye el zinc, y deben ser evitados.

Comparacion de Histapenia, Histadelia, y Piroluria

La mayoría de las características descritas en esta gráfica, son tendencias y no diagnósticos. La presencia de un número de tales rasgos ayuda a señalar un biotipo en particular, pero los biotipos pueden ser atípicos, porque varios factores de confusión pueden influenciar las características de la lista. Un individuo puede también pertenecer a más de un biotipo. Otras condiciones (Ej. Tiroides, glucosa en sangre, Cándida) pueden también estar implicadas. Esté adveatido, de que esta gráfica es sólo un resumen y no incluye todas las características, pruebas y tratamientos.

(La información contenida en esta gráfica está tomada de los Dres. Pfeiffer, Jaffe/Kruesi y Walsh.[1,3])

HISTAPENIA (40-50%)	HISTADELIA (15-20%)	PIROLURIA (30-40%)
Conocimiento		
alucinaciones, trastornos de pensamiento	(menos alucinaciones, etc.)	mejor conexión con la realidad
paranoia (menos obsesiones)	obsesiones, compulsiones, fobias	muy susceptibles al estrés
pensamientos acelerados	mente en blanco	amnesia de adolescencia no recordar los sueños
Apariencia típica		
dedos regordetes	dedos alargados y delgados	manchas blancas en las uñas
abundante pelo	escaso pelo	apariencia blancas, pálido
tendencia a la obesidad	constitución enjuta	las muñecas y los tobillos finos; sección media de peso
Tendencias físicas		
metabolismo lento	metabolismo rápido	fatiga
alergias: alimenticias y medioambientales	estacionales y respiratorias	dificultad para proteínas y toxinas
poca salivación; caries dental	abundante saliva buenos esmalte dental	dificultad para dientes; mal esmalte dentales
dificultad para alcanzar orgasmos	orgasmo fácil y prolongado	impotente; sexual desarrollo tardío
dolores en la parte alta del cuerpo	jaquecas, sensibles al dolor	dolor y/o malformación en los articulaciones; dolor en el bazo
la carne apoyar B3 receptores, pero puede proporcionar mucho de metilo	carnes proporcionan metilo	náuseas; al inicio, baja proteínas pueden ser útil
	tendencia a dar a luz a hijos varones	...hijas de aspecto similar
no tiene olor característico	nada	aliento dulce y el sudor huele acetona
La Bioquímica		
baja histamina (en sangre) y basófilos	elevada histamina y basófilos	elevados pirroles, bajo EGOT
elevado cobre (suero y pelo); baja folato	exceso de folato, a menudo cobre bajo	bajo o alto zinc de suero y pelo
sobre-metilación; disfunción del MT	bajo metilación en el cerebro	
Suplementos Típicos		
B3, B6, C, E, folato, B12, B5, B1	B6, C, E, metil-B12, niacinamida	B6, C, tal vez B3, B5, complejo B
magnesio, selenio, zinc, manganeso	calcio, magnesio, tal vez B5	magnesio, zinc, manganeso
molibdeno. Tal vez, complejo B.	metionina, SAMe, TMG	boron, biotina
omega 3, colina	omega 3, inositol, selenio	AGL. Antioxidantes.
NAC (gradualmente, después de 3+ mes)	glutatión, A, D3, zinc	tal vez, triptofano, 5HTP
valeriana, GABA	hierba de St. Juan. Kava.	hierba de St. Juan

---------- Suplementos Típicamente Perjudiciales al Biotipo ----------

cobre, metionina, SAMe, TMG	ácido fólico	cobre, tal al inicio
fenilalanina, tirosina, 5HTP	DMAE, tal vez, la colina	exceso de omega 3
tal vez, inositol, triptófano	tal vez, B12	
exceso de omega 6	exceso de omega 6	

Se estima que el factor histadelia ha de ser el mayor contribuyente de las esquizofrenias de 15-20%. Se caracteriza por lo elevado de histamina y folato en sangre, y su baja metilación en el cerebro. La serotonina está típicamente abatida, y a menudo, la dopamina e norepinefrina.

Los histadélicos son por lo común diagnosticados como esquizofrénicos afectivos, o trastorno obsesivo compulsivo. La histadelia puede crear una tendencia a las compulsiones, fobias, obsesiones, adicciones, y depresión crónica. La histadelia también puede ser un factor de adicción, de trastorno de oposición desafiante, y tal vez el síndrome de Tourette.[1-3, 12]

No todas las características siguientes tienen que manifestarse necesariamente. Por Ej. La ingesta extensa de neurolépticos puede crear la obesidad histadélica; y si se sobre expone al cobre, una histadelia genética se vuelve temporalmente histapenia. Por otro lado, una persona puede exhibir un número de rasgos histadélicos y no serlo.

Histadelia (alta histamina)

Obsesiones, fobias, compulsiones, tensión interior, depresión profunda, incremento metabólico, baja metilación cerebral.

Síntomas Físicos y Tendencias[1-3,5,6]

☐ Poca tolerancia al dolor. Jaquecas, dolores en la espalda, dolores de estómago, y los calambres musculares son comunes.

☐ Un metabolismo rápido. Alta temperatura corporal. Necesita dormir poco.

☐ Los Histadélicos comúnmente oyen su pulso en la almohada por las noches.

☐ Abundante producción de secreciones fluidas. Profusa sudoración. Flujo de salivación a gran escala (pueden salpicar saliva muy a menudo). Fácil y bien mantenidos orgasmos y una alta función sexual. Más que suficientes jugos gástricos, creando una disposición para agruras. Tendencia a la náusea. Frecuentes gripes.

☐ Tendencia a las alergias respiratorias estacionales, asma, trastornos autoinmunes.

☐ Propensos a la hipertensión.

☐ Alta tolerancia y tendencia a las adicciones, a las drogas, azúcar, o alcohol.

Apariencia

☐ El típico histadélicos es una persona con constitución enjuta, a pesar de que en lo general es de muy buen apetito.

☐ Para disipar el calor de su cuerpo pudo haber formado una forma alargada de nariz y orejas, así como dedos de pies y manos, con el segundo dedo del pie más largo que el gordo. Del mismo modo, las venas son altamente visibles.

☐ Sus dientes tienden a estar en excelente forma, los incisivos tienden a ser prominentes

HISTADELIA: ALGUNAS TENDENCIAS Y SÍNTOMAS

Estas características, tomadas con otros síntomas mentales y físicos, tienden a indicar histadelia. Sin embargo, características que pueden ser atípicas y que no embonan bien dentro de estas pautas, e inversamente, gente con un número de rasgos no son necesariamente histadélicos.

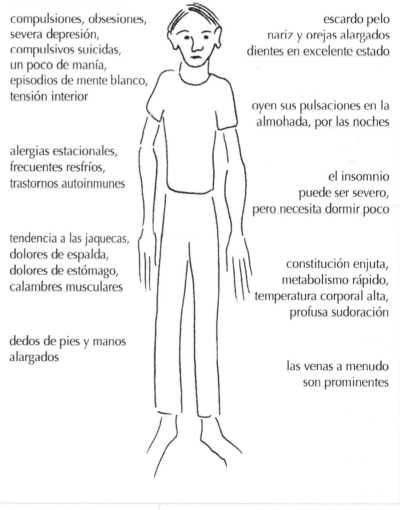

compulsiones, obsesiones, severa depresión, compulsivos suicidas, un poco de manía, episodios de mente blanco, tensión interior

escardo pelo nariz y orejas alargados dientes en excelente estado

oyen sus pulsaciones en la almohada, por las noches

alergias estacionales, frecuentes resfríos, trastornos autoinmunes

el insomnio puede ser severo, pero necesita dormir poco

tendencia a las jaquecas, dolores de espalda, dolores de estómago, calambres musculares

constitución enjuta, metabolismo rápido, temperatura corporal alta, profusa sudoración

dedos de pies y manos alargados

las venas a menudo son prominentes

NIJINSKY[1,3]

El Dr. Pfeiffer identificó a Nijinsky como histadélico. Nijinsky una vez explicó la cualidad etérea de su danza: él se observaba a sí mismo danzando y diciéndose a sí mismo que hacer.

La Primera Sospecha de la Enfermedad[4]

La esposa de Nijinsky primero se preocupó cuando un día regresó a su casa y se encontró que Nijinsky se había puesto la cruz de oro de su joven hija y había ido a tocar a las puertas de todo el vecindario disponiendo a todos para ir a la iglesia. Se volvió obsesivo, en su pintura, de normal alegre, ahora con las caras sangrientas de los soldados de la 1ª Guerra Mundial. Se volvió extrañamente irritable. En cierta ocasión empujó a su esposa e hijos por las escaleras, y después se sintió confundido por el incidente. Por la descripción de su esposa, parecía que en ese tiempo, él pudo haber tenido dispercepción auditivas, de gusto y visuales.

El Último Baile de Nijinsky[4]

"(Él) puso una silla, se sentó de frente a la audiencia, los miró fijamente, como si quisiera leerles los pensamientos a cada uno... por media hora... [entonces él hizo una cruz del largo del cuarto y se puso a la cabeza de ella con los brazos abiertos, una cruz viviente él mismo. `Ahora bailaré para Uds., la guerra, con su sufrimiento, su destrucción y su muerte. La guerra que ustedes no impidien, y por lo tanto, para la cual ustedes son responsables.'

"(Su baile era diferente como) esa escena de 'Petroushka', cuando la marioneta trata de escapar a su destino... Él parecía llenar el cuarto con el horror de la humanidad afligida. Sus gestos eran monumentales y nos encantó, así que casi lo vimos flotar encima de los cadáveres... (él era) un tigre salido de la jungla, quien en ningún momento nos destruiría. llevando a la audiencia con él a la guerra... destrucción... sufrimiento, horror; combativo con todos sus músculos como de acero, su agilidad, su rapidez relampagueante, con su ser etéreo para escapar de su inevitable fin. Era la danza de la vida contra la muerte".

La última danza de Nijinsky como la describió su esposa Romola Nijinsky.[4] Poco después, el Dr. Bleuler lo examinó y lo encontró demente incurable. La mayoría de su vida, desde entonces, la pasó en el manicomio.

Más detalles de nutrientes

Refiéranse a *Sumario de Nutrientes* p 125-140, para mayores funciones nutricionales, contraindicaciones, y fuentes. También vea *Contraindicaciones* p 57.

Síntomas Mentales Típicos[1-3, 5, 6]

☐ Severas depresiones. Pueden exhibir ciclos estacionales (y trastorno afectivo estacional), lloran con facilidad, compulsivamente suicidas. Comúnmente diagnosticados como esquizofrénicos afectivos.

☐ Ritualista obsesivo, cavilaciones, compulsiones, fobias. A menudo, diagnosticados como obsesivo compulsivo. También, puede ser diagnosticado con delirios, o con trastorno de oposición desafiante.

☐ Sobre estimulados, tensión interior, de alguna manera maniática. Dificultad para dormir, fácil para despertar; el insomnio puede ser severo.

☐ Dispercepciones, trastorno de pensamiento, delirios, episodios de mente en blanco. A menudo, trastocan el sentido de la realidad, y puede perdiendo el contacto con la realidad completamente. (Las alucinaciones, sin embargo, son relativamente raras.)

Creatividad.[1,3] Los adolescentes histadélicos pueden ser tímidos y supersensitivos. El adulto puede ser perfeccionista, competitivo, compulsivamente productivo y creativo. Su tendencia al logro de alta, a menudo conducen a trabajos de gran éxito como científicos, atletas o ejecutivos de empresas.

Historia Familiar

La histadelia es hereditaria. La historia familiar puede incluir suicidios, depresión, alergias, alcoholismo, jaquecas, insomnio, urticaria.[1,3,5] Las madres histadélicas usualmente dan a luz hijos varones. Sus ligeras y copiosas secreciones vaginales fomentan la creación de varones.[3,5]

Pruebas Bioquímicas[1, 3, 5, 9, 10]

☐ **Conteo absoluto de basófilos.** Reflejan la condición de la histamina.

☐ **Histamina en sangre**. Es una prueba más sensible que los basófilos.

☐ **Metilación por debajo.** Con elevado la histamina y el folato; y generalmente **baja serotonina, SAMe, metionina**.[9, 10, 12]

☐ **El calcio, magnesio, vitamina B6,** generalmente están bajos.

☐ **Cobre en suero.** Usualmente bajo a menos que el cobre alto esté enmascarando la histadelia.

☐ **La dopamina y norepinefrina** pueden estar abatidas.

☐ **Plomo.** La histadelia en niños puede deberse a un exceso de plomo.

☐ **Alergias respiratorias**. Son comunes.

Tratamientos[1, 3, 5-12]

El Dr. Walsh dice que la clave es la optimización de metilo, mientras se mantiene la homocisteína baja para proteger al corazón. *El promedio de las dosis son las usadas por el Dres. Pfeiffer o Jaffe/Kruesi y están en corchetes. La verdadera dosis del tratamiento deberá reflejar los requerimientos bioquímicos del individuo.*

☐ **SAMe.** Critico a la metilación. Introducir lo gradualmente. El SAMe puede ser efectivo, usualmente entre 3 semanas. Ayuda confirmar la condición de baja metilación. El Dr. Walsh sugiere para minimizar el costo, una vez establecido el beneficio, se puede disminuir gradualmente el SAMe, e incrementar la metionina.[9, 10, 12]

☐ **La metionina.** Incrementa la metilación; y a menudo el grupo de metilo que combina con la histamina promoviendo su excreción [500mg, 2-4 por día.[1,3,5] *Considere las pruebas bioquímicas.*]; trabaja con calcio. (*Nota: Metionina incrementan la excreción de cobre, hierro, y zinc.*)

☐ **Magnesio.** Crítico en el metabolismo de la metionina a SAM.

☐ **Calcio.** Libera la histamina. Con el magnesio actúa como un tranquilizador natural. [500mg, 2 veces al día[1,3,5] *Tome formas absorbibles*]

☐ **Vitamina B6.** Apoya la formación de neurotransmisores como serotonina; ayuda a metabolizar la homocisteína [20-50mg[1,3]]

☐ **Vitamina C.** (de preferencia de liberación lenta) [1g 2 a 3 veces por día.[1,3,5]] Decrece histamina, modera estimulación y voces.

☐ **Zinc.** (de preferencia como citrato o picolinato) [25mg[5]].

☐ **B12 de metilo.** Facilita la metilación y mejora la depresión. *Precaución: La forma B12 sin el metilo empeora los síntomas en algunos histadélicos.*

☐ **Glutatión.** Necesario para metilar B12 y contrarrestar el estrés oxidatívo. **Selenio y vitamina E** trabajan con glutatión.

☐ **Omega 3.** Revisar el perfil de ácidos grasos.[11] (vea p 61-63.)

☐ **Inositol.** Puede ayudar a disminuir la ansiedad, e insomnia.[12]

☐ **Niacinamida.** Especialmente en ansiedad o voces. Dr. Hoffer encontró que los Histadélicos beneficiar con pequeñas cantidades, introducirlo gradualmente, con atención a las reacciones.

☐ **Vitamina A.** Ayuda dar al contrario a las alergias temporáneas. **Vitamina D3.** Apoya la absorción de calcio, ayuda con la depresión, trabaja con la A.

☐ **Vitamina B5.** Puede ayudar el sueño.

☐ **Kava.** Ayuda a calmar el sistema límbico, *pero puede sobre-estimular.*

☐ **Fuentes de triptófano** (Ej., Hierba de San Juan), para ayudar a mesurar la sobre-estimulación.[9, 10, 12] *Precaución: puede interactuar con medicamentos.*

☐ **Acetil-L-Carnitina.** Un antioxidante mitocondrial, puede ser útil si la energía mental esta baja, *pero puede sobre-estímular.* (WALSH 2007)

La dieta. La carne provee metionina; el aumento de metilación. El uso de fuentes de alta calidad (camperas, preferiblemente orgánicos). Comer alimentos frescos, enteros, carbohidratos complejos (legumbres, verduras), omega 3 de pescado. Lácteos aporta calcio, lo que los histadélicos necesitades, pero pueden provocar reacciones alérgicas (considerar el aumento de zinc, o tratando lácteos de cabra). *En algunos casos, verduras de hojas verdes deben ser limitados, debido al contenido de folato. Evite los alergenos, azúcar, harina blanca, alcohol, fritas o grasas hidrogenadas.*

Apoyo.[1, 3] A los histadélicos les puede ser difícil adherirse al tratamiento o evitar las adicciones. Pueden sucumbir a la depresión o compulsión. El suicidio puede ser una constante amenaza. Una amistad puede ser su salvavidas. A menudo, es de ayuda un pariente solidario o un buen amigo que viva con el histadélico.

Precauciones

☐ El **folato** puede causar síntomas de llamaradas repentinas. *Histadélicos deben tener cuidado con los suplementos que contienen ácido fólico.*

☐ La vitamina B12 *si no está junto con el metíl,* puede causar depresión y otros síntomas perjudicial en algunos histadélicos.

☐ La **DMAE** (o la colina), puede provocar a veces efectos adversos.[12]

☐ Dosis de B2, B3 y B5 son generalmente más baja que en histapenia.

☐ Altas dosis de triptófano puede inducir a 3 horas de bochornos y reacciones cardiovasculares, ya que es convertido rápidamente en serotonina.

Drogas

El Dr. Pfeiffer encontró que el litio algunas veces puede ayudar (p 155). También, que un juicioso uso del Dilantin (uno anticonvulsivo) puede dar algún alivio, pero disminuye los niveles de ácido fólico y puede fomentar una severa depresión o compulsión; y eventualmente causar serios efectos colaterales. Por otro parte, se sugiere que la metionina, el calcio, el zinc y el manganeso son por lo general suficientes.

El Dr. Pfeiffer encontró que los histadélicos no responden bien a los neurolépticos o TEC, y pueden quedarse inmóviles o catatónicos con Prolixin®. Más aún, los neurolépticos agotan el magnesio, el cual necesitan los histadélicos. El Dr. Walsh encontró que si bien el ISRS puede beneficiar, los efectos colaterales pueden ser prohibitivos, mientras que la sustentación nutritiva para los desequilibrios subyacentes puede ser al menos más efectivas.[1, 9, 10, 12] *Nota: El médico puede encontrar que el rápido metabolismo de las medicinas usadas en los enfermedades físicos, puede que sea necesaria dosis más bajas y más frecuentes.*[5, 6]

Pronósticos[1, 3, 6]

Por lo general, algunas mejoras se producen en 6 a 10 semanas. La depresión, los pensamientos en blanco, son los primeros en los que hay beneficios. En un año las compulsiones y las obsesiones disminuyen. Los miedos anormales son los más resistentes.

La Demencia de Nijinsky[4]

"Representé el papel de lunático y el pueblo entero, mi familia e incluso el doctor me lo creyeron".

Nijinsky,[4] poco antes de ser diagnosticado por el Dr. Bleuler

Por el resto de su vida, Nijinsky fue victima de episodios de catatonia, que podían durar meses; de la violencia, en especial cuando estaba fuera del asilo y las persistentes visiones de disparos y soldados muriendo. Periódicamente se rehusaba a comer, y era en especial precavido con la carne.

Su memoria permaneció intacta y podía recordar cada momento de su danza, pero, nunca volvió a bailar y nunca se recuperó. Cuando su empresario Diaghileff le preguntó si podría bailar para él una vez más en el *Ballet* Ruso, Nijinsky respondió: *"No puedo, porque estoy loco".*

Histadelia y Restricción de Folato

"Para la mayoría de las personas sobre metilados, ácido fólico y B12 son esenciales para la terapia. Sin embargo, los pacientes psiquiátricos con niveles anormales de la norepinefrina, la dopamina o la serotonina son una excepción. Ellos representan un caso especial, en la que el metíl proporción de ácido fólico en el cerebro es la preocupación predominante".

Dr. William J Walsh, PhD, 2008

Adicciones a las Drogas[1, 3, 5]

Las drogas recreacionales tal vez se puedan percibir como supresoras de síntomas más efectivas que los nutrientes. Ya que el alcohol es un ligero liberador de histamina, los histadélicos pueden tender a beber fuertemente. Los opiáceos (Ej. La heroína, morfina, opio, codeína, metadona) pueden ser anhelados como liberadores de histaminas más fuertes; los estimulantes (Ej., Las anfetaminas, cafeína, azúcar) para moderar la depresión. Con el tiempo, tales drogas tienden a fomentar tantos síntomas como los que temporalmente aliviaron.

Con la compulsión histadélica puede ser difícil de disminuir el uso de las drogas. Si los histadélicos no pueden encontrar la forma de limitar o preferentemente abandonar estas drogas, mantendrán los desequilibrios del sistema nervioso exacerbado.

Recordatorio. Esta información es presentada para propósitos educativos solamente. Si Ud. necesita tratamiento para la esquizofrenia u otra condición médica, por favor contacte con un médico bien informado.

La piroluria es un trastorno de estrés se caracteriza por la ansiedad profunda. Es causado por anomalías en la hemoglobina que forma — tal vez debido al estrés oxidativo pronunciado — elevando un pirrol específica,* que luego se une y elimina la circulación de zinc, a menudo se deteriora la función B6, y agota el ácido araquidónico.
(McGinnis 2004, Bibus 2000, Walsh 2006)

Piroluria

* Principalmente, OHHPL (hydroxyhemopyrrolin-2-ona). Pirroles se utilizan en la formación de porfirina, que es la base de la hemo de la molécula de hemoglobina, el componente de transporte de oxígeno de la sangre.

Depresión, tensión irritabilidad. Náuseas, dolores de cabeza y de coyunturas. Una olor dulce y a acetona de aliento y corporal. Los síntomas por lo general surgen por primera vez en adolescentes sometidos a estrés.

Sara[5.6]

Sara era una adolescente que llegó por ayuda con el Dr. Pfeiffer en 1971. Dr. Pfeiffer la describe caminando despacio "con los pies ampliamente separados, como siguiendo a mano el terso surco del cansado buey". Sus rodillas le dolían; sus cartílagos no estaban bien formados. A su lado izquierdo ocasionalmente le daba un espasmo, "el pie atenazado, el puño doblado, los brazos y las piernas haciendo movimientos de un vuelo descontrolado". Ella siempre tenía náuseas. El olor de su aliento era afrutado. La menstruación había cesado. Era sujeto de ataques, amnesia y periódicamente perdía el contacto con la realidad. Repetidas veces trató de ahorcarse. Los neurolepticos hacían que los síntomas empeoraran. Los criptopirroles eran 7 veces los que debían ser.

Sara sería la primera paciente jamás tratada de piroluria. El zinc y manganeso ayudaron a que su cartílago y tendones se repararan. La B6 remitió la anemia, náuseas, convulsiones; y ayudó a su cuerpo a desintoxicarse de las drogas psiquiátricas. El zinc y B6 interrumpieron las dispercepciónes y restauraron el equilibrio endocrino. El manganeso y B6 finalizaron la depresión y la fatiga. Después del tratamiento, Sara terminó la Universidad y trabajó en Nueva York.

Dickinson y Darwin (Pfeiffer)[5, 6]

El Dr. Pfeiffer sugiere que Emily Dickinson y Charles Darwin fueron probablemente pirolúricos. Ambos tenían gran dinamismo y creatividad, pero estuvieron plagados por depresiones intermitentes, un cúmulo de jaquecas y fatiga. Darwin era víctima del insomnio, náusea, devastadora fatiga y jaquecas cegadoras. Dickinson era hipersensible a la luz y de un incapacitante dolor en

Populación[3, 6, 23, 24]

Estimaciones de la incidencia de la piroluria como uno de los desequilibrios primarios de esquizofrenia están en un rango de 15-30% o más. La piroluria es la más predominante de las esquizofrenias agudas (posiblemente el 70%), pero una gran ausencia en pacientes recuperados.[23] Por lo menos el 10% de los pirolúricos tienen también desequilibrios de histamina.

La piroluria de ninguna manera es, única a la esquizofrenia. De acuerdo con Dr. Hoffer, el 20% de los adultos deprimidos, ansiosos, o adictos; y los niños con trastornos de comportamiento o aprendizaje tienen piroluria. Y también el 10% de los pacientes en pabellones de cirugía, y otros padecimientos prolongados (como el cáncer) de estrés físico. Dr. Hoffer encontró que haya o no síntomas mentales involucrados, tales personas son probables para beneficiarse de las correspondientes tratamientos nutricionales.[23, 24]

La lista de abajo está asociada a condiciones físicas, apariencias, características y síntomas mentales. Estos no son definitivos pero, si muchos están presentes, imparten peso a las pruebas de laboratorio. Los pirolúricos no necesariamente manifiestan todos estos rasgos en especial si existen condiciones de complicación. También un individuo puede exhibir un número de estos rasgos y no ser primariamente pirolúrico.

Síntomas Físicos y Tendencias[4-10, 20, 21]

☐ Aliento dulce y olor corporal a acetona (trans-3-metil-2-ácido hexanoico).

☐ Perdida general de apetito. Mareos. Náuseas matutinas pueden llevar a evitar el desayuno.

☐ Suprarrenales adoloridas. Problemas para metabolizar el azúcar.

☐ Dolores en el cuadrante superior izquierdo; sensibilidad en el bazo.

☐ Alergias. Intolerancia a algunas proteínas, alcohol, y drogas.

☐ Estreñimiento resistente al tratamiento.

☐ Dientes superiores frontales encimados. Encías inflamadas y retraídas. Esmalte dental formado deficientemente, propenso a las caries.

☐ La síntesis del colágeno a menudo está deteriorada. Los cartílagos y tendones pueden que no se hayan desarrollado correctamente, conduciendo a coyunturas mal formadas. Las rodillas pueden doler o causar dolor.

☐ Tener sensación de hormigueo en las extremidades. Los temblores pueden evolucionar en severos espasmos musculares o en ataques convulsivos.

☐ Pies y manos frías, inexplicables escalofríos y fiebres, vulnerabilidad a las infecciones. Después de años de enfermedad se puede desarrollar cáncer

☐ Tendencia a las estrías, herpes, acné, eczema, o psoriasis.

☐ Deficiente curación de heridas.

☐ Tendencia a la anemia macrocítica, y eosinofilia, debidas a la baja B6.

☐ La función glandular está alterada, con retrazo de la pubertad, menstruación irregular o ausente, o impotencia

Apariencia[4-10]

☐ Los pirolúricos son usualmente mujeres, y pueden tener el pelo y la piel más claros que los de la familia. La palidez puede darles un aspecto de "Muñeca de porcelana". El pelo se vuelve gris prematuramente (el zinc y la vitamina

B6 son necesarios para la formación de pigmento). El pelo de las cejas puede ser basto.

☐ La piel tiende a picar o a quemarse con el sol, y no se broncea, tal vez ni siquiera se ponga roja.

☐ Manchas blancas en las uñas que son casi siempre evidentes, esto es debido a la carencia de zinc, o deficiencia de proteína. Las uñas comúnmente son pálidas, suaves y se rompen fácilmente.

☐ Los dientes tienden a estar encimados y son propensos a la caries.

☐ El paciente puede cojear, debido a la mala formación de las coyunturas.

☐ Puede que tenga las muñecas y los tobillos delgados, el peso se acumula en la sección media.

Síntomas Mentales[4-10, 20, 21]

☐ Alta tensión interna, fácil de irritar, propenso al comportamiento agresivo.

☐ Los síntomas se agravan con el estrés. (Dr. Pfeiffer previene vigilar las reacciones de: los enamoramientos, al dejar la casa, al terminar la escuela o ingresar al ejército).

☐ Emociones inestables. Predominan las depresiones que pueden ser severas. El afecto es mejor que en los desequilibrios de histamina.

☐ Dispercepción, delirios. Posiblemente alucinaciones o paranoia.

☐ Pérdida periódica del contacto con la realidad, pero, la mayoría de las veces mejor percepción que en las otras formas de esquizofrenia (los pirolúricos saben que están enfermos).

☐ Propensión a aislarse de la sociedad.

☐ Los procesos de pensamiento son lentos, las capacidades de aprendizaje son reducidas. Hay temporadas de amnesia.

☐ Tendencia a la hiperactividad si hay demasiado cobre o plomo.

☐ El Dr. Pfeiffer sugiere que la piroluria suele ser la fuente de la delincuencia juvenil y de suicidios.

☐ Letargia, se fatiga con facilidad, algunas veces apática.

☐ Dificultad para dormir, raramente se duerme de corrido por largo tiempo. Se recuerda muy poco o nada de los sueños.

☐ Los signos neurológicos son con frecuencia evidentes. En algunos casos hay ataque convulsivo.

Los síntomas mentales pueden ser atípicos

Creatividad.[5, 6] El Dr. Pfeiffer estableció que los pirolúricos, están entre los pacientes más originales y ha encontrado que muchos de los grandes personajes fueron pirolúricos. Ellos sin embargo sufren de angustia mental y de un deterioro físico causado por la enfermedad.

PIROLURIA; ALGUNAS TENDENCIAS Y SÍNTOMAS

Estas características, estudiadas con otros síntomas mentales y físicos, tienden a indicar piroluria. Sin embargo, pueden haber características atípicas que no encajen bien con esta norma y a la inversa, gente con un número de estos rasgos que no sean pirolúricos.

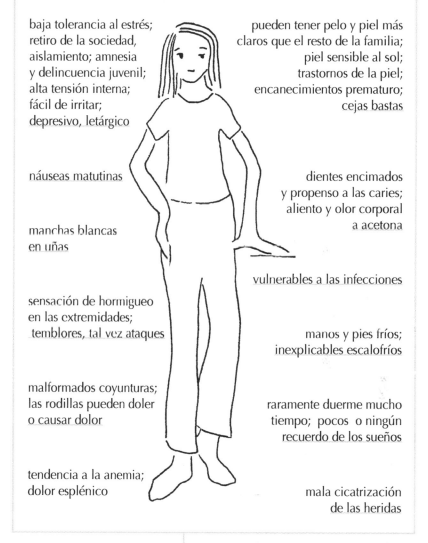

baja tolerancia al estrés; retiro de la sociedad, aislamiento; amnesia y delincuencia juvenil; alta tensión interna; fácil de irritar; depresivo, letárgico

náuseas matutinas

manchas blancas en uñas

sensación de hormigueo en las extremidades; temblores, tal vez ataques

malformados coyunturas; las rodillas pueden doler o causar dolor

tendencia a la anemia; dolor esplénico

pueden tener pelo y piel más claros que el resto de la familia; piel sensible al sol; trastornos de la piel; encanecimientos prematuro; cejas bastas

dientes encimados y propenso a las caries; aliento y olor corporal a acetona

vulnerables a las infecciones

manos y pies fríos; inexplicables escalofríos

raramente duerme mucho tiempo; pocos o ningún recuerdo de los sueños

mala cicatrización de las heridas

Dickinson, Darwin (continué)

los ojos. Ambos parecían necesitar de un estricto control sobre su medioambiente, eran fácilmente molestados por la crítica. Eran dependientes de sus familiares y devastados por la muerte de sus padres, su cambio fue horrible. Los extraños algunas veces les causaban palpitaciones. Eventualmente se aislaron de todos con excepción de sus más cercanos amigos con quienes se comunicaban solamente por escrito.

"El alma selecciona su propia sociedad — Entonces — cierra la puerta —"

Emily Dickinson, c. 1862

Zinc, Manganeso, y Vitamina B6

El zinc y la vitamina B6 son usualmente indicados en la mayoría de los biotipos de esquizofrenia.

El zinc es requerido en el desarrollo de los nervios, la formación de los núcleos, y la síntesis del colágeno y la proteína. Promueve resistencia al estrés y a las enfermedades, apoya la actividad de la tiroides y la insulina, así como, el funcionamiento intelectual, ayuda a moderar el humor, y beneficia en algunos tipos de dolor de cabeza. Con manganeso, el zinc hace la quelación del cobre, y ayudan en el almacenamiento de histamina. El zinc ayuda a mantener el sentido del gusto y del olfato. La deficiencia ha sido relacionada con paranoia, problemas de memoria, irritabilidad, trastornos del comportamiento, dolores en las coyunturas, inmunidad disfuncional, e intolerancia a los carbohidratos.

El manganeso es necesario para el metabolismo del azúcar y la proteína; el desarrollo de los cartílagos y las coyunturas; el crecimiento de los huesos; la función de la tiroides; y la prevención de los desórdenes de la autoinmunidad y alergias. Ayuda a formar la acetilcolina (necesaria para la conducta de los impulsos entre los nerviosos y los músculos; y es importante en la función de la memoria). La deficiencia de manganeso ha sido asociada con: la fatiga, la depresión, mareos, intolerancia a la glucosa, malformación de coyunturas, convulsiones, y ataques falta de coordinación.

Vitamina B6 Es usada en la desintoxicación cerebral; el metabolismo de carbohidratos, grasas y los aminoácidos; y la síntesis del ARN y ADN. La vitamina B6 apoya la formación de un número importante de neurotransmisores, incluyendo la serotonina, dopamina, GABA, norepinefrina y acetilcolina. La vitamina B6 también apoya a la tiroides, ayuda a mantener en funciones a la inmunidad, y es esencial para la síntesis de la hemoglobina y los esteroides. La deficiencia puede inducir a náuseas, estremecimientos; una sensación de sacudida en las extremidades, y convulsiones en la niñez. La B6 ha sido usada para tratar la hiperactividad, epilepsia, depresión, agitación, autismo, alergias cerebrales, piroluria, esquizofrenia de la niñez, y desequilibrio histamínico.

Vea *Sumario de Nutrientes*, para más información de beneficios, efectos secundarios y contraindicaciones.

"Todos nos detuvimos como congelados, sin un solo movimiento muscular, la muerte pasó sobre nosotros. Todos nos convertimos en células de un gran organismo. Habíamos billones. Uno de nosotros pudo respirar y entonces otro, cada uno tomo la chispa de la vida por un instante y después la fueron pasando. Jugando una partida con nuestra preciosa ascua, que nos podría regresar como seres completos tan pronto como pasara el peligro. Que brillante estrategia."

Esto fue una ilusión de Mark Vonnegut[22] en una habitación llena de personas dormidas, percibió que la vida se estaba extinguiendo. Recibió tratamiento Ortomolecular para la piroluria, y más tarde se convertiría en Doctor.

Recordatorio: Esta información es sólo con propósitos educativos; si desea curación busque un médico bien informado.

Historia Familiar y Efectos Congénitos[5, 6]

El principio típicamente ocurre durante la adolescencia, usualmente en respuesta al estrés.[5, 6]

La tendencia a la piroluria es hereditaria. Otras tendencias familiares pueden incluir un cúmulo de jaquecas, depresión, fatiga, sensibilidad al frío, anemia, náusea, ausencia de recuerdos de sueños, y suicidios

Dr. Pfeiffer hace notar que si la madre tiene piroluria, sus vástagos tienden a ser todas mujeres de aspecto similar. Los varones generalmente son abortados o nacen muertos. Esto puede ser en parte, debido a la indisponibilidad de zinc, el cual es necesario para el desarrollar los órganos masculinos.

La deficiencia de zinc también afecta a la síntesis de proteína de las ARN y ADN, los lípidos del cerebro, la talla del hipotálamo, el desarrollo del cerebelo, la tubulina neural transportada por los axones, y la síntesis y ensamble del neuro-túbulo. Menos neuronas desarrollan. El tamaño del cerebro puede ser reducido.

Pruebas Bioquímicas[4-11, 18-20]

☐ **Pirroles urinarios.***

☐ **EGOT** (eritrocitos glutamato/oxalato transaminasa) una clave B6-dependiente enzima. Refleja niveles de B6.

☐ **Zinc.** Ensayos de suero sanguíneo y pelo pueden tener alto o bajo la escala. Manchas blancas en las uñas pueden ser la señal de los periodos de deficiencia (de cualquier manera las manchas pueden deberse a otras causas). Las uñas tardan 5 u 6 meses en completar su crecimiento.

☐ Debido a una pobre asimilación, otros nutrientes o enzimas relacionadas pueden estar también deficientes. (Vea *Apéndice I.*)

☐ EEGs pueden ser anormales, con ocasionales olas lentas y aislados picos voltaicos.

Tratamiento [4-17, 20, 21, 25, 27, 28]

El tratamiento enfocado en la vitamina B6, zinc, manganeso, y GLA. De acuerdo con el Dr. Pfeiffer la piroluria es fácil de tratar y la superación de los pacientes está directamente relacionada con el pirroles (principalmente OHPPL) urinario.[5]

Dosis promedio usada por el Dres. Pfeiffer[5,6] o Jaffe/ Kruesi[20]. Las dosis varían según el paciente. El tratamiento escogido debe reflejar los requerimientos individuales.

☐ **Vitamina B6** Se debe tomar suficiente B6 para recordar su último sueño de la noche, o hasta el punto en el cual la "EGOT" normaliza [la dosis en piroluria casi siempre empiezan en 100mg dos veces al día.[11] La total no debe exceder 2g. Si los dedos de manos o pies se entumen, piridoxal-5-fosfatado puede ser preferible; a la décima o quinta parte de la dosis de B6.[5,6]]

☐ **Zinc** (picolinato o citrato) [de 10 a 50 mg, dos veces al día.[5,6] En algunos pacientes, los médicos recetan hasta 100mg, dos veces al día.]*

☐ **Manganeso.** (Aproximadamente 10mg, dos veces al día.[5] La proporción de zinc debe ser muy afinada. (vea *Contraindicaciones*)]

☐ **Magnesio.** Puede ser necesario al incrementar los niveles de zinc y B6. La irritabilidad puede ser un signo de que se necesita magnesio.

☐ **Aceite de Prímula del Atardecer**[27, 28] para señalar la deficiencia de omega 6, especialmente en la piroluria severa (*vea a la derecha*).

☐ **Vitamina B3.** El Dr. Hoffer encontró que la niacinamida puede dar mejoría adicional. Considerarla en especial cuando hay voces y ansiedad.

☐ **Vitamina B5** y **C** apoyan las suprarrenales y ayuda la inmunidad.

☐ **Antioxidantes.**

☐ **Biotina. Boro.** *Tal vez,* **hierba de St. Juan.**

☐ Los Dres. Jaffe y Kruesi encontraron después de seis meses, modestas dosis de cobre [Ej.: 0.2mg] pueden ser necesarias en algunos casos para prevenir la deficiencia inducida de zinc.[20] También, Pfeiffer encontró que: para pacientes que no responden es necesario administrarles pequeñas cantidades de cobre que ayudan a estimular la absorción del zinc.[25] (*Nota: El zinc y el cobre compiten en la absorción, así es que no se deben tomar juntos.*[20])

Dieta[25] — A los pirolúricos normalmente les va mejor al inicio con una dieta totalmente vegetariana porque la insuficiencia de zinc y vitamina B6 dificultan el manejo de la proteína. Los alimentos orgánicos serán mejores, porque evitan los problemas en el procesar y eliminar las toxinas.

Evitar

☐ Comidas refinadas como el azúcar, y harina blanca. La vitamina B6 se reduce hasta en 80% con los carbohidratos refinados. Evite también las frituras y las grasas hidrogenadas.

☐ Los alérgenos. Metales pesados. Alcohol y las drogas callejeras.

Drogas [5]

El Dr. Pfeiffer observó que los pirolúricos tienen dificultad al metabolizar y eliminar las drogas, así que las dosis casi siempre son amplificadas. Tienden a ser intolerantes a los tranquilizantes y barbitúricos, la sedación exacerba los síntomas. TEC y coma de insulina son inefectivos. El Dr. Pfeiffer fue más allá y advirtió que los EEGs anormales con una sola convulsión pueden ocurrir al principio del tratamiento con neurolépticos.[5] El Dr. Walsh encontró que usualmente los neurolépticos deben ser reducidos o eliminados.[28] (Vea *Síntomas* p 151, 154).

Pronósticos [5, 6, 21]

Es usual que los pirolúricos respondan a los tratamientos nutricionales de 1 a 7 días y puedan estar totalmente recuperados en 3 u 4 meses; salvo que se confundan las condiciones (Ej. desequilibrios histamínicos).

Los tratamientos deben ser mantenidos e incrementados cuando se está en estrés para evitar recaídas. Si el zinc y la B6 son suspendidos, un rápido retorno a los síntomas serios puede ocurrir dentro de los siguientes 2 a 14 días.

Aceite de Prímula, y Piroluria

Un estudio piloto[27] de los Dres. Douglas M. Bibus y William J. Walsh examinaron plasma con perfiles de ácidos grasos de diferentes biotipos. En pirolúricos (en contraste con los pacientes con desequilibrios de histamina):

☐ EPA (una larga cadena de omega 3) fuera insignificantemente elevada.

☐ El ácido araquidónico (AA), una larga cadena de grasas omega 6 fuera insignificantemente baja.

En trabajos con pirolúricos, el Dr. Walsh reportó posteriores encuentros de Omega 6 bajos, en especial en los casos severos, con muy buena respuesta a suplementos de GLA, en especial con el aceite de prímula (onagra).[28]

Vea *Ácidos Grasos Esenciales*, p 61-63.

Contraindicaciones /Consideraciones

☐ Mientras que el zinc ayuda a remitir la depresión y otros síntomas, altas dosis por periodos extensos pueden inducir a depresión. Insuficiente magnesio, cobre o vitamina B6, relativos al zinc, pueden ser factor crítico.

☐ Por otro lado, exceso de manganeso relativo al zinc puede inducir a manía.

☐ Exceso de la B6 relativa al magnesio o zinc pueden estar asociadas con las reacciones mentales adversas.

☐ Exceso de zinc puede incrementar la transpiración, náusea e intolerancia al alcohol, así como a un transitorio empeoramiento de alucinaciones o depresión. Exceso relativo de manganeso reduce la estabilidad de las membranas neurales, y pueden llevar a ataques convulsivos. Los epilépticos están particularmente en riesgo.

☐ Exceso de manganeso puede elevar la presión sanguínea en personas de más de 40 años, o causar dolores de cabeza hipertensivos.

☐ Altas dosis de vitamina B6 (usualmente sobre 2g) debieron, en algunos casos, causado daño en el nervio sensitivo, reversible cuando la ingesta se suspendió. Los daños los indican el entumecimiento o estremecimiento de los dedos de manos y pies (los cuales pueden también tener otras causas, Ej. insuficiencia de la B12).

Vea *Sumario de Nutrientes* p.25-46 para más contraindicaciones.

Factores Asociados

Las deficiencias de vitamina B12 y ácido fólico, y los desequilibrios de ácidos grasos, influencian la formación de histamina y el eje de la histamina esquizofrenias.

Vitamina B12 y Ácido Fólico

"Los pacientes psiquiátricos tienden a tener el folato bajo."

Dr. Mark Gold

"Una deficiencia de vitamina B12 puede causar un posible diagnóstico para la mayoría de los pacientes psiquiátricos.

Dr. J. G. Henderson

ÁCIDO FÓLICO

Estructura y Localización

El ácido fólico está compuesto de: pteridina, PABA, ácido glutámico. El ácido fólico está concentrado en el fluido de la espina y los fluidos celulares.

Fuentes

Las hojas verde profundo (el término *fólico* se deriva de *follaje*), legumbres, granos o cereales enteros, hígado, riñones, huevo, carne magra, brócoli, col, chícharos, semillas de girasol.

El folato está disperso en las raíces de los vegetales, maíz, hojas verde claro, carne de cerdo, lácteos, y alimentos feculentos o alimentos bajos en hierro. El folato se disipa al almacenarlo. También, cocinar, reduce mucho el contenido de ácido fólico.

Deficiencia: Síntomas Físicos[1, 4, 11-14]

☐ Lesiones en las comisuras de la boca.
☐ Pies que arden. El síndrome de las piernas agitadas.
☐ Partos prematuros. Defectos congénitos severos.
☐ Síntomas de deficiencia de vitamina B12.

Necesidades para los Biotipos

Para Histapenia: La vitamina B12 y/o el ácido fólico, estimulan la producción de histamina. Histapénicos parecen prosperar en los suplementos de ácido fólico y B12. Su agotamiento puede producir una histapenia y ha sido particularmente asociada con esquizofrenia de principio tardío.

Para Histadelia: La vitamina B12, puede aliviar la depresión en algunas histadelias, pero, en otras, es perjudicial. Sin embargo, metíl-B12 es, a menudo, de ayuda. El suplemento de ácido fólico tiende a empeorar la depresión y otros síntomas, y es casi siempre perjudicial. (Nota: Histadélicos tienden a almacenar más de folato suficiente en sus cuerpos, pero no se puede metilato.)

Más Funciones Mentales de la B12 y Ácido Fólico[3, 4, 7, 9-22]

Los dos, vitamina B12 y ácido fólico, son esenciales para el funcionamiento del sistema nervioso y la reparación de las células cerebrales. Los dos apoyan la integridad funcional de las fibras nerviosas mielinadas.

Más aún, la B12 y ácido fólico apoyan la formación de varios neurotransmisores: dopamina, norepinefrina, serotonina, bien como histamina. Ellos también están involucrados en la síntesis de la metionina, la cual es crítico para la metilación, y es usada en la formación de colina. La colina ayuda a mantener las vainas de mielina y es precursor del neurotransmisor acetilcolina, importante en la memoria y en la comunicación nervio/ muscular, y en contrarresta la estimulación norepinefrina.

Anemia y la Sistema Nervioso[1, 2, 11-14]

El folato y la vitamina B12 formar hemoglobina y glóbulos rojos. Una seria deficiencia de vitamina B12 causa anemia perniciosa. Los cambios del sistema nervioso central pueden ser los primeros indicadores de la enfermedad. Las células nerviosas pueden ser permanentemente destruidas antes que otros síntomas se hagan evidentes. El 80% de los pacientes con anemia perniciosa exhiben cambios neurológicos y el 60% sufren cambios de personalidad.

Una deficiencia de ácido fólico (y también de vitamina B12) puede causar anemia megaloblástica, una condición de salud que se caracteriza por se caracteriza por un agrandamiento de los glóbulos rojos (megaloblastos), y una reducción en la cantidad.

El tratamiento de ambas enfermedades involucra a ambas vitaminas, comenzando con la B12.

Agotamiento (B12 o Ácido Fólico): Síntomas Mentales[1-22]

☐ Confusión, fatiga, memoria deficiente, dificultad de concentración o de aprendizaje. Letargia mental, la cual puede evolucionar en una depresión de estupor.
☐ Pérdida de agudeza; ambición, autoconfianza e independencia; alejamiento social.
☐ Irritabilidad nerviosa, dolores de cabeza, insomnio, agitación severa, incoordinación, ansiedad, delirio de persecución, y manía.
☐ Puede inducir a la clásica esquizofrenia de baja histamina, con alucinaciones auditivas, psicosis y paranoia.

Población[1, 2, 4, 11]

Los esquizofrénicos de mediana edad o viejos con frecuencia son debidos a la falta de vitamina B12 y ácido fólico. El Dr. Pfeiffer estima que en los psiquiátricos geriátricos, dos tercios de los pacientes están bajos en ácido fólico. Las vitaminas B12 y ácido fólico, en ambas, su absorción decrece con la edad. Los ancianos que están aislados, especialmente si tienen una enfermedad orgánica, dietas empobrecidas o depresión (Ej., gente vieja en asilos) tienen más probabilidades de ser deficientes.

Otras poblaciones vulnerables a la deficiencia son los vegetarianos, a los bebes que toman fórmula, los pobres, las madres pospartos y las mujeres embarazadas, sobre todo durante el tercer trimestre. La deficiencia maternal de ácido fólico puede causar abortos, retraso mental o malformaciones congénitas en los niños, y es la mayor causa de defectos del tubo neural, como la espina bífida. Varias enfermedades pueden contribuir a su agotamiento. (Vea más abajo.)

Causas de Deficiencia[1, 8, 11, 13]

Una deficiencia de vitamina B12 o de ácido fólico con frecuencia se debe a problemas con la asimilación. El transporte de vitamina B12 de la sangre a los tejidos también puede estar obstruido.

Asimilación. El factor intrínseco, contenido en el jugo gástrico, es esencial en la absorción de la vitamina B12. El factor intrínseco puede ser bloqueado, o brincado por una reacción autoinmune, o que las células que se crearon estén dañadas. La absorción también requiere de suficiente ácido clorhídrico, pepsina, y adecuada tiroxina (T4).

Los nutrientes de apoyo incluyen vitaminas A, B1, C, E, ácido pantoténico, biotina, ácido fólico, y adecuada proteína. Un metabolismo alterado de calcio o azúcar, o exceso de azúcar en la dieta puede interferir con la absorción.

Los estados de salud gastrointestinales que pueden bloquear la absorción son: la enfermedad celiaca, tenia o solitaria, síndrome de asa ciega (las bacterias B12-codiciosos), gastrectomía, esteatorrea (exceso de grasa en heces), y ileítis (inflamación del intestino).

Drogas. Prolongada exposición a los antibióticos puede agotar la bacteria intestinal que manufactura la vitamina B12. Otras drogas que pueden promover la deficiencia de vitamina B12 o el ácido fólico, son los anticonceptivos orales, barbitúricos, analgésicos, drogas fenitoínas (como el Dilantin y el fenobarbital), y el alcohol.

Contribuidores adicionales. Enfermedades orgánicas del cerebro, desórdenes de la piel, gota, perturbaciones del hígado, artritis reumatoide, tuberculosis, enfermedad de Hodgkin, leucemia.

Pruebas Bioquímicas[17, 22]

Nota: Las lecturas normales en suero pueden simplemente reflejar lo que se ha tomado en la dieta reciente, y fallar al indicar si es suficiente la B12 que está llegando al cerebro o al sistema nervioso.

☐ Formiminoglutamato en orino (FIGLO) está correlacionado inversamente con los niveles de folato y B12 el cual se convierte con exceso cuando el folato y B12 son deficientes. Las resultadas pueden ser elevadas en la enfermedad hepática, por lo que deberán ser excluidas.

☐ La efectividad del B12 y ácido fólico tratamiento puede ser evaluada por monitoreo (1) el índice de segmentación de neutrófilos; (2) niveles de homocisteína en plasma, y/o (3) niveles de ácido metilmalónico.

☐ Las observaciones a la respuesta clínica son también importantes.

VITAMINA B12

Estructura

La estructura de la vitamina B12 es similar a la hemoglobina, excepto con cobalto en vez de hierro en el centro.

Fuentes

La vitamina B12 está predominantemente en los alimentos de origen animal.

El hígado humano normalmente almacena de 2 a 5mg de vitamina B12, suficiente para durar de 3 a 5 años. De todas maneras, tomar insuficiente o tener problemas de absorción puede agotar las reservas hepáticas.

Síntomas Físicos de Deficiencia

☐ Latidos rápidos y respiraciones cortas.

☐ Caída de pelo.

☐ Inflamación de pequeñas coyunturas. Debilidad y fatiga.

☐ Pérdida del apetito, pérdida de peso, mala digestión, diarrea, una sensación de quemada en la lengua.

Signos y Síntomas Neurológicos

Entumecimientos y temblores, en brazos y piernas, disminución de los reflejos del tendón, mareos, paso inestable, perturbaciones en los movimientos finos de la mano, intolerancia a la luz y al ruido, el dolor en los nervios, el dolor en las extremidades (los dedos de manos y pies) y eventualmente, tal vez la parálisis o la muerte.

Cambios en la espina dorsal, degeneración cerebral y visual; atrofia del cerebelo, pérdida de mielina en los nervios.

Vea también *B12 y Ácido Fólico* p. 28-29.

Contraindicaciones

EL ÁCIDO FÓLICO ESTÁ CONTRA-INDICADO EN LA HISTADELIA. Los suplementos de vitamina B12 también pueden ser perjudiciales, pero algunas veces ayudan.

La ingesta prolongada de cantidades excesivas de ácido fólico (generalmente a dosis de 5mg o más) puede en algunos casos, inducir a la sobre estimulación, hipomanía, hiperactividad, o convulsiones, y también puede aumentar la histamina a tal punto que histapenia genéticos (si existe) se hace difícil de detectar. Observar los músculos inquietos o con espasmos. Estos síntomas son reversibles bajando o descontinuando las dosis.

Para más información de nutrientes y contraindicaciones, vea *Sumario de Nutrientes* en p 28-29, e *Histadelia* p 51-53.

Tratamiento[1-11]

La deficiencia de ácido fólico puede minar las funciones mentales, pero no produce el daño irreversible a los nervios como ocurre con la carencia de vitamina B12. Todavía más, la deficiencia de vitamina B12 afecta el acceso al folato almacenado.

La ingesta de ácido fólico no alcanza a detener el daño a las células nerviosas, pero puede enmascararlo. Por eso, la vitamina B12 debe prescribirse *primero*, para abortar el daño neural y la pérdida de mielina.

Si hay probabilidad que la deficiencia se deba a una mala asimilación de la vitamina B12, se tomará sublingual (1mg o más al día) o mezclada con el factor intrínseco o por inyección. Si las inyecciones son necesarias, con frecuencia serán requeridas de por vida. En porcentajes típicos de 1mg de vitamina B12 de 1 a 4 veces por mes.[8] La forma recomendada en inyecciones es de hidroxicobalamina, porque esta no contiene cianida y mantiene los niveles de vitamina B12 en la sangre por periodos más largos. Algunos pacientes no toleran la forma cianao el cual puede causar atrofia ocular.

Será después de varios meses con el tratamiento de vitamina B12 que se añadirá el ácido fólico (0.5 a 2mg por día).

Cualquier histapenia acompañada por estas deficiencias probablemente mejore con ácido fólico y vitamina B12. Levanta los niveles de histamina, de esta manera, decrecen las alucinaciones y la paranoia, así como reducir la cantidad de niacina que es necesaria en el tratamiento.

Vea *Histapenia*, p 43-47.

Drogas

El Dr. Pfeiffer establece que la esquizofrenia por deficiencia de vitamina B12/folato no responde a los antipsicóticos.[2, 4]

Dilantin, que se utiliza para la epilepsia, reduce el ácido fólico, por lo que puede empeorar la esquizofrenia histapénico. Así que si el ácido fólico es baja, tenga en cuenta otros anticonvulsivos, en caso de indicación médica.[2]

Recordatorio. Esta información es presentada para propósitos educativos solamente. Si Ud. necesita tratamiento para la esquizofrenia y otras condiciones médicas, por favor consulte a un médico bien informado.

Los Biotipos y la Necesidad por AGEs Específicos

El Dr. William J. Walsh, y Dr. Douglas M. Bibus sospechaban que los requerimientos de ácidos grasos esenciales para los diferentes biotipos eran diferentes, y esa atención a los requerimientos específicos podría conducir a un tratamiento más efectivo. En un estudio piloto,[107] de los perfiles de los ácidos grasos en las esquizofrenias, los grasos Omega 3 eran significativamente bajos en general, en especial el DHA, el cual tenía el 66- 75% de los niveles de los del control.

Los perfiles de AGEs en los histapénicos fueron inesperadamente similares a aquellos con histadelia: el *ácido araquidónico* (AA, una grasa Omega 6) fue normal, y los Omega 3s bajos.[107] En los subsecuentes tratamientos de pacientes de baja y alta histamina, los suplementos de Omega 3 fueron beneficiosos.[108]

Asombrosamente el estudio Bibus/ Walsh[107] se encontró el AA significativamente rebajado en la piroluria, con el *ácido eicosapentaenóico* (EPA, una grasa Omega 3) elevada insignificantemente. Dr. Walsh[108] reportes posteriores baja AA tan comunes en los pirolúricos el Centro de Tratamiento Pfeiffer. Los pirolúricos severos mostraron excelente respuesta al aceite de onagra (*prímula del atardecer*), un recurso rico en *ácido gamma linolenico* (GLA, una grasa omega 6), y una respuesta negativa al Omega 3.

Los perfiles de leves a moderados entre los pirolúricos, ocasionalmente incluían un poco bajo de Omega 3. Dichos pacientes respondieron a pequeñas cantidades de omega 3 junto con el aceite de onagra.

Consideraciones del Tratamiento

Los signos físicos de desequilibrio de ácidos grasos incluyen: la piel áspera y seca, resequedad en las manos y la cara interna superior de los brazos, estrías en las uñas, engrosamiento de la piel; desórdenes cardiacos, circulatorios, etc. Pacientes esquizofrénicos con desequilibrios de histamina generalmente requieren omega 3.[107,108] El EPA pueden estar particularmente indicados en los síntomas negativos y en la esquizofrenia neurodegenerativa.[100,106] Las pirolúricos generalmente requieren GLA. El perfil de los ácidos grasos en plasma y glóbulos rojos nos debe ofrecer una mejor comprensión a las necesidades de los pacientes.

Ácidos Grasos

"Me quita todo el cableado de la cabeza"

Un paciente del Dr. Rudin explicando porque quería que lo pusieran otra vez en el tratamiento de las AGEs.[1]

En las Islas Fiji, la gente de las montañas lleva sus plantas a un lugar específico en donde recibirán mariscos de sus enemigos los nativos de la costa. Estos intercambios probablemente equilibran la ingesta de AGEs a los dos pueblos.

Dr. y Sra. Price, como lo describió al Dr. Rudin[87]

Apoyo Epidemiológico

Un 1978 reporte de la Organización Mundial de la Salud (OMS), investigaba la incidencia de la esquizofrenia en ocho países y encontró un porcentaje relativamente estable de 1%. Sin embargo, en algunos el curso de la enfermedad era más benigno. Dres. O. y E. Christensen quienes analizaron los reportes, encontraron que el resultado era mejor en los países cuyas dietas consisten más en vegetales y pescado que en grasas saturadas.

Precauciones[6, 17, 34, 78-81, 87]

Nutrientes de apoyo. Los antioxidantes son particularmente importantes en la protección de los ácidos grasos de asalto de radicales libres. Tenga en cuenta las dosis óptimas de A, C, E, carotenos, bioflavonoides, selenio, glutatión, semilla de uva, etc.[6, 34, 78-81, 87] Una amplia gama de antioxidantes aumenta la protección. Mahadik y Schaffer[34] también sugieren la restricción calórica (que aumenta las enzimas antioxidantes).[78-81]

Rudin encuentra las vitaminas B y zinc también esencial.[6, 87] También, fibra (que regula el metabolismo intestinal de colesterol), el ejercicio adecuado, la reducción del estrés, evitar los azúcares refinados, y la elección de los ácidos grasos apropiados para los climático.[6] Erasmus sugiere zinc, magnesio, vitaminas C, B3 y B6, cofactores en la conversión a prostaglandinas.[17]

El exceso de ácidos grasos. El exceso crónico de omega 6 puede sobre estimular y puede empeorar pensamiento acelerado, hipomanía y otros síntomas,[13] (y, eventualmente, pueden contribuir a la artritis, cáncer y enferme-

dades cardiovasculares). Rudin[1] encontrado incluso excesiva omega 3 podre sobre estimular los sintomas mentales (reversible cuando el consumo se reduce o se detiene). Otros efectos de los ácidos grasos exceso: Somnolencia, zumbido en los oídos, dolor de cabeza leve de la piel y el cabello problemas, musculares / molestias en las articulaciones, diarrea leve, los síntomas de la deficiencia de vitamina B, y el aumento de los efectos de la medicación.

Grasas de la dieta.[1, 11] El pescado, las semillas, y nueces proveen AGEs de alta calidad. Las legumbres locales, granos, raíces y algas marinas son buenas aunque de recursos modestos.

Las grasas no se deben oxidados, hidrogenadas (ej.: margarina), y ni enrancio. Deben de estar frescos, prensado en frío, sin cocinar (si es lo apropiado), sin procesar,* y de preferencia orgánica. Los aceites deben guardados servicios en botellas opacas y refrigerarlos, para prevenir que se enrancien. Evitar Completamente La comida frita.

* Las grasas procesado está sujeto a la desodorización (con Temperaturas por arriba del 500° F), blanqueación (230° F), y refinación de desgomado y álcali, (que quita la lecitina, clorofila y minerales).

Rubores de Niacina y LAGC [64, 100, 106]

El Dr. Hoffer fue el primero que notó que muchos esquizofrénicos no se ruborizan en respuesta a la niacina (p 26). (LAGC es necesaria para provocar los rubores.)

Los Dres. Horrobin y Glenn desarrollaron un examen para medir la sensibilidad a la niacina como un medio de distinguir a los esquizofrénicos de los bipolares. Cuatro parches con incrementos de concentración de niacina fueron aplicados en el antebrazo durante un minuto. 60% de los esquizofrénicos mostraron una reacción insignificante excepto tal vez, por un suave rubor como respuesta a la aplicación más concentrada. Los normales, dan una exhibición de rubor de alto grado a los cuatro parches. Los bipolares les pasa lo mismo o en más alto grado. Así que la gente que no se ruboriza apreciablemente, se debe sospechar de esquizofrenia (en lugar de trastorno bipolar).[64]

Diez grupos independientes apoyan esta propuesta. De particular importancia es la corriente principal de los investigadores psiquiátricos genetistas de la Universidad de Colorado, uno de los más grandes grupos de americanos que trabajan en este campo, y el grupo OMS de Perth, Australia. El grupo de Perth encontró 50% de los parientes cercanos de los esquizofrénicos no se ruborizaban. Ambos grupos ahora usan la prueba del rubor con niacina para rastrear las herencias.

LECTURAS RECOMENDADAS

Dres. M Peet and David Horrobin, *Phospholipid Spectrum Disorder in Psychiatry.*

Andrew Stoll, MD, *The Omega 3 Connection,* 2002.

Donald Rudin, MD, *The Omega 3 Phenomenon.*[1]

Udo Erasmus, PhD, *Fats that Heal, Fats that Kill.*[17]

La Función Cerebral y los Fosfolípidos

El 60% del cerebro es grasa, una buena parte de él son fosfolípidos, en miles de variantes. Los investigadores están encontrando una profunda influencia en las funciones mentales.

Los fosfolípidos forman una estructura de soporte dentro de la membrana celular nerviosa. Los receptores, los canales de iones, el segundo sistema mensajero, y la mayoría de la proteína de las células es adherido o integrado a esta estructura.[28] La proporción de los variados fosfolípidos afecta las propiedades electrolíticas de la membrana y su fluidez, lo cual en su momento afecta la densidad y su enlace afín con los neurotransmisores y neuro-hormonas.[53, 69, 76] Los fosfolípidos, también son importantes para llevar mensajes neuro-transmitidos a las células,[44,51,62,67] y pueden afectar, así mismo, la viabilidad y toxicidad celular. Por eso, las anormalidades de los fosfolípidos pueden cambiar la manera en que el cerebro procesa la información.[34, 44, 53-55, 59, 60, 62, 63, 71]

Hipótesis de Esquizofrenia y los Fosfolípidos[8, 29, 31, 100, 103-06]

Lo que sigue es un repaso condensado, derivado en gran parte del trabajo del Dr. David Horrobin, MD, PhD, en el que da más detalles.[100, 106]

Como Sirven los Fosfolípidos al Sistema de Segundos Mensajeros. El sistema de los segundos mensajeros transfiere los mensajes neuro-transmitidos dentro de la célula. La mayoría dependientes de los fosfolípidos. *Los procesos ocurren como sigue:*

Los neurotransmisores golpean la membrana neuronal, activando la enzima, *FosfolipasoA2* (FLA2). Esta enzima rompe los fosfolípidos de la membrana para formar lipofosfolípidos y *ácidos grasos altamente insaturados* (AGAIs).[12, 39, 91, 105]

Esta nueva sustancia rápidamente incide en la activación genética, el movimiento del calcio, la función cíclica nucleótido, y la actividad de la proteína. Los recuerdos pueden haberse formado, las descargas neuronales se disparan, la respuesta nerviosa es alterada, etc.[51, 52, 100, 106]

Normalmente, en unos cuantos segundos, otra enzima, *ligasa de ácidos grasos-CoA 4* (LAGC4), reúne a los AGAIs y a los lipofosfolípidos, regenerando así a los fosfolípidos.

El Daño de los Fosfolípidos y el Colapso. El Dr. Horrobin teoriza que en algunos esquizofrénicos una de las enzimas FLA2 puede ser sobre activada; y una de las enzimas LAGC4 está por debajo de su actividad.[8, 44, 100, 106] De ser así, los cambios celulares producidos por las AGAIs y los lipofosfolípidos se verán prolongados. Y como los AGAIs son fácilmente oxidados, el cerebro estará sujeto a un asalto elevado de radicales libres.*

Esta afecta el incremento de FLA2/decreciendo LAGC4, que pueden incrementar cambios bruscos en los ácidos grasos, decreciendo su disponibilidad, e incrementando la desorganización celular, la falta de comunicación, daño y muerte. El Dr. Horrobin sugiere que esta situación puede ser especialmente frecuente cuando hay resistencia al tratamiento, que puede ser el factor primario en síntomas negativos, crónico, la esquizofrenia neurodegenerativa.[12, 89-91, 100, 104-6] El colapso de los fosfolípidos ha sido, de hecho, ligados con la severidad de la esquizofrenia.[37] La bajas de fosfolípidos ha sido encontrada en la corteza frontal, incluso en pacientes que no usan psicotrópicos.[33, 37, 38, 39] Las anormalidades de los fosfolípidos también pueden ocurrir en la depresión psicótica.[34] También, el exceso de lípidos peroxidados ha sido asociada con una función premórbida deficiente (antes de una enfermedad). Una tomografía con anormalidades, discinesia tardía, signos neurológicos y síntomas negativos.[76]

* El cual potencialmente compromete no sólo a la comunicación de los segundos mensajeros, sino también el equilibrio de dopamina/GABA, y de otros neurotransmisores, la síntesis de prostaglandinas, las transmisiones piramidales del hipocampo, y otros factores afectan la esquizofrenia. [34,59,60,71,72,76]

La Solución EPA Purificada.[104, 106] Los EPA (la grasa Omega 3 que se encuentra en el pescado) inhibe los FLA2, y activa los LAGC4, y extingue a los radicales libres, así que ofrece una posible solución. Desafortunadamente, solo con el Omega 3 de las nueces y las verduras, la conversión a EPA es lenta e insuficiente para neutralizar las anormalidades de FLA2/LAGC4. El EPA de pescado tiene otros elementos que antagonizan con los beneficios del EPA, a algunos grados. Dr. Horrobin y sus colegas en consecuencia decidieron probar un EPA purificado, más allá de las concentraciones que están disponibles comúnmente en la dieta.

Estudios que Indican los Beneficios del EPA

EPA vs. DHA.[45, 93, 95, 96] Al principio, los investigadores pensaron que el DHA podría ser la crucial grasa Omega 3. El DHA es crucial en el embarazo y la infancia, mantiene la estructura de las membranas y el crecimiento del cerebro. Con frecuencia el DHA es bajo en los esquizofrénicos.

Por otro lado, EPA son la clave a la regulación de las células y el cerebro, incluyendo el funcionamiento de LAGC4 y FLA2. En un estudio cegado de 12 semanas que realizo el Dr. Malcolm Peet, en esquizofrénicos resistentes al tratamiento y que al mismo tiempo tomaban antipsicóticos, encontraron el 11% de mejoría con placebos (aceite de maíz), 9% en DHA aceite enriquecido, y 23% con EPA aceite enriquecido.*

*También se comparó con antipsicóticos solos, los EPA mostraron mínimos efectos secundarios (Ej.: suaves molestias gastrointestinales en unos cuantos pacientes, resueltos en dos semanas), y no DT, subida de peso, sedación, o interacciones con neurolépticos.

Dosis Óptima en Comparación con Medicamentos.[103] En un estudio multicentral en el que participaron 115 pacientes que en ese momento estaban con medicación, los Dres. Peet y Horrobin encontraron una óptima mejoría a 2g puros de EPA al día.* EPA era por lo menos tan efectivo como los antipsicóticos,** (y a diferencia de los antipsicóticos, la EPA *reduce* los triglicéridos, reduciendo el riesgo de accidente cerebrovascular).

* En general de PANSS: el 25% a 2g, 19% a 1g, 17% a 4g, y 6% con placebo.
**Los anteriores estudios de la compañía farmacéutica encontraron mejoras (medidas por PANSS) en haloperidol, Zyprexa, y Rispirodone de: 14%, 19% y 17% respectivamente.

Pacientes manejados solamente con EPA.[98] En el transcurso de la selección al azar del doble ciego, por el Dr. Malcolm Peet, catorce esquizofrénicos inicialmente no medicados, les fue dado la EPA. De ellos, ocho (43%) No tenían que ser puestos en medicina por sus psiquiatras. Por el contrario, todos los 16 controles, con el tiempo, requerido neurolépticos.

Regeneración del Cerebro[92, 94, 95, 96, 99, 101] Otros estudios sugieren que EPA puede disminuir el tamaño del ventrículo (caudad cerebral) y revertir la degeneración del tejido cerebral (común en esquizofrenias cronicos).

Compendio (Hipótesis de Horrobin)

Investigaciones sugieren que para ciertos pacientes, en especial algunos esquizofrénicos crónicos, con síntomas negativos, y resistentes al tratamiento:

☐ Son deficientes en ácidos grasos Omega 3.

☐ De los ácidos grasos omega 3, EPA es preferible a la DHA.

☐ El EPA mostraron beneficios equivalentes a los neurolépticos y suprimieron algunos de los perjudiciales efectos colaterales.

☐ Los beneficios de la EPA deben ser explicados por sus habilidades de moderar los excesos de FLA2 y las deficiencias de LAGC4, y apaciguar la actividad de los radicales libres.

☐ EPA puede revertir la degeneración del tejido cerebral.

Agotamiento del AGE[2, 19, 30, 36,]

AA y DHA son los ácidos grasos más abundantes en el cerebro, en peso seco, correspondería al 8% del total del cerebro. Cuatro estudios[24, 29-31] encontraron los mayores mermas de AA y DHA en las membranas de los glóbulos rojos, en pacientes con síntomas negativos.[29, 30] Los Dres. Glen y Horrobin,[29] Dres. Peet y Laugharne,[36] también encontraron alguna merma de EPA y ALA. Los pacientes pudieron ser divididos en dos subtipos: (1) severamente bajo en AGEs y caracterizado por los síntomas negativos; y (2) con ácidos grasos en un rango bajo normal.

En el estudio de Peet y Laugharne encontraron que los AGEs en la dieta pareció suficiente; *pero los pacientes con una gran dieta de omega 3 tenían menos signos severos.* En el estudio controlado, 20 esquizofrénicos crónicos hospitalizados tomando neurolépticos, les fueron dados 10g *Max EPA* (omega 3) por seis semanas. La psicopatología y la discinesia tardía mejoraron significativamente. En los glóbulos rojos de la membrana: omega 3 aumentó marcadamente; el omega 6 decreció. *Los pacientes con el más grande omega 3 mostraron mayor mejoría.*

Recordatorio. Esta información es presentada para propósitos educativos solamente. Si Ud. necesita tratamiento para la esquizofrenia y otras condiciones médicas, por favor consulte a un médico bien informado.

Química de los Fosfolípidos

Los fosfolípidos son una composición de grasas/fósforo. Consisten en una molécula de glicerol y tres de carbono. Los ácidos grasos están adherido al carbono 1 y 2. El fósforo está vinculado al carbono 3, y ligado a varios grupos principales. Los diferentes ácidos grasos y grupos de cabeza les dan a los fosfolípidos sus propiedades únicas.

La posición SN2, AGAIs, y los Trastornos Mentales. Varios investigadores sospechan que los ácidos adheridos al 2° carbono, la posición del SN2, puede ser particularmente importante en ciertos trastornos mentales. El cerebro llena de preferencia esta posición con cadena larga de grasas altamente insaturadas, con unos lazos dobles altamente flexibles, por ejemplo, AA y DGLA (ácidos grasos omega 6), EPA y DHA (Omega 3). De cualquier manera, si la dieta es inadecuada, las grasas saturadas podrían ser utilizadas como sustitutos, afectando potencialmente la estructura de la membrana y la función señalizada de la célula.

Alergias

Las alergias cerebrales/ reacciones inmunitarias han sido vinculadas a la inflamación cerebral, irritabilidad, miedo, depresión, agresión, y psicosis.[2] Cerca del 90% de los esquizofrénicos estudiados por el Dr. Philpott han desplegado reacciones neurológicas a los alimentos.[33] El Dr. Pfeiffer encontró que en el 10%, las alergias cerebrales son el origen principal de los síntomas.[4] Los Dres. Jaffe y Kruesi reportaron que 15%, con al menos un adicional del 50% de esquizofrénicos con alergias cerebrales que se sobre ponen con otros biotipos.[28]

"Ningún médico de ninguna rama de la medicina puede ser considerado como un experto en su campo particular hasta que se vuelva consciente del enorme ámbito de la medicina ecológica".
Dr. Marshall Mandell[1]

Alergias vs. Respuestas Desadaptativas

La definición médica convencional de "alérgenos" reconoce sólo aquellas sustancias que causan la típica reacción inmunitaria: antígenos-anticuerpos en sangre. Sin embargo, hay alimentos y sustancias en el ambiente que no se ajustan a este criterio, pero que siguen causando el típico síntoma alérgico (mucosidad, edema, hinchazón, comezón, etc.), o que causan otras reacciones no reconocidas como las clásicas alergias.

El campo de la *ecología clínica* se desarrolló para centrarse en este descuido. La ecología clínica trata de las alergias clásicas, así como de las no convencionales viendo a ambas como una "respuesta desadaptativa".

El uso de los términos "alergia" y "alérgeno" en este texto reflejan el entendimiento del contexto popular que incluye tanto *respuestas desadaptativas* y *alergias clásicas.*

Prevalencia de las Alergias

En el estudio del Dr. William Philpott, MD,[33, 37] los siguientes porcentajes de esquizofrénicos mostraron reacciones desadaptativas a las sustancias enlistadas en seguida:

☐ Trigo — 64%.
☐ Maíz maduro — 51%.
☐ Leche pasteurizada — 50%.
☐ Tabaco — 75%, con el 10% convirtiéndose en psicótico exageradamente, con delirios psicóticos, alucinaciones y en especial "paranoia".
☐ Hidrocarburos — 30%. La debilidad fue común, algunos pacientes reaccionaron con delirios psicóticos e inclinaciones suicidas.

92% de los esquizofrénicos exhibieron reacciones desadaptativas a un promedio de 10 artículos a cada persona.

Mecanismos por Reacciones Inmunológicas en el Cerebro[28]

Los Dres. Jaffe y Kruesi propusieron los siguientes mecanismos: Particularmente la barrera hematoencefálica puede ser afectada bajo la influencia de enfermedad como: depresión, estrés, o daño psíquico. Potencialmente las sustancias neurotóxicas en la sangre (alérgenos, anticuerpos reaccionando, Cándida, metales pesados, etc.) pueden entonces entrar al cerebro, acomodando el escenario para las alergias cerebrales y otras reacciones inmunitarias. La deficiencia de nutrientes, en especial los antioxidantes, hace que la barrera aumente su susceptibilidad inmunitaria.

Las reacciones cerebro inmunitarias pueden inclusive inflamar y dañar las estructuras nerviosas, cambiar el potencial eléctrico de las membranas celulares, reducir el acceso a los nutrientes esenciales y al oxígeno (energía), arriesgar la actividad regulatoria enzimática y desequilibrar la producción de neurotransmisores, todos estos pueden afectar radicalmente el pensamiento y el comportamiento.

Alérgenos[2, 3, 7, 8, 9, 47]

Cualquier alimento puede ser sospechoso, pero usualmente el alérgeno es comido con frecuencia, es una comida favorita, o una comida a la cual se detesta. El individuo a menudo desarrolla una adicción al mismo alimento al cuál es más alérgico, esto puede hacerlo resistente al tratamiento con dieta.

Es común, que las "respuestas desadaptativas" sean causadas por la leche, el trigo, los huevos, maíz, azúcar de caña, chocolate. Otras posibilidades incluyen: café, papas, levadura, naranjas, tomates, puerco, avena, remolachas (betabel), zanahorias, manzanas, pollo, lechuga, soya, cacahuates, chícharos, otras legumbres, arroz blanco, salmón, ostras, salicilatos (Ej. en la familia de manzana, si bien no todos los miembros son necesariamente involucradas) y azufre-contenido en alimentos. También causan reacciones: los aditivos químicos, colorantes, preservadores, insecticidas, pesticidas.

Los alérgenos potenciales del medioambiente: plásticos, pólenes, polvo, moho (Ej.: en sistemas de aire acondicionado), humo de tabaco, escape de autos, bolas de polilla, amoniaco, hule, textiles, perfumes, refrescantes de ambiente, laca, cosméticos, carburantes, solventes, adhesivos, combustibles/ gas/aceite, refrigerantes, blanqueadores, productos de limpieza, productos de combustión, alfombras, incluso el pino y el cedro.

Factores que Predisponen[10, 12, 17, 29, 43, 51]

Los factores que predisponen incluyen: deficiencia alimenticia, estrés, tendencias hereditarias, síndrome del intestino con fugas, mala asimilación, enfermedad celiaca, otros desórdenes del sistema digestivo, desequilibrios de histamina, piroluria, exposición crónica al mercurio, otras exposiciones tóxicas, disfunciones inmunitarias, desarreglos de la tiroides/suprarrenales/ hígado. La Cándida sistémica puede precipitar múltiples alergias.

Síntomas Físicos[4, 9, 10, 12, 15, 16, 28]

☐ Fuertes gustos o rechazos de comida. Las comidas favoritas tienden a volverse adictivas, induciendo a un comportamiento adictivo. Con frecuencia hay un ansia por azúcar.
☐ Pulso rápido, especialmente si se expone al alérgeno.
☐ Acidosis, o incomodidades digestivas. Frecuentemente evolucionan en dificultades para metabolizar carbohidratos, proteínas o lípidos.

□ Posibles urticarias, eczemas, fiebre de heno, asma, frecuentes y rápidas gripes, dolores musculares, convulsiones, entumecimientos, neuralgias, y dolores de cabeza.

Síntomas Mentales y Neurológicos[2, 4, 6, 9, 10, 12, 15, 16, 44-47]

□ Cambios radicales de las emociones, relacionados con el tiempo y el contenido de las comidas. Las emociones pueden girar de la profunda depresión a la manía y de regreso. Los individuos alérgicos en general tienden a ser malhumorados tensos e irritables.

□ Los pensamientos pueden variar erráticamente. Puede haber dificultades en la escuela, confusión, y tal vez hiperactividad.

□ La fatiga y el insomnio son comunes.

□ En algunos casos, puede haber percepciones erradas, paranoia, desórdenes de pensamiento, y otras síntomas de la esquizofrenia.

¿Cuánto tiempo alergias pasado?[3, 9, 12, 13, 19]

90% de las alergias son *variables*, por eso el cuerpo se recupera lo suficiente en alrededor de seis meses después de evitar al alérgeno, con una buena nutrición de refuerzo; puede posibilitar al paciente a que consuma pequeñas cantidades de ese alimento. Una exposición mayor reactivaría la alergia y podría llegarnos a una adaptación crónica, sin que el paciente esté consciente de ello. *A los alimentos que se ha evitado durante 6 meses, pero todavía causa una reacción, probablemente se debe evitar para siempre.*

Pruebas

Una revisión de la historia clínica y dietética (los alimentos diarios son de ayuda) pueden ser suficientes pistas para determinar la naturaleza de la alergia.[32] Sí no, los análisis serán lo indicado. Las posibilidades:

Exámenes que No Requieren la Ingesta de un Alérgeno

ELISA ACT.[28] Una prueba linfocito usado para identificar las reacciones tardías (2ª etapa) a los alimentos, los medicamentos, metales pesados y sustancias medioambientales. Reporta un 98% de precisión.

* Este evalúa los IgA, IgG, IgM reacciones medidas por células y los complejos inmunes.

RAST.[28, 41] Una prueba sanguínea que mide el IgE respuesta anticuerpo-antígeno a alérgenos individuales.

Técnicas de electro-acupuntura. Las sustancias a ser probadas se colocan en un circuito eléctrico DC que incluye la mano del paciente en un punto específico de acupuntura y una máquina que mide las respuestas galvánicas en la piel. Esta prueba también ha sido usada para indicar los desequilibrios psicológicos y para dar algunas indicaciones de las respuestas físicas a nutrientes, hierbas y homeopáticos específicos. [41, 48-50, 52]

Kinesiología. La disminución de la fuerza muscular es usada como medida de una respuesta alérgica. *Los resultados varían según la destreza del médico.*

Exámenes que Requieren la Ingesta de un Alérgeno

Análisis sin Extensas Dietas Preliminares

Análisis de pulso del Dr. Coca[39]— En una versión de esta prueba,[40] el individuo está en ayunas durante la noche, entonces se le da a probar un solo alimento (pequeña cantidad) por hora, Los cambios en la tasa del pulso pueden indicar una reacción alérgica. Esta prueba no es definitiva, pero puede proveer algunas indicaciones preliminares de una respuesta alérgica. *Está contraindicada para ciertos individuos.*

Dietas Preliminares (Preanálisis) [2, 4, 9, 17, 19, 30]

Contraindicaciones[1, 4, 7, 9] Esta dieta se revierte la reacción crónica (*Etapa 2*) en las reacciones agudas similares a la Etapa 1 reacciones que evocan las exposiciones tempranas al alérgeno. Reacciones a las comidas de ensayo

Adición y Adaptación

El Dr. Philpott,[2,26,30] ha usado el modelo de Hans Seyles, de cómo el cuerpo se adapta al estrés para describir el proceso alérgico:

Etapa 1. Respuesta alérgica aguda. La exposición inicial a un alérgeno provoca una reacción intensa.

Etapa 2. Adaptación Crónica. Las alergias se enmascaran con las repetidas exposiciones. Hay una disminución de esfuerzo horas después de consumido el alérgeno, resultando los síntomas como: dolor de cabeza, depresión, nariz tapada, insomnio, etc. Estos síntomas se alivian son la re-exposición. El paciente necesita el alérgeno para sentirse bien y es poco probable que identifique el origen de sus síntomas. Con frecuencia se desarrollan las adiciones a las comidas con los alérgenos.

Etapa 3. Respuesta Crónica (sobrellevando la adaptación). Eventualmente el cuerpo llega a estar agotado y otra vez una fuerte reacción aflora en este punto como una enfermedad crónica.

Un Caso Destacado[16]

En 1949, Mary Hollister fue referida al Dr. Theron Randolph, MD, por unos dolores de cabeza incapacitantes, extrema hiperactividad y un ataque de severa depresión. En la oficina de Randolph, ella se comió unos betabeles que había llevado consigo y dos horas después estaba hospitalizada por psicosis. Más tarde, en el hospital, se volvió depresiva, amnésica y desorientada. De repente estas reacciones menguaron. Randolph le hizo pruebas con leche y no hubo reacción, pero con los betabeles ella se volvió otra vez psicótica.

Este caso introdujo a Randolph en la investigación del papel que juegan las alergias en la esquizofrenia y otras alteraciones mentales.

Una Reacción Dramática

D.M. la paciente del Dr. Randolph se ponía deprimida cuando se exponía al escape del automóvil, pero usualmente lo evitaba lo suficiente para minimizar las reacciones. Durante unas vacaciones con unos parientes, ella durmió en una habitación pintada recientemente; y vio sapos morados brincando alrededor y a un león sentado en su cama. En el camión de regreso a casa, un gorila la abrazaba cuando quería dormir. Ahora se mantiene mentalmente en equilibrio pues evita los químicos deliberadamente a los que es sensible. [16]

Sustancia Probadas[1, 2, 4, 7, 9, 10, 12, 15, 16]

Los pacientes deberían ser analizados con diferentes familias de alimentos (Ej. trigo, lácteos, maíz, o carne) en diferentes días. Puede ser útil para probar la interacción de distintas familias de alimentos (Ej. trigo y lácteos). Las pruebas deberán incluir reacciones a lo cocido, crudo, alimentos no orgánicos y a los aditivos en alimentos.

Despejando las Reacciones[2, 9, 12, 19, 30-1, 38]

Las reacciones pueden ser más intensas que aquellas a las que el paciente está acostumbrado, conforme la dieta de eliminación da lugar a una etapa de respuesta aguda. Las reacciones deben ser monitoreadas por el médico. Si son muy fuertes, vitamina C en polvo (El Dr. Philpott sugiere 1 o 2 cucharaditas, 3 por día *si es necesario*) más bicarbonato de sodio (polvo de hornear) para despejar la acidez, estos son con frecuencia utilizados para neutralizar la reacción y preparar al paciente para la siguiente prueba.

Dra. Weintraub, ND,[41] sugiere dos cucharadas soperas copeteadas de bicarbonato de sodio y una de bicarbonato de potasio en 16 onzas de agua (450 ml).

Para detener una fuerte reacción de histamina, El Dr. Hoffer sugiere vitamina C y niacina (*si no está contraindicado*).

Precaución: Antihistamínicos, adrenalina y otros medicamentos relacionados deben estar siempre disponibles para prevenir un choque anafiláctico.

Precauciónes en la Prueba Dieta

Reacciones severas pueden ocurrir cuando una dieta restrictiva o un ayuno es roto con algún alérgeno. En la etapa aguda las reacciones alérgicas están siendo provocadas en el tiempo que el organismo esta generalmente vulnerable. El médico debe supervisar y estar alerta a las reacciones físicas. *Los pacientes susceptibles requieren pruebas que no involucran una dieta preliminar.*

pueden ser demasiado para algunos pacientes, *en cuyo caso este tipo de prueba no debe ser emprendido.* Por otro lado, si no está contraindicado, las reacciones fuertes pueden ser una herramienta adicional; subrayando la importancia de evitar el alérgeno.

Otras contraindicaciones incluyen la salud cardiaca, asma, epilepsia, porfirias, diabetes, un historial de síntomas mentales severos o con riesgo de vida, estados de debilitamiento marcado, etc.

Vea también contraindicaciones enlistadas más adelante, y en *Ayunos* p 79, 80, 82

SELECCIONES DE DIETAS PREANÁLISIS (*Las siguientes selecciones se deben hacer de acuerdo con los requerimientos individuales.*):

☐ Ayuno sólo bebiendo agua.

☐ Ayuno bebiendo infusiones herbales naturales.

☐ Ayuno con frutas y vegetales no alérgenos.

☐ Una dieta de rotación de un solo alimento por comida. La dieta consiste en alimentos que se conocen por no ser alérgenos para la persona o si no se conocen, de alimentos que rara vez haya comido. Las posibilidades incluyen chícharos, arroz, zanahorias, peras, cordero o apio. Cada comida consiste de un solo alimento. Si hay alguna reacción a ese alimento, la reacción será clara, y ese alimento será borrado de la dieta de preanálisis. Cada día una familia de alimentos será usada y después suspendidos por lo menos 4 días consecutivos.

Durante la dieta preanálisis, será de ayuda evitar las toxinas implicadas, y dejar de fumar, si es posible (a fin de no alterar el resultado de la prueba).

Las pruebas empezarán en 4 a 9 días, que es el tiempo necesario para que los síntomas subyacentes se retiren. El pulso deberá estar lento y estabilizado; el recubrimiento de la lengua, limpio; haberse abatido la debilidad, los dolores, escalofríos, exceso de transpiración y otros síntomas. Los síntomas psicológicos y músculo-esqueléticos pueden tardar en quitarse. La paranoia y la depresión crónica pueden que persistan.

Probando[1-4, 9, 12, 15, 16]

SELECCIONES PARA LOS PROCEDIMIENTOS DE PRUEBA INCLUYEN

☐ **Prueba individual de alimentos**. Un solo alimento es dado en cada comida, de 3 a 4 pruebas de alimento por día; rotando las familias de alimentos por lo menos cada 4 días.

☐ **Serie de diluido**. Líquidos diluidos en diferentes proporciones son puestos debajo de la lengua, desde donde son rápidamente absorbidos a través de los capilares hacia el torrente sanguíneo. Mientras que la mayoría de los diluidos evocan reacciones, un diluido en particular (en dosis neutralizante) normalmente encontramos que bloquea tales respuestas. (Vea *Neutralización* p 67)

☐ **Pruebas de olfato**, ayuda a determinar las alergias llevadas por el aire, tales como los perfumes, gasolina, etc. (Los alérgenos aerotransportados, sospechosos, habrán sido evitados todo lo posible, durante la dieta preanálisis.)

☐ **Pruebas intradérmicas** son mejor para las alergias no alimentarias. El extracto un líquido que se sospecha alérgeno es inyectado suficientemente profundo en la piel para que circule por la sangre a todos los tejidos.

LAS REACCIONES SE PUEDEN MEDIR POR:

☐ El comportamiento y las reacciones físicas. (Dolores de cabeza, ansiedad, depresión, diarrea, distensión abdominal, palpitaciones, etc.).

☐ Las percepciones del paciente. Los síntomas diarios son útiles.

☐ Tomar el pulso cada 30, 60, 90 minutos después de la prueba y cuando ocurran los síntomas.[29]

☐ Interpretar las reacciones inmunológicas en la sangre.

Las pruebas deben ser abandonadas si hay una reacción grave o prolongada, conducta peligrosa para la vida, o el empeoramiento de condiciones médicas.

Pruebas Para Condiciones Complicadas[4, 7, 9, 10, 28, 41]

☐ Pirroles en orina, histamina en sangre, conteo de basófilos.

☐ Prueba de 24 horas de aminoácidos, revelan desórdenes metabólicos y enzimáticos los cuales contribuyen a las tendencias alérgicas.

☐ Estado del metabolismo del azúcar. Vea *Pruebas bioquímicas* p 71-72, 75). El metabolismo de las proteínas y los lípidos puede estar también desordenado.

☐ Análisis de pelo, nos da indicaciones de la toxicidad por metales pesados, deficiencias minerales, y desequilibrios de electrolitos. (Potasio y magnesio que con frecuencia están bajos; la sal y el cobre pueden estar altos.) Proveerán información adicional, las evaluaciones en orina y sangre de nutrientes y enzimas (vea p 170-71)

☐ Verificar si hay enfermedades autoinmunes, Cándida, parásitos, intolerancia al gluten; y desórdenes del sistema digestivo, tiroides, suprarrenales o hígado.

☐ Evaluar la proporción de linfocitos auxiliares/células supresoras.

Tratamiento[1-4, 6-10, 12-20, 24, 25, 27, 29, 30, 37]

El tratamiento escogido debe ser confeccionado para los requerimientos bioquímicos individuales. Para algunas Contraindicaciones vea p 25 y 62.

☐ **Tratar pertinentes factores contributivos:** Cándida (vea p 108-11), mercurio y otros metales tóxicos (p 49, 93-98), parásitos intestinales, intestino con fugas (p 77), desequilibrios de electrolitos; y desórdenes de los tiroides (p 118-20), hígado, riñones, suprarrenales, y sistemas digestivo e inmunológico.

☐ **Crear inmunidad y salud** con una supernutrición (alimentos integrales, frescos, orgánicos si es posible) (no comida chatarra), y descanso adecuado. Evitar el estrés y el medioambiente tóxico.

☐ **Adoptar una dieta de rote de 4 a 7 días.** Familias de alimentos (lácteos, crucíferas, calabazas, solanáceas, etc.) pueden estar agrupados en distintos días sin que se repitan, hasta el ciclo siguiente. [54]

☐ **Evitar los "alérgenos fija"** (que no han respondido al tratamiento).[53]

☐ En algunos casos, **la abstinencia prolongada** puede hacer que sea posible comer de vez en cuando pequeñas cantidades de "alérgenos variable", tal vez como parte de una dieta de rote.

☐ **La neutralización** puede ser indicada en especial para aquellos alérgenos que no pueden ser evitados o los que causan reacciones severas. Una dosis muy pequeña para detonar una reacción sea administrada sublingual varias veces a la semana.[41, 42, 53] Otro método utiliza la enzima la **beta-glucuronidasa**[55] para modificar la proporción linfocitos auxiliares/supresores de las células T.

☐ La **homeopatía en conjunto con electro acupuntura.** (vea p 65)

☐ **Tratar, si pertinentes, digestión incompleta y el síndrome del intestino con fugas.** Las alergias pueden resultar de una incompleta digestión, piscas de proteína que han podido entrar en el torrente sanguíneo, en donde son tratados por el sistema inmunitario como una sustancia extraña (vea p 77). Vea también *Cándida,* p 108-111.

☐ Esté **atento a nuevas alergias.** Llevar un diario de alimentos.

☐ **Nutrición y hierbas,** para el hígado, los riñones, las suprarrenales, los nervios y el sistema inmunológico, *como sean prescritos.*

☐ El Dr. Philpott sugiere inducir un **entrenamiento psicológico** para alergias, **con inyecciones de nutrientes** indicados: *posiblemente:* Vitamina C, complejo B, extracto de corteza suprarrenal; o vitamina B6, calcio y magnesio.[26, 31, 33, 37]

☐ **El ejercicio** regular eleva la función inmunológica.

Reacciones en Pruebas de Alergias[34]

El paciente del Dr. Green, describe sus reacciones: *"Los chícharos me ponían muy tenso y no podía hablar con la gente…El pescado blanco… hacía que mi mente corriera y no podía mantener mis pensamientos… Las salchichas de puerco me desorientaban, me hacían inseguro, me hacían perder el rastro de quien era yo y hacían que mis músculos parecieran de hule… El requesón hacía que sintiera a la gente a millas de distancia… Y me volví en extremo introvertido".*

Agresión del Medio Ambiente[24]

"En el contenido típico de una casa… la gente se despierta en un colchón de hule espuma, acurrucada entra sabanas de algodón y poliéster y cobertores de acrílico… se pone su bata secada por goteo, sus pantuflas y chancleando va al baño… se cepilla los dientes con un cepillo de plástico, usando una pasta dental de color y sabor artificial. El agua caliente llena el aire con los vapores de cloro, mezclado con los aromas del jabón, champú, y el plástico de la cortina de baño. Ella se aplica una pintura en la cara y él purifica el aliento con un rociador en aerosol.

Se visten de poliéster, lana a prueba de polilla y algodón que no se plancha y entonces se sientan a desayunar. Los huevos (llenos de hormonas) fritos crepitan en una sartén de teflón… el tocino está preservado con nitritos, la toronja fue cultivada con pesticidas y fertilizantes; los bizcochos Ingleses, han sido procesados con saborizantes, extensores y emulsificantes; y todos han sido empacados en polietileno y almacenados en refrigeradores aislados con poliuretano y enfriados con cloro-fluorocarbonos".

Dr. Allan Scott Levin[24]

Respaldo Psicológico[11]

Es frecuente que la disminución de alergias y las reacciones de adicción a menudo se aumenta la conciencia y la sensibilidad del paciente. También, la sensación de que de repente ya no se tiene la enfermedad, incrementa la vulnerabilidad al estrés y puede plantear problemas. Estímulos amigables y de apoyo pueden ser beneficiosos.

"He formulado una regla que me sirve: si no entiendes algo, es debido probablemente a una alergia. A donde quiera que voy, sea en Estados Unidos o en Canadá y también me ha pasado en Australia y Nueva Zelanda, los nativos dicen: 'Este es el valle de la alergia' o 'esta es la colina de la fiebre de Heno'".

Dr. Lendon Smith, Ecologista Clínico

Encendiendo y Apagando el Amor en exposiciones a un Alérgeno

"Henry, un adolescente de 17 años, había estado enfermo mentalmente durante 3 años. Previamente había usado tranquilizantes, psicoterapia y electro-choque, que no fueron una ayuda apreciable. Creía que la gente salía para matarlo y [atacaba a otras personas]. Le impusieron un ayuno... El permaneció enfermo mentalmente hasta el cuarto día, después sus síntomas se esfumaron... Les telefoneó a sus padres, diciéndoles, 'Los quiero Mucho. Por favor, vengan a verme', En el quinto día le dieron de comer un alimento que contenía sólo trigo. En la siguiente hora, se empezó a sentir extraño, irreal; a la hora y media después, pensaba que la gente lo iba a matar. Telefoneó a sus padres otra vez, diciéndoles, 'Los odio. Uds. son la causa de mi enfermedad. Jamás los quiero volver a ver otra vez'. Pruebas ulteriores confirmaron el hecho de que, cuando el alimento específico se evita, sus síntomas se despejan y cuando se vuelve a dar "trigo" otra vez la misma reacción paranoica ocurre consistentemente".

William Philpott, MD[37]

LECTURAS RECOMENDADAS

Dr. Jaqueline Krohn, MD, *The Whole Way to Allergy Relief and Prevention.*[12]

Dr. William Philpott, MD, *Brain Allergies: The PsychoNutrient Connection.*[37]

Dr. Alan Scott Levin, MD, *Type 1, Type 2, Allergy Relief System.*[24]

Dr. Marshall Mandell, MD, *Dr. Mandell's 5-Day Allergy Relief System.*[9]

Dr. Skye Weintraub, ND, *Minding Your Body.*[41]

Suplementos[2, 4, 10, 17-20, 25, 27, 36, 39]

Los tratamientos escogidos deben reflejar los requerimientos bioquímicos individuales. Asegúrese de considerar el biotipo base y sus contraindicaciones.

☐ **Vitamina C** y **bioflavonoides**. Antihistamínico; refuerza las funciones inmunológicas. Hesperidín, quercetina y catequinas han sido usadas para bajar las reacciones alérgicas. La bromelaína apoya su asimilación.

☐ **Vitamina B6**. Ayuda a la asimilación.

☐ **Vitaminas B1** y **B3**. Apoyan las funciones metabólicas.

☐ **Ácido pantoténico** (B5) y **Potasio**. Dan apoyo a las suprarrenales.

☐ **Vitaminas E, A, Carotenos** y **Zinc**. Proveen acción inmunológica.

☐ **Zinc** y **Manganeso**. Fortalecen la función enzimática.

☐ **Cromo**. Esencial para la producción de insulina en el páncreas.

☐ **Calcio**. Puede reducir el estrés. Bajar la histamina.

☐ **Aceite de Pescado, Aceite de Prímula de la Tarde, Selenio** y **Vitamina E**. Trabajan juntos contra la inflamación.

☐ **Germanio**. Incrementa la disponibilidad de oxigeno. Fortalece la inmunidad.

☐ **CoQ-10**. Incrementa la energía y apoya lo inmunitario.

☐ **Complejo B**. Apoya las funciones digestivas, asimilación, las funciones nerviosas e inmunitarias.

☐ **Metionina**. Útil si los niveles de histamina están elevados.

☐ **Hierbas** (refuerzan al hígado, lo inmunitario, los riñones). Las posibilidades incluyen: la ortiga, clavo rojo, raíces de diente de león, raíz de lampazo, palo d´arco, bayas de schizandra (frutillas chinas), astrágalos (china), cardo mariano, cayena, capulines, perejil, Siberiano o el ginseng Americano. *Consulte la literatura herbal para detalles incluyendo contraindicaciones.*

☐ **Apoyo a las suprarrenales, bazo, hígado** o **timo,** *segun sea necesario.*

☐ **Ácido Butírico**. *Sea indicado* para la regeneración intestinal.[41]

☐ **MSM** (metilsulfonilmetano). Aporta sulfuro, que muy seguido es deficiente. *En algunos casos* puede beneficiar a los síntomas. La vitamina C apoya su absorción.[41]

☐ **Espirulina**. Baja los IgE y normaliza algunas de las sensibilidades alérgicas.[41] *No es útil para las personas que están sobre estimulados.*

☐ **Inyecciones** de nutrientes necesarios, pueden ser de ayuda cuando hay problemas de absorción.[38] Vea *El Papel de los Nutrientes por Inyección* p 159.

☐ **Ayunos cortos de jugo** (*con los cuidadosamente seleccionados, para cubrir las necesidades individuales*), pueden ser revitalizadores para los sistemas: digestivo, circulatorio, inmunitario y otros, y pueden ser indicados si el paciente no mejora de otra manera. (Vea p 80-82 para más detalles y contraindicaciones.)

Medicamentos

Pfeiffer advierte que, aunque los antihistamínicos pueden reducir el insomnio y otros síntomas, el consumo a largo plazo a menudo es contraproducente.

Recordatorio. Esta información es presentada sólo con fines educativos. Ningún producto o servicio se está patrocinando. Si Ud. necesita tratamiento para las alergias, esquizofrenia o alguna otra condición médica, por favor, consulte a un médico bien informado.

Reacciones al Trigo y la Leche

El Dr. Philpott estima que el 60% de los esquizofrénicos son alérgicos a trigo y/o lácteos.[12] El Dr. Pfeiffer identifica al 4% de las esquizofrenias como primordialmente debidas a la intolerancia al gluten del trigo.[6]

La esquizofrenia ha sido rara en las regiones remotas de Nueva Guinea, Las Islas Salomón y la Micronesia, en donde el trigo, la cerveza, la leche, no se han consumido; y comúnmente va incrementando en donde el consumo es frecuente, como en Estados Unidos, Canadá y Europa.[1] Durante la Segunda Guerra Mundial, en Escandinavia y Canadá, en donde la disponibilidad de granos decayó, la incidencia de esquizofrenia disminuyó.[14]

Los Dres. Dohan, Singh y otros, hicieron estudios eliminando los productos lácteos y el trigo de la dieta de los esquizofrénicos hospitalizados, encontraron una significativa mejoría, que se revirtió cuando los estos alimentos regresaron a su dieta.[2, 3, 15]

En la mayoría de los casos, la fuente de los síntomas mentales parece ser el gluten, la proteína mucilaginosa contenida en el trigo, centeno, y cebada y por la caseína, una proteína como pegamento que se encuentra en la leche y sus derivados. Dr. Pfeiffer estima que el 4% de los esquizofrénicos, lo son debido a la intolerancia del gluten.[6]

Síntomas mentales[4-6, 22]

Los síntomas pueden incluir la compulsión, comportamiento ritualista, ansiedad, hiperactividad, problemas para aprender a hablar, alienación, tendencia a llorar, introversión, y profunda depresión. Los síntomas pueden aparecer sólo después que la comida ofensiva ha sido ingerida. Los esquizofrénicos con esta sensibilidad son usualmente no paranoicos y no pueden recuperarse con tratamientos psiquiátricos convencionales. (También, vea *Autismo*, p 131.)

Tratamiento (intolerancia al gluten)[16-18, 24]

El Dr. Walsh ha encontrado que el apoyo para el metabolismo de metal, y el zinc suficiente, a menudo disminuyen la reactividad, como el zinc es requerido por las enzimas del intestino delgado, que metabolizan la caseína y el gluten.

El Dr. Michael Murray, sugiere: Eliminar todas las fuentes de gluten: el trigo, cebada y centeno, y tal vez, de mijo, avena, y alforfón; además, muchas comidas procesadas, imitación de quesos, glutamato monosódico, proteína vegetal hidrolizada, malta, y algunos productos farmacéuticos. Muchos pacientes también deben eliminar la leche. Y hay que habérselas con cualquier otro alérgeno.

La respuesta debe ocurrir en un mes, aunque algunos pacientes pueden no responder por más de 3 años. Si la respuesta no es rápidamente evidente, el gluten aún está presente en la dieta. Desequilibrios de nutrientes asociados (Ej. Deficiencia de zinc) o enfermedades, también deben ser consideradas. Un suplemento multivitamínico/mineral es casi siempre útil.

Después de un tiempo, será posible para algunos pacientes incluir pequeñas cantidades de lácteos en la dieta, (especialmente con lactase agregada) u ocasionalmente consumir pequeñas cantidades de gluten, en combinación con un suplemento de papaína (0.5-1.0g) con las comidas.[16, 17, 18] Otros deberán eliminar permanentemente el gluten. (*Gluten y la Enfermedad Celiaca*, a la derecha último párrafo.)

Gluten y Caseína

Enfermedad Celiaca[6, 13, 15, 19, 20, 23]

En los pacientes celiacos algunas veces el gluten induce a aumentar los síntomas mentales, los cuales se abaten cuanto este es eliminado de la dieta. Un porcentaje desproporcionado de pacientes celiacos desarrolla esquizofrenia. Varios estudios apuntan a la correlación entre incidencia de la enfermedad celiaca en diversas poblaciones con los de la esquizofrenia[19, 20] o con la posibilidad de que la fuente de los síntomas mentales es similar en ambas condiciones.[23]

En la enfermedad celiaca el tracto digestivo se vuelve liso al ser irritado por el gluten (los vellos del intestino delgado desaparecen) La bilis es insípida y la asimilación de los nutrientes a la sangre se ve severamente afectada, disminuyendo los suplementos de antioxidantes, de precursores de varios neurotransmisores y otros alimentos necesarios para el cerebro y el cuerpo. La fuente de cualquier síntoma mental puede yacer en el resultado de una mala asimilación o como una reacción al gluten en sí mismo o en ambas.

Los síntomas físicos incluyen: pérdida de peso; incremento de anticuerpos en el suero; palidez y heces: pesadas, grasosas y fétidas.

La ingesta del gluten después de haberlo suspendido, trae consigo el regreso de los síntomas. La reacción puede ser inmediata o los síntomas no se harán evidentes por más de dos semanas. Aunque si los vellos intestinales pueden parecer recuperado sigue permitiendo el paso del gluten al torrente sanguíneo. El celiaco que rompe la dieta de esta manera se vuelve susceptible a tener un choque anafiláctico. Puede ser mortal.

LECTURA RECOMENDADA

Hunter, Beatrice Trum, *Gluten Intolerance*.[15]

Desequilibrios de Azúcar

Aunque no es frecuente identificar los desequilibrios de azúcar como un factor primordial en esquizofrenia, se ha encontrado que muy seguido contribuye a los síntomas. La mayoría de los esquizofrénicos son hipoglucémicos y hay un número desproporcionado de diabéticos.

Hipoglucemia

La Violencia y el Azúcar[15, 22]

"Pelear lo hace a uno sentirse mejor".
Dicho por la gente de Colla de los Andes

En un remoto pueblo de Perú, la mitad de los jefes de familia estuvieron de una u otra manera involucrados en homicidios. Había también una alta incidencia de asaltos, robos, violaciones, incendios premeditados y divorcios. El bajo nivel de azúcar en la sangre era lo que prevalecía. La dieta consistía principalmente de centeno, avena, alcohol, y nueces de cola.

La gente de Colla de los Andes ha sido nombrada "la gente más violenta del mundo". Los investigadores determinaron que entre más bajo el nivel de azúcar en la sangre, mayor era la hostilidad. Se ha sugerido que la tendencia a la violencia puede estar relacionada a una ráfaga de adrenalina que incrementa las cantidades de azúcar disponibles para la sangre y el cerebro.

El cerebro es dependiente de la glucosa y ésta debe serle suministrada continuamente. En la hipoglucemia, la glucosa en sangre es baja y la producción de energía del cerebro se ve disminuida, interfiriendo con el balance emocional, claridad mental y percepción.

Síntomas Mentales[1, 2, 4, 9-11, 14, 16]

Los síntomas a menudo se producen en relación con la exposición al estrés, o al horario de las comidas.

☐ Confusión (especialmente después del estrés) dificultad para concentrarse, indecisión, olvidadizo, una memoria lenta.

☐ Miedo, ansiedad, tensión, dolores de cabeza, nerviosismo, irritabilidad, arrebato destructivo, temperamento fuerte.

☐ Tristeza por las tardes, ataques incontrolables de llanto, pérdida de significado y propósito en la vida. 20% de los hipoglucémicos llegan por depresión al suicidio en uno u otro momento.

☐ Pesadillas, dificultad para dormir o permanecer dormido.

☐ En algunos casos, percepciones visuales erróneas (dispercepción), cambios en la personalidad, alejamiento de la sociedad, psicosis, paranoia y otros síntomas que ocurren en la esquizofrenia.

Síntomas Físicos[1, 2, 4, 9-11, 14, 16]

☐ Deseos vehementes de azúcar, enojo, estreñimiento.

☐ Fatiga, extenuación, ataque de debilidad.

☐ Pies y manos frías, sudores fríos, baja temperatura corporal.

☐ Calambres musculares, achaques sin explicación médica.

☐ Temblores, espasmos musculares; en algunos casos convulsiones

☐ Estremecimientos, sensación de que algo repta debajo de la piel.

☐ Pronunciación inarticulada, desequilibrio al andar, incoordinación.

☐ Vista borrosa, vea doble, sensibilidad a la luz.

☐ Presión baja, pulso rápido, palpitaciones, sensación de opresión en el pecho.

☐ Desfallecimientos, pérdida de la conciencia.

☐ A largo plazo la hipoglucemia puede producir un alargamiento del hígado, el agotamiento de las suprarrenales, encogimiento del páncreas; diabetes, enfermedad del corazón, infarto, úlceras pépticas, aterosclerosis.

Estrés y Ejercicio[10]

El estrés induce a la liberación de adrenalina y glucocorticoides de las suprarrenales y glucógeno del hígado incrementando la glucosa en la sangre, en preparación de una pelea o una huida. Si ninguna de las dos cosas ocurre, el azúcar no será usada. El ejercicio transporta la glucosa desde la sangre a las células, por lo tanto, ayudando a estabilizar la glucosa en sangre.*

* El ejercicio no debe hacerse hasta el punto de sentirse exhausto.

Factores que Contribuyen[1, 2, 4, 6. 10, 12]

☐ Prolongado estrés y desequilibrios nutricionales.

☐ Una dieta empobrecida (Ej. Ingesta excesiva de carbohidratos refinados) o asimilación deficiente puede agotar la vitamina B6 y otras vitaminas B, vitamina C. manganeso, zinc, cromo, calcio, magnesio, potasio y fósforo. Estos son necesarios para mantener al azúcar regulado.

☐ Disfunciones Inmunológicas. Como: las tipificadas por adicciones y alergias, particularmente las alergias estacionales. Los alérgenos pueden incluir: azúcar, alcohol, café tabaco, lácteos, trigo, colorantes de alimentos, cloro, etc. Vea *Alergias* p 64-69.

□ Disfunciones glandulares (páncreas alargado, tumor en el páncreas el que secreta la insulina; tiroides, suprarrenales o pituitaria fatiga).

□ Daño hepático debido a toxinas o enzimas defectuosas.

□ Sistema nervioso (neurosis, tumores cerebrales, encefalitis).

□ Esteroides, anticonceptivos orales, quinina, silicatos.

□ Intoxicación por metales pesados, Ej: plomo, cadmio, mercurio, arsénico.[4]

□ Asma, enfermedades infecciosas y de organismos oportunistas, especialmente si los minerales han sido agotados.

Sobre Estimulación Pancreática

El cuerpo ha evolucionado acostumbrado a manejar pequeñas cantidades de glucosa liberada lentamente. Como en los carbohidratos sin refinar que encontramos en los granos enteros, semillas, vegetales y frutas, la liberación de azúcar ocurre relativamente despacio. Estos alimentos también contienen nutrientes como la vitamina B, zinc, manganeso y cromo que se requieren para procesar azúcar.

Los azúcares refinados y las féculas carecen de dichos nutrientes. Los carbohidratos concentrados son absorbidos por el torrente sanguíneo demasiado rápido, sobre estimulando y sensibilizando al páncreas, agotando los nutrientes necesarios. Excesos de grasa o proteína en la dieta pueden volverse azúcar, incrementando la sobre carga del páncreas.

Eventualmente todas las comidas estimulan la secreción de insulina. Las células entonces absorben y usan el azúcar muy rápido. El nivel de ayuno sube la insulina. Los suprarrenales quedan exhaustas por el esfuerzo constante de producir antagonista de insulina.

Los continuos altos niveles de insulina o insuficientes niveles de antagonistas de insulina, llevan a una crónica deficiencia de glucosa en sangre: Hipoglucemia. El individuo entonces ansía el azúcar para mantener sus niveles confortables en sangre.

El cerebro requiere de una constante aportación de glucosa, ya que no la almacena. Una baja crónica de glucosa en sangre, mina la habilidad del cerebro para gobernar los procesos corporales o mantener adecuadamente su propio funcionamiento.

Sí la glucosa en sangre cae muy bajo, alguna glucosa puede ser obtenido por medio de cetosis, un proceso de hambruna en el que se convierten proteína y cetoácidos en glucosa, agotando los tejidos corporales.

El azúcar y la Grasa Corporal

Consumo excesivo de azúcar aumenta los niveles en ayunas de colesterol y triglicéridos. metabolismo de las grasas y el transporte se altera. En muchos casos, las ganancias de grasa corporal. El tejido graso disminuye la eficiencia de la insulina y acelera el declive hacia la diabetes.

Pruebas Bioquímicas[1, 5, 12, 20]

La historia de los síntomas, ofrecen una clara indicación de la hipoglucemia. De otra manera los análisis serán necesarios.

El médico puede dar un 4-5 horas de la prueba de tolerancia a la Glucosa (la PTG) para obtener más información acerca de la naturaleza del desequilibrio. El paciente no come por 12 horas, y entonces se da una solución de azúcar. Las muestras de sangre son tomadas cada 30 a 60 minutos o cada que los síntomas se presentan o el paciente la pide. El pulso y la presión deben ser monitoreados y los síntomas físicos y mentales registrados a lo largo de la prueba; y los síntomas que percibe el paciente (Ej, como un diario de síntomas).

"Estaba sufriendo de una severa hipoglucemia... Cualquier grado de excitación... (causaba) temblores en mí, me ponía triste; desfallecía cuando mi sistema nervioso respondía en una repentina y peligrosa caída en picada de mis niveles de azúcar. Cada paso en el camino hacia abajo, era un cambio gradual en mi percepción consciente de lo que me rodeaba... En respuesta a esta condición mi cuerpo estaba liberando su propia adrenalina, me hizo acelerar, la cual usualmente yo encausaba en el [ilusoriamente] carácter de Carol".

Donna Williams[20]

Almacenamiento de Azúcar

Un incremento en el nivel de glucosa en sangre por encima de cierto umbral, estimula al hipotálamo para poner a funcionar los islotes de células beta del páncreas para que suelten insulina. La insulina promueve una rápida asimilación de la glucosa dentro de las células corporales. Una molécula de insulina, da por resultado la asimilación de miles de moléculas de glucosa. El exceso de glucosa es almacenada en el hígado* como glucógeno.

*Y en un menor grado en los músculos y en los tejidos.

Liberación de Azúcar

Cuando la glucosa está muy baja, hay señales del hipotálamo a la pituitaria para poner en funcionamiento las suprarrenales para que liberen al antagonista de la insulina:

La Adrenalina incrementa la actividad enzimática de las células que bloquean el consumo la glucosa.

La Adrenalina y los Glucocorticoides (de las suprarrenales) estimulan a las células alfa del páncreas para que libere glucagón.

El glucagón (del páncreas) provoca que el glucógeno almacenado sea devuelto para convertirlo en glucosa, la cual después entra en el torrente sanguíneo.

Hierbas[7, 9, 16, 24]

La espirulina, clórela (alga), alfalfa, pasto de cebada, pasto de trigo, disminuyen las reacciones de la insulina, proveen clorofila, y son altamente nutritivas. El Ginseng Siberiano ayuda a reducir la acidez corporal, refuerza a las suprarrenales y el estado de animo. El regaliz, la *cimífuga racemosa* y pasiflora puede evitar que el azúcar en sangre se eleve mucho.

Otras hierbas muy útiles, incluyen a la ortiga (urticante), raíz de diente de león, musgo irlandés, jengibre, pimientos o ají, suma, raíz de camote salvaje, *fucus vesiculosus, uva ursi,* astrágalos, arbusto trompeta (*pau d'arco*), bayas de cedro, bayas de junípero, espino, gordolobo, goma guar, centella asiática (*gotu kola*).

Precauciones: Cada una de estas hierbas tiene efectos específicos en los sistemas del cuerpo, algunos de los cuales pueden no ser beneficioso para nadie tomándolos individualmente. Por ejemplo el regaliz tiene estrógenos y puede incrementar los niveles de cobre, perjudicial en la histapenia. El Ginseng o la Espirulina pueden ser muy estimulantes, en especial en ciertos casos de esquizofrenia aguda. Si está considerando un tratamiento a base de hierbas, por favor estudie la literatura relevante y consulte a un médico bien informado.

Complementos Alimenticios[11, 16]

La levadura de cerveza o nutricional es tal vez la mejor fuente de alimento FTG (Factor de tolerancia a la glucosa), asegurándose que no habrá ninguna reacción a la levadura debido a la Cándida o por alergia.

La jalea real, (si no es alérgico) es una excelente fuente del ácido pantoténico (B5) la cual refuerza las funciones de las suprarrenales y ayuda a convertir la glucosa en energía.

LECTURAS RECOMENDADAS

Dr. William Dufty, MD, *Sugar Blues.*[21]

Dr. Harvey Ross, MD, *Hypoglycemia: The Illness Your Doctor Won't Treat.*[25]

El azúcar en sangre debe incrementarse gradualmente, para después caer gradualmente, hasta los niveles de ayuno. Indican hipoglucemia: una curva plana, o una curva pronunciada o una curva que cae precipitadamente.

La prueba del tolerancia a la glucosa puede ser excesivamente estresante para el paciente y muchos médicos ya no la usan. El Dr. Stephen Gilasson, por ejemplo observó que esta prueba no refleja las reacciones de las condiciones de lo que se está comiendo en realidad, mientras que un estuche de prueba hogareño que mide los niveles de azúcar durante un episodio sintomático es más útil.[23]

ANÁLISIS ADICIONALES

☐ **Pruebas de Alergia. Anticuerpos de Cándida.**

☐ **Función Endocrina:** Especialmente tiroides y glándulas suprarrenales.

☐ **Análisis de pelo:** Especialmente otra los niveles de calcio, magnesio, potasio, manganeso, zinc, cromo, plomo, mercurio, cadmio y arsénico. (Análisis de sangre y orina pueden requerirse. Vea *Apéndice 1*)
Cadmio, plomo, mercurio y arsénico pueden perturbar el metabolismo del azúcar. Los hipoglucémicos tienden a ser deficientes en zinc, manganeso y cromo. Calcio y magnesio con frecuencia están elevados y pueden tener un papel en el almacenamiento de azúcar. Cobre alto y magnesio bajo pueden oscurecer los resultados.[1]

☐ **Poliamines:** Histamina, espermina y espermidina. La espermina se baja en la hipoglucemia nutricional. La espermidina indica un rápido crecimiento celular.[1]

☐ Análisis de heces para parásitos, si le es indicado.

Curso

De acuerdo con el Dr. Pfeiffer, MD, PhD, la hipoglucemia es fácil de tratar. Después de que el azúcar y los alérgenos son eliminados, la primera fase de recuperación, cuando las ansias por comerlos afloran, esa es el planteamiento más difícil. Cuando las ansias por comer culminan, hay como un efecto de montaña rusa, entonces la mejoría empiece gradualmente. Después de mejoría, los carbohidratos naturales (granos enteros y frutas) pueden ser introducidos gradualmente, revisando para reacciones.[1]

Tratamientos [1-5, 7-14, 16-20]

Los tratamientos deberán ser confeccionados según los requerimientos bioquímicos individuales.

☐ Tratar las **Alergias, Cándida** (p 108-111), **hipotiroidismo** (p 118-119), **intoxicación por mercurio** (p 93-95) y otros estados de salud *pertinentes.*

☐ **Supernutrición.** La dieta debe ser alta en fibra (la fibra baja la absorción de azúcar), y carbohidratos complejos; enfatizada en vegetales, legumbres, granos enteros, nueces, semillas y fruta fresca. Seguir la dieta anticándida *si viene al caso.*

☐ Alimentos ricos en proteínas no deberán ser ingeridos en cantidades, ya que el exceso se convertirá en azúcar. Sin embargo, a algunas personas les va mejor con porciones relativamente grandes de alimento animal en sus dietas. El pescado generalmente es beneficioso. Otra buena elección de alimento animal incluye un libre rango de pollo y carnes orgánicas.

☐ **Evite la comida chatarra,** como el azúcar, pan blanco y otros alimentos refinados.

☐ **Absténgase del café, tabaco, alcohol, estimulantes y toxinas.**

☐ **Evitar los alérgenos.**

☐ **Limite su exposición al estrés.** Enojo, ansiedad, dolor, depresión y otros estresantes que aumentan la glucosa en sangre, produciendo el mismo efecto que los creados por los carbohidratos refinados.

☐ **Ejercitarse a diario** ayuda a estabilizar el azúcar en la sangre e incrementa la disponibilidad de energía en el cerebro.

☐ **Duerma y descanse suficiente.**

Suplementos

Escoger los suplementos/hierbas debe ser confeccionado con los requerimientos bioquímicos de cada persona. Asegúrese de tener en cuenta las contraindicaciones relacionadas al biotipo.

☐ **El factor de tolerancia de glucosa** (FTG) está compuesto de vitamina B3, cromo y los aminoácidos glutamato, glicina y cisteína. El FTG con la insulina para equilibrar los niveles de azúcar en sangre.

☐ **Vitaminas B1, B3, B6 y B12,** ayudan a metabolizar los carbohidratos.

☐ **Vitaminas B5, C y los flavonoides** apoyan a las suprarrenales.

☐ **Vitaminas B2, B15, E, D, A y biotina, colina, inositol, PABA y ácido fólico** son con frecuencia útiles.

☐ **El cromo** es necesario para la función normal del cerebro. Es un componente de la molécula FTG; crucial para el metabolismo del azúcar y la prevención de la diabetes. La deficiencia de cromo hace a la insulina menos eficiente. *Nota. El picolinato de cromo es de dos a tres veces más asimilable que otro tipo de suplementos de cromo. La dosis debe ser ajustada adecuadamente.*

☐ **Zinc** es esencial para la actividad cerebral y el manejo del estrés; y es necesario para apoyar las funciones de la insulina.

☐ **Potasio** ayuda a mantener la actividad glandular, la producción de energía y la alcalinidad del cuerpo. Su deficiencia puede resultar en debilidad general, apatía, espasmos musculares, respiración rápida y palpitaciones. *Las fuentes alimentarias son preferibles. El exceso produce: fatiga, latidos erráticos y posible falla cardiaca.*

☐ **Manganeso** regula el azúcar en sangre y los niveles de insulina, es importante en la interacción nervios /músculos y es necesario para que el cuerpo utilice efectivamente las vitaminas B y C.

☐ **Magnesio** es necesario en la producción de energía y el metabolismo de los carbohidratos; fortalece el corazón. La deficiencia puede conducir a irritabilidad, agitación y depresión.

☐ **Carnitina** es frecuente que tengan deficiencia los vegetarianos. Puede ser beneficioso para quemar grasas.

☐ **Suplementos digestivos**[12]: no es necesario indicarlos pero algunas veces se usan como auxiliar de la digestión y asimilación, permitiendo que las suprarrenales, páncreas y sistema digestivo tengan un descanso. Las posibilidades incluyen la betaína clorhídrica, enzimas proteolíticas, bromelaína, papaína, bicarbonatos de sodio o potasio. (vea *Apoyando la Digestión* p 77). *Nota: Si se toman por un tiempo prolongado los suplementos digestivos puede suprimir la producción natural de enzimas.*

☐ **El Dr. Philpott recomienda: extracto de corteza suprarrenal** intramuscular [una o dos veces por semana] *si las suprarrenales necesitan un ocasional descanso de cuatro a ocho horas.*[2, 26, 37] El Dr. Murray encuentra que los suplementos *orales* del extracto suprarrenal son preferibles, [sugiere empezar por un tercio de la dosis e ir incrementando a un punto inferior en que la dosis produce irritabilidad, agitación o insomnio].[27] La **pancreatina glandular** puede ser útil en algunos casos.[27] *Nota: Tomarla prolongadamente puede suprimir la producción natural de la hormona.* La Homeopatía para las suprarrenales y el páncreas puede ser otra posibilidad.[40]

☐ **Inyecciones** pueden estar indicadas para derivar los problemas de asimilación cuando hay deficiencia de nutrientes.[26] (vea *El papel de los nutrientes inyectados* p 159.)

(vea *Apoyando la Digestión* p 77). ... (vea *El papel de los nutrientes inyectados* p 159.)

Adiciones a Alérgicas y Glucosa

"Cualquier alimento o químico que es comido o al cual te enfrentas con frecuencia tiene el potencial de que se convierta en adictivo… Y cualquier sustancia adictiva puede alterar radicalmente los niveles de azúcar. Por lo tanto: si tus problemas originales están relacionados con la ingesta de carbohidratos y los eliminas a favor de comer una dieta alta en proteína, por decir de dos a cuatro huevos diarios; es muy probable que en unos cuantos meses o menos, esos huevos, aun cuando son una comida superior, cargados de muchos nutrientes y que previamente no causaron ningún síntoma, lo harán sentir muy enfermo otra vez. El punto clave a recordar es:

(1) Reconocer el alérgeno en específico.
(2) Eliminar cualquier sustancia que se sospeche causa la alergia… de dos a cuatro meses.
(3) Rotación de los alimentos, especialmente incluyendo los que previamente fueron adictivos".

Dr. William H. Philpott, MD[28]

Relajación

Ser muy rígido durante el cambio a una dieta más saludable y estilo de vida, puede ser contraproducente. La mejor propuesta es tomarlo con calma e irse paso a paso y no reprocharse a sí mismo por ocasionales deslices.

Contraindicaciones e Información

Para contraindicaciones, efectos colaterales, fuentes y funciones adicionales de nutrientes indicados en esta sección, vea *Sumario de Nutrientes* p. 25-40; para contraindicaciones y aplicaciones para *Biotipos* p 41-57.

vea *Sumario de Nutrientes* p. 25-40; para contraindicaciones y aplicaciones para *Biotipos* p 41-57.

Recordatorio: Esta información se presenta solamente con fines educativos. Si usted necesita tratamiento para la esquizofrenia, la hipoglucemia, o cualquier otra condición médica, por favor busque los servicios de un médico bien informado.

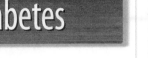

"El estrés crónico te conduce a la enfermedad crónica".

Dr. Theron Randolph

El Papel de la Grasa Corporal[2]

Al principio la diabetes en adultos a menudo es resistente a la insulina debido al exceso de grasa corporal. Los investigadores del Instituto Nacional de Competencia pusieron a 100 adultos con problemas metabólicos de azúcar en una dieta baja en grasas. A la mayoría se les facultó para suspender la insulina (y las drogas para la hipoglucemia) desde 4 días a 5 meses, típicamente en menos de dos semanas.[2]

Mecanismo Grasa en Diabetes[2,6,7]

Muchos diabéticos acumulan grasa. Exceso de azúcar que no puede ser removida se convierte en grasa. Azúcar alta en la sangre produce colesterol alto. La insulina es también engordado.[2]

Grasa excesiva altera función pancreática

☐ La grasa del plasma y tejidos es resistente a la insulina. Una producción de insulina a nivel adecuado para una persona de peso normal, puede no satisfacer a alguien con mayor grado de grasa corporal.

☐ Exceso de grasa en plasma irrita el sistema circulatorio. Controlar la inflamación resultante requiere adicionales enzimas proteolíticas pancreáticas.

☐ La irritación incrementa las reacciones hipersensibles, creando más demandas al páncreas.

Beneficios del Ejercicio para los Diabéticos

☐ Incrementa la sensibilidad a la insulina, posibilitando la reducción de las dosis.

☐ Incrementa la tolerancia a la glucosa.

☐ Baja los niveles de colesterol mientras incrementa las lipoproteínas de alta densidad.

☐ Facilita la pérdida de peso.

☐ Puede acrecentar el cromo en los tejidos.

☐ Incrementa los receptores de insulina.

Cualquier programa de ejercicios debe ser aprobado por el médico. En especial si sus niveles de azúcar tienden a fluctuar fácilmente.

Es un pensamiento actual, que la diabetes no desempeña un papel mayor en la esquizofrenia. No obstante, la diabetes puede exacerbar síntomas que inclusive produce episodios psicóticos agudos. La diabetes también tiene particular relevancia en las alergias y la hipoglucemia. La incidencia de diabetes es desproporcionadamente alta entre los esquizofrénicos, y la diabetes cerebral puede ser relativamente común. Los antipsicóticos (neurolépticos) han sido reportados de aumentar la incidencia de diabetes entre 4 a 5 veces.[1]

Tipos 1 y 2 [6, 7, 16]

La diabetes Tipo 1 se caracteriza por la producción insuficiente de insulina que abarca casi el 15% de los casos. La diabetes Juvenil es del Tipo 1. Las causas incluyen deficiencias hereditarias, reacciones autoinmunes, físicas o químicos (cadmio, mercurio, toxinas medioambientales), heridas y daños virales.

La Tipo 2 (diabetes resistentes a la insulina), es frecuente en su etapa final la hipoglucemia. El 85% de los diabéticos es del Tipo 2. Las causas iniciales muy seguido implica reacciones alérgicas crónicas, comida chatarra o consumo excesivo de grasas y ejercicio inadecuado.*

* La resistencia a la insulina puede ser debido a la insuficiencia o a que los receptores de insulina están bloqueados, y dificultades vinculadas a los receptores, destrucción de los receptores debido a la sobre producción de insulina, (Ej. Por dietas ricas en féculas refinadas) liberación de insulina a destiempo, o problemas con los químicos que transfieren los mensajes iniciales de insulina dentro de la célula.

Síntomas

Los síntomas mentales/neurológicos[6-8] pueden ser los primeros signos de diabetes y pueden incluir ansiedad, depresión, tensión, trastornos de la personalidad, daño neural, y en algunos casos episodios de psicosis aguda.

Los síntomas físicos[2-4, 6, 7] pueden incluir sed violenta, hambre, micción frecuente, pérdida de peso, debilidad, energía baja, fatiga, infecciones frecuentes en la piel, comezones, forúnculos, infecciones vaginales micóticas e irritación, visión borrosa, dolores, entumecimientos, hormigueos, calambres en las piernas, impotencia, moretones con facilidad, lenta cicatrización, mala circulación, parálisis transitoria.

Complicaciones[2, 3, 4, 6, 7, 16]

Se cree que las complicaciones ocurren mayormente como resultado de una insuficiente distribución de glucosa al hígado, células grasas o músculos; cantidades incontrolables de glucosa adherida a los glóbulos rojos; o excesos entrando al cerebro, ojos o riñones. Los picos de glucosa en sangre son en particular dañinos. Las complicaciones incluyen alta presión arterial, ceguera, trastornos en los riñones, enfermedad del corazón, endurecimiento de las arterias, aumento de la susceptibilidad a las infecciones (gangrena, tuberculosis, etc.), coma diabético y disminución significativa de las expectativas de vida.

Crisis acidótica, es producida por una reducida disponibilidad de carbohidratos, que llevan a una acumulación de cetones. Los síntomas primarios incluyen: pulso rápido, desasosiego, aliento a acetona, excesiva micción, sed, náusea, vomito. El incremento de apatía puede convertir en un estado de coma. Puede ser fatal.

Infecciones Oportunistas

La diabetes proporciona suelo fértil para las infecciones oportunistas como los estafilococos y Cándida. La Cándida exacerba los problemas con los carbohidratos refinados y los alérgenos (vea p 108-111).

Alergias[6, 7]

La insuficiencia de insulina y las complicaciones diabéticas inducen a reacciones de hipersensibilidad a los alimentos, químicos e inhalantes. Puede surgir una intolerancia a la glucosa, lactosa, galactosa, proteínas, químicos e inclusive a la insulina. La sensibilidad a los carbohidratos no siempre esta involucrada.

Población Susceptible

La frecuencia de diabetes es del 1% por todo el mundo. La frecuencia en los Estados Unidos es de 8%. Para los Naruanos de la Polinesia y los Pimas la frecuencia es del 40%. Las mujeres con exceso de grasa en la parte superior del cuerpo parecen ser más susceptibles. La incidencia crece con la edad (como lo hace la deficiencia de cromo en los países industrializados). Un estimado sostiene que en Estados Unidos un 40 a 60% de la gente de más de 80 años es diabética.[16]

Pruebas Bioquímicas[6, 10, 11, 16]

☐ **Hemoglobina glicosilada** (HbAlc). Esta prueba ha sustituido a la prueba de tolerancia a la glucosa (la cual es estresante para el paciente).

☐ **Pruebas de Alergias** — Pruebas que incluyen ayunos pueden ser peligrosas, en particular para los diabéticos Tipo 1 y aquellos propensos a la crisis acidótica. Un cuidadoso historial, combinado con pruebas menos intrusivas son una elección más segura. (vea *Exámenes que No Requieren la Ingesta de un Alérgeno p 65*).

☐ **Cromo en pelo e Higado** — Los niveles porcentuales de un tercio o más bajo que en la población general.

Tratamiento[2, 3, 4, 6-11, 14, 23, 24]

El tratamiento debe ser elegido cuidadosamente para atender a las necesidades bioquímicas particulares del individuo. Algunos tratamientos pueden estar contraindicados.

☐ **Tratar la Acidez, Cándida, alergias, toxicidad de metales pesados** y otras condiciones contribuyentes.

☐ **Abstenerse de los adictivos y otras ingestas desadaptativos**. Empezar la rotación de 4 a 7 días. Evitar las sustancias reactivas por lo menos 3 meses. Después usarlas (con moderación) sólo si no causan síntomas o cambios en el azúcar en sangre. *Nota*. El gluten y lácteos, no necesariamente se evocan reacciones inmediatas (incluso, con alergias severas). (vea p 69).

☐ **Evite el alcohol, tabaco azúcares y féculas refinadas, toxinas y estrés**

☐ El Dr. Michael Murray recomienda una dieta baja en colesterol y grasas (10-15% menos), poca proteína (10-15%), mucha fibra y carbohidratos complejos (75-80%) con abundantes legumbres para ayudar a normalizar los niveles de azúcar en sangre. También una dieta estable de carbohidratos de lenta digestión, 5-6 comidas pequeñas al día, sin ayunos ni excesos. Evite los carbohidratos refinados.[11]

☐ El Dr. James Balch recomienda la Espirulina (vea *Contraindicaciones* p 134); vegetales y fruta crudos y jugos frescos. La comida que él sugiere para normalizar el azúcar en sangre, incluye pescado, lácteos (si no se es alérgico), yema de huevo, ajo, vegetales, chucrut, levadura nutricional, frutillas (frambuesas, zarzamoras, etc.).[4]

☐ **Pérdida de peso, saludable,** *aprobado por el doctor, como él lo indique.*[4, 11]

☐ **Niacinamida**. Puede detener la destrucción de células pancreáticas beta y fomentar su curación.[4, 24]

☐ **B6**. Con frecuencia deficiente, protege los nervios de la retina, apoya la asimilación del magnesio.[14, 24]

☐ **Tiamina**. Ayuda a prevenir la neuropatía; a menudo deficientes.[24]

El Papel de las Alergias[1, 6]

Dr. Philpott postula que el inicio de la diabetes mielitis en adultos, con frecuencia es una función de las grasas corporales, los lípidos del plasma, lípidos irritantes, infecciones y reacciones a alimentos, inhalantes químicos y otros factores de estrés. Encontró que en las etapas tempranas y medias es factible revertirlo.

El Dr. Philpott precisa que el efecto final de la exposición continua al alérgeno es una degradación de la función pancreática. La inflamación crónica producida por los alérgenos y otros irritantes, instiga a continuos excesos de endorfinas, los que eventualmente disminuyen la habilidad pancreática para producir bicarbonato.

El bicarbonato es necesario para neutralizar el ácido clorhídrico que permean al alimento que entra en el intestino delgado desde el estómago. Su ausencia causa acidosis que inhibe la producción pancreática de enzimas proteolíticas, necesarias para la digestión intestinal. Las partículas sin digerir que se escapan a la corriente sanguínea pueden instigar lergias posteriores.

Las deficiencias nutrientes y el daño pancreático desde este proceso reducen los medios para hacer insulina. Al final el resultado puede ser diabetes clínica.

Leche de Vaca y la Diabetes en Niños[24]

La leche de vaca puede servir de disparador para la destrucción autoinmune de las células beta pancreáticas en individuos genéticamente susceptibles. El Dr. Karjalainen y otros, encontraron que cerca de 142 niños con diagnósticos recientes de diabetes Tipo 1, todos mostraron elevados anticuerpos IgG a la albúmina de las vacas. Niveles bajos se pueden encontrar en muchos niños saludables, pero las concentraciones en diabéticos promediaron 7 veces más alto. Estos investigadores creen que la exposición viral, probable estímulo, de la reacción inicial a la leche y el subsecuente desarrollo de la diabetes.[25]

Los Dres. Levy y Marshall encontraron los mismos anticuerpos en 74.4% de los recién diagnosticados con diabetes y en 5.5% de control.[26] La caseína y lacto-globulina puede que también ser importante.[27, 28, 29, 31]

Un método preventivo sugiere que por lo menos haya una lactancia materna de seis meses en la infancia y evitar la exposición temprana a la leche de vaca.[24, 30]

Hierbas[4, 9-11, 13, 24]

- **Gymnema Sylvestre**, usada hace 2000 años en India para tratar la "orina dulce." Da evidencias de reducir los requerimientos de insulina y regenerando las células pancreáticas beta.[32, 33]
- **Momordica Charantia** (Melón Amargo). Su jugo contiene efectos como la insulina e incrementa la utilización de glucosa.[18, 19, 34, 35]
- **Hojas de Arándano** se bajan la glucosa en la sangre, y los triglicéridos, y ayudan a estabilizar el colágeno. También, baja la permeabilidad de los capilares, de tal modo que protege la retina.[36-40]
- **Fenogreco** disminuye las grasas, y baja el nivel de azúcar.[41, 42]
- **Ginkgo**. Ayuda a prevenir la retinopatía en estudios con animales.[12]

Otras hierbas que pueden ser útiles: Cayena, bayas de cedro, regaliz,* gordolobo, junípero, *uva ursi.*[13] Sello dorado,* *buchu*, raíz de diente de león**.[4] Cebollas, ajo.[11] Ginseng Siberiano, clórela.[9]

* Estrógeno. Y puede ser perjudicial en histapenia.
** Sin embargo, puede exacerbar algunas alergias. No debe tomarse por periodos largos.

Precaución: La información de las hierbas no constituye sugestiones de tratamientos. Numerosas contraindicaciones, no han sido enlistadas. Los diabéticos deben ser particularmente cuidadosos al usar nuevos tratamientos. Si Ud. desea usar hierbas, por favor consulte a un médico especializado. Es también una buena idea familiarizarse con la literatura disponible.

Precauciones

- El azúcar blanca, sal y exceso de PABA pueden elevar el azúcar en sangre.
- Limitar la proteína animal.
- Exceso de cisteína puede romper los vínculos de la insulina.
- Excesivas vitaminas B1 o C pueden inactivar la insulina.
- La B3 deben introducirse *gradualmente.*
- La ingesta excesivas cápsulas de aceite de pescado pueden elevar el azúcar en sangre. Los suplementos de grasos esenciales no siempre son beneficiosos.
- El exceso de potasio puede producir fatiga muscular, latidos erráticos del corazón y posible falla cardiaca. Considérese el balance con sal y agua.

Nota: Los diabéticos deben ser en particular precavidos al usar nuevos tratamientos. El consejo y cuidado de un médico capacitado es esencial.

Para más contraindicaciones vea *Sumario de Nutrientes* p 25-40 y *Biotipos* p 41-57.

- **Riboflavina** (como R5P). Metabolismo de la B2 con frecuencia es anormal.[24]
- **Ácido Pantoténico** (vitamina B5). Baja los lípidos en sangre y ayuda a proteger los nervios.[24]
- **Biotina**. Corrige las deficiencias, ayuda a prevenir neuropatías, apoya la utilización de glucosa en hígado. [4, 14, 24]
- **Vitamina B12, y Ácido fólico**. Baja los niveles de homocisteína, protege los riñones, nervios y retina.[24]
- **Inositol**. Con frecuencia deficiente; protege los nervios.[24]
- **Complejo B**. Apoya el metabolismo de los carbohidratos.[4, 11]
- **Vitamina C**. Antioxidante, con frecuencia deficiente, ayuda a prevenir la glicosilación de las proteínas e inhibe la acumulación de sorbitol (que se asocia a complicaciones cuando hay exceso).[14, 24]
- **Quercetina, hesperidín** y otros **Bioflavonoides**. Antioxidantes; ayudan a prevenir complicaciones.[24]
- **Vitamina E**. Antioxidante, previene la glicolización proteica.[24]
- **CoQ-10**. Antioxidante; en general deficiente; ayuda a prevenir la neuropatía diabética.[24]
- **Cromo** (FTG o -picolinato). Incrementa la eficiencia de la insulina, aumenta los vínculos de la insulina, normaliza las oscilaciones de glucosa en sangre.[16, 17, 24]
- **Manganeso**. Por lo regular deficiente; cofactor con las enzimas dominantes en el metabolismo de la glucosa.[14]
- **Magnesio**. Con frecuencia deficiente, apoya el metabolismo de la glucosa.[14, 24]
- **Zinc**. Refuerza las funciones de la insulina, protege las células beta.[14]
- **Selenio**. Antioxidante.[4, 11]
- **Potasio**. *Según sea indicado. Fuentes de alimento son preferibles.*[4, 11]
- **Sulfato de Vanadio**. Actividad parecida a la insulina; baja la glucosa en suero.[24]
- **Omega 3, AGL, con lecitina**. Ayuda normalizar el metabolismo de las grasas; puede reducir la necesidad de insulina (en Tipo 2); puede ayudar a prevenir o revertir la neuropatía diabética. *Algunas veces contraindicada.*[18, 21, 24]
- **Fibra**. Reduce la absorción de azúcar.[4, 11] (Ej. Goma guar o goma arábica, pectina y salvado de avena.)
- **Carnitina**. Antioxidante mitocondrial. Ayuda a restaurar el inositol, los nervios, la retina. Útil en movilizando las grasas.[4]
- **Taurina**. Frecuentemente deficiente; disminuye la concentración de plaquetas.[24]
- **Enzimas Proteolíticas** (después de las comidas). Pueden reducir las reacciones citotóxicas y los estallidos de azúcar en sangre.[4, 6, 8] *Estas enzimas provocan reacciones adversas en ciertas personas.*
- **Páncreas glandulares**. Pueden ayudar a nutrir el páncreas.[4, 6, 8]
- **Bicarbonato**, *si está indicado*, para prevenir o revertir la acidez.[6, 8]
- **Ejercicios**. Un programa gradual, *aprobado por su médico.*[11] (vea p 74.)
- **Insulina**, *como sea indicado por el médico.*

Pronostico

El Dr. Philpott, encontró que la diabetes (al principio, en adultos) con frecuencia responde especialmente bien al tratamiento nutricional y evitando los alérgenos, en especial si la diabetes no está muy avanzada. La mayoría de los diabéticos Tipo1, siempre serán dependientes de una fuente externa de insulina, de todos modos los métodos naturales pueden reducir las cantidades necesarias y puede ayudar a prevenir complicaciones.[6, 7]

RECORDATORIO. Esta información es superficial y se presenta con propósitos educativos solamente. No es constitutivo de recomendaciones para tratamientos. Si Ud. necesita tratamiento para la diabetes, esquizofrenia u otro estado de salud, por favor, busque a un médico bien informado.

Apoyando la Digestión

Apoyando la Digestión y la Integridad Gastrointestinales[29-39]

Considere la disbiosis (excesos perjudiciales contra la benéfica microflora intestinal) *(vea Cándida, p 108-11)*. También, problemas con la digestión, irritación intestinal, deficiencia nutricional, alergias, estrés oxidativo, ingesta de: café, alcohol, alimentos con aditivos, etc.

Los Suplementos de Refuerzo pueden incluir:

Las vitaminas B son en particular importantes para la digestión y asimilación.

Flora Benéfica (Ej.: lactobacilos) ayudan a la digestión; contrarrestan las bacterias perjudiciales; ayudan a fermentar la fibra dietética; y crean el ácido butírico que es usado como combustible para las células intestinales.[39]

Fibra promueve el tránsito en tiempo normal y la producción de ácidos grasos de cadena corta y ayuda a remover toxinas.

Enzimas Digestivas. La papaína (una enzima encontrada en la papaya) digerir la proteína. La bromelaína (de la piña) puede digerir 700 veces su propio peso. Estas plantas enzimáticas son gentiles con el cuerpo, pero no siempre pueden pasar el estómago. Las enzimas proteolíticas pancreáticas (entre comidas) pueden ayudar a algunas personas, pero a otras no inclusive pueden ser alérgicas a ellas.

AGL u Omega 3 disminuye la inflamación.[37]

Inulina y Fructooligosacáridos. Encontrado en cebolla, ajo, trigo, centeno, alcachofas de Jerusalén. Apoyan el desarrollo de beneficiosa bacteria intestinal bífida y la producción de la microflora de ácidos grasos de cadena corta (el alimento preferido de las células de la mucosa intestinal).[31]

NAG (N-acetyl-D-glucosamina). Precursor de la mucosa interior que recubre la pared de los intestinos (los cuales selectivamente absorben los nutrientes y protege los tejidos subyacentes de las bacterias, enzimas y ácidos). Los NAG también refuerzan el desarrollo de los *Bifobacterias bifidum* y bloquea la adherencia de Cándida en la mucosa gastrointestinal.[34, 35]

L-glutamina es precursor del glutatión y el NAG. Refuerza las funciones celulares del intestino delgado, protege el tejido linfoide intestinal. Se requiere de L-glutamina para formar al secretor IgA, el cual, actúa como una barrera inmunológica.[32, 33]

Fosfatidil Colina fortalece la cubierta mucosa fosfolípida.[36]

Extracto de Gamma-Orizanol es encontrado en el aceite de salvado de arroz. Antioxidante, protege las mucosas y es beneficioso en varias alteraciones gástricas.[38]

Calcio D-Glucarato inhibe la reabsorción intestinal de toxinas.[30]

Vea *Cándida p 108-111*, y a la derecha: *Disminución de Ácido Clorhídrico*, y *El síndrome de Intestino con Fugas*.

Hábitos Alimenticios

La atmosfera durante las comidas deberá ser relajada para evitar bloquear la digestión. Comer despacio, masticar bien, físicamente romper el alimento por mezclarlo con enzimas de carbohidratos-digestivos y estimular la producción de jugos digestivos a todo lo largo del tracto digestivo. Considere cómo combinar los alimentos.[41]

Ácido Clorhídrico[21-23, 35, 41]

Una deficiencia de ácido clorhídrico menoscaba la habilidad para digerir proteína y disminuye la absorción de vitaminas tales como: B12, B3, B5, B6 y ácido fólico necesario para formar ácido clorhídrico, creando un círculo vicioso. Las hierbas amargas (Ej. La genciana, diente de león, muelle amarillo (hierba de la paciencia) y raíz de uva de Oregón) tomadas antes de los alimentos pueden ayudar a estimular la producción de ácido clorhídrico.

La carencia de los ácidos del estómago, significa que el páncreas no será estimulado para crear un ambiente lo suficiente alcalino en el intestino delgado, y toda la digestión ulterior será afectada.

El ácido clorhídrico si se requiere, puede ser obtenido a través de la betaína-clorhídrico. Usa suficiente proteína y vitamina B3 como agentes reductores de acidez.

El síndrome de Intestino con Fugas

Las paredes intestinales mantienen fuera de la corriente sanguínea los alimentos no digeridos completamente, bacterias dañinas y otras toxinas. Esta barrera puede estar en riesgo por estrés, toxinas, infección, inflamación, parásitos intestinales, digestión deficiente, insuficiencia pancreática, alergias, desórdenes autoinmunes, alcohol, malnutrición, ayunos prolongados, inanición, nutrición parenteral, inmovilidad, y ciertas drogas.* Si el factor causal no es arreglado, es improbable que las células intestinales se regeneren.[29]

Agujereado de la tripa fomenta de inflamación intestinal e irritación, aumento de la vulnerabilidad a las toxinas, y la sobre estimulación inmunitaria, la cual, en su momento propiciará alergias, retención de líquidos, desequilibrios en la glucosa sanguínea y Cándida. Las reacciones pueden resultar en: fatiga, debilidad, dolor, confusión, estrés, y depresión,[29] y en algunos casos contribuye al síndrome de esquizofrenia.

*Ej. ciertos medicamentos contra el dolor, antiinflamatorios no esteroides.

Ayunos

Algunos facultativos encontraron en el pasado, extensos beneficios en el ayuno, en especial para los pacientes crónicos o pacientes que son difíciles de tratar.

Historia

La Clínica Nikolaiev[2]

Al principio de los 1970s, el Dr. Allan Cott visitó La Clínica del Ayuno en Rusia del profesor Nikolaiev y trajo a Estados Unidos sus métodos. Dr. Nikolaiev había estado investigando la terapia del ayuno para los pacientes psiquiátricos, durante 28 años. Su unidad de ayuno le renombraba por sus éxitos y estaba inundado de peticiones para admisión voluntaria. Los pacientes tenían que estar de acuerdo en abstenerse por completo de comida, durante 25 a 30 días. Si ellos rompían el ayuno, el tratamiento terminaba.

Los ayunos de Nikolaiev involucraban aproximadamente 6000 pacientes crónicos. La tasa de recuperación reportada era del 70%. Los resultados eran en particular alentadores en aquellos que no habían mejorado con otros tratamientos, como los pacientes que mostraban reacciones tóxicas o alérgicas a los fármacos. Los pacientes con dismorfofobia (una esquizofrenia que implica miedo a las imperfecciones físicas) tenía particularmente buenos resultados. Los paranoicos lo hacían muy bien durante el ayuno, pero los beneficios disminuían cuando volvían a comer.

Mejoría después de un Ayuno

Un paciente de Dr. Cott, le aterraba la gente y los objetos y no podía concentrarse, ni pensar con claridad. Abandonó la Universidad y se mantuvo en su habitación, donde estaba plagado de alucinaciones y delirios. El tratamiento psiquiátrico no le trajo cambios benéficos. Su depresión, desesperanza y alejamiento se profundizaron. Sufría una fatiga devastadora, dormía durante días. Temía no sobrevivir al ayuno, pero el 10 día, tuvo su "primer sentimiento de felicidad" en años. Para el final de la 4ª semana, estaba bien y cuatro años después se mantiene bien: "*Mi mente ya no es confundida y me siento humano otra vez*".[1]

Tales ayunos *actualmente no son muy usados para tratar la esquizofrenia* y son percibidos como *potencialmente dañinos* y se racionan en extremo. Cuando se usan, *requieren parámetros de control clínico,* lo cual por lo regular es poco práctico. Además, ahora, *los tratamientos de alergias mejoran los mismos tipos de esquizofrenias,* que respondían a largos ayunos, y se consideran menos riesgosos.

Historia: Los Ayunos por el Dr. Alan Cott, MD[1, 2]

En Nueva York (en el *Gracie Square Hospital*) en los 1970s, el Dr. Cott instaló un programa similar a la del profesor Nikolaiev (*a la izquierda*). El prerrequisito para la admisión era de 5 o más años de haber sido diagnosticado con esquizofrenia, además de un historial de que los tratamientos anteriores habían fallado. Los pacientes debían estar completamente conscientes de su enfermedad y decidir someterse a ese tratamiento y los parientes estar de acuerdo y dar su pleno consentimiento.[2]

En el estudio Dr. Cott con 35 pacientes esquizofrénicos crónicos, 24 (64%) se recuperaron y fueron capaces de dejar de usar los fármacos psiquiátricos. Tres de los restante 11, tuvieron que volver a empezar porque rompieron la dieta; 4 rompieron la dieta y no pudieron volverla a hacer. Sólo 4 que cumplieron la dieta, no se recuperaron.[2]

El Procedimiento General

Antes del ayuno los pacientes comen muy ligero.*

Durante el ayuno no se consume ningún alimento. El hambre dejó en unos cuantos días. Se requiere a los pacientes que beban al menos un litro de agua diario y se ejerciten/caminen tres horas diarias. Ellos llevan a cabo hidroterapia, masajes, baños de esponja. Algunos toman una siesta en la tarde. Los enemas (lavativas) son aplicados cuando el paciente se siente enfermo debido a la acumulación de toxinas.

Psicotrópicos y antidepresivos son recetados si es necesario, al principio del ayuno, pero gradualmente retirados, usualmente durante la primera semana. Paralelamente los pacientes deberán dejar de fumar durante esa semana. El ayuno terminará cuando el apetito reaparezca.

Después del ayuno,* el paciente permanece en el hospital por un periodo igual al de su ayuno. *Son gradualmente introducidos*: en primer lugar el jugo fresco, a continuación, las frutas, los vegetales, luego, las semillas y nueces, y, por último, los productos lácteos. No pan hasta el 7º día. La dieta gradualmente se incrementa, con leche, leche agria y yogur (no excediendo de un litro al día). Esta dieta continué por tantos días como duró el ayuno. Los pacientes están advertidos de masticar despacio, no comer mucho, y tomar suficiente agua. La carne, los huevos, pescado, y sal están excluidos.**

En descargo, los pacientes se mantienen lacto-vegetarianos. En los primeros tres meses, son requeridos a ayunar de 3 a 5 días por mes, con un total de todo el período que no exceda a los diez días. Más tarde de 3 a 5 días de ayuno son tomados como se desee, pero que no se excedan a 10 días en el mes.

Los efectos máximos son vistos en 2 a 3 meses. *Si se regresa a una dieta completa, Ej., Comiendo carne, pescado o sal, puede haber una recaída.****

* Los manuales de ayuno usualmente advierten que no se deben emprender abruptamente. La dieta debe convertirse en más sana y ligera progresivamente y cuidadosamente llegar al ayuno después de varios días a varias semanas. Los individuos que consumen dietas en particular tóxicas o cuyos cuerpos llevan una alta carga de toxinas, se pueden beneficiar considerablemente haciéndolos largos. Ej. Primero emprender una dieta de desintoxicación (vea p 81) después si el ayuno es indicado pasarlo a un ayuno con jugos adelgazados, acompañándolos de suplementos de apoyo.

** El exceso de proteína (como carné) puede inducir a agitación, tensión, insomnio. Estos síntomas pueden disminuir en cerca de 5 a 10 días. Puede ser necesario restringir el comer proteínas. Demasiada sal es una fuente común de las complicaciones, en especial cuando la proteína se ha iniciado. La sal puede causar hinchazón en los tobillos o debajo de los ojos, dolor de cabeza, irritabilidad, aletargamiento.

Con el Ayuno Ocurren Cambios Somáticos los cuales Pueden Contribuir al Mejoramiento[1, 2, 4, 5, 17]

Eludir los alérgenos. El ayuno elimina los alimentos alergenos, los cuales pudieron haber contribuido a los síntomas.

El metabolismo de los carbohidratos se normaliza. La glucosa cae desde el día 3 al 12. Conforme la acidosis decrece, el azúcar en sangre se eleva y regresa a los niveles anteriores al ayuno (hacia los días 22 a 25). La curva de tolerancia de glucosa, y la insulina, se normalizan.

La histamina se reduce. Grandes cantidades de Heparina son formadas bajando la histamina. Posteriormente la Heparina lentamente regresa a niveles preayuno.

La serotonina disminuye. La serotonina puede estar elevada en la esquizofrenia. Está se elevará entre los días 7° a 15°, pero, al final, estará más baja que antes del ayuno.

Los niveles de colesterol. Con frecuencia el LAD es anormal en la esquizofrenia. El colesterol se eleva alrededor del 3° al 5° día del ayuno, decrece durante la recuperación, pero se eleva otra vez a los niveles usuales después de 3 meses.

Los niveles de proteína con frecuencia se elevan con la esquizofrenia. Después del ayuno se vuelven normales (pero se elevan de 3 a 6 meses a los niveles preayuno, a menos que se hagan pequeños ayunos).

Descanso y regeneración para los sistemas digestivo y nervioso. Mejoría en el funcionamiento metabólico y regenerativo.

Limpiando el tracto digestivo. La asimilación se mejora, aumentando el acceso a los nutrientes necesarios, Las toxinas de putrefacción que pueden tener efectos neurológicos, fueron eliminadas.

La crisis acidótica y de desintoxicación. El proceso acidótico resulta de la activación del mecanismo de desintoxicación, el cual puede neutralizar toxinas asociadas con la esquizofrenia.

Otros Cambios

Las catecolaminas se incrementan por arriba del nivel pre ayuno durante la recuperación y después regresan a lo normal.

La actividad tiroidea, en algunos casos, disminuida.

Las enzimas digestivas pueden haberse reducido y sólo gradualmente alcancen el nivel pre-ayuno.

La protrombina estará por arriba del preayuno.

La bilirrubina, se incrementa al principio a los 3 ó 5 días, después al 7° o 10° día regresan a lo normal.

Pérdida de peso de aproximadamente 15 a 20%

ADVERTENCIA: Usualmente alrededor del 7° al 10° día del ayuno, puede ocurrir una trombosis en pacientes con predisposición, similarmente durante el 7° al 12° día de la recuperación. El Dr. Cott sugiere dar anticoagulantes a los pacientes vulnerables.

Exámenes

Antes del ayuno, Dr. Cott manda tomar: un EEG, placa torácica, pruebas urológicas, (principalmente a los ancianos) y estudios de sangre y orina.

Durante el ayuno los signos vitales son revisados diariamente y un electrocardiograma es realizado cada otro día.

Contraindicaciones[1, 2]

- ☐ Embarazo o posparto.
- ☐ Excesivo bajo de peso.
- ☐ Tendencia significativa al estrés oxidativo.
- ☐ Diabetes, porfirio, gota, enfermedad del hígado o riñones; ciertos casos de hipotiroidismo; ulceras sangrantes.
- ☐ Tumores, cáncer. Enfermedad activa del pulmón.
- ☐ Tendencia a trombosis u otros trastornos del corazón y sistema circulatorio.

Atención Médica especial es necesaria para aquellos con enfermedades cerebrales o disfunciones mentales, condiciones médicas preexistentes y a los ancianos.

Contraindicaciones Durante el Ayuno[1, 2]

- ☐ Ritmos cardiacos anormales, pulso rápido permanente, otros problemas del corazón.
- ☐ Espasmos gástricos o intestinales; cirugía abdominal.
- ☐ Ciertos síntomas mentales o físicos severos, especialmente si son persistentes.
- ☐ La persistencia de hambre después de 5 días
- ☐ No tener deseos de ejercitarse.

Ayunos Cortos o Terapias Alergias

El Dr. Hoffer en sus tempranos usos de 4 a 9 días de ayuno para los esquizofrénicos, seguidos por pruebas individuales de alimentos para determinar alergias, encontró 100 de entre 169 pacientes crónicos, que se recuperaron o que fueron mejorados en grande. De repente ya no tuvo una larga lista de espera. Continuó usando ese enfoque, mantuvo esas tasas de recuperación. El Dr. Hoffer ahora consigue resultados similares en los tratamientos de la alergia solamente.

Síntomas pueden empeorar antes de mejorar

La paranoia, depresión suicida, psicosis, irritabilidad, y otros síntomas tienden a ponerse peor antes de que haya una mejoría (en especial hacia el día 14). Para la mayoría, los síntomas psiquiátricos mejoran, pero no para todas las personas. Estos y otros problemas de salud pueden requerir atención médica. En algunos casos en ayuno debe ser descontinuado. Es necesario prever para manejar severos síntomas mentales que ponen en riesgo la vida y otras reacciones adversas.

Precaución: La información de los ayunos es para propósitos educativos e históricos solamente. Un considerable número de individuos no se beneficiaron u empeoraron durante el ayuno, mientras que otros fueron efectiva y seguramente tratados por otros métodos. Los ayunos puede ser dañino, inclusive con riesgo de vida, en especial sin supervisión médica. Los individuos que deseen comprometerse con el ayuno o que necesiten tratamiento para la esquizofrenia u otra condición médica deberán buscar los servicios de un médico bien informado.

Ayunos con Jugos

"Usando este régimen, cambiado para ajustarse a cada paciente en lo individual, he sido capaz de aliviar los síntomas que por otros métodos habían estado sin resolver durante muchos años".

Glen Green, MD[6]

Ayunos agua puede aumentar la toxicidad

Los ayunos han sido empleados en el presente y tradicionalmente, como un método de desintoxicación, pero algunas veces tienen un efecto opuesto. Durante el ayuno, el sistema inmunitario y el hígado, y los tejidos liberar toxinas y puede crear grandes cantidades de radicales libres. El ejercicio (que de normal es una parte importante del programa de ayuno) también produce radicales libres.

Sin una adecuada defensa de antioxidantes, el paciente puede experimentar un "Crisis de Curación" (fatiga, estrés mental y emocional, los síntomas exacerbados, etc.) El Dr. Jeffrey Bland señaló que con un ayuno con agua, algunas personas vulnerables que tienen dificultades para desintoxicación, en lugar de mejorar, pueden sufrir toxicidad severa.[18, 35]

Algunos nutrientes usados en del Detox

Los nutrientes refuerzan la desintoxicación. Su carencia durante el ayuno puede aumentar la vulnerabilidad y exposición tóxica.[18, 35, 36]

Aminoácidos pueden ser importantes para la activación óptima de la Fase 1 del hígado, las enzimas P 450 (vea p. 82). También necesarias en la Fase 2 de desintoxicación del hígado para prevenir la proliferación de toxinas secundarias.[22, 24] En estudios con animales, nos indican que la carencia de aminoácidos puede incrementar la toxicidad de algunos pesticidas, carcinógenos y otros químicos.[19, 21]

Vitaminas y Minerales apoyan la desintoxicación.

Antioxidantes, como los: Carotenos, bioflavonoides, vitaminas C, E; CoQ-10, selenio, NAC, glutatión, etc.

Fibra ayuda a absorber y eliminar toxinas.

Ácidos Grasos Esenciales (modestas cantidades de grasa saludables) apoyan a las enzimas P 450 y la producción de energía del hígado[22].

Un ayuno con jugos (técnicamente una dieta de jugos) en general posee menos riesgos que un ayuno completo, mientras que provee un descanso parcial para los órganos del cuerpo y suscita los cambios metabólicos típicos. Además, los jugos aportan nutrientes y enzimas abundantes y de fácil asimilación para nutrir los tejidos, y pueden ser de ayuda cuando hay condiciones de agotamiento de nutrientes, como los más comunes de la esquizofrenia. Aquí, se justifica, más investigación.

Contraindicaciones son similares a las de páginas anteriores. Del mismo modo, agudización de los síntomas es siempre una posibilidad, y preparados para hacer frente a ellas debe ser considerada de antemano. Un entorno clínico controlado es aconsejable.

Historia: Los ayunos por Dr. Green[6]

Considere el enfoque usado por el Dr. Glen Green (1979) como una introducción histórica a los ayunos con jugos. Green afirmaba tener éxito con pacientes que muy seguido venían a él como último recurso. Su programa está inspirado siguiendo el programa del Dr. Max Gerson.[10]

Los pacientes primero ayunan por 4 días usando agua de pozo, manantial o destilada. Para eliminar toda traza de comida alérgeno, los pacientes reciben los enemas varias veces al día, y un purgante salino durante los dos primeros días. Si los síntomas eran debidos a una alergia, síntomas se incrementan durante los primeros días, y entonces el paciente comenzará a sentirse bien. Los alimentos favoritos son probados uno por uno. Las reacciones adversas son eliminados con una purgante de sal, antes del siguiente alimento.[6]

Dr. Green especifica que después de hacer unas cuantas comidas, puede evaluar cómo reacciona el paciente y determina si el ayuno con jugos es necesario.

La Razón Fundamental: El Dr. Green anota que los jugos proveen abundantes vitaminas, minerales y enzimas en una forma que es fácil asimilar. La nutrición ayuda a revitalizar las células y facilita a las células la transmisión de productos de desecho a la sangre, para que se eliminen por el hígado o los riñones. El líquido suministrado por los jugos, ayuda a limpiar los desperdicios celulares. Las enzimas de los jugos actúan en el cuerpo, permitiendo descansar al páncreas.[6]

Contenidos del Ayuno con Jugos[6]

☐ El ayuno con jugos consiste en: 10 a 14 vasos de jugo al día, recién hecho y consumido antes de 20 minutos.

☐ La ingesta diaria típica consiste en: un vaso (8 onzas) de jugos de cítricos, 5 vasos de jugos de zanahorias o zanahorias/manzanas, 4 vasos de jugos verdes, un vaso de uva y dos de manzanas.

☐ El jugo verde está hecho de apio, lechuga, col, endivias, etc. y puede tener un sabor demasiado fuerte para algunos pacientes.

☐ Los jugos de cítricos no deben exceder un vaso de naranja* y un vaso de toronja al día.

☐ Agua de una fuente tan pura como sea posible; se bebe lo que se desee.

Los Enemas de Café[6]

El Dr. Green comenta que entre más intoxicado esté el paciente, más jugos y enemas necesario. Él usa hasta 14 vasos de jugo al día, y los enemas de café hasta cada dos horas, día y noche si fuera necesario e indicado por la condición del paciente.*

El Dr. Green advierte que si el hígado no los puede eliminar los productos de desecho celular, el paciente No sanará y se pondrá muy enfermo. El Dr. Green sugiere enemas de café** (retenerlo por lo menos 15 minutos) para dilatar los pequeños canallillos del hígado para que los desechos sean descargados rápidamente.

* Los enemas de café (una pinta) pueden ayudar aliviar los dolores de cabeza y ciertas reacciones tóxicas asociadas con el ayuno, pero sólo se deberán usar si es necesario. Frecuentes enemas pueden ser dañinos. El Dr. James Balch [9] encuentra que los enemas de café, comúnmente no deberían aplicarse más de una vez al día, (a menos que el paciente tenga cáncer). También, Dr. Balch le sugiere darle a los pacientes un complejo B y suplementos de hígado.

Para el estreñimiento el enema de café puede ser alternado con uno de clorofila o enema de jugo de limón un día o dos después. (tres limones en dos litros de agua pura; solo se usa una pinta, (250ml.). No use más de dos veces a la semana.)

Los enemas están contraindicados para algunos pacientes. Los enemas pueden ser agotadores (en especial los enemas de café) y pueden causar distensión abdominal. Pueden ser sustituidos por jugo de ciruela o de hierbas laxantes, en muchos casos.

** Preparación: (1) En un percolador con un litro de agua, poner tres cucharadas de café (no instantáneo); hervirlo durante 15 minutos y después colarlo; o (2) En a un litro de agua agregar una cápsula de cafeína de 250mg y dejar templar. Solo se usa una pinta. Se recomienda agua pura, no ionizada, sin cloro, sin flúor ni sal.[6]

Atributos[6]

Las dosis que sugiere el Dr. Green están entre paréntesis. Las necesidades individuales varían. Algunos artículos son innecesarios y otros están contraindicados.

☐ Vitamina C [hasta de 15g por día].

☐ Vitaminas B1, B2, B3, B5, B6, B12, *la dosis que indique el médico.*

☐ Zinc [tal vez 20mg por día].

☐ Una buena fórmula multivitamínico/mineral.

☐ Cápsulas de Lactobacilos.

☐ Inyecciones de hígado, B12 o vitaminas B, *como que indique el médico.*

☐ Enzimas pancreáticas, vegetales y otros auxiliares digestivos *si es necesario para permitirle al páncreas una oportunidad para descansar y recuperarse.*

☐ Un ECS (Extracto de Corteza Suprarrenal) *en algunos casos en que el cuerpo es incapaz de tolerar ningún alimento.*

☐ Tiroides desecada, *si es pertinente.*

El ayuno del Dr. Green dura de una a dos semanas, después de las cuales, se les dan frutas y vegetales crudos. Como la dieta se expande, el Dr. Green está atento por si hay signos de alergia: diarrea, náusea o si regresa algunos de los síntomas previos.

Los Actuales Métodos de Ayuno con Jugos[7-9]

La selección de los jugos y las hierbas y suplementos deben ser hechos a la medida de los requerimientos individuales, incluyendo la atención a las alergias, los biotipos, etc. La supervisión médica es esencial.

Vea *Contraindicaciones* p 79.

☐ Las posibilidades incluyen ayunos cortos de 1 a 3 días, o más largo, *si no está contraindicado.*

☐ Utilice las frutas y los vegetales frescos y de la temporada, preferentemente orgánicos. Evite los jugos de los que se sospecha que le son alérgenos. *Dr. Balch recomienda no usar naranja, ni tomate (que son comúnmente alérgenos).*

☐ Nada que deba ser masticado deberá ser consumido. Un caldo de cebolla y ajo es aceptable.

☐ Los jugos que pueden ser beneficiosos, incluyen: col, apio, los verdes, y tal vez: algunas uvas, remolacha (betabel), zanahoria, o manzana. Dr. Balch encuentra la combinación de apio, nabo, zanahoria, cebolla, perejil, ajo, muy útil para la mayoría de las personas. [9]

☐ Suplementos de fibra (Ej. salvado de avena) puede ser benéfico y disminuir la necesidad de los enemas. *Acompañando a dichos suplementos con suficiente agua.*

☐ Tomar abundante agua (sin cloro, de una fuente tan pura como sea posible), pero no demasiado. (vea p 88)

☐ *Si la hipoglucemia está presente (la mayoría de los esquizofrénicos tienen problemas con el azúcar),* los jugos de las frutas (y de las verduras con alto contenido de azúcar (zanahoria, remolacha)) deben ser mínimos, y tal vez, evitados. El jugo de limón a menudo es aceptable.

☐ Espirulina es otra alga azul verde, que provee rápidamente de proteína asimilable. *Puede ser sobre-estimulante, y contraindicada.*

La Dieta Rejuvenecedora[18, 35-37]

Un ayuno corto con jugos aporta nutrientes ayudando a la desintoxicación, incluyendo antioxidantes, enzimas y otros importantes fitoquímicos. ***Sin embargo, los ayunos más extensos no pueden ser la mejor opcion para la mayoría de los pacientes esquizofrénicos.***

Dr. Jeffrey Bland y asociados han anotado un método alternativo: ***La Dieta Rejuvenecedora.*** La desintoxicación puede ser más gradual que con el agua u el jugo.

El protocolo es comer los alimentos naturales (de preferencia orgánica), sin refinar, sin procesar y sin cocinar o preparados frescos. Son enfatizados los alimentos ricos en fitonutrientes (altos en carotenos, bioflavonoides, etc.). Las comidas son pequeñas. Que incluyan suficientes vegetales frescos y frutas y sus jugos, hierbas sazonadoras frescas, hierbas curativas apropiadas, moderadas cantidades de cereales enteros, frijoles, semillas nueces, pollos criados en libertad y pescado.

También importantes son los suplementos de apoyo, suficiente agua pura (Dr. Balch sugiere 8 vasos de 8 onzas diarias), mucho descanso y sueño; y un programa de ejercicio diario, *si lo aprueba el médico.*

Evitar los huevos, alimentos salados o grasosos, refrescos, azúcar y otros carbohidratos refinados, lácteos, cereales con gluten (trigo, cebada, centeno), alcohol, cafeína (chocolate, soda, café) y tabaco. Evite los edulcorantes artificiales, los aditivos y los preservadores de alimentos.

Los grupos de alimentos deben ser rotados cada 4 a 14 días, para permitir el reabastecimiento de enzimas digestivas. Eliminar los potenciales alérgenos. Los alérgenos que no sea posible eliminar se pueden ingerir con menor frecuencia y en pequeñas cantidades. *Evitar los alimentos a los que el individuo es adicto y que puede ser que sean el resultado inicial de los síntomas.*

Después de suficientes resultados benéficos, la dieta puede ser gradualmente aumentada pero debe mantenerse tan saludable como sea posible. A la dieta rejuvenecedora se puede regresar cada que se necesite.

Nota: La dieta se debe hacer a los requisitos únicos bioquímicos del individuo.

Bases Para la Desintoxicación del Hígado

La salud hepática tiende a tratar con eficacia la diaria exposición al estrés, infecciones y a digerir subproductos. Alergias, síndrome del intestino permeable, exposición a los químicos, incrementa su carga tóxica. Si el refuerzo nutritivo es insuficiente: antioxidantes, agentes conjugados y precursores de nutrientes esenciales tienen que adaptarse, o se verán sobrecargadas las vías de desintoxicación.

El hígado neutraliza las toxinas en dos Fases:

Fase 1, Preparación. Usa el sistema de enzimas del citocromo P450 oxidasa, que son apoyados por las vitaminas B2, B3, C, E, el magnesio, molibdeno, zinc, cobre, hierro y trazas de varios minerales. La Fase 1 genera radicales libres y otros químicos dañinos, algunos más potentes que la toxina original. Esta nueva toxina puede hacer un daño colateral a los tejidos. Glutatión-peroxidasa, súper-peróxido dismutasa y catalasa proveen una defensa intercelular. Nutrientes de apoyo, incluyen al glutatión, NAC, CoQ-10, vitaminas A, C, E, B2, B12, carotenos, bioflavonoides, selenio, manganeso, y zinc. [22, 26, 28, 33, 35, 36]

Fase 2, Conjugados. Se producen conjugados desde las toxinas creadas en las reacciones de la Fase 1. Tales como: glucurónidos, sulfatos, y aductos del glutatión. Estos conjugados son menos tóxicos a los tejidos corporales y más fácilmente excretados.

Glutatión y ácido glucurónico, son muchas importantes. También, los apoyos son proveídos por NAC, glicina, taurina, metionina, sulfato de sodio, ácido pantoténico. [24, 25, 27-32, 34-36]

Fase 1 a Fase 2 Desequilibrios pueden resultar de la disposición genética, por la sobre carga crónicas de toxinas, por deficiencias crónicas de nutrientes, o por insuficiente apoyo nutricional para las dos fases. Fase 1 deprimida promueve el estrés oxidativo. Fase 2 deprimida, se deja el cuerpo expuesto a toxinas secundarias.

Recordatorio: Cualquier suplemento debe confeccionarse de los requerimientos bioquímicos individuales.

LECTURAS RECOMENDADAS

Dr. Jeffrey Bland, *The Twenty Day Rejuvenation Diet Program.*[18]

Stephen Blauer, *The Juicing Book.*[11]

Cherie Calborn, Maureen Keane, *Juicing for Life.*[12]

Dr, Norman W. Walker, *Fresh Vegetable and Fruit Juices.*[13]

Dr. William H. Lee, *The Book of Raw Fruit and Vegetable juices and Drinks.*[14]

Siegfried Gursche, *Healing with Herbal Juices.*[15]

Herbert Shelton, *Fasting Can Save Your Life.*[16]

☐ Antioxidantes y otros nutrientes que apoyan la desintoxicación, *a la medida de los requerimientos bioquímicos individuales.*

☐ Hierbas potencialmente benéficas (por las propiedades atribuidas a ellas) incluyen: *Pau d'arco* (refuerza lo inmunitario); Ortigas (nutritivas, apoyan a los riñones); Cardo Mariano (antioxidante, apoya al hígado); extracto de semillas de uva (antioxidante); Olmo Untuoso (nutritivo, tranquilizante del sistema digestivo).[9] *Revisar la literatura hierbas para contraindicaciones.*

☐ Ejercicio con Moderación, *los doctores deberán aprobar un programa,* usualmente unas horas al día; baños; masajes secos con cepillos (hacia el corazón); suficiente descanso y sueño.

☐ Los síntomas durante el ayuno pueden indicar la necesidad de enemas (ayudar a remover desechos de las células). Los enemas no deberán usarse en demasía y puede haber contraindicaciones.[6] (Vea nota en página anterior)

☐ Llegar al ayuno poco a poco, habiendo incrementado los alimentos ligeros. La transición deberá ser gradual; extendiéndose, desde unos cuantos días a varias semanas o considerablemente más largo, dependiendo del condición de salud y los hábitos alimenticios. Similarmente, después el ayuno, comer ligero; frutas y vegetales crudos, gradualmente añadir proteína vegetal, alimentos cocinados, granos enteros (libres de gluten), y más tarde nueces, semillas, pescado, y tal vez mariscos. No regresar a los azúcares, o comida refinada o los alérgenos. Limite o restrinja las carnes, y mastique bien su comida.

☐ Té (infusión) de hierbas, *escogidos a la medida de los requerimientos bioquímicos individuales.*

Correspondencia a los Requerimientos Bioquímicos

La selección de jugos deberá ser cuidadosa, teniendo en cuenta los requerimientos de los biotipos, las alergias y otras condiciones relevantes, abasteciendo de nutrientes específicos que se requieren exclusivamente, evitando los factores contraindicados.

Por ejemplo: (1) Muchos individuos con la tiroides lenta se benefician con jugos ricos en minerales, evitando los ingredientes de la familia de las coles. (2) Los histadélicos, pueden necesitar evitar el exceso de jugos hechos de hojas verdes (debido a su contenido de ácido fólico. (3) Los hipoglucémicos, con frecuencia deben evitar enteramente los jugos de frutas, así como los de los vegetales dulces (como la zanahoria), o deberán diluir dichos jugos; un ayuno con jugos (u agua) está contraindicado si las alteraciones de azúcar en sangre persisten.

Recordatorio: Durante un ayuno, los síntomas de la esquizofrenia se pueden empeorar, antes de que una mejoría ocurra (y la mejoría no está garantizada). Las condiciones médicas también se pueden exacerbar. Los tratamientos con los nutrientes apropiados al biotipo, incluyen atención a las alergias, es usual un método de terapia más directo. También, los ayunos con jugos y las subsecuentes dietas, requieren de un alto grado de disciplina y dedicación. Interrumpir un ayuno, o dieta de recuperación con alimentos pesados puede causar daño permanente. También observe las contraindicaciones.

La información sobre el ayuno está presentada con propósitos históricos y educacionales solamente. Este material no es integral y no debe ser interpretado como recomendaciones de tratamiento.

Las personas que quieran comprometerse a un ayuno con jugos deberán estudiar la literatura y buscar los servicios de un médico bien informado. Similarmente si necesita tratamiento para la esquizofrenia u otra condición médica deberá consultar con un médico bien informado.

Parte IV: Neurotoxinas

"Las sustancias neurotóxicas pueden causar una variedad de efectos adversos a la salud, con un alcance desde deterioro de movimiento muscular, hasta alteraciones visuales y auditivas, a pérdida de la memoria y alucinaciones."
Gobierno de Estados Unidos. Oficina de Asesoramiento Tecnológico[1]

Los efectos neurotóxicos pueden incluir: comprometida la circulación cerebral, dañando a las células gliales y en general obstrucción el acceso del cerebro al oxígeno, nutrientes y energía. La toxicidad también puede alterar los balances cruciales de neurotransmisores, así como el balance eléctrico a lo largo del axón. La actividad bioquímica del cerebro puede ser interrumpida y la transmisión de mensajes neuronales distorsionada. Las neuronas pueden inflamarse o volverse ácidas, la síntesis neurotransmisora o secreción puede ser perturbada y las células nerviosas pueden ser destruidas. Si el daño es de cierta naturaleza los síntomas mentales se pueden desarrollar.

Si bien por lo general la mayoría de los biotipos, son la consideración primaria en los tratamientos ortomoleculares para la esquizofrenia, los neurotóxicos algunas veces pueden desempeñar un papel clave y con frecuencia contribuyen a los síntomas. Además, muchos de los desequilibrios nutricionales en los varios biotipos incrementan la susceptibilidad a las neurotoxinas que en su momento pueden auspiciar que la enfermedad se agrave.

Las neurotoxinas también deberían ser consideradas en el tratamiento de la depresión, el trastorno bipolar, la ansiedad, trastornos del comportamiento, retraso mental, demencia, etc.

Las neurotoxinas, incluyen ciertos alcaloides químicos hechos por el hombre, radicales libres, y el sobre carga de metales.

NOTA: Mientras que algunas de las sustancias consideradas en esta sección son neurotóxicas a cualquier dosis, un número de otros son sólo tóxicos cuando están presentes por arriba de ciertos umbrales (A niveles menores no son en particular dañinos y en algunos casos son nutrientes esenciales).

Mayor Información

Nos remitimos a los biotipos relevantes (p. 42-76) y a *Sumarios de Nutrientes* (p. 25-76) para el uso y las Contraindicaciones de los Nutrientes mencionados en esta sección. De todas maneras, tenga cuidado porque no todas las contraindicaciones para los tratamientos están inscritas en este texto.

Recordatorio:

El siguiente material es presentado con propósitos educativos solamente. No deberá ser usado en lugar de un diagnóstico o tratamiento médico. Los tratamientos están solos esbozados. Si Ud. necesita un tratamiento para exposiciones tóxicas, esquizofrenia u otros trastornos médicos, deberá consultar a un médico.

Venenos
Tabaco
Cafeína
Alcohol
Agua/Electrolíticos
Belladona y Plantas Solaninas
Pesticidas
Solventes Orgánicos
Hidrocarburos

Toxicidad de Metales
Mercurio
Plomo
Balances de Calcio y Magnesio
Otros Metales

Radicales Libres
Antioxidantes

Otros Neurotóxicos Potenciales:
Vea Cobre, p 48-49.
Vea Desequilibrios de Azúcar p 70-76.
Vea Excitotoxicidad p 145.

Venenos

Los síntomas de la esquizofrenia pueden ser inducidos por; cafeína, tabaco, solaninas, pesticidas, solventes, e incluso beber agua en demasía.

Tabaco

Los Efectos Dañinos del Tabaco[4, 14, 15]

La nicotina incrementa la frecuencia cardiaca, la presión y la respiración, mientras agota las vitaminas C, E, tiamina, ácido fólico y otros nutrientes. El tabaco incrementa los niveles de radicales libres y de carcinógenos, puede dañar el corazón y los pulmones. Puede causar diarrea, vómito, dolor de cabeza, entorpecimiento, somnolencia. Los efectos a largo plazo incluyen nerviosismo, agitación, inestabilidad emocional, deterioro en la concentración y las destrezas físicas.

Las Estrategias del Dr. Philpott para Retirarse del Tabaco[10]

El Dr. William Philpott, MD, empieza su tratamiento con un periodo de retirada de 3 días en los cuales el paciente ayuna *(si no está contraindicado)* o por lo menos evita los alimentos a los cuales es alérgico *(Nota: algunos alérgenos aumenten el deseo por el tabaco)*. Siempre que un paciente experimenta la urgencia de fumar, se les da una cucharada 3 o 4g) de vitamina C en polvo [en general hasta de 20 a 30g por día; a la tolerancia del intestino]. También, pequeñas dosis de vitamina B6 *(si es lo indicado)*, puede ser incluso a lo largo del día.

El Dr. Philpott encuentra que el ansia por el cigarro alcanza su clímax en 3 minutos, así posponiéndolo por 5 minutos permite que la urgencia se apacigüe. Mientras se pospone, él sugiere un compromiso activo en una práctica positiva: Ej. Tomar más vitamina C, caminatas vigorosas, comer alimentos no alérgicos, o un entrenamiento conductual.

Los entrenamientos conductuales de Philpott: (1) Cierra los ojos y relájate y piensa en la urgencia de fumar y aguanta la respiración. El déficit de oxigeno causa que el cerebro pierda el contacto con la imagen, bajando la urgencia. (2) Conecta la urgencia de fumar con una situación desagradable. (3) Recuerda una situación en la cual te gusta fumar e imagínate sin fumar. Date crédito a ti mismo. Entonces piensa en una situación especialmente placentera, respira 3 veces profundamente y vete a ti mismo siendo premiado por no fumar. Relájate y repítelo. (4) Relájate totalmente, cada 3 segundos deja que otra parte de tu cuerpo quede laxo (usando los mandos: *tibio, frío, relajar)* empezando por los pies hacia arriba. (5) Repite. *Practica de 15-30 minutos, 6 a 8 veces por día.*

Efectos en Neurotransmisores

La nicotina puede mimetizar los efectos de la acetilcolina, afectando el equilibrio de la neurotransmisión del cerebro. Exceso de acetilcolina ha sido asociado con la irritabilidad, ansiedad, espasmos musculares y convulsiones, y puede exacerbar algunos tipos de psicosis.[7, 8]

El tabaco también incrementa los niveles de dopamina. Exceso de dopamina. con frecuencia, contribuye a esquizofrenia.

Los cigarrillos son omnipresentes en todos los hospitales mentales. Con frecuencia funcionan como un tipo de moneda circulante, a los "buenos" pacientes se les recompensa con cigarrillos. Hay estimaciones que el 75-95% de los pacientes de los hospitales mentales fuman. Muchos pacientes afirman que los cigarrillos, calman temporalmente sus síntomas y varios estudios recientes apoyan esta posibilidad.

Psicopatología[1-5]

Un estudio conducido por la Universidad de Texas, sugiere que los esquizofrénicos pueden ser particularmente propensos a fumar. De 80 pacientes en un programa de ayuda a la comunidad, el 88% eran fumadores activos. Aquellos con los síntomas más extremos eran los que más fumaban.[3]

Al incrementar la circulación cerebral temporalmente, la nicotina puede reducir los síntomas negativos. Los cigarrillos también pueden ser deseados para aumentar la concentración y contrarrestar algunos de los efectos supresores de los neurolépticos. Otro beneficio percibido puede incluir el incremento de relajación, reducción de tensión y algo de acción antidepresiva.

Esquizofrénicos son más vulnerables[2, 4]

El Dr. Karl Humiston, apunta que el primer cigarrillo hace que la mayoría de la gente se maree. Con la exposición repetida se desarrolla la tolerancia, ensombreciendo los síntomas. La incomodidad ocurre mayormente cuando pasa mucho tiempo antes del siguiente cigarrillo. El sistema inmunológico puede de esta manera estar sujeto a un crónico e imperceptible estrés prolongado. Incluso descontando el cáncer de pulmón, la salud del fumador está siendo minada constantemente. Los esquizofrénicos son aparentemente más susceptibles a estos efectos de salud, que la mayoría de la gente.[4]

En pruebas de alergias, las exposiciones al tabaco pueden inducir a debilidad mareos, náusea, ansiedad, fatiga, tensión distorsión de la percepción y otros síntomas que afectan los ojos, garganta, pulmones y los sistemas gastrointestinal, circulatorio y nervioso. En algunos casos, el tabaco, distorsiona a tal magnitud el discernimiento, que los pacientes cancelan cualquier futura prueba. En un estudio del Dr. Philpott (1980), 75% de los esquizofrénicos tenían reacciones mentales al lidiar con el tabaco. En el 10%, se volvieron gravemente psicóticos, en especial paranoicos, con delirios y alucinaciones.[2, 10]

Retiro gradual[6, 9-13]

El Dr. Hoffer advierte que el retiro del cigarrillo debe ser un proceso lento y cuidadoso (ya que la nicotina puede ocupar los sitios de recepción de la vitamina B3 y las endorfinas y así proveer algún alivio a los síntomas). Similarmente, el Dr. Walsh sugiere tomarlo gradualmente y con moderación, asociado con el grado de curación (con nutrientes).[9]

Los suplementos a considerar: Vitaminas B6, C, B3,[13] bicarbonato de sodio,[10] GABA, zinc, complejo B,[12] ginkgo[11] y antioxidantes. Ejercicios y una dieta saludable pueden ser de gran ayuda.

La cafeína en la forma de café está disponible libremente en la mayoría de las instituciones mentales y el consumo de café es alto entre los pacientes mentales. Estos se han de sentir atraídos por el café como un medio de neutralizar los efectos inhibidores de los antipsicóticos. A corto plazo, el café puede mejorar la concentración, la energía y la atención, pero finalmente (y algunas veces de inmediato) el café tiende a agravar la psicosis.

Potenciales Efectos Mentales [1-8, 10, 11, 13]

Varios estudios indican que entre mayor sea el uso del café, más pronunciados serán los síntomas psiquiátricos y una mayor posibilidad de psicosis. Los pacientes en peor estado son los mayores consumidores de cafeína. [1, 2]

La cafeína es un estimulante del sistema nervioso central. Incrementa el envío de señales de norepinefrina, un neurotransmisor involucrado en la atención y la ansiedad. Los niveles de serotonina y dopamina inicialmente se incrementan y después decaen. [1, 3, 7, 8] Los vasos sanguíneos del cerebro se angostan.

Los efectos mentales incluyen, temblores, inestabilidad, nerviosismo, insomnio crónico, ligera pérdida de sentido, agitación nerviosa, severas jaquecas, irritabilidad, aprensión, insomnio, ansiedad crónica, pánico, letargo, confusión mental, depresión y fatiga anormal. El nerviosismo y la ansiedad pueden propiciar el abuso de barbitúricos y tranquilizantes.

La estimulación del sistema nervioso central producido por la cafeína puede exacerbar o propiciar la psicosis en personas susceptibles. Por otra parte, los síntomas mentales se pueden deber a una alergia a la cafeína. El agotamiento de nutrientes y desequilibrios de azúcar en sangre a los cuales contribuye la cafeína, pueden desempeñar un papel en los síntomas.

Potenciales Efectos Físicos [2, 4, 8, 10, 11]

La cafeína agota las vitaminas B1, B6 y otras de las B, el potasio, magnesio, calcio, zinc. Puede inducir a trastornos estomacales, diarreas, espasmos musculares, náusea, dolor de pecho, pulso acelerado, latidos irregulares, vértigo, sofocación, presión alta (especialmente en estrés) e incremento en la micción. El uso crónico se ha asociado con hipoglucemia, diabetes, cáncer, reumatismo y trastornos del corazón.

La Cafeína y la Absorción de Metales Tóxicos [11]

La cafeína es el mayor recurso de cadmio en la dieta. También es alcalina y cuadriplica la producción de ácido clorhídrico en el estómago. El incremento de acidez auspicia mayor absorción de aluminio en la dieta.

Vea *Aluminio* y *Cadmio* p. 98.

Cafeína

Equivalentes de la Anfetamina

El Dr. Richard H. Zander, MD,[9] reporta que el estímulo al sistema nervioso central inducido por 200mg de cafeína es equivalente a la producida por 10mg de sulfato de anfetamina. Las anfetaminas se conocen por su habilidad de inducir psicosis en uso prolongado.

Fuentes de Cafeína

Café, té (con cafeína), algunos tés hierbas, refrescos de cola, chocolate y ciertos antihistamínicos, que contienen los medicamentos para la gripe, las preparaciones con aspirina y todos los medicamentos para la vigilia (mantenerse despierto).

Adenosina y las Jaquecas de Retiro [11, 12]

La adenosina es un neurotransmisor cerebral que tranquiliza tanto al cerebro como al cuerpo. Como ocasiona que los vasos sanguíneos se dilaten bajando la presión sanguínea. Grandes cantidades de adenosina pueden causar dolor de cabeza.

La cafeína bloquea la transmisión de adenosina. Una ingesta continuada de cafeína puede llegar a un incremento compensatorio de receptores de adenosina. Por lo tanto, el retiro de la cafeína entonces produce altos niveles de mensajes de adenosina causando las jaquecas de retiro de cafeína.

Alcohol

El Alcohol y los Biotipos[1]

Los Histadélicos con frecuencia tienen una alta tolerancia al alcohol, ya que el alcohol es un disparador ligero de histamina, por lo tanto, se pueden proporcionar un alivio temporal de sus síntomas. La obsesión al suicidio de los histadélicos puede tomar la forma de alcoholismo y sus compulsiones pueden dificultar el rompimiento de la adicción. El alcohol aumenta la adrenalina, daña el cerebro y crea deficiencias de magnesio y otros nutrientes necesarios para respaldar el restablecimiento.

Los Histapénicos experimentan ansiedades y depresiones cíclicas y por eso pueden tender a beber por temporadas. Los histapénicos no pueden metabolizar bien el alcohol, lo que los hace particularmente propensos a la fatalidad, si usan al mismo tiempo barbitúricos, pastillas para dormir u otros depresores.

Los Pirolúricos son de ordinario intolerantes al alcohol por sus frecuentes náuseas.

Las Alergias, a un grano en particular, puede manifestarse en una adicción a las bebidas hechas con ese grano.

La HRC Programa[18]

Los siguientes nutrientes están entre aquellos típicamente usados en el *Health Recovery Center (HRC)* de Dra. Joan Larson, PhD, en su programa de desintoxicación: Vitamina C; glutamina, libre de amino-ácidos; calcio; fenilalanina; magnesio; GLA; enzimas pancreáticas. También, el especialmente formulado múltiple que incluye: Vitaminas A, B1, B2, B3, B5, B6, B12, E, ácido fólico, PABA, biotina, fosfato de peridoxal-5, potasio, manganeso, zinc, selenio y molibdeno.

El *HRC* usa un tratamiento de siete semanas confeccionándose para ajustarse a los biotipos y otros requerimientos bioquímicos individuales de cada persona. Ellos reportan el 75% de tasa de recuperaciones de entre los alcohólicos.

LECTURAS RECOMENDADAS

Dra. Joan Mathews Larson, PhD, *Alcoholism: The Biochemical Connection*[18] y *Seven Weeks to Sobriety*.

El frecuente uso y abuso de alcohol, es relativamente común en esquizofrenia, y no solo induce a extensivas deficiencias nutricionales, sino también, a psicosis, depresión y daño cerebral.

Potenciales Efectos Mentales[1, 2, 6]

Los síntomas asociados con alcoholismo y esquizofrenia, ambos incluyen inadecuada afectación, ansiedad, hostilidad, achaques sin fundamento físico, delirios, alucinaciones, alteración de los ciclos de sueño, y depresión con acompañamiento de una tasa alta de suicidios. Un número de condiciones de salud psiquiátrica puede ser precipitado por el alcoholismo.

Potenciales Efectos Neurológicos[1, 2]

- ☐ Estimula con exceso la liberación de adrenalina, distorsionando la función cerebral.
- ☐ Transporta deteriorado de triptófano al cerebro, y menor formación de serotonina, la que crea la tendencia a la depresión, el insomnio y a la pelagra.
- ☐ Tejidos cerebrales deshidratados.
- ☐ Puede causar ataques, daño neuronal, degeneración del cerebelo y atrofia cerebral. (Vea también: *Efectos del Acetaldehído en el Cerebro* p 110.)
- ☐ Deficiencias nutricionales extensivas (B1, B2, B6, B12, C, ácido fólico, zinc, magnesio, potasio, etc.) y desórdenes concomitantes. Baja B1, el beriberi, y la psicosis de Wernicke/Korsakoff, son prevalentes.

Potenciales Efectos Físicos[1, 2, 7, 17]

- ☐ Daño metabólico a todas las células.
- ☐ Disminución de síntesis de proteína.
- ☐ Hipoglucemia. Inflamación del páncreas.
- ☐ Padecimientos gastrointestinales.
- ☐ Hipertensión, degeneración cardiaca y de otros músculos, palpitaciones, angina de pecho, desarreglos en la coagulación. Osteoporosis.
- ☐ Inflamación, cicatrización y degeneración de las grasas del hígado.
- ☐ Agotamiento de electrolitos. Edema. Deshidratación.
- ☐ Anormalidades fetales (incluso con un solo trago).

Alcoholismo, y Alergias al Grano[6, 14]

Si los síntomas de esquizofrenia afloran cuando el paciente está bebiendo fuerte, una alergia a alguno de los cereales que constituyen el alcohol se sospechará. Dichos pacientes prefieren un tipo particular de bebida alcohólica. La hipoglucemia a menudo es un factor de confusión. El tratamiento incluye el rechazo del cereal implicado en todas sus formas. Si la alergia/adicción es al alcohol por sí mismo se requerirá la abstinencia total.

Tratamiento

El tratamiento deberá ser confeccionado a los requerimientos bioquímicos personales. Asegúrense de revisar el biotipo requerimientos y contraindicaciones.

- ☐ **Trátese cualquier condición de salud aleatoria.** Ej. Hipotiroidismo, candidiasis, alergia, hipoglucemia, otros desarreglos suprarrenales.[12]
- ☐ **Alimentos ricos en vitaminas y minerales.** La ingesta de proteína debe ser moderada. Evite los azúcares y almidones refinados, frituras, grasas procesadas, cafeína y depresores. [1, 2, 4, 9, 15]
- ☐ **Para la compulsión por el alcohol**: Vitamina B3, (vea *Respuesta Predatoria* p 27)[2], glutamina,[2] kudsu[21]. El Dr. Page recomienda glutamina, NAC, zinc, complejo B, vitaminas B3 y C, o cromo, niacina, GABA, glutamina, magnesio, y tal vez, lúpulo en te.
- ☐ **Antioxidantes** (vitaminas D, E, selenio NAC, glutatión, ácido lipóico, etc.) protegen al hígado y al sistema nervioso.[1, 3, 20] **Vitamina C y Bioflavonoides**, ambos reducen la compulsión y la toxicidad.[1, 2]
- ☐ **Complejo B** puede ayudar a restaurar la función neurológica.[2, 3, 12]

☐ **Tiamina** (Vitamina B1). Característicamente deficiente. Usado para entumecimientos, temblores, problemas de memoria, confusión, nerviosismo. Necesario para prevenir el síndrome de Wernicke/Korsakoff y el beriberi, ambos pueden causar daño neuronal y psicosis. [2, 18, 22, 23]

☐ **Riboflavina** (Vitamina B2). Insomnio, temblores, letargia. Ayuda proteger el hígado. [12, 25]

☐ **Vitamina B3** es beneficioso para la compulsión por el alcohol, y letargia, insomnio, hiperactividad, jaquecas, aprensión. [10, 12, 24]

☐ **Ácido Pantoténico** (B5) puede beneficiar en el estrés, irritabilidad, tensión y agotamiento suprarrenal. [12]

☐ **Fosfato-Peridoxal-5** (un estadio intermedio en el metabolismo de la Vitamina B6) es con frecuencia preferible a la B6 ya que la conversión de la B6, parece estar afectada. [1, 2]

☐ **Ácido fólico** puede ayudar con la agitación, la depresión, la fatiga. [12]

☐ **Vitamina B12**: Depresión, confusión daño nervioso y psicosis. [11, 12]

☐ **Zinc** es un componente de las enzimas que desintoxican del alcohol. [2]

☐ **Magnesio** (deficiente aún en la abstinencia), puede ayudar con la depresión, irritabilidad, insomnio, temblores y la función hepática. [1, 2]

☐ **Calcio** puede ayudar con la depresión, nerviosismo e insomnio. [3]

☐ **Triptófano** (o 5HTP,es un potente precursor de la serotonina) es con frecuencia baja; se contiene con los otros aminoácidos. Ej. Tirosina, fenilalanina, metionina. [2] *Puede ser contraindicada.*

☐ **Taurina**. Los niveles puede ser baja en los alcohólicos psicóticos. [3, 13]

☐ **Acetilcarnitina** baja los triglicéridos, incrementa el HDL y ayuda a prevenir la enfermedad del hígado graso (esteatosis hepática). [2, 27, 28] Algunas veces contraindicada.

☐ **SAMe, Betaína, Metionina** protege contra grasa hepática, homocisteínemia y depresión. [24, 34, 35] *Generalmente contraindicado en histapenia.*

☐ **Cadena Ramificada de Aminoácidos** (leucina, isoleucina, valina): por su deficiencia puede inducir a la cirrosis, depresión y la disfunción generalizada del cerebro. [2]

☐ **Forma Libre de Aminoácidos** . Los aminoácidos con frecuencia son deficientes, de todas maneras su ingesta debe ser limitada, debido a la cirrosis (la cual es común). [1, 2]

☐ **Los Ácidos Grasos Esenciales** (EPA, DHA, GLA) puede ayudar a prevenir el daño hepático y facilitar los síntomas de abstinencia. [2, 3, 17]

☐ **Fosfatidilcolina** auxilia las reparaciones del sistema nervioso, la memoria, la capacidad de aprendizaje y la función hepática. [3, 12, 29]

☐ **CoQ10** auxilia con la energía celular y la oxigenación. [3]

☐ **Espirulina o Clórela**, *pero puede ser más-estimulante y contraindicado.* [4]

☐ **Leche de Cardo Mariano** auxilia para el hígado. [2, 30, 31]

☐ **Raíz de Kudzu**: Antioxidante, protege el hígado, reduce la compulsión por el alcohol. [24, 32, 33]

☐ **Ginseng Siberiano** reduce el estrés y la toxicidad; apoya la energía celular y la oxigenación. [3, 24]

☐ **Lactobacilos**: Para reponer la flora intestinal. [3]

☐ **Enzimas digestivas**, *si son indicadas.* [3]

☐ **Ayunos Cortos o Dieta de Jugos,** algunas veces son útiles. [3, 5] *Pueden ser contraindicados debido a los desequilibrios de azúcar, toxicidad hepática y otros factores.* (vea p 80-82)

☐ **Ejercicios**: graduados, un programa aprobado por el médico. [2]

☐ **Apoyo Psicológico**: Asesoramiento, ayuda personal continuada, o apoyo de los compañeros de grupo (Ej. AA o Recuperación Racional).

Desenlace con el Tratamiento Nutricional[1]

La curación puede ser complicada por falta de comprensión o motivación, uso de drogas, hipoglucemia o daño cerebral. La ayuda psicológica combinada con los suplementos adecuados ha producido altas tasas de recuperación. Cualquier grado de moderación que se alcanza, será de beneficio a la esquizofrenia. [1]

Conexión Hipoglucemia

El alcohol induce a una hipoglucemia reactiva. Una gota de azúcar en sangre, causa deseos ardientes por azúcar y alcohol. Más aún el alcohol perjudica la producción normal de glucosa. El incremento del consumo de azúcar y alcohol en combinación con la reducida habilidad de normalizar los niveles de azúcar, fomentan que se agrave la hipoglucemia.

La hipoglucemia, a su vez, magnifica los problemas mentales y emocionales asociados con el alcoholismo. Auspicia la depresión, confusión, y ansiedad, y puede inducir dolores de cabeza, sudoración, temblores, palpitaciones rápidas, hambre, mareos y molestias visuales.

Más Suplementos (Dr. Murray)[2]

Durante el consumo activo: Fosfato de piridoxal-5, riboflavina, vitamina A, zinc, leche de cardo mariano (silimarina).

Durante la abstinencia: también utilizan, triptófano, riboflavina y reponer los electrolitos *como se vaya necesitando.*

Durante la recuperación incluya aceite de linaza.

Reacciones Severas de Abstinencia

Los síntomas severos ocurren después de las 48 horas de la abstinencia. Reacciones severas son muy comunes en alcohólicos crónicos de más de 30 años. La hospitalización es esencial. [2]

En contraste los síntomas, moderados afloran unas pocas horas después de la abstinencia y terminan a las 48 horas.)

Contraindicaciones

Vea *Sumario de Nutrientes* p 25-40 y *Neurotransmisores* p 142-46. Asegúrate de vea las p 43-76 para los biotipos y sus contraindicaciones.

Recordatorio: Esta información es presentada sólo con propósito educacional. No se promueven productos o servicios. No todas las contraindicaciones están enlistadas. Los síntomas de abstinencia de alcoholismo pueden ser severas y en algunos casos amenazar la vida. Consulte a su médico.

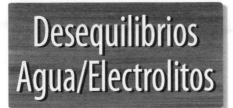

Desequilibrios Agua/Electrolitos

Componentes del Síndrome SIWIS[1]
- ☐ Beber agua con exceso.
- ☐ Exceso de volumen de orina, (*poliuria*).
- ☐ Bajo sodio en suero, (*hiponatremia*).
- ☐ Bajo peso gravitacional específico en orina, justo antes de que empiecen las complicaciones.
- ☐ Edema Cerebral.
- ☐ Letargo y Confusión.
- ☐ Ataque de Mayor Intensidad, causados por una severa hiponatremia.
- ☐ Coma, con un desequilibrio profundo agua/sal.

Los Efectos Opiáceos de la SIWIS
El Dr. Solomon Snyder, MD, (1984) sugiere que la motivación subyacente del SIWIS puede ser el efecto calmante creado por la intensificación de los receptores opiáceos cuando las concentraciones de sodio son reducidas.

Emergencia Médica
Actualmente la intoxicación por agua es una emergencia médica (hiponatremia). El retraso en la atención médica puede resultar en un irreversible daño cerebral o la muerte.

Esta información se presenta solamente con fines educativos. Si usted necesita tratamiento para el agua / desequilibrios electrolíticos, la esquizofrenia, o cualquier otra condición médica, por favor busque los servicios de un médico bien informado.

La intoxicación auto inducida por agua y los desórdenes esquizofrénicos (SIWIS), se ha estimado que afectan entre el 6 a 17% de los pacientes en los hospitales mentales del estado [JOSÉ 1979; BLUM 1983], aproximadamente la mitad de estos pacientes experimentaron complicaciones. Tres cuartas partes de los SIWIS son esquizofrénicos.

Ellos beben persistentemente agua en cantidades potencialmente tóxicas. Cuando la fuente de agua saludable no está disponible, pueden consumir agua de excusado, lavatrastos, etc. Los pacientes con frecuencia expresan razones por ejemplo: claman que el agua "purifica". Rara vez manifiestan que su motivación sea la sed.[1]

Proporción Abatida Sodio/Agua[1-4]
Deshidratación acompañada por altos niveles de sodio (*hipernatremia*) ha sido desde antiguo conocida como el resultado de los estados mentales alterados y que amenazan la vida. Efectos similares ocurren en la *hiponatremia* una condición inversa, caracterizada por sodio insuficiente. El factor clave de los síntomas no es el nivel absoluto de sodio, sino la proporción sodio/agua.

Efectos Mentales
- ☐ Letargo, desorientación, débil concentración, confusión, estupor, coma, daño cerebral.
- ☐ Desasosiego, irritabilidad, exacerbación o principio de psicosis, pérdida de asociación, paranoia y alucinaciones auditivas.

Efectos Físicos
Micción frecuente, diarrea, incremento de salivación, espuma, náusea, vómito, edema en cuerpo y cerebro, temblores musculares, convulsiones. Puede ser fatal.

Causas
Mucha agua puede ser regresada por los riñones a la sangre; o el desequilibrio puede ser debido a la nutrición y las prácticas de consumo de agua.

Causas Inducidas Por los Hospitales Mentales. El ambiente de los hospitales mentales tiende a incrementar la incidencia de hiponatremia. El agua y el café son con frecuencia lo único disponible entre comidas. La cafeína induce a la pérdida de electrolitos. Los cigarrillos son ubicuos en casi todos los hospitales; hasta los pocos que son no fumadores no pueden evitar inhalar humo; fumar incrementa la retención de agua. La retención de agua ocurre después del electrochoque. La fenotiazines (usada con frecuencia al tratar esquizofrenia) y otros medicamentos, hacen que se seque la boca, estimulando el consumo de agua; por lo que también estimulan el comportamiento de beber (comer) constantemente.

Otras Causas Iatrogénicas. Retención de líquido postoperatorio (es más común en las mujeres) puede causar hiponatremia con amenaza de vida. Los antidiuréticos pueden causar retención de agua. También, los diuréticos bajan el sodio, por lo tanto, pueden contribuir a desequilibrios con el agua.

Otras causas. Hipotiroidismo, la enfermedad de Addison, porfiria grave intermitente, y ciertos desórdenes neurológicos, pueden inducir a la pituitaria a liberar exceso de la hormona antidiurética, causando retención de agua.

El dolor y el ejercicio constante pueden reducir la proporción en plasma sodio/agua. También, el trauma después del parto, tumores, infecciones, infestaciones de hongos, aneurismas. Altas dosis de niacina, suministrada sin un aumento gradual, puede interferir con excreción de ácido úrico, contribuyendo a la hiponatremia.

Tratamiento[1]
El tratamiento para la SIWIS no graves, por lo común es la restitución de líquidos, atención del balance de electrolitos y un gradual incremento de sodio en suero.

El síndrome agudo requiere hospitalización, y los procedimientos de emergencia médica.

Las Papas y la Esquizofrenia

La familia de las solanáceas, que incluyen a: papas, pimientos, berenjenas, tomates y tabaco* son conocidas por su propensión a inducir efectos psicóticos. Por ejemplo: Los Cardos de Jimson y las semillas de Ipomea (campánulas o morning glory) han sido usadas con este propósito.

Las solaninas son uno de los mayores alcaloides y es común en muchos miembros de esta familia. En concentraciones suficientemente altas, la solanina puede inducir a alucinaciones y otros síntomas de psicosis, así como molestias gastrointestinales.[1]

La solanina se forma cuando las papas están expuestas a la luz. Las papas viejas tienen gran cantidad de solanina. El dopacromo (un derivado del neurotransmisor, dopamina), es inductor de psicosis y también está presente en las papas viejas.[1]

En un experimento descrito por la Dra. Maryellen Walsh[1]: Monas titíes preñadas, se alimentaron con papas viejas y descoloridas. El comportamiento de los vástagos es sugestivo de psicótico. Los patrones de jugaron fueron anormales y los titíes fueron incapaces de ser destetados.

Vea *Tabaco*, p 84.

Irlanda[1, 3, 4]

Un experimento epidemiológico de gran escala fue llevado a cabo por elección natural en Irlanda, donde las papas son el alimento tradicional de los irlandeses, es el producto básico de la dieta nacional. El número de internos en los hospitales mentales es más alto que en cualquier otra parte del mundo y tres veces más que en Gales o Inglaterra.

Las tasas son aún más altas en Irlanda del Oeste, en donde la población está más empobrecida que en el resto del país y las papas han sido el soporte de la dieta por generaciones. Una de entre 25 personas se volverá esquizofrénica en algún momento de su vida (él o ella).[4] La tasa en las naciones industrializadas es 1 en 100.

Explicaciones Alternativas. Esta información, si bien sugestiva, es poco concluyente. Otras variables podrían contar para la información. Por Ej. Irlanda del Oeste puede que tenga más cobre en sus suelos (vea Histapenia p 44-49), o una gran cantidad de personas puede ser alérgicas a las papas, o algún otro factor alimenticio puede estar involucrado (Ej., El trigo)

Tratamiento

La familia de las solanáceas es vista por muchos doctores con orientación nutricional, simplemente como uno entre muchos de las familias de alimentos que deben ser puestos a prueba. Los pacientes que reaccionan a las papas, los tomates, etc. son aconsejados de evitarlas o que limiten su ingesta.

Por otro lado, las investigaciones apuntan más definitivamente a la incriminación del papel de las solanáceas y su contenido de dopacromo; alimentos con estos alcaloides pueden ser limitados eventualmente o contraindicados para muchos esquizofrénicos, igual que en la actualidad lo es el azúcar. Por otro lado, el contenido puede ser insignificante para la mayoría de las personas, mientras que otras son particularmente sensibles a ella.

Solinaceas y Solaninas

"Bien, déjenme ponerlos de esta forma. Si Uds. ponen una reja alrededor de toda esta área podrán llamarlo Hospital Mental."

Comentario por un psiquiatra en el Condado Roscommon en Oeste Irlanda, y reportado por el Dr. Torrey.[2]

Los Irlandeses y el Trastorno Mental[2, 5]

El jurado sigue deliberando en lo que respecta si las tasas altas de enfermedad mental son deben a genéticas, dietéticas, o factores ambientales.

La Genética. Los altos porcentajes de pacientes en hospitales mentales se pueden interpretar como un gran indicador de susceptibilidad genética. Por otro lado, Irlanda ha sido sujeto de muchas invasiones, creando una mezcla de reserva genética que no debe ser particularmente más propensa a las enfermedades mentales que otras poblaciones europeas.

La Dieta y el Ambiente Físico. Después de la hambruna de las papas, la primera generación de inmigrantes Irlandeses en América presentara la misma tasa de enfermedad mental. *Sin embargo,* las tasas fueron decreciendo en las siguientes generaciones, lo cual sugiera las influencias de la dieta y el medioambiente.

Pesticidas

Exposición a Pesticidas/Herbicidas

Beber agua, fumigación de alimentos, el uso en el hogar, el jardín, la oficina. Envenenamiento accidental. También en la agricultura, silos, viveros, invernaderos, bosques, las aplicaciones en carreteras. Empleados en la manufactura de pesticidas.

Aproximadamente un billón de libras de pesticidas, se producen al año, sólo en Estados Unidos y de acuerdo con EPA (Encuesta de Población Activa) se estima que hay 1.3 millones de operadores certificados que aplican los pesticidas en Estados Unidos.

Fuentes Dietéticas

"Entre 1982 y 1985 la FDA detectó residuos de pesticidas en 48% en más de dos docenas de frutas y vegetales que se consumen con más frecuencia. No obstante la OTA, recientemente encontró que la FDA y sus métodos de análisis, detectan sólo la mitad de los pesticidas que contaminan frutas y vegetales. El uso de pesticidas se ha extendido tanto que con frecuencia se pueden medir los niveles en los tejidos humanos".
Evaluación del Departamento de Tecnología *(OTA)* de EE.UU.[12]

Limitaciones de Diagnóstico

Pocos médicos están entrenados para reconocer intoxicación por plaguicidas. La incidencia real puede ser mucho más alto que se evidencia por las estadísticas.

Neurotoxicidad en Humanos

La mayoría de los ingredientes de los pesticidas nunca han sido examinados por neurotoxicidad y efectos de comportamiento neuronal en humanos.

Esquizofrenia

Los Dres. Gershon y Shaw,[2] describen a 5 científicos y agricultores que desarrollaron síntomas de esquizofrenia, junto con otros síntomas de toxicidad con organofosfato, enseguida de una exposición al pesticida. Los síntomas incluyen paranoia, alucinaciones auditivas, yalteración de la concentración. Que les duró de seis a doce meses.

Se cree que los pesticidas envenenan cada año, alrededor de 400 000 a 2 900 000 personas en todo el mundo. El estimado de enfermedades en relación con pesticidas, en los trabajadores de las granjas en Estados Unidos va, de entre 55 000 a 300 000 personas por año.[1]

Nota: El término "pesticida" como está usado aquí, engloba: insecticidas, mata roedores, y herbicidas.

Constantes exposiciones de bajo nivel le ocurren a la mayoría de la población a través de los alimentos tratados y el agua contaminada o una inadvertida inhalación de los productos (tóxica) de jardín. Los efectos acumulativos de estas exposiciones no han sido suficientemente investigados.

Muchos insecticidas están diseñados para estimular el sistema nervioso de los insectos y que al final redunda en su muerte. El mismo mecanismo puede sobre estimular las células nerviosas humanas y de hecho son usados en la guerra para hacer agentes nerviosos.

EFECTOS NEUROLÓGICOS Y MENTALES QUE HAN SIDO ASOCIADOS A LA TOXICIDAD DE PESTICIDAS[1-3, 10]

☐ Agitación, tensión, irritabilidad, nerviosismo, ansiedad, desasosiego, hiperactividad, agresividad.

☐ Depresión, vértigo, repliegue emocional, etc.

☐ Deterioro de las funciones intelectuales y flexibilidad mental. Falta de memoria, confusión.

☐ Sueños extraños, delirios, alucinaciones, psicosis.

☐ Velocidad disminuida en la percepción y la destreza manual. Debilidad, aletargamiento. Coordinación y juicio deteriorados. Incremento del tiempo de reacción, accidentes y las posibles fatalidades.

Inhibidores de la Colinesterasa[1-3]

Muchos de los pesticidas que se usan ahora en Estados Unidos son inhibidores de colinesterasa. Esta categoría incluye insecticidas organofosfatos y carbamatos. Promueven una acumulación excesiva de acetilcolina, mediante el bloqueando la acetilcolinesterasa que es la enzima que la descompone.

Los niveles en sangre y plasma de acetilcolinesterasa y colinesterasa nos dan una indicación de la exposición.

Efectos mentales serios se han observado, principalmente en aquellos que han experimentado pronunciadas reacciones físicas. Los efectos físicos pueden incluir: dificultades visuales, náusea, molestias gastrointestinales, problemas con la respiración, debilidad y vértigo; también temblores, entumecimiento y calambres en las extremidades, parálisis y coma. Puede ser fatal.

Potenciales Efectos Mentales y Neurológicos

Los efectos de los organofosfatos son difíciles de revertir. Algunos investigadores han notado la persistente alteración de las funciones cerebrales. Los efectos pueden incluir: depresión, letargia, pérdida de la memoria a corto plazo, dificultad para concentrarse, ansiedad, perturbaciones en lo sensorial y lo conductual, y daño en los axones.

Los carbamatos se aglutinan más fácil con las neuronas, así que los efectos son más inmediatos. La toxicidad produce: falta de coordinación, ansiedad, inestabilidad emocional, daño cerebral debido a la carencia de oxigeno, y una depresión severa del sistema nervioso central.

La Esquizofrenia y los Inhibidores de Colinesterasa[1-3, 5]

Psicosis por fósforo. Un síndrome esquizofrénico ha sido reportado en asociación con la exposición a pesticidas de organofosfatos. Los síntomas están correlacionados con los conocidos efectos de la psicosis de fósforo.

Sobre estimulación de acetilcolina. Varios estudios indican que la inhibición excesiva de colinesterasa puede exacerbar la esquizofrenia en algunas personas. El Dr. Rowntree hace notar que los síntomas psicóticos se intensifican en pacientes con esquizofrenia después de repetidas tomas de anticolinesterasa.[3] El Dr. Sarter recientemente revisó evidencia que indica los efectos perjudiciales de una actividad excesiva de colina en los síntomas psicóticos.[5] Dr. Hayes hace notar que los pesticidas han causado persistentes síntomas mentales incluyendo el delirio, agresividad y psicosis.[13]

Se necesita más investigación para confirmar la conexión a la esquizofrenia y para determinar la importancia de la exposición continua de bajo nivel (por ejemplo, de alimentos y agua).

Otros Pesticidas[1,4]

Insecticidas organoclorados. Estos insecticidas, como el DDT, están restringidos a situaciones de excepción en Estados Unidos. Aún prevalece en algunos países y está presente en algunos alimentos importados.

Los organoclorados están considerados menos gravemente tóxicos que otros pesticidas, pero la toxicidad crónica es la peor. Los organoclorados son fácilmente absorbidos y acumulados en los tejidos grasos, y excretados muy lentamente.

Las intoxicaciones agudas pueden causar excitabilidad, aprensión vértigo, debilidad, descoordinación, dificultad para caminar, desorientación, jaquecas, perturbaciones visuales y de otros sentidos, temblores, convulsiones y coma. Dificultades respiratorias y ataques incontrolables pueden causar daño cerebral. Los niños experimentan dificultades conductuales y de aprendizaje.

Herbicidas con clorofenoxil. Un notorio ejemplo de este tipo de herbicidas es el Agente Naranja, una mezcla de 2,4-D y 2,4,5,-T el cual fue usado en la Guerra de Vietnam. Los herbicidas con clorofenoxil se continúan usando en la ciencia forestal y el control de malezas. Han sido asociados con los disturbios de sueño, daño neurológico y trastornos psiquiátricos.

Bromuro de Metilo[1,4,6,7]

Los bromuros se tomaban como remedio para el dolor de cabeza, allá por el 1900. Tal vez causaron el 21% de las admisiones psiquiátricas. Más tarde se prohibieron, cuando se dieron cuenta que estaba causando psicosis, y fuerón prohibidos.

El bromuro de metilo, sin embargo, es uno de los pesticidas más ampliamente usado en la actualidad en Estados Unidos. Es un fumigante con un olor grato. La exposición intensa causa alteraciones visuales y del habla, delirios, y convulsiones. Se le ha encontrado que el Bromuro de Metilo, algunas veces produce daños neuronales permanentes. El resultado son síntomas como: cambio de personalidad y problemas preceptuales. Ulteriores investigaciones pueden determinar si es algunas veces el factor de la esquizofrenia.

Prevención

Mientras que el eslabón entre los pesticidas y la esquizofrenia no esté firmemente establecida es aconsejable limitar la exposición, lo más posible. La prevención conlleva a comer alimentos orgánicos, beber agua limpia y usar sólo pesticidas y herbicidas no tóxicos verdaderamente (en muchos casos naturales) para la casa y jardín. Evitar trabajar en industrias relacionadas con insecticida. De todos modos, no todas las exposiciones pueden ser evitadas porque el uso de estas sustancias está muy difundido.

Terapia en Envenenamiento Agudo[8,9,11]

Simultáneamente con el antídoto o el tratamiento de resucitación, la descontaminación es esencial. Ej.: Limpiar los ojos, limpieza gástrica, cepillado del cuerpo, destrucción de la ropa contaminada, etc. La quelación es usada, principalmente, para los pesticidas de tipo mercurial.

El tratamiento sintomático aborda los latidos rápidos, dificultad para respirar, convulsiones, ahogos, exceso de sangrado y los otros síntomas que son potencialmente dañinos o con riesgo de vida.

Es esencial determinar el pesticida exacto que está involucrado, ya que el tratamiento usado para contraatacar ese particular pesticida, puede ser contraindicado para otro; Ej. Administrar oxígeno que se usa en el envenenamiento con organofosfato y carbamato, debe ser evitado en el envenenamiento con paracuat, ya que el oxígeno alimenta a los radicales libres que se forman con el paracuat.[8]

No se conoce el tratamiento apropiado para el envenenamiento de cada uno de los pesticidas y muchos de los que son conocidos no revierten todos los efectos causados. Su persistencia en los tejidos corporales, actúa como el mayor obstáculo para la recuperación.

NOTA: El Dr. Cheremisinoff advierte que las fenotiazinas (tranquilizantes mayores) son probablemente contraindicadas en casos de inhibición de la colinesterasa.[11]

Recordatorio: Esta información es sólo con propósitos de información. Si Ud. necesita tratamiento para envenenamiento por pesticidas, esquizofrenia u otra condición médica, por favor vea a un médico bien informado.

Lecturas Recomendadas
Dr. Nicholas P. Cheremisinoff, PhD, *Toxic Properties of Pesticides.*[11]

Dr. Marc J. Bayer, MD, "Reversing the effects of pesticide poisoning",[8] *Emergency Medicine*", 2/29/92.

Solventes Orgánicos

"[Estaba impresionada por la] extremadamente violenta, condición maniaca en la que muchos trabajadores, hombres y mujeres, [se tenía que trabajar]. Algunos de ellos han sido víctima de la locura aguda y, en su frenesí, se han precipitado desde las salas de la parte superior de la fábrica hasta el suelo".

Thomas Oliver 1902, reportando su visita a las Fábricas de "hule India" en Londres y Manchester.[4]

Fuentes de Solventes Orgánicos

Por lo menos 10 millones de trabajadores de Estados Unidos, están expuestos a los solventes orgánicos todos los días. La exposición también ocurre a través de aire y agua contaminados.

Los solventes orgánicos se pueden encontrar en ciertos pegamentos, adhesivos, líquidos de limpieza, desengrasantes, pinturas, removedores de pintura, barnices, colorantes, tintas de impresión, pulidores y ceras para pisos, combustibles, fármacos, y suplementos para plomería. En los solventes comúnmente usados se incluyen: alcohol, tolueno, acetona y petróleo.

Los solventes orgánicos son líquidos usados para disolver o para reducir la viscosidad de una sustancia orgánica particular. También tienden a ser muy buenos para disolver los lípidos del cuerpo. Pueden afectar la barrera hematoencefálica y destruyen la mielina, las células gliales, las membranas de las células nerviosas y otras estructuras del sistema nervioso.

Al contacto con el aire muchos solventes orgánicos se vuelven gaseosos (se evaporan) haciendo muy probable la inhalación. Los solventes orgánicos también se absorben rápidamente a través de la piel. El cerebro es particularmente vulnerable, ya que este es 50% de lípidos (peso bruto) en comparación con el 6 a 20% de los otros órganos. Aún más, ya que estos solventes son solubilidad de grasa, se son más fácilmente admitidos a través de la barrera hematoencefálica, y se deben volver solubles al agua antes de que se puedan eliminar.[1-3]

Potenciales Efectos Mentales y Neurológicos[1-3, 5-8]

Los efectos pueden incluir fatiga, irritabilidad, descoordinación, pérdida de destreza manual y lentitud de respuesta. La exposición crónica puede causar depresión, perturbaciones de sueño, alteraciones de humor y personalidad sostenidas, pérdida de la memoria y una decreciente capacidad de concentración, aprender o recordar. Pueden ocurrir cambios estructurales mayores en el sistema nervioso. El daño nervioso puede producir ataques o síntomas de esquizofrenia.

Trastornos de pánico y alucinaciones, pueden ocurrir incluso en la exposición aguda a los pegamentos, tolueno, y otras sustancias semejantes.

Desequilibrios de nutrientes y enzimas pueden ser causados por intoxicación metálica o pueden ser un factor predisponente para la acumulación de metales. También, estos metales, los encontramos muy seguido como polución (en el aire, los alimentos y el agua). La disfunción del metabolismo de metal, sobre todo, facilita la acumulación de ciertos metales. (vea p 49) Los metales que con frecuencia se vinculan a los síntomas mentales incluyen: cobre, plomo mercurio, aluminio y cadmio.

Toxicidad de Metales

A pesar de todo, el mercurio puede contribuir a síntomas. El mercurio también puede ayudar a crear las alergias cerebrales, disfunción pancreática o tiroidea, Cándida, sobrecarga de cobre, y desequilibrios biológicos implicados en esquizofrenia y otros padecimientos mentales.

Mercurio

Potenciales Efectos Mentales y Neurológicos[1, 2, 3, 6-10, 23, 24]

☐ Interferencia en el metabolismo de las terminales nerviosas, en especial el metabolismo de la acetilcolina. Daño a la barrera hematoencefálica.[28]

☐ Hormigueo en los dedos de los pies; labios y nariz; pérdida de reflejos; temblores en las manos, cara y extremidades; convulsiones; dificultad para comunicarse; coordinación muscular reducida; trastornos al escribir.

☐ Campo de visión angostado; visión doble; atenuación lumínica de la visión

☐ Irritabilidad severa, accesos de ira, tensión, carencia de autocontrol, ansiedad intensa, sensibilidad al estrés.

☐ Mareos, jaquecas, presión en la cabeza, neuralgia.

☐ Zumbidos y dolor en oídos, los sentidos del olfato y oído deprimidos, dificultad para hablar. Falsas percepciones del gusto.

☐ Malestar interior doloroso, insomnio, perturbaciones de sueño.

☐ Timidez, falta de autoconfianza, temor a los extraños, alejamiento social.

☐ Aletargamiento, fatiga, falta de energía y habilidad para trabajar, en especial los trabajos intelectuales.

☐ Dificultad para pensar, deterioro intelectual, inhabilidad para aprender, desorientación mental, tal vez demencia.

☐ Pueden producirse síntomas como: escuchar los pensamientos, oír voces, alucinaciones, maniaco/depresión (bipolaridad), depresión.

☐ Puede ocurrir un rápido cambio en la progresión de los síntomas de esquizofrenia, *como si* el paciente lo estuviera fingiendo.

Potenciales Efectos Físicos[1, 2, 6, 7, 8, 10, 12, 15-18, 24, 34]

☐ Sequedad en la boca, sabor metálico, mal aliento, encías sangrantes, exceso de salivación, inflamación de encías, pigmentación de tejidos.

☐ Antojos de dulce, desórdenes de glucosa en sangre, alergias, Cándida.

☐ Inflamación del sistema respiratorio, irritación, dificultad para respirar, inflamación de la garganta, tos persistente.

☐ Diarrea, calambres, agruras, pérdida de apetito, anorexia, náuseas, estreñimiento, úlceras.

☐ Lesiones en la piel, dermatitis, edema. Incremento de micción y sudoración

☐ Agotamiento general y deterioro físico. Movimientos lentos, fatiga. Baja temperatura del cuerpo. Desequilibrios en la tiroides.

☐ Dolor de coyunturas, calambres. Interferencia con la contractilidad del corazón. Palpitaciones rápidas, presión alta, dolor de pecho.

☐ Irregularidades de crecimiento en los niños.

Sombrereros, Joyeros, Fabricantes de Espejos

En el Siglo XIX, los que hacían sombreros de fieltro, sumergían las pieles en tinas de mercurio, con frecuencia desarrollaban temblores, hablar incoherente, pérdida de dientes y discapacidad mental. Muchos pasaron el resto de sus vidas en manicomios. Los fabricantes de espejos y los joyeros también trabajaban con mercurio y experimentaban síntomas semejantes.

La Enfermedad, de la Bahía de Minimata

En 1953 en la Bahía de Minimata, Japón, una enfermedad parecida a la esclerosis múltiple, en un gran sector de la población. Una planta productora de plásticos vertió sus desperdicios de mercurio a la bahía. El consumo local de pescado causó daño nervioso. Los niños nacieron con deformaciones y con retardo. La gente se movía torpemente y tenían dificultad para hablar. Cientos fueron deshabilitados permanentemente.

La Recuperación de una Adolescente[2]

Ella era esquizofrénica y tímida. Un dolor muy severo en el pecho la hacía retorcerse en agonía. Estaba hinchada y tenía una complexión pobre; y problemas con: la menstruación, tiroides, hígado, vesícula biliar, y el sistema nervioso. Se híper-ventilaba hasta tal extremo que la mitad de su cuerpo se ponía rojo.

El tercer día después de que fuera removida la tapadura dental que contenía mercurio, ella se rió y dijo: *"No me va a atrapar"*. Con el tiempo, la complexión y la hinchazón se mejoró. Su tiroides se normalizó, los dolores menstruales la dejaron, su corazón no la volvió a doler. Ella volvió a sentirse conectada con su cuerpo. Y su esquizofrenia se había ido.

Posibles Mecanismos de la Toxicidad del Mercurio[15]

☐ Afectación de la actividad de la membrana celular.

☐ Se une con facilidad a grupos que contienen el "tiol radical" (SH-), que es importante para el funcionamiento de muchas proteínas del cuerpo.

☐ Induce la formación de oxiradicales, las que pueden dañar las grasas, ADN, enzimas con grupos sulfhidrilo.

☐ Se altera las funciones inmunológicas. Se estimula anticuerpos, y se disminuye los linfocitos T. Puede estar asociada con enfermedades autoinmunes y alergias.

Fuentes de Exposición Mercurio[2, 3, 5, 37]

Puede estar presente en los desechos industriales, fungicidas, pesticidas, preservadores de madera, pinturas, cera por piso, cremas para la piel, diuréticos, suavizantes de telas, talco, laxantes, obturaciones dentales, (amalgamas de plata). La exposición de la madre pone al feto en riesgo.

Obturaciones Dentales[1, 2, 7, 10, 12, 16-20]

Las antiguas tapaduras con amalgama tenían cobre y cadmio. La mayoría de las amalgamas actuales están compuestas aproximadamente de 50% de mercurio, 35% de plata, 3% de cobre, 13% de estaño, y 1% de zinc.

Los dentistas se les enseño que el mercurio permanece bloqueado en la obturación. Realmente, las amalgamas viejas muestran un porcentaje de pérdida de mercurio[18] de un 30-40%. En la Universidad de Calgary, Canadá, los investigadores reportaron que un 10% del mercurio de las amalgamas se acumula en los órganos del cuerpo.[12]

El Dr. Svare[19] encontró que con amalgamas, el nivel de mercurio en el aire después de masticar se incrementa aproximadamente 1500% y es proporcional al número de obturaciones con mercurio. Cepillarse los dientes también aumenta la liberación de mercurio,[27] como lo hacen las bebidas calientes. Inhalar los vapores de mercurio a través de la nariz puede ir directo al cerebro. El Dr. Schiele[29] y el Dr. Eggleston[20] encontraron contenido de mercurio en el cerebro, correlacionado al número de amalgamas.

La exposición es acumulativo y puede dañar los tejidos blandos del cerebro. Y el mercurio por lo general no son fácilmente se irá hasta todas las amalgamas se retiran, y terminó otras exposiciones. Incluso entonces, es muy difícil conseguir el mercurio fuera del cerebro.[8]

Suecia tiene ahora una prohibición completa del uso del mercurio en las amalgamas y el gobierno se ha disculpado por cualquier daño que las previas obturaciones hubieran causado. Las amalgamas también están prohibidas en Alemania.

Factores en la Reacción a Mercurio

El pH de la saliva, actividad bacterial, carga eléctrica en la boca, sistema nervioso e inmunitario sensibilidad, exposición al alcohol, tabaco, varias drogas, masticar chicle.[37] *La hipersensibilidad aumenta con la edad y el mayor número de rellenos.*[30-33]
El Dr. Milner reportó una tasa de 44% en aquellos con 10 o más amalgamas.[30]

□ Desactivación del eje mitótico, (lo que media en la reproducción celular) daño en los cromosomas y defectos congénitos.[15]
□ Síndrome de Nodos Linfáticos Mucocutáneos. (Los síntomas incluyen inflamación glandular, dolor en las coyunturas, letargia, dolor de garganta, anorexia, irritabilidad, sensibilidad a la luz, aumento de glóbulos blancos* y IgE, dolencia del corazón, etc.).[18]
□ Algunos estudios sugieren que el mercurio es un factor en la anemia, la colitis, infertilidad, desórdenes menstruales, artritis, lupus, asma, EM, y disfunción inmunológica general.[12] El mercurio tal vez está vinculado con la leucemia y otros cánceres,[18, 26] y puede que desempeñe un papel esencial en la enfermedad de Alzheimer.[8, 25]
□ Se ha reportado que los dentistas y el personal dental en Estados Unidos (comparados con la población en general): tienen el mayor índice de suicidios; los ataques al corazón y divorcios, 50% más que el promedio; y 3.5 veces más el promedio de esterilidad, nacidos muertos y abortos. Y que en Singapur, el doble de la incidencia de tumores cerebrales.[12, 18]

El mercurio orgánico (Ej., metil-mercurio) penetra más fácilmente en el cerebro, y se le ha estimado de ser 20 veces más tóxico que el no orgánico. La principal fuente es el pescado y los alimentos contaminados con base de mercurio como pesticidas o de fuentes industriales. Por añadidura, las bacterias de la boca y los intestinos pueden convertir el mercurio inorgánico en metil-mercurio. Se encuentra también en las luces fluorescentes, y ciertos tipos de vacunas, fungicidas, y así antisépticos (como el mercurocromo y el mertiolate). El mercurio de metilo puede producir síntomas que mimetizar a diversas enfermedades naturales, así como temblores, ataxia, pérdida de la memoria, confusión, convulsiones, psicosis, y daño cerebral irreversibles.[8, 24]

Pruebas Bioquímicas[2, 7, 8, 10, 18]

□ Historial de exposiciones a fungicidas y otras fuentes de mercurio.
□ Temperatura corporal bajo, con frecuencia asociada con hipotiroidismo.
□ Análisis de pelo, aunque la volatilidad del mercurio hace este análisis poco fiable. (Las pruebas de sangre y orina también pueden ser erráticas.) Sin embargo, los patrones de otros metales pueden ser indicativos.
□ El mercurio en las plaquetas se mide sólo la exposición por inhalación (y no a la carga del cuerpo). El perfil químico de los glóbulos blancos.* Las células T (con frecuencia afectadas). Una química sanguínea completa.
□ Mercurio en orina (24 horas) se mide sólo la excreción. Revisar la gravedad y el pH; los trazas intermitentes de albúmina; los niveles de vitamina C
□ Electrocardiogramas.
□ Cobre elevado que no baja con un suplemento de zinc, posiblemente debido a un deterioro de los riñones.
□ Tal vez, una prueba de nutrientes correctivos.**

* De acuerdo con el Dr. O Pinto de Brasil, un conteo de glóbulos blancos de más de 11,000 por más de tres meses al hilo, indican la posibilidad de una intoxicación con mercurio.
** Dr. Alfred Zamm, da a los pacientes de zinc, selenio, y B1. Si los síntomas de la toxicidad del mercurio mejorar, se encuentra la eliminación de los empastes puede ser indicada. [16]

Tratamientos[2, 4, 7, 8, 10, 11, 16, 18, 21]

El tratamiento deberá ser confeccionado a los requerimientos bioquímicos. Revisar si hay contraindicación en p 25-76.

Consideraciones: Actualmente no hay obturaciones que estén libres de riesgos para la salud. Aunque el mercurio es universalmente tóxico, no todas son hipersensibles al, y no todos reaccionan a las amalgamas con síntomas psiquiátricos. Por otra parte, remover las amalgamas es estresante y si no se hace correctamente, puede incrementar la exposición cerebral.[4, 7, 10, 18]

Si remover las amalgamas es lo indicada, el siguiente procedimiento se deberá considerar: Vitamina C intravenosa (arriba de 50g); oxígeno o aire comprimido para respirar; un dique de goma de protección en la boca; un ventilador para disipar los vapores, un rociador de alta velocidad con agua refrescante, etc. Vea *"Safe Removal of Amalgam Fillings"* en http://IAOMT.org

Sugerencias de Dr. Cutler *(vea Cutler 2004 y 2007 para más detalles)*

Antes de retirar la amalgama (y hasta después de la quelación estabilizado)

☐ **REDUCIR LOS NIVELES DE COBRE** *si está elevada.* (El cobre tiene características similares a las de mercurio, por lo que el exceso puede empeorar los síntomas en pacientes tóxicos de mercurio).

☐ **ZINC.** Para limitar la absorción de cobre, y apoyo la eliminación del mercurio. [50mg o más, según el caso, divididos en 3-4 dosis/día]

☐ **SOPORTE DE METAL METABOLISMO,** *según corresponda.* (Vea p 49)

☐ **LA BILIS.** Si es baja, soporte su creación, ya que ayuda a excretar el cobre y mercurio. Dr. Cutler sugiere glicina, taurina, lecitina, leche de cardo.

☐ **RESTRINGIR AZUFRE.** *Durante y justo antes de retirada la amalgama.*

Quelación oral

Por lo menos cuatro días después de la eliminación de la amalgama final, *si el mercurio del cuerpo es mayor que la del cerebro,* empezar *a poco* las dosis orales de DMSA o DMPS, *tomada precisamente en o antes de que su vida media* (horas 4 u 8, respectivamente), el día y noche durante 3 días *consecutivos,* seguidos de una pausa de 4 ó 11 días.

Cuando el mercurio del cuerpo es menor que en el cerebro, **agregue el ácido lipoico** (*en algunos casos, es utilizado solo*) cada 3 horas, 3 días consecutivos por semana, para eliminar el mercurio del cerebro.*

Quelación por lo general continúa hasta que el mercurio es bastante reducido.

NOTA DE AZUFRE: *Dr. Cutler encuentra que el enlace de los monotióles con el mercurio, es muy floja, lo que permite mercurio para volver a contaminar los tejidos. Por otra parte, el ácido lipoico (un ditiól), se utiliza correctamente, es crucial.*

Apoyo continuo nutritivo *(ajustar para de peso, especialmente en los niños)*

☐ **Bufero C** [4g/día, o con la tolerancia del intestino; dosis divididas]. **Vitamina E** [hasta 1600 UI]; **CoQ10** [75-200mg/día]; **cardo mariano.**

☐ **B50 o B100** [1-2x/día]. **Folato;** *tal vez,* **B12.****

☐ **Magnesio** [100mg, 4x/day, aumentó a 200mg en un par de semanas, finalmente, a la tolerancia del intestino]. Si no puede obtener suficiente magnesio, pruebe a añadir taurina [hasta 500-1000mg].

☐ Suficiente **calcio** para mantener la relación de magnesio razonable.

☐ Picolinato de **zinc**; picolinato de **cromo. Selenio***** [50 a 400mcg].

☐ **Molibdeno** (*especialmente con problemas de sulfatación o de alta cobre*).

☐ **Aceite de lino, o CLO; aceite de borraja;** *tal vez,* la **lecitina** o la **colina.**

☐ **Multivitaminas y minerales,** *sin el hierro o el cobre.*

☐ Los **probióticos, y fibra.**

☐ Apoyo para el **metabolismo de metales** (vea p 49).

* *Nota:* Incluso si se utiliza para otros fines (por ejemplo, como un antioxidante), ácido lipoico quelatos de metales, por lo que para prevenir la re-exposición, uso esto horarios. [Cutler 2009]

** *Nota:* Dr. Huggins (1982, 93) sugiere limitar B12, SAM, y la metionina durante desintoxicación de mercurio, ya que, ellos pueden promover la formación de metil-mercurio. También sugiere el ácido fólico para contrarrestar la B12. *Sin embargo, tenga en cuenta el biotipo, etc*

*** El selenio se une y neutraliza el mercurio, ayuda a formar glutatión peroxidasa de glutatión, y el hormona tiroidea más activa). [18]

Sugerencias de Otros Médicos[2, 4, 7, 8, 10, 11, 16, 18, 22, 24, 37]

☐ **Soporte de Metal Metabolismo,** en curso, *según corresponda* (WALSH 2006)

☐ **Óptima protección antioxidante.** Vitamina C [Dr. Kupsinel utiliza hasta 12g/día, dosis divididas; Dr. Ross sugiere un goteo semanal de 30 a 50g de C, con los minerales (*pero calcio, mínima*), de hasta 3 meses[2, 22, 24, 34]]; vitamina E;[22, 24] selenio;[18] CoQ-10,[18] cardo mariano, el licopeno, picnogenols, antocianidinas, el resveratrol, moderada la A y carotenos mixtos, etc.[2, 22, 24, 36, 37, 38] Quizás glutatión o NAC,[22, 24] pero vea *Metal Metabolismo* p 49.

☐ **Complejo B** [4 x/d, hasta 100mg en total]. Extra de vitaminas B1 [hasta 250mg], B3 [hasta 1g], y B6 puede ayudar a restaurar la función cerebral. Tal vez, ácido fólico, o vitamina B5.[22, 24] **Los ácidos grasos esenciales.**

☐ **Minerales beneficiosos.** Magnesio, zinc, *tal vez,* molibdeno, manganeso, alimentos ricos en potasio, cromo, *según corresponda.*[22, 24] Algunos sugieren azufre (ajo, repollo, NAC, etc.), pero vea arriba, *Nota de Azufre.*

Nuevas Obturaciones (Tapaduras)[18]

Todas las obturaciones usadas por ahora, se cree que involucran alguna toxicidad potencial. El oro puede que sea el menos tóxico, pero puede incrementar la corrosión y la salida de mercurio de las amalgamas remanentes en la boca. Los esmaltes y compuestos de dentina pueden ser mejor elección para las obturaciones nuevas. Son aislantes eléctricos y no contribuyen a la corrosión y a la liberación de metales.

Síntomas Recurrentes[8]

Durante el tratamiento, los síntomas tienden a recurrir intermitentemente conforme el mercurio reingresa en la sangre. En especial, es común la inflamación en la boca, jaqueca, mareos, sensibilidad a una exposición adicional externa de mercurio. Y la baja de un grado en la temperatura corporal.

LECTURAS RECOMENDADAS

Dr Andrew Cutler, PhD, *Hair Test Interpretation: Finding Hidden Toxins,* y *Amalgam Illness.* http://noamalgam.com

Dr Dentista Sam Ziff, *Silver Dental Fillings, The Toxic Time Bomb.*[22]

Dr Dentista Guy Fasciana, *Are Your Dental Fillings Poisoning You?*[27]

Dr Dentista J Taylor, *The Complete Guide to Mercury Toxicity from Dental Fillings*[10]

Dr Dentista Hal A. Huggins, *It's All in Your Head.*[38]

Más Enfoques[2, 4, 7, 8, 10, 11, 16, 18, 37]

Aire limpio, buena dieta, verduras orgánicas, tés de hierbas. Por lo menos dos litros de agua al día. Evite el azúcar, alcohol.[7, 10, 11, 21] Tratar las alergias.

Glandulars (Ej.: tiroidea), *como caso.*

Dulse o de otras algas marinas.

Clorofilas (si azufre no es exceso).

Los probióticos, enzimas digestivas y/o fibra (pectina, etc.), *según el caso.*[18, 24]

Sudoración puede ayudar a aumentar la eliminación.

El cilantro es sugerido como un agente quelante por el Dr. Y. Okuma, pero necesita de mayor estudio.

Cáscara de la semilla de girasol preparaciones son reportados por Dontsov (2000) para evitar la acumulación de cloruro de mercurio.*

La melatonina, sólo si es necesario para conciliar el sueño.

* La reducción de los niveles de más de 25 veces en el riñón de conejo, casi 5 veces en el músculo.

Recordatorio: Esta información es presentada con propósitos educativos solamente. Todas las contraindicaciones no están en este texto. Si Ud. necesita tratamiento para esquizofrenia u otra condición de salud, busque los servicios de un médico bien informado.

Plomo

Bebes y Niños[7, 15]

Los niños con su alto metabólico son particularmente susceptibles a la intoxicación por plomo. También muchos niños tienden a comerse el descascarillado de la pintura de plomo por su sabor dulzón. El Dr. Goyer encontró que los niños absorben 40% de lo inhalado o ingerido (los adultos absorben 5-15%), y retienen el 30% (adultos: 5%). El plomo se almacena en los huesos, periódicamente encuentran el camino de regreso a la sangre. Más aún, la barrera hematoencefálica en los infantes aún no está completamente desarrollada, dejando entrar una gran proporción de plomo al cerebro. El plomo es particularmente dañino en el cerebro en desarrollo. La plomo puede causar retardo mental, hiperactividad, incapacidad de aprender, autismo, convulsiones. Un severo envenenamiento con plomo en niños puede dañar los capilares del cerebro lo suficiente para causar una encefalopatía.

Fuentes de Plomo

Gasolina con plomo, pintura de casa (principalmente las viejas o de exteriores), soldaduras de plomo (con frecuencia presentes en enfriadores de agua, tanques de agua, latas de estaño usadas para alimentos, artículos eléctricos), lápices, terminales de baterías, cerámica vidriada con plomo, revestimientos, incineración de desperdicios. Exposición industrial, municiones, pipas de agua, soldaduras, cables, blindaje de plomo, pigmentos, algunos químicos y metales procesados.

Beber agua es la fuente más común de ingerir plomo. El plomo se puede lixiviar de las soldaduras de plomo o de los tanques de latón o bronce. Para minimizar la ingesta beba agua solamente en el grifo de agua fría o déjela correr hasta que se enfríe. Si el conteo de plomo u otros contaminantes son altos, el preferible tomar agua embotellada. Asegúrese que el agua embotellada no esté contaminada.[17]

LECTURAS RECOMENDADAS

Dr. Richard Casdorph, MD, *The Toxic Metal Syndrome.*[17]

Recordatorio: Esta información se presenta solamente con fines educativos. Si Usted necesita tratamiento para la esquizofrenia, o cualquier otra condición médica, busque los servicios de un médico bien informado.

En algunos casos, niveles elevados de plomo pueden, inducir a síntomas de esquizofrenia, que es con frecuencia diagnóstica errado. Toxicidad debido al agua contaminada por plomo acueductos y depósitos, puede haber desempeñado un papel importante en la caída del Imperio Romano.

Potenciales Efectos Mentales y Neurológicos[1-4, 9-16, 17]

☐ Jaquecas, apatía, ataques de llanto, irritabilidad, agitación, hiperactividad, reacciones intensas al estrés, incapacidad de aprender, pérdida de memoria, demencia, insomnio, aumento de agresividad, cambio de personalidad, pueden ocurrir cambios cognitivos y de comportamiento.[10, 13-16]

☐ Algunas veces se puede asociar con esquizofrenia histadélica en los niños

☐ Puede inducir a depresión, bipolaridad, alucinaciones, suicidio.

☐ Puede causar sacudimiento muscular, entumecimiento u hormigueo en extremidades, convulsiones, epilepsia, encefalitis, parálisis cerebral (recurrente), o enfermedad cerebró-vascular. Puede producir tumores cancerosos en el cerebro.[19]

☐ Inhibe la mediación del calcio para liberar neurotransmissores[8], baja la actividad de la acetilcolina[10], reduce los niveles de dopamina,[11] interfiere con la mielinización nerviosa[18].

☐ Altas dosis pueden causar desórdenes de los nervios periféricos.

☐ Puede afectar el desempeño motosensorial especialmente el visomotriz; puede causar atrofia visual.

☐ La demielinización de los nervios motores y la inflamación puede causar descoordinación muscular, debilidad, agotamiento, falta de equilibrio y un caminar anormal.

Potenciales Efectos Físicos[1-4, 6, 17]

☐ La cara puede tener un matiz cenizo, los labios se ponen pálidos.

☐ Un sabor metálico en la boca, náusea, vómito, calambres, espasmos estomacales, estreñimiento, en ocasiones diarrea.

☐ Quebranto del proceso de energía mitocondrial.

☐ Fatiga, debilidad, incomodidad.

☐ Inhibición de las enzimas sulfhídricas.

☐ Represión de la síntesis de hemoglobina, anemia por deficiencia de hierro, otros desórdenes de sangre, presión sanguínea variable.

☐ Disfunción renal, caracterizada por el agotamiento de los aminoácidos, glucosa y fosfato. Gota.

☐ Dolor de huesos y muscular.

Pruebas Bioquímicas[3,4,16]

☐ Niveles de plomo en sangre, eritrocitos protoporfirina arriba del límite, hemoglobina baja.

☐ Análisis de pelo para plomo y otros metales pesados.

☐ Tal vez, el aumento en suero y sangre entera con cobre, ácido úrico en suero y espermina en sangre; baja de fosfato orgánico en suero.

Tratamiento[3-5, 17, 20-22]

El Dr. Pfeiffer sugiere vitamina C y zinc para respaldar la excreción de plomo y vitaminas B3 y B6 para ayudar a restaurar las funciones mentales. La Dra. Larson[5] también recomendó vitamina B1 y calcio. Si esto es insuficiente, ella sugiere que se considere la terapia de quelación acompañada de inyecciones de vitamina B1. Con significativos niveles de plomo, los Dres. Casdorph y Walker recomiendan quelación junto con la cámara hiperbárica (oxigeno a presión), antioxidantes, minerales benéficos y limitación de grasas en la dieta.[17] Las drogas usadas para la quelación actualmente son EDTA, DMSA y (en Europa) DMPS.[20, 21]

Vea *DMSA* y *DMPS* en el glosario. También vea *Tratamiento* en la p 98.

El calcio estimula la liberación de neurotransmisores (vea p 36 y 140); el magnesio los inhibe. Incluso estos minerales tan cruciales pueden ser perjudiciales si están fuera de balance.

Potenciales Efectos en el Cerebro[1, 2, 5-12]

Calcio: Niveles bajos de calcio en la sangre han sido asociados con depresión; niveles altos con manía y psicosis. El Dr. Pfeiffer sugiere que si el calcio es demasiado alta, los impulsos nerviosos se multiplican hasta el grado de que la organización se deteriora.

Magnesio: El magnesio elevado en sangre es poco común. Exceso de magnesio no se ha relacionado con psicosis (inclusive con una escala amplia usada en nutrición parenteral), pero puede causar, depresión, fatiga e inhibir la liberación de insulina del páncreas. La deficiencia ha sido asociada con irritabilidad, convulsiones y alucinaciones.

Causas del Desequilibrio

Calcio[1, 2]

La Hormona Paratiroides sube los niveles de calcio en la sangre por el aumento de absorción intestinal, inhibe la excreción renal, y moviliza calcio de los huesos. En algunos casos una sobre excreción paratiroidea lleva a la psicosis paranoia.

Calcitonina, producida por la tiroides inhibe la liberación de calcio de los huesos, y en general baja los niveles en la sangre. Un exceso de calcitonina puede exacerbar la depresión.

Los factores dietéticos que reducen los niveles de calcio incluyen: cafeína, alcohol, azúcar, y el exceso de: fósforo o proteína. También una falta de actividad, ejercicio hasta el punto de estar exhausto, estrés, fumar, sobrealimentarse y consumir alimentos procesados con exceso o cocidos en demasía. A menudo, las alergias van acompañadas de niveles bajos en la producción de ácido clorhídrico, afectando la asimilación de calcio.[2]

Mientras lácteos pueden ser una fuente muy eficaz de calcio, para muchas personas,[4] es contraproducente para los demás. Factores que se cree desempeña un papel importante: las reacciones de sensibilidad pueden contrarrestar la absorción. La leche pasteurizada puede ser perjudicial para algunas personas. El alto contenido de proteínas, especialmente en conjunción con una dieta rica en otra proteína de origen animal, pueden agotar las reservas corporales de calcio.[2]

Magnesio[1]

Los niveles bajos de magnesio pueden ocurrir con tensión excesiva alta estrés y con una dieta alta en grasas. También con porfirismo, diabetes, enfermedad para-tiroidea, aldosteronismo, y por la repetida ingesta de diuréticos que contienen, mercurio o cloruro de amonio. El magnesio usualmente esta bajó cuando el calcio lo está.

Calcio y Magnesio[1]

Alcoholismo. Desequilibrios tanto en ambos, el calcio y el magnesio son comunes en los alcohólicos.

Hipoglucemia. Con frecuencia tienen elevados niveles de calcio y magnesio, baja de manganeso, cromo y zinc, posiblemente porque el calcio y el magnesio toman la función de los minerales deficientes en el transporte del azúcar y su uso.

Drogas. Los neurolépticos bajan el nivel de calcio y magnesio en suero. El litio disminuye los niveles de calcio y pueden incrementar el magnesio

La falta de sueño, reduce el magnesio, el calcio aumenta la circulación.

Vea *Magnesio/Calcio* p 35-36; *Desequilibrios de Azúcar* p 70-76; *Porfiria* p 116; *Paratiroides* p 123; *Tiroides* p 118-120; *Alcohol* p 86; *Litio* p 155; *Mercurio* p 93-95.

Calcio/Magnesio

Suplementos[2]

Calcio. La ingesta alta de suplementos no necesariamente fomenta la asimilación; la puede desalentar. Una alta asimilación tiende a ocurrir con una moderada ingesta varias veces al día. Los suplementos de alta calidad son importantes, Ej.: a partir de comidas integrales y de nutrientes sinérgicos (como: Magnesio, manganeso zinc, boro, silicón, vitaminas B6, C, D3, K2). De preferencia que los suplementos de calcio sean de citrato o ascorbato de calcio. El calcio hidroxiapatita es un bien recurso. La asimilación de calcio es mayor durante la noche.

El calcio carbonado no es bien asimilado, y tiende a depositarse (como en la artritis y las piedras del riñón).

Oxalatos (en la espinaca, betabel, etc.) reducen el calcio.

Magnesio. El estrés y la ingesta alta de grasas, disminuyen el magnesio. Un magnesio inadecuado menoscaba la asimilación de calcio. La Dra. Skye Weintraub, ND, apunta que la recomendación común de 2 a 1, calcio a magnesio puede ser inapropiada para mucha gente que tal vez necesite en partes iguales al magnesio y que en algunos casos la relación será inverso. Las fuentes dietéticas de magnesio son: cereales enteros, mariscos, vegetales, frutas y legumbres; pueden ayudar a reajustar el equilibrio.[2]

El Calcio en Donde Se Necesita

El calcio no siempre es enviado a donde se le necesita. El calcio puede depositarse en los vasos sanguíneos o en las coyunturas en vez de suministrarlo a los huesos. Los niveles de calcio en sangre pueden estar elevados, mientras el calcio se agota en los huesos. También, los niveles en sangre pueden estar bajos y causar depresión.

Factores de Respaldo: Suficiente sueño, ejercicio adecuado, nutrientes de apoyo, suficiente sol.

Factores Perjudiciales: Paratiroides/ tiroides/ calcitonina desequilibrios; desórdenes de azúcar en sangre; alcoholismo; tabaco; ciertas drogas; excesivo fósforo, fitatos, ácido oxálico o proteína; alérgenos; carbohidratos refinados, tensión excesiva, etc.

Otros Metales

Fuentes de Aluminio

La diálisis de riñón ha sido una fuente significativa. El aluminio también se encuentra en algunos desodorantes, trastos de cocina, polvo de hornear, pastas dentales, los agentes anti-aglutinantes en sal, el agua de la ciudad (si es tratada con aluminio), los envases de refrescos; y el papel aluminio. También, en ciertas aspirinas, antidiarreicos, antiácidos, quesos procesados, té negro, formulas infantiles en base de soya, y mezclas pasteleras.

Fuentes de Cadmio[7]

Cigarrillos (es en un fungicida usado en el tabaco) son la fuente principal. Los fumadores pasivos también tienen cadmio en sus pulmones. Otras fuentes pueden incluir al café, té negro, carbohidratos refinados, leche evaporada, carnes procesadas, vísceras de res, mariscos, alimentos que se cultivaron en tierras ricas en cadmio o con fertilizantes súper-fosfatados, arroz irrigado con agua contaminada, refrescos que han sido almacenados en tanques de cadmio, y agua acidificada que corre por los tanques galvanizados. Una importante fuente es la contaminación industrial en agua y aire.

El cadmio puede ser encontrado en el hule negro (como las llantas), pesticidas, fungicidas, ciertas prótesis dentales, algunos pigmentos de pinturas, cerámicas, cinta adhesiva, plásticos de polivinilo, carpetas de hule para hornear, aceite quemado de motores, alcantarillado, pulidores de plata. La exposición puede ocurrir en la manufactura de aleaciones con cadmio, fungicidas, joyería, baterías de níquel-cadmio. También, en los procesos de gravado, soldadura, refinación, fundiciones y electroplateado.

Fuentes de Arseno

Lo encontramos en ciertos insecticidas, herbicidas, veneno para ratas, y fármacos para las amibas; y en ciertas locaciones: en el agua de los pozos.

Fuentes de Bismuto

Algunas preparaciones orales gastrointestinales, y algunas cremas blanqueadoras para la piel.

Recordatorio: Esta información se presenta solamente con fines educativos. Si Usted necesita tratamiento, busque los servicios de un médico bien informado.

Aluminio[1, 2, 4, 7-14]

El aluminio en el cerebro inhibe el transporte de catecolaminas y acetilcolina,[11-14] se incrementa el colapso neurotransmisor y se estimula la producción de proteínas dañinas. La acumulación de aluminio eventualmente puede producir, hiperactividad, trastornos de aprendizaje en niños, lapsus de memoria, deterioro mental, ataques, trastornos de coordinación motora, depresión profunda, alucinaciones, coma y puede ser fatal. El aluminio ha sido implicado en la enfermedad de Alzheimer.

Eliminación/Prevención puede involucrar: calcio, magnesio, zinc, vitamina C, antioxidantes en abundancia, etc. También, nutrientes y hierbas que promueven la circulación cerebral, (Ej., el ginkgo). El malato de magnesio es reputado de ser muy beneficioso, ya que cruza la barrera hematoencefálica, quelando al aluminio. La "terapia de quelación" puede ser muy efectiva.[7]

Cadmio[6, 7, 15-20]

La toxicidad del cadmio puede desempeñar un papel en los trastornos de aprendizaje y comportamiento, problemas de memoria, violencia, neurotoxicidad, y varios trastornos mentales. El cadmio interfiere en el metabolismo de calcio (generando padecimientos óseos). También, en el metabolismo del zinc; y el hierro, cobre y asimilación de manganeso. Puede producir amarillamiento de los dientes, pérdida de apetito y peso, retención de sal, lesiones en la boca, piel seca y escamosa, pérdida de cabello, dolores en las piernas y la espalda baja, dolencias en las coyunturas, impotencia, reducción de leche materna, azúcar y proteínas en orina, y pérdida del sentido del olfato. El cadmio puede desempeñar un papel en la presión alta, anemia, disfunción inmunológica, hemorragia cerebral, padecimientos cardiovasculares, trastornos del riñón y el hígado, y artritis reumatoide.[7, 15, 16]

Pueden ser de ayuda: la vitamina C, zinc, calcio, selenio, trazas minerales, y una dieta alta en proteína. Apoya para el metabolismo de metales. El cobre y hierro, *como sea adecuado.*[17-20]

Arsénico[1, 2, 4]

Los síntomas mentales/neurológicos: agitación, paranoia, alucinaciones visuales, mareos, llanto, confusión, desorientación, jaqueca crónica, dolor, encefalopatía, anorexia, apatía, y parálisis. Los síntomas físicos: sensación de ardor en la garganta, padecimientos gastrointestinales, adelgazamiento y obscurecimiento de la piel, pérdida de pelo, líneas blancas atravesadas en las uñas, daño hepático, y depresión respiratoria. Puede ser fatal.

Bismuto[1, 2, 4]

Los síntomas mentales pueden incluir delirios, alucinaciones, ansiedad, depresión, pensamientos lentos, comportamiento antisocial, apatía. Los síntomas al principio son intermitentes, pero pueden evolucionar a temblores, confusión, acciones involuntarias y muerte.

Pruebas Bioquímicas[1]

Análisis de pelo para minerales y metales pesados; también, pruebas de metales en la orina y sangre. Pruebas de estimulación. Revisar el estado nutriente general.

Tratamiento[1, 3, 5, 7]

El tratamiento deberá ser hecha para cada persona según su requerimiento bioquímico.
- ☐ **Soporte metal metabolismo,** *como está indicado.* (Vea p 49.)
- ☐ **Vitamina C.** Mantener los niveles urinarios por arriba de los 100mg/dl.
- ☐ **Zinc,** compite con el mercurio y cadmio, para la asimilación.
- ☐ **Antioxidantes**.
- ☐ **Ácido lipóico,** un quelante de arsénico;[21] cadmio;[22, 24] mercurio.[23] (p 95)
- ☐ **La dieta:** Supernutrición. Minerales enriquecidos, alcalino. Evite alérgenos y toxinas. Suplemento de los nutrientes deficientes.
- ☐ **Vitaminas B,** *como se indique,* para restaurar la función cerebral.
- ☐ **Glandulares,** *los que sean apropiados a cada persona.*
- ☐ *Si fuera necesario,* **agente quelante** por vía oral,[3] o intravenosa.[7, 21, 22] *Suplementos de minerales beneficiosos ayudará a restaurar lo que se está agotando.*

Radicales Libres

Los radicales libres son moléculas altamente reactivas con al menos un electrón impar. Este electrón extra puede asirse a las moléculas que componen las células del cuerpo, "oxidantes" de ellos. Esto cambia su naturaleza y puede resultar en un daño biológico extenso. Ej.: Discontinuidad en los patrones de ADN, mal funcionamiento de órganos, desórdenes inmunológicos, enfermedades del corazón, envejecimiento y cáncer.

Los radicales libres se producen naturalmente en el transcurso del funcionamiento de un cuerpo sano y están también presentes en el medioambiente. Pero, con una sobreexposición, los mecanismos para neutralizar a los radicales pueden descomponerse.

La exposición a los radicales libres se incrementa en respuesta a una enfermedad, el agotamiento, un trauma emocional, y otro tipo de estrés. Puede producir radicales libres el consumir alimentos procesados; cocinados; en especial lo frito; en microondas o alimentos irradiados. Así también los metales pesados, ciertas drogas, cigarros, alcohol, enfermedades, gérmenes, pesticidas y otras poluciones en el medio ambiente. Significativa la exposición a materiales radioactivos o radiación ionizada, es por supuesto conocido que produce una gran cantidad de radicales libres capaces de alterar los tejidos profundamente y destruirlos.

El grado de daño que ocurra por los radicales libres en el individuo depende de lo extenso y la naturaleza de la exposición, también al balance hormonal, patrones de enzimas protectoras, la cantidad que se tome de antioxidantes, el general del estado nutricional, la naturaleza de la matriz extracelular, los niveles de ácidos grasos, estrés, edad, la genética y factores de desarrollo.[16, 17]

Efectos en el Cerebro

El cerebro es en particular susceptible al asalto de los radicales libres por su alto consumo de oxigeno y concentración alta de lípidos,[30] por su contenido alto en hierro y cobre, sus catecolaminas de fácil oxidación,[28, 29] y por sus irreemplazables células.

El daño de los radicales libres puede desempeñar un papel importante en muchas esquizofrenias.

Posibles Mecanismos[1-5]:
- La alteración de las células del cerebro, al extremo que el sistema inmunológico ya no los reconoce y les lanza un ataque autoinmune (vea p 64).
- El daño a los lípidos de la barrera hematoencefálica y las vainas de mielina, conduce a la patología del sistema nervioso, y efectos neuropsiquiátricos.
- Daños a los mecanismos de la producción neurotransmisora u oxidación de los neurotransmisores. Las vías de la dopamina, son conocidas particularmente por su vulnerabilidad al daño de los radicales libres. (Vea *Hipótesis de Adrenocromo*)
- Cambios en las enzimas del cerebro.
- Alteración del metabolismo cerebral y a los accesos de energía.
- Daño directo de las células nerviosas.
- Incremento de susceptibilidad a excitotóxinas.

La Hipótesis del Adrenocromo[11, 14]

Hace cerca de 50 años los Dres. Hoffer y Osmond propusieron la etiología de la esquizofrenia a lo que ahora denominamos como "radicales libres". El éxito inicial del tratamiento con las mega-vitaminas usando vitamina C y B3 estuvieron basados en este concepto. La idea era que la oxidación de las catecolaminas (adrenalina, noradrenalina y dopamina) pudieran causar la esquizofrenia. Algo del respaldo que han ido acumulando para esta hipótesis es la siguiente:

- Cuando se oxida la adrenalina y pierde un electrón se produce Adrenocromo, el cual esencialmente funciona como un radical libre. Este es entonces rápidamente transformado en el cuerpo en adrenolutina. La ingesta deliberada de adrenocromo o adrenolutina pueden inducir a una psicosis temporal (p 20). El dopacromo (la dopamina oxidada) produce efectos similares.
- Se debatió por años, la existencia del adrenocromo endógeno, ahora está establecido.[12, 13]
- El estrés así como las alergias, pueden exacerbar o precipitar la psicosis. Ambas inducen a un exceso de formación de adrenalina, de esta manera, se fomenta la creación de adrenocromo o de adrenolutina.
- El cobre y el hierro (con frecuencia el exceso de estos desempeñan un papel en la esquizofrenia), pueden promover la producción de adrenocromo.
- La penicilamina, es beneficioso en muchas esquizofrenias, no sólo baja la carga de cobre, sino que también transforma el adrenocromo en algo de índole no tóxica.
- El NAD regresa la adrenalina usada a su forma no oxidada, otra vez de esta manera se limita la formación de adrenocromo/adrenolutina. La carencia de vitamina B3, B6 o triptófano, pueden crear una deficiencia de NAD. Estos nutrientes son con frecuencia importantes en el tratamiento de la esquizofrenia.
- La cafeína, nicotina, anfetaminas, LSD y cocaína (todas estas, que a menudo exacerbar la psicosis), inhiben las enzimas que desintoxican la adrenalina.
- Algunos de los viejos inhibidores del MAO bloquean una de las principales vías metabólicas de la adrenalina, por eso fomentan la producción de adrenocromo. El Dr. Hoffer reporta una importante psicosis pasajera producida por una dosis grande del antidepresivo, "Parnate". La psicosis se desvanece cuando el Parnate es suspendido.[11]
- Vitamina C es en particular beneficioso en la esquizofrenia (p 26), y es un excelente antioxidante, capaz de obstruir la formación de adrenocromo. Otros antioxidantes identificados, con potencialidad de ayuda: la vitamina E (p 46); vitamina B3 (p 27); selenio (p 46, 100); y glutatión, bioflavonoides, germanio, y CoQ-10 (p 100).

El Dr. Hoffer y otros,[11, 14, 17, 19, 24, 26, 30] sugieren mayores investigaciones en el uso de los antioxidantes en la esquizofrenia.

Antioxidantes

Los antioxidantes neutralizan a los radicales libres, previniendo (o frenar) la oxidación de las células del cuerpo. Los antioxidantes incluyen nutrientes y enzimas hechos por el cuerpo. Los suplementos pueden ser de ayuda en la esquizofrenia y dan una promesa particular en el tratamiento de los síntomas negativos.

A continuación se muestra una mirada a algunos de los trabajos en curso con selenio, glutatión peroxidasa, bioflavonoides, CoQ10, germanio. El glutatión, NAC y el ácido lipoico son se describe a la izquierda. Las vitaminas C, E, carotenos, etc, y las hierbas antioxidantes (por ejemplo, el cardo de leche, extracto de semilla de uva) son discutidos a lo largo de este libro. (Vea también, *Hígado* p 82.)

Azufre que Contiene Antioxidantes

Glutatión (*GSH*). Los niveles muy bajos se encuentran en la esquizofrenia crónica, junto con el estrés oxidativo severo. GSH es particularmente importante en histadelia y, a menudo, piroluria.

Es de suma importancia a la fase II del hígado desintoxiciación. Protege también, las mitocondrias (las que producen energía celular); ayuda a regular la proliferación celular; respalda el metabolismo de las prostaglandinas, el DNA y la reparación y síntesis de las proteínas. También sirve de reservorio a la cisteína no oxidada.[31,33] GSH ha sido usada para tratar la degeneración cerebro-espinal y disfunción renal y hepática.[37, 39, 50] Si al desintoxicar hay alguna reacción (fatiga, dolor muscular, fiebre leve) se deberá reducir la dosis.

N-acetilcisteina (NAC). Suele ser necesario en histapenia (especialmente con la disfunción del metabolismo de metal) después de unos 3 meses de zinc, etc. Soporta la función de los linfocitos y eleva el GSH[32, 33, 35]

Ácido lipóico. Un potente antioxidante,[38] también mejora la utilización de la glucosa; puede ayudar a las neuropatías[47] y la toxicidad del alcohol.[49] Quelatos metales tóxicos,[27, 43-46] para el consumo deben seguir los protocolos de quelación (p 95).

Equilibrio Antioxidante[12, 36-42]

Es probablemente mejor tomar los antioxidantes en combinación, ya que diferentes antioxidantes son necesarios para conseguir los diferentes estados del proceso de desintoxicación. Más aún, los antioxidantes se oxidan en el proceso de neutralizar a los radicales libres, a menos que otro antioxidante esté disponible para se regresarlos a su estado original:

ANTIOXIDENTE	AYUDAN A REGENERAR
Antocianidas	Glutatión (GSH)
CoQ-10, C	E
Ácido Lipóico	C, E, CoQ-10, GSH
GSH	CoQ-10, E, NAD

Selenio, y Glutatión Peroxidasa[2, 22]

El selenio refuerza el sistema inmune. Promueve la producción de anticuerpos y es el componente clave en el glutatión peroxidasa, uno de los principales fagocitos de radicales libres.

El Dr. Berry, propone que el agravamiento medioambiental, combinado con una pérdida de glutatión peroxidasa, puede llevarnos a un irregular del sistema de dopamina. Las células que contienen dopamina rompen, conducen a que mucha o muy poca dopamina sea liberada. La resultante esquizofrenia se caracterizará por sus síntomas negativos (Ej. Alejamiento social, apatía, emociones sin altibajos, mutismo, falta de iniciativa, falto de placer, y pobreza de expresión y de pensamiento.) El Dr. Berry sugiere que el selenio y otros antioxidantes han probado ser beneficiosos. (p 35)

Bioflavonoides[6, 7, 8, 15]

Los bioflavonoides trabajan con la vitamina C como antioxidantes y agentes que elevan la inmunidad.

El Dr. Casey Smith encontró que su hijo, diagnosticado esquizofrénico y que no había respondido a previos tratamientos, finalmente, mejoró cuando los bioflavonoides fueron agregados a su régimen de nutrientes. En un estudio subsecuente, Dr. Smith reportó que los bioflavonoides como suplemento, beneficiaron a 8 de 16 pacientes esquizofrénicos crónicos, proveyéndolos de una significativa mejoría de 27%. Tomó en promedio 2 semanas para que la mejoría se tornara evidente.

Vea *Alergias* p 64-68, *Bioflavonoides* p 32.

Coenzima Q-10[15]

La administración de 300mg de CoQ-10 al día a un pequeño grupo de pacientes con esquizofrenia crónica, aumento su nivel de atención y memoria. No se sabe si estos resultados se debieron al resultado de un reflejo regresivo del deterioro cognitivo debido a los fármacos o es un beneficio de la esquizofrenia por sí misma. (Vea *CoQ-10*, p 32.)

Germanio Sesquióxido Orgánico[9]

El germanio se encuentra entre un número de hierbas con reputación de promover la longevidad. Como el ginseng, ajo, suma, hongos reishi y el shiitake. El Dr. Asai reporta que el germanio ha aliviado con éxito la depresión psicótica (y también es beneficioso para el envenenamiento por mercurio y candidiasis).

El germanio desintoxica y bloquea a los radicales libres, pero también incrementa la recepción de oxígeno. Consecuentemente, ha sido usado en el tratamiento de ciertos casos de ansiedad y ataques de pánico, causadas por sensibilidad al ácido láctico. (Vea *Circulación* p 12, *Germanio* p 37, *Oxígeno* p 40, 109.)

Las **principales enzimas antioxidantes endógenas**[20-25] son las **superoxidasa dismutasa** (las cuales son dependientes del zinc o del manganeso), la **catalasa**, y el **glutatión peroxidasa** (a base de selenio). Baja *glutatión peroxidasa* se ha vinculado al incremento de tamaño ventricular y a la atrofia cerebral en los esquizofrénicos con en gran medida con síntomas negativos (pero no paranoicos).[23, 25] Han sido relacionados, baja *superóxido dismutasa (SOD)* en los glóbulos rojos, con los signos neurológicos blandos en el esquizofrenia.[21] Elevado SOD con bajos niveles de otros antioxidantes enzimáticos, puede aumentar la peroxidación.[20, 21, 24]

Parte V: Influencias Somato-Psíquicas

El Dr. Bernard Rimland acuñó el término "somato-psíquicas" para describir la influencia que las condiciones corporales tienen sobre la mente. Muchos de los desórdenes físicos tienen el potencial de producir síntomas mentales. En algunos casos resultan en errados y peligrosos diagnósticos sobre la salud. Significativos ejemplos de enfermedades, algunas veces resultan en algún síndrome de esquizofrenia, incluyendo desequilibrios de tiroides, epilepsia del lóbulo temporal, y Cándida.

También, muchas de las enfermedades discutidas en esta sección, pueden crear síntomas asociados con depresión y otros diagnósticos psiquiátricos como se indica en el texto.

Más Información

Vea los relevantes *Biotipos* (p 43-76) y los *Sumarios de Nutrientes* (p 25-40) para un más amplio entendimiento en el uso y las contraindicaciones de los nutrientes enlistados en esta sección.

Mientras que la Parte V se ofrecen vistazos de varios tratamientos nutricionales usados para enfermedades particulares, el material es presentado sólo con fines ilustrativos. Las contraindicaciones completas no están incluidas en este texto. El lector interesado en obtener más información, deberá investiga en los autores citados, así como a más literatura sobre el tema, y buscar los servicios de un doctor autorizado.

Enfermedades Subyacentes

Inmunidad Afectada

Infecciones Oportunistas

Etiología Microbiana

Etiología No Microbiana

Enfermedades Implicadas

Cándida

Sífilis

Lupus

Epilepsia

Porfirismo

Homocisteinemia

Fenilcetonuria

Endocrinas

Hipotiroidismo

Hipertiroidismo

Suprarrenales

Pituitaria

Paratiroides

Más endocrinas

Trastornos Orgánicos Cerebrales

Corea de Huntington

Tumor Cerebral

Hidrocefalia de Presión Normal

Esclerosis Múltiple

Parkinson

Arteriosclerosis Cerebral

Demencia

Trauma Cerebral

Enfermadades Subyacentes

Las quejas, acerca de que no existen las condiciones médicas, son comunes durante los estadios tempranos de la esquizofrenia. Contrariamente, numerosas enfermedades clínicas, a veces inducen a síntomas de esquizofrenia.

"El diagnóstico de las perturbaciones mentales, es directamente proporcional al entendimiento o de falta del, que el doctor tenga, del proceso de la enfermedad de su paciente".
Dra. Serafino Corsello, MD[1]

"Con frecuencia los síntomas psiquiátricos son el primer y único signo del desarrollo de una enfermedad".
Dr. Mark Gold, MD.[2]

Ser diagnosticado por una perturbación psiquiátrica ha sido correlacionado con el alto riesgo de tener una enfermedad clínica.[10] En un estudio de 100 pacientes en un hospital mental, por los Dres. Gardner y Hall encontrando que el 80%, tenían un padecimiento clínico previo no diagnosticado, el cual requería tratamiento. Cuando su padecimiento clínico fue tratado, 57% experimentó una rápida y marcada mejoría de los síntomas psiquiátricos. Los padecimientos más comunes fueron endocrinos y neurológicos.[4, 9]

El Dr. Koranyi (1979) encontró que la mitad de los dos mil pacientes, externos de los hospitales mentales, tenían 1 o más enfermedades físicas. El 50% de las enfermedades no habían sido diagnosticadas, por el médico originalmente.[10] Un estudio hecho en 1975 por los Dres. McIntre y Roman, reportan que dos tercios de los psiquiatras, les fallan a sus pacientes a examinarlos clínicamente, expresando que ellos no saben hacerlo o que es muy raro que se necesite. El 94% de los psiquiatras que hicieron un examen físico, encontraron que era útil.[5]

Estos son estudios de hace muchos años. De cualquier manera, ilustran la importancia de revisar los padecimientos físicos. La influencia de la bio-psiquiatría, ha ido aumentando un tanto, el uso de exámenes médicos completos en la práctica institucional. De toda manera, no lo hacen tan seguido como debería ser.

El Dres Gardner y Hall, identificaron que la prueba de sangre SMA34, es lo que más ayuda al diagnóstico. Junto con electrocardiogramas, electroencefalogramas (EEG) con privación de dormir, análisis rutinarios de orina, historial, y exámenes completos físicos y neurológicos; el 95% de las enfermedades subyacentes podrían ser determinadas.[4]

ESTADOS DE SALUD QUE EN ALGUNOS CASOS, INDUCEN A SÍNTOMAS DE ESQUÍZOFRENIA[2-4, 6-10]

Sistema Nervioso

El lóbulo temporal y otras epilepsias, la Corea de Huntington, hidrocefalia de presión normal, Parkinson, desórdenes de sueño, enfermedad neuronal motora, esclerosis múltiple, tumores o cáncer, apoplejía y demencias.

Bioquímica Cerebral

Desequilibrios de neurotransmisores, MAO, electrolitos, endorfinas. Los desequilibrios de metilación.

Daño Físico del Cerebro

Ciertas malformaciones cerebrales congénitas, trauma de nacimiento, electrochoques, abuso físico, lesiones por accidente.

Sistema Endocrino

Elevados niveles de estrógeno, psicosis posparto, actividad excesiva o baja actividad de la tiroides, hipoglucemia, diabetes, padecimientos de las suprarrenales, exceso de secreción de prolactina, otros desequilibrios de la pituitaria, tumores endocrinos y cáncer.

Sistema Digestivo

Enfermedad celiaca, otros estados de mala asimilación. Síndrome de intestinos permeables. Candidiasis.

Hígado

Ciertas porfirias, dificultades para metabolizar las grasas, dificultades que se relacionan con la habilidad del hígado para manejar toxinas.

Fallas Inmunológicas

Alergias cerebrales, lupus eritematoso, síndrome de fatiga crónica, SIDA.

Infecciones

Encefalitis postviral, sífilis.

En relación con la Sangre

Anemia, piroluria, porfirismo, disfunción circulatoria cerebral.

Toxicidad

Reacciones a las drogas, (por prescripción o recreación), alcohol, azúcar, ciertos metales, solventes orgánicos.

Relacionado con el Estrés

Privación de dormir, psicosis reactiva de corta duración.

Desequilibrios de Enzimas y Nutricionales

Pelagra, beriberi, homocisteinémia, fenilcetonuria, exceso de serina, desequilibrios leucina/histidina, desequilibrios prostaglandina; malnutrición.

Esta lista podría ampliarse. Hay muchas posibilidades etiológicas.

¿Esquizofrenia o Enfermedad Física?

La corriente principal para definir la esquizofrenia, generalmente excluye otros padecimientos médicos como causales. Si una enfermedad biológica es encontrada, el diagnóstico usualmente es cambiado y al paciente no se le considera ya esquizofrénico.

La cuestión, sin embargo, se ha planteado sobre si cualquier paciente quedaría con un 'verdadero' la esquizofrenia del *DSM IV**, si todas las enfermedades que pueden contribuir y los desequilibrios biológicos eran conocidos.

* "Manual de Diagnóstico y Estadístico de Trastornos Mentales"

Un Círculo Vicioso

En un círculo vicioso, la esquizofrenia afecta a lo inmunitario y la disfunción inmunológica y la consecuente enfermedad, puede inducir o exacerbar los síntomas de esquizofrenia.

Afectación Inmunológica

Los esquizofrénicos han sido observados por ser marcadamente más susceptibles que la población en general a enfermedades físicas. Un estudio hecho por los Dres. Allebeck y Wistedt, que involucró a 1190 pacientes esquizofrénicos, encontraron que: las muertes por infección eran 4 veces más frecuentes y las muertes debidas a otras enfermedades eran el doble de frecuentes que los de la población en general.[1]

Mecanismos Específicos de Biotipos[5, 16]

Algunos ejemplos de disfunciones inmunitarias de biotipos específicos.

Histapénicos están bajos de histamina y con frecuencia también PGE1 (prostaglandina E1) La histamina y las PGE1 son necesarios para la diferenciación y el funcionamiento de los linfocitos T y B. Los PGE-1 estimulan las células supresoras y regulan las proporciones de los linfocitos T y B.[5]

Histadelia. La metilación de baja compromete la exactitud de la replicación cromosómico, aumentando la susceptibilidad a enfermedades del corazón, trastornos autoinmunes, el cáncer y el envejecimiento. (Cooney 1998)

Piroluria se caracteriza por el agotamiento de la vitamina B6 y el Zinc. El zinc es crucial en las funciones celulares inmunológicas y la actividad del timo y de los anticuerpos. Los niveles bajos de zinc reducen la cantidad de los linfocitos T en formación y afectan la función inmunitaria de los glóbulos blancos. La deficiencia de vitamina B6 reduce la cantidad y la calidad de los anticuerpos y linfocitos, encoge el tejido linfático, y afecta las funciones del timo.[16]

POSIBLES MECANISMOS POR LOS CUALES LA ESQUIZOFRENIA PUEDE AFECTAR LO INMUNITARIO:

☐ **El estrés induce a daño en la barrera hematoencefálica, incrementa la probabilidad de ataques infecciosos y autoinmunes al cerebro así como las reacciones inmunológicas del cerebro.** La esquizofrenia, con frecuencia, es acompañada de estrés emocional. El estrés fomenta la oxidación de los lípidos. Los lípidos son importantes constitutivos de las membranas celulares y son la clave para regular lo que entra y lo que sale de las células. Cuando la barrera hematoencefálica es dañada, la permeabilidad se incrementa permitiendo que las proteínas del cerebro se filtren a la circulación corporal. Entonces el cuerpo puede formar anticuerpos a las proteínas cerebrales, propiciando el ataque autoinmune a los tejidos cerebrales.

El incremento de la permeabilidad de la barrera hematoencefálica también permite un mayor acceso al cerebro de toxinas, agentes infecciosos, alérgenos y complejas reacciones inmunológicas y por lo que pueden causar daños funcionales y estructurales e instigar reacciones inmunológicas cerebrales.[7]

☐ **La inflamación estimula el crecimiento de microbios del exterior.** Las agudas deficiencias nutricionales o las alteraciones alérgicas o autoinmunes, es lo que contribuyen a muchas esquizofrenias; por lo general inducen a la inflamación del tejido, reduciendo la disponibilidad de oxígeno y suscitando un medio fértil para las infecciones oportunistas. (las cuales pueden exacerbar la esquizofrenia)[2]

☐ **Coincidentemente el hígado debilitado baja la función inmunitaria.** El Dr. Shaw encontró que el peso del hígado en los esquizofrénicos es más reducido; en un porcentaje del 20% y las pruebas del hígado muestran múltiples anomalías, incluyendo degeneración de grasas. El hígado es esencial en la desintoxicación y la respuesta inmunitaria.[8]

☐ **El estrés pancreático ocasiona acidez, impulsando las infecciones oportunistas.** El Dr. Philpott sugiere que el exceso de endorfinas y exorfinas , comunes en los esquizofrénicos, afectan la función pancreática, acidifican la sangre y alientan a las infecciones oportunistas a tomar el control, como: la Candidiasis, el estafilococo, etc.[2]

☐ **Los desequilibrios de neurotransmisores/prostaglandinas, afectan la actividad de los linfocitos**. La esquizofrenia, y la depresión y estrés que muy seguido es presente, son frecuentemente se asocian con los desequilibrios de las catecolaminas, histaminas y prostaglandinas. Estos desequilibrios desestabilizan los estímulos neuronales, los que en su momento afectan la actividad de los linfocitos.[2, 9-13]

☐ **El déficit de neuropéptidos deja los sitios de recepción disponibles a los virus.** Los neuropéptidos median la intensidad de los mensajes entre el cerebro y el cuerpo y así, controlan las emociones. Los virus usan los mismos receptores que los neuropéptidos para entrar en las células. Cuando los neuropéptidos decrecen, como en la depresión y el desesperanza, que con frecuencia está presente en la esquizofrenia, los virus pueden ganar la entrada más fácilmente.

☐ **El cortisol bloquea la respuesta inmunitaria.** El cortisol inhabilita el sistema inmunitario cuando la invasión de microbios ha sido destruida. La producción de cortisol es estimulada por el estrés y algunas veces por la depresión, condiciones comunes en la esquizofrenia. La secreción puede volverse bastante continua, volviendo inoperante al sistema inmunológico y haciendo que las infecciones oportunistas se arraiguen.[2-6]

☐ **Las perturbaciones de los ritmos circadianos desestabilizan las funciones inmunológicas.** La tendencia de muchas esquizofrenias, es volver al día noche, perturbando los ritmos circadianos, como consecuencia se afecta la función inmunológica.[3]

☐ **Las drogas antipsicóticas pueden afectar el sistema inmunológico.** Los neurolépticos, usados para tratar la esquizofrenia pueden suprimir la función inmunológica.

Apoyo Inmunitario con Nutrientes[2, 14-18]

El tratamiento deberá ser confeccionado a los requerimientos bioquímicos individuales.

Con frecuencia la esquizofrenia no sanará hasta que la disfunción inmunológica esté controlada.[2] Brevemente: algunos tratamientos naturales usados como apoyo inmunitario:

☐ **Supernutrición** Consumir alimentos frescos e integrales. *Evite los alérgenos, la comida chatarra, el azúcar y el consumo excesivo de alcohol y cafeína. El exceso de azúcar dietética, grasas elevados en sangre, y la obesidad, están asociados con la baja función inmunitaria.*[2, 16]

☐ Fortalecer del timo, bazo, hígado y los factores de inmunidad de la linfa y sangre. Los glandulares pueden ser útiles.[16]

☐ **Apoyo Hierbas.** Los artífices de la inmunidad incluyen a la *pau d´arco* (*T. impetiginosa*), las frutillas de shizandra, y el estrágalas. También, la bardana, romaza, raíz de uva de Oregón, cardo mariano, hongos shiitake, cayena, jengibre, ajo, regaliz, (*si los estrógenos y el cobre elevados no son un factor*) y ortigas. El sello dorado* y la equinácea**, auxilian en la pelea contra las infecciones agudas, *a pesar de todo usualmente no deberán ser usadas por periodos prolongados.*[16-18]

* El sello dorado se ha utilizado para infecciones agudas que involucran las membranas mucosas; pero no indicada a menos que otras hierbas sean insuficientes.

** La equinácea es una estimulante inmunitario, se ha utilizado al principio de una infección, pero contraindicada en la autoinmunidad u otras enfermedades progresivas.

☐ **Fuentes de clorofila:** Hojas verde obscuro, cebada o pasto de trigo. También, espirulina o clórela, *pero puede ser contraindicado.*

☐ **Antioxidantes u otros nutrientes de refuerzo para la inmunidad:** carotenos, vitamina A (pueden ayudar a suprimir a los progenitores criptocides; apoyan la función del timo). Ácido pantoténico y vitamina B6 (producción de anticuerpos). Riboflavina, B3 y otras vitaminas B (antiestrés, refuerzan las suprarrenales). Vitaminas C, E, CoQ-10, bioflavonoides, germanio, manganeso, magnesio, cromo (apoya el metabolismo del azúcar). Hierro (*sólo si es deficiente*). Selenio, zinc, glutatión, NAC, ácido lipóico, etc..[2, 14, 16, 19-24]

☐ **Omega 3**, y **AGL** (ácido gamma linolénico), con **lecitina**, apoya la oxigenación celular e incrementa: la temperatura, el metabolismo y la tasa de reacciones inmunitarias.[18]

☐ **Ejercicio regular** (que un médico autorice el programa), *como sea indicado.*

☐ *Si es necesario,* que el médico-administrar inyecciones de nutrientes que apoyan la inmunidad.[2, 15]

Para más información o contraindicaciones refiérase a la abundante literatura en hierbas y apoyan nutricionales inmunitarios. También vea el *Sumario de Nutrientes* p 25-40; *Mayores Biotipos* p 44-57.

Recordatorio: La información sobre el apoyo inmunológico se presenta solamente con fines educativos. Si necesita tratamiento, busque los servicios de un médico bien informado.

Infecciones Oportunistas

El Dr. William Philpott encontró que de 10 a 15 infecciones pueden ser cultivadas en los fluidos del cuerpo de los esquizofrénicos. Y eso, después de haberse recuperado, la reexposición a estos agentes infecciosos pueden instigar a la recurrencia de los síntomas de esquizofrenia. Especialmente comunes son la Cándida albicanis, Progenitor criptocides (el cual siempre está presente), y herpes.[2]

La teoría es que, la susceptibilidad alta, se permitiendo que la invasión microbiana, Ej.: la del *Progenitor criptocides*, que dañé y destruya las células nerviosas y puede subyacer una etapa de deterioro final del cuerpo, que a veces ocurre en la esquizofrenia.[1-4]

Progenitor Criptocides[2]

El *Progenitor criptocides* es un organismo pleomórfico asociado con el cáncer. El Dr. Philpott hace notar que está presente en el 80% de la población en general, pero en el 100% de los esquizofrénicos. Él encuentra que la importancia en la esquizofrenia es que, como en el cáncer, el *Progenitor criptocides* son en el estado: proliferativa y pleomórfico; y son invasiónar los glóbulos rojos. De acuerdo con el Dr. Philpott, este estado se revoca con el éxito del tratamiento de la esquizofrenia.[2]

Cándida Albicanis[3]

Las células de levadura son abundantes en la esquizofrenia y pueden exacerbar las alergias, los desequilibrios de azúcar y la susceptibilidad del sistema inmunológico; así como los síntomas de la esquizofrenia.

Algunos de los mecanismos involucrados: La cortisona es secretada en respuesta al estrés o agotamiento (ambos comunes en la esquizofrenia.). La cortisona refuerza la actividad de las células de levadura, los receptores de levadura están particularmente cerrados a la cortisona humana. La actividad de la Cándida entonces va de escalada. La candidiasis reduce el magnesio y la vitamina B6 disponibles para el corazón y los nervios, e interfiere con la tiroides y probablemente también, con el papel de la acetilcolina que en el manejo de los azúcares, todo lo cual, aumenta la vulnerabilidad al estrés. Más estrés hace secretar más cortisona y esta aumenta la Cándida y así en más, etc,

Vea *Cándida*, p 108-11.

Ciertos virus son bien conocidos por inducir a los síntomas de esquizofrenia. Es raro que se hagan estudios virales en las admisiones psiquiátricas.[1]

Influenza

En 1918 la epidemia de influenza en Estados Unidos fue conocida por la subsecuente epidemia de enfermedades mentales. Similarmente, en 1957 la influenza en Finlandia afectó el desarrollo del sistema nervioso de los fetos de 4 a 6 meses, resultando en niños con altas tasas de esquizofrenia.[1,2]

Encefalitis

La encefalitis es una inflamación del cerebro, usualmente debida a virus, como el del herpes simple, Epstein Barr, sarampión, Coxsackie, *Encefalitis letárgica* e influenza. La encefalitis algunas veces se la conoce por producir el síndrome de esquizofrenia.

Con frecuencia la encefalitis empieza con dolor de cabeza y fiebre. La sensibilidad a la luz o dolor en el cuello, pueden indicar que las meninges están involucradas. Los síntomas de encefalitis pueden incluir: confusión, cambios de comportamiento, problemas de memoria, cambios en el habla y si es severo: ataques, parálisis y coma. La tasa de mortalidad es alta, especialmente en niños.[4] En algunos casos, psicosis o maniaco-depresión son los únicos síntomas iniciales.[3]

Otros Microbios

☐ Hepatitis, en cualquier etapa, incluso en la incubación, pueden producir síntomas mentales, incluyendo psicosis. El suicidio puede seguir a la recuperación física.[4]

☐ La enfermedad de Lyme se ha asociado con algunos casos de depresión, paranoia y la esquizofrénia.

☐ La Rabia y el Herpes Zoster ataca el sistema límbico del cerebro y produce característicos cambios psicóticos.[3]

☐ En el SIDA los cambios mentales les ocurren a más del 30% de los pacientes.[4]

☐ Sífilis se trata en la página 112.

Etiología No Microbiana

Muchas enfermedades endocrinas o autoinmunes, los trastornos de enzimas o desequilibrios de nutrientes, así como las enfermedades que involucran cambios estructurales en el cerebro, pueden a veces inducir a síntomas de la esquizofrenia. (vea p 114-126)

Etiología Microbiana

Daño Latente[2]

Algunos investigadores sospechan que por lo menos algunos casos de esquizofrenia se deben a los virus que atacan áreas específicas del cerebro, alterando su función, pero no la estructura de las células del cerebro. El daño no puede ser aparente hasta después del periodo de latencia, en este punto emerge la esquizofrenia.

No Microbiana

Enfermedades Implicadas

Una amplia variedad de enfermedades causan síntomas, que se pueden mal diagnosticado como esquizofrenia.

Cándida

Un Caso Inicial[3]

El Dr. Orión Truss, MD, observó, la "catatonia" durante la depresión premenstrual en algunas pacientes. En 1965, una mujer llegó con el Dr. Truss para el tratamiento de unos dolores de cabeza por alergias. Los síntomas empeoraban en el premenstruo. La paciente también tenía un historial de infección de hongos, problemas hormonales, distensión abdominal, náusea, repetidos ardores de garganta y otros indicadores de una posible candidiasis.

Ella había sido tratada de esquizofrenia en los últimos 6 años, con electrochoques y fármacos y se había deteriorado al grado de que estaba a punto de ser recluida permanentemente en una institución mental. Apenas podía hablar.

Dos semanas después de su primera inyección de *Cándida albicanis* (vea *Estimulación Inmunológica* p 110), estaba más alerta. Después de su segunda inyección ella estaba alegre " incluso podía enojarse otra vez". El Stelazine y Elavil fueron descontinuados a las 5 semanas. A las 7 semanas ella y su esposo estuvieron de acuerdo de que ella volvía a ser ella misma. Diez años después permanece bien.

Este caso inspiró más investigación de los vínculos entre la Cándida y la esquizofrenia.

La Cándida y el Mercurio[9]

El Dr. Alfred Zamm dice que los altos niveles de mercurio en el cuerpo con frecuencia conducen a una sobrepoblación de Cándida y las consiguientes alergias.

Y eso, *si está indicado*, la eliminación de las amalgamas dentales de mercurio puede decrecer la sensibilidad alérgica y reducir la necesidad de medicamentos contra la Cándida. (Vea *Mercurio* p 93-95.)

Nota: El paciente Cándida puede ser particularmente sensibles a los distintos tipos de empastes dentales y adhesivos. También, a la exposición aumento de mercurio, si los empastes no son eliminados con cuidado.

La Candidiasis es común en la esquizofrenia, particularmente si las alergias son el factor y en especial si son intensas. El tratamiento exitoso de la candidiasis puede a menudo ayudar a las alergias y la esquizofrenia.

La *Cándida albicanis* es un habitante normal en el tracto intestinal. Cuando se desarrolla una sobrepoblación y los organismos competitivos son deficientes (como los lactobacilos), la salud se verá afectada. La Cándida puede invadir órganos internos, perforando de la pared intestinal o a través del tracto genitourinario. También puede ser transmitido sexualmente y puede llegar a los pulmones durante el sexo oral. Cuando la levadura coloniza los tejidos corporales fuera del tracto intestinal, se dice que es *Cándida Sistémica* y se vuelve difícil de tratar y controlar. Algunas veces resultan serios síntomas psiquiátricos, en especial si el cerebro es invadido.

Síntomas Mentales[1-5, 11]

☐ Fatiga, letargo, debilidad, memoria empobrecida, inhabilidad para concentrarse, sentimientos de irrealidad.

☐ Depresión, humor inestable, anhelo de soledad.

☐ Irritabilidad, nerviosismo, ansiedad, agitación, hiperactividad.

☐ Mareos, insomnio, jaquecas.

☐ En algunos casos, maniaco/depresión (bipolaridad); episodios psicóticos, tendencias violentas o suicidas elusiones.

Síntomas Físicos y Complicaciones[1-6, 11, 12]

☐ Compulsión por los dulces y las harinas, y/o alcohol.

☐ Sensibilidad a la humedad y al moho.

☐ Incremento en las reacciones alérgicas de alimentos, con frecuencia conducentes a enfermedades medioambientales (Ej. sensibilidad a los perfumes, insecticidas, tabaco, etc.); y, en los casos extremos, a una condición de reacción universal.

☐ Pie de atleta y otras infecciones micóticas crónicas en la piel y en las uñas. Acné, piel seca y áspera; sarpullido, incluyendo las rozaduras del pañal.

☐ Molestias gastrointestinales es uno de los síntomas tempranos y pueden causar distensión abdominal, dolor abdominal, agruras, indigestión, eructos, gases, diarreas o estreñimiento, moco en las heces, hemorroides.

☐ Ardor vaginal, comezón o flujo, cistitis, irregularidades menstruales, endometriosis. Prostatitis, irritación en la entrepierna. Pérdida de la libido.

☐ Frecuente urgencia de orinar y al hacerlo hay un ardor agudo, retención de fluidos, infecciones en los riñones y la vejiga.

☐ Puede contribuir al hipotiroidismo, trastornos de las suprarrenales, diabetes

☐ Recurrentes infecciones, fluidos y dolor en los oídos. Sordera. Manchas frente a los ojos, ojos lacrimosos y con ardor, vista errática o con fallas

☐ Perturbaciones de los sentidos: del oído y el gusto; boca seca, sarpullido o úlceras en la boca, mal aliento, garganta seca o con ardor, aftas.

☐ Tos, dolor u opresión en el pecho, jadeo o falta de aliento.

☐ Entumecimiento, ardores, hormigueo, músculos débiles y con dolor, descoordinación, mareos, coyunturas hinchadas y con dolor, artritis, parálisis.

☐ En general función inmunológica abatida.* Puede contribuir mayor en la anemia hemolítica, miastenia gravis, esclerosis múltiple, sarcoma, lupus y otras condiciones autoinmunes.[1]

* Posible supresión de células T y de células asesinas naturales, o cambio en la proporción de células auxiliares a células supresoras. Con frecuencia los análisis de anticuerpos IgA, IgG e IgM, muestran elevación en por lo menos 1 de ellos a 200 MONA a más alto (el normal es de 100). [10,12]

Factores que Predisponen[1-5]

☐ El uso de antibióticos, en especial su uso frecuente o consecutivo por más de un mes. El uso de medicamentos del tipo de cortisona.

☐ Repetidos embarazos, uso extendido de la píldora anticonceptiva.

☐ Agotamiento nutricional. Síndrome del intestino permeable.

☐ Las dietas ricas en azúcar, harina blanca, y/o alcohol. Estrés psicológico prolongado. Hipoglucemia. Diabetes.

☐ Trastornos inmunosupresores, como, disfunción hepática, desequilibrios tiroideos, cáncer y el uso de fármacos inmunosupresores.

☐ Toxicidad mercurial.

Tratamiento

El tratamiento deberá ser continuado hasta que las levaduras estén completamente controladas lo cual, a menudo lleva un año o más.

Una extensiva exterminación de los organismos de Cándida durante el tratamiento, puede provocar síntomas de empeoramiento (la reacción de Herxheimer*); el cual, en casos severos, puede ser potencialmente mortal. Si el tratamiento ha sido demasiado rápido, la vitamina C, el agua y el sol pueden ayudar a aliviar algunas de las reacciones adversas.[16]

El tratamiento es necesariamente limitado por la tolerancia a la reacción Herxheimer, pero necesita ser lo suficientemente intenso para impedir ulteriores invasiones a los tejidos, y prevenir que la Cándida mutar, para eludir el ataque terapéutico; y desarrolla de hebras miciliales que permiten a la levadura penetrar más profundamente en los tejidos corporales.)[6]

Factores Contribuyentes

Lo siguiente es una amalgama de varios tratamientos posibles. El tratamiento escogido debe reflejar los requerimientos individuales a su bioquímica, incluyendo cuidadosa evaluación de las contraindicaciones potenciales. **Nota:** *El paciente puede ser intolerante a ciertos tratamientos para la Cándida.*

☐ **Tratar cualquier condición contribuyente,** como el hipertiroidismo, (vea p 118-119), alergia (p 64-69), hipoglucemia (70-73), diabetes (74-76), secreciones digestivas reducidas, síndrome de intestinos permeables (77), inmunología afectada (105), toxicidad mercurial (93-95), etc. [2, 4]

☐ **Eliminar** o limitar los esteroides, antibióticos, píldoras anticonceptivas y ántisupresores, *sí por indicación médica.*[1-6]

Oxígeno

Las levaduras medran en ambientes anaeróbicos. El oxígeno impide la proliferación de la levadura y respalda la acción inmunitaria en general.

☐ **Ejercicio diario,** aumenta la oxigenación de la sangre.[1, 2]

☐ **Ginkgo** apoya la oxigenación cerebral. **Germanio,** aumenta la oxigenación general, y la actividad inmunitaria.[4] Las **B6, B12, E, folato, cobre y hierro,** ayudan a la sangre transportar oxígeno. *Precaución: El cobre y hierro si toma con los productos oxigenados, aumenta los radicales libres.*

☐ El Dr. Balch recomienda productos oxigenados. El Dr. Donsbach da inyecciones de peróxido de hidrógeno, para transportar oxígeno más allá del sistema digestivo a otras áreas que han invadido las levaduras.[1, 2, 4]

Suplementos Alimenticios

☐ **Ajo,** ayuda a prevenir la sobrepoblación y la conversión de micelio exigen.[2, 6] *Nota: El ajo puede contrarrestar homeopáticos.*

☐ **Lactobacilos** y otras bacterias beneficiosas, ayuda a mantener la Cándida bajo control.[1-6]

☐ **Fructooligosacáridos** apoyan el crecimiento de los beneficiosos bífido bacterias.[24]

☐ **Fibra** (Ej. goma guar, psilium, pectina), baja la absorción; promueve la excreción a las toxinas de Cándida; estimula la secreción de enzimas

El Dr. Donsbach y su Tratamiento[1]

Para mayores detalles vea Dr. Kurt Donsbach, *"Cándida Albicanis y Cándida Sistémica".*[1]

☐ Dr. Donsbach usa peróxido de hidrógeno en grado de alimento a una dilución del *0.5% a 1%)* mezclado con sábila grado alimenticio y sabor natural, dado oralmente y con el estómago vacío.

Precaución: El peróxido de hidrógeno gradó de alimento, es usualmente vendido a 6% ó 35% de dilución. *Ambos quemarán los tejidos del cuerpo.*

☐ Infusiones intravenosas con peróxido de hidrógeno (grado alimentario y *apropiadamente diluido*) para oxigenar la sangre e incrementar el suplemento de oxigeno en los tejidos del cuerpo.*

☐ Corteza suprarrenal y extracto de Timo.

☐ Isoprinosine, un estimulante inmunológico y un fármaco antiviral.

Después del tratamiento:

☐ Dieta sana, evitando las carnes rojas, azúcares y harinas refinadas. La dieta incluye 5 onzas de yogur simple sin sabor, tres veces a la semana, 4 tazas de vegetales al día, incluyendo 2 de crudos.

☐ Ejercicio por lo menos 1/2 hora al día.

☐ Tres cápsulas de un billón de acidófilos con cada comida por dos semanas; 2 con cada comida por dos semanas; descontinuar 3 semanas; después 3 por comida por un mes.

☐ Diez cápsulas de un billón de acidófilos en 4 onzas de agua tibia inyectadas por el recto, tres veces por semana por tres semanas.

☐ Tres onzas de *"Súper Oxy-Plus"** en 3 onzas de agua tibia, como una ducha de retención de 5 ó 10 minutos una vez a la semana.

☐ Hombres, lavarse el área genital con el comúnmente disponible peróxido de hidrógeno al 3% antes y después del coito y por lo menos una vez a la semana.

☐ Semanalmente un baño con peróxido de hidrógeno con 16 onzas al 3% en una tina de agua, también ayuda.

* Los productos mencionados son con propósitos ilustrativos solamente. Ningún producto se está promocionando.

Hipótesis del Acetaldehído (Dr. Truss)[17]

En las condiciones anaeróbicas del intestino, muchas variedades de Cándida convierten azúcar en acetaldehído, liberando dióxido de carbono, (clínicamente experimentado como; eructos, distensión abdominal, y gas intestinal). La desintoxicación del acetaldehído es por el hígado, pero el transporte del intestino al hígado, pequeñas partículas se pueden adherir con el sulfhidril y grupos de aminas enzimáticas, a la sangre de la vena portal, a las paredes del intestino y a las células hepáticas. Ya que en el intestino y las células hepáticas están en una situación inalterable y la sangre regresa repetidas veces, los efectos acumulativos pueden ser sustanciales.

Los efectos tóxicos del acetaldehído son profundos y han sido explorados en conexión con el alcoholismo. El Dr. Truss sugiere que la toxicidad del acetaldehído tiene muchos síntomas importantes y complicaciones ligadas con la Cándida.

Efectos del Acetaldehído en el Cerebro[17]

El acetaldehído puede producir los siguientes cambios en el cerebro:

- Deterioro de la síntesis o liberación de acetilcolina u otros neurotransmisores. Falsas formaciones de neurotransmisores (vinculadas al acetaldehído)
- Perturbaciones metabólicas en las células nerviosas.
- Cambios en la permeabilidad de las membranas de las células nerviosas.
- Se reduce la capacidad cerebral para oxigenarse.
- Los radicales libres dañan: la barrera hematoencefálica, las vías neurotransmisoras, las neuronas, etc.

También, puede causar los siguientes cambios corporales, que tienen el potencial de afectar la función cerebral:

- Anormalidades en el metabolismo del azúcar.
- Desequilibrios en los ácidos grasos.
- Supresión de la actividad del acetil CoA.
- Disminuye la actividad del glutatión.
- Cambios en el hígado.
- Anormalidades en el metabolismo de la porfirina.
- Se aumenta la permeabilidad del intestino, propiciando el estadio de reacciones inmune/ alérgicas.
- Se incrementa el porcentaje lactasa/ piruvato (asociado con ansiedad y ataques de pánico.)

digestivas. Cuando las bacterias intestinales trabajan en la fibra sueltan ácidos grasos que inhiben el crecimiento de la levadura.

Hierbas

- **Pau d´arco**. Antimicótica. El Dr. Murray recomienda alterna con te de clavo.[2, 6]
- **Aceite de orégano**. Reputado de tener una fuerte actividad anti Cándida.[25] La forma preferida son gotas sublinguales. *La dosis varía según el paciente.*
- **Otras hierbas antihongos**. Jengibre, romero, tomillo, manzanilla alemana, nuez negra, agraz (bérbero).[2, 8] La equinácea puede ser de ayuda[19] *si no es contraindicada.* También el extracto de semilla de uva, uva de Oregón, y raíz sello dorado.[20]

Nutrientes Útiles

Todos los suplementos deberán ser libres de levaduras.

- **Las vitaminas A** (ayuda a restaurar la pared intestinal); **B3, B5, B6, B12, ácido fólico, biotina, complejo B**; **magnesio, zinc, selenio,** y *tal vez* hierro*.[2, 4, 18]

* Principalmente si hay deficiencia en el momento, no se deben tomar con peróxido de hidrógeno, germanio y otros promotores de la oxigenación celular.

- **CoQ-10**. Estimula la función inmunitaria, energético de las células corporales e incrementa la integridad de las membranas celulares.[4]
- **GLA y omega 3**. Agiliza el porcentaje de reacciones inmunitarias, incrementa la oxigenación celular y aumenta la habilidad de crear peróxido de hidrógeno endógeno.[15]

Refuerzo Para los Sistemas Corporales

- **Extracto de timo**. Apoya la función inmunológica.[1]
- **Refuerzo de hígado**. Particularmente para evitar la reacción excesiva al exterminio de Cándida. (También, vea p 82).[2]
- **Apoyo digesto**.[2] Vea p 77.
- **Apoyo inmunitario**. Vea p 105.

Estimulación Inmunitaria

- **Inyecciones de Cándida**.[3, 5, 16] En pacientes con Cándida crónica, el sistema inmune, tiende a desarrollar tolerancia a la Cándida, permitiendo que está prolifere sin cortapisas. Para estimular la resistencia inmunitaria el Dr. Truss, periódicamente inyecta Cándida diluida con una concentración de 10^{-5} a 10^{-15}.*

* La dosis no está estandarizada, ya que diferentes pacientes reaccionan mejor a diferentes diluciones. La apropiada dilución y el tiempo entre cada inyección también varía en los diferentes estadios de recuperación. Si es muy elevada la dosis empeora la enfermedad. Los pacientes deben ser revisados, por si hay reacciones de hipersensibilidad en cada nueva partida de extracto.

- Truss encuentra que: **las inyecciones de molde** a menudo puede proporcionar un beneficio adicional para algunos pacientes.[3, 5]
- **Diluidos de Cándida orales**. Gotas homeopáticas dadas oralmente para estimular la respuesta inmunitaria.[6, 16]

Dieta, Estrés[1, 2, 4, 6, 7]

- **La dieta general**. La dieta debe incluir: suficientes vegetales frescos y crudos; jugos frescos de vegetales; y fuentes de lactobacilos. Son normalmente permitidos, algunos vegetales de bajo almidón cocinado. También, pescado fresco y huevos *libres de antibióticos* y carnes. Son recomendados ajo, cebollas y especias como el jengibre, tomillo, y romero, en especial si son frescos. Pueden ser de ayuda frutas ricas en enzimas, como la papaya, piña y mango. Otras frutas frescas y carbohidratos complejos pueden ser consumidos en cantidades moderadas, si estos no agravan los síntomas.

☐ **Evite los carbohidratos refinados.** Productos con azúcar estimulan el crecimiento de las levaduras y afectan la inmunidad. El anhelo compulsivo por los carbohidratos refinados reflejan la necesidad de las células de la levadura por su alimento. *No alimentes al parásito.*

☐ Algunas personas deben evitar los cereales con gluten (trigo, cebada, centeno, mijo), alimentos que contienen leche, fruta; y tal vez, carbohidratos complejos.[16]

☐ **Evite los alimentos que contengan levaduras:** los cacahuates, pistaches, nueces, vinagre, hongos, sidra, salsa soya, productos malteados, carnes ahumadas, marinados, muchos quesos, frutas secas, y alimentos recalentados.

☐ **Evite los alérgenos, el estrés y toxinas.** Evite alimentos, químicos o sustancias medioambientales a las cuales sea intolerante. Evite el alcohol, tabaco y café. Con frecuencia ayuda evitar los cosméticos químicos; los productos químicos de limpieza del hogar, y otros químicos potencialmente tóxicos y alérgenos comunes. También los alimentos procesados, sabores y colores artificiales o preservados químicamente.

Higiene

☐ Protector de garganta (gárgaras de peróxido de hidrógeno al 0.5%) y boca (bicarbonato de sodio/o pasta de dientes con peróxido de hidrógeno).[13]

☐ Para infestaciones tópicas la Dra. Jacqueline Krohn sugiere tomillo o aceite de árbol del té *adecuadamente diluido*, alternándolas con Nystatín crema si la piel está muy seca.[6]

☐ *Pau d´arco,*[13] o raíz de sello dorado[6] en ducha* *cuando sea indicado.*

* Una cucharada de agua de Hamamelis, agregar dos tazas de agua hirviendo, dejar reposar hasta que este tibio (cerca de 10 minutos). Agregue 1/2 cucharadita de sal 1/2 de acidófilos y una cucharada de yogur, y aplicar despacio en vagina. [6]

Algunos de los Medicamentos[6, 16]

☐ **El ácido caprílico,** es un fungicida de contacto. Lo mejor es tomar la forma con cubierta entérica para asegurar descargo gradual.[2, 6]

☐ **Sorbico y ácido propiónico,** puede inhibir selectivamente las formas patógenas de Cándida.[16]

☐ **Paramicrodin.** Un tropical a base de plantas, a los antimicrobianos, de amplio espectro. Al parecer, no interfiere con la buena flora intestinal.[6, 16]

Recordatorio: Esta información es presentada para propósitos educativos solamente. Todas las contraindicaciones no están incluidas. A ningún producto se le trata de hacer publicidad. Si Ud. necesita tratamiento para la Cándida. esquizofrenia u otra condición de salud, vea a un médico bien informado.

Complejidad[10, 16]

El Dr. Orión Truss, MD, nota que 79 diferentes anticuerpos han sido identificados que responden como antígenos de Cándida. (otras toxinas de levadura pueden no activar los anticuerpos y por eso permanecen sin identificar.) Cada variedad de Cándida generalmente contiene entre 30 a 35 de los 79 antígenos conocidos. Así que el número potencial de variedades puede ser de trillones.

Las variedades individuales se conocen también por cambiar su función o mutar. Aún más, cualquier persona puede abrigar más de una variedad de la Cándida, algunas de las cuales sólo se expresan cuando la levadura se vuelve invasiva, (como después del agotamiento de los organismos que las mantienen a raya).

Sistema Inmunitario (DR TRUSS)[10]

La Cándida está siempre presente en el cuerpo, pero usualmente equilibrada por otros organismos y la actividad del sistema inmunitario. Sin embargo, si la Cándida se prolifera, el sistema inmunitario será abrumado. Una tolerancia inmunitaria se puede desarrollar, que desactiven la inmunidad e incrementan la susceptibilidad de las enfermedades oportunistas, incluyendo la Cándida.

Por otro lado, si la efectividad de las células supresoras es menoscabada, las reacciones inmunológicas pueden fallar al no desactivarse. Las reacciones extendidas a las células corporales pueden favorecer enfermedades autoinmunes (Ej.: las alergias cerebrales y los ataques autoinmunes contra al tejido cerebral.

LECTURAS RECOMENDADOS

Dr. Orion Truss, *The Missing Diagnosis.*[5]
Dr William Crook, *The Yeast Connection.*[7]
Dr. John Trowbridge, *The Yeast Syndrome.*[11]

Fármacos más Fuertes. Por la importancia de atacar a las levaduras rápidamente, para prevenir que haya mutaciones o hagan resistencia al tratamiento, algunas veces son necesarios antimicóticos más fuertes en infestaciones serias. El Dr. James Balch[4] advierte que tales drogas pueden debilitar el sistema inmunológico y estimular el desarrollo de cepas de levaduras más potentes, resistentes a las drogas, necesitando mayores dosis y por ende más daño al sistema inmunológico. Por esta razón, la mayoría de las prescripciones se usan por corto tiempo. Las siguientes son algunas drogas comúnmente recetadas:

Nystatin. Se pega a la membrana de la levadura incrementando su permeabilidad. La actividad se enfocó principalmente al tracto intestinal. Para ingesta oral. La Dra. Krohn recomienda el polvo libre de aditivos, tomar con vitamina C para incrementar la acidez del estómago. Si hay náusea, Nystatin deberá ser tomado con las comidas hasta que sea tolerado entre comidas.[6] El Dr. Donsbach advierte que el Nystatin puede debilitar el sistema inmunológico, puede ser tóxico para el hígado y ocasionalmente puede provocar reacciones fatales.[1]

Nizoral. Más efectivo que Nystatin, entra en los tejidos y trabaja, contra la levadura sistémica. En algunos casos sólo suprimirá los síntomas, al inhibir el sistema de desintoxicación corporal, el citocromo P 450. La mejoría algunas veces termina cuando la dosis es descontinuada. Los niveles de enzimas hepáticas deben ser revisados mensualmente.[6]

Diflucan. Un medicamento sistémico, que inhibe el citocromo micótico P450, menoscabando la sobrevivencia de las células micóticas. Algunas personas son intolerantes al colorante de este fármaco.[6]

Sífilis

Para el cambio de siglo un cuarto de todos los pacientes de Hospitales mentales eran sifilíticos. El descubrimiento fue hecho en 1913 por los Dres. Hideyo Nogushi y Joseph Moore, la causa eran las espiroquetas Treponemas pallidum, el uso de penicilina el subsecuente tratamiento, cambiaron la situación.

No obstante, algunas veces la sífilis se mantiene sin que se sospeche lo suficiente. Un estudio en un hospital mental del estado, de un ciento de pacientes, encontró a dos pacientes con sífilis (a los que no se les había diagnosticado previamente), y que demostró ser la fuente de sus síntomas mentales.[1]

Los Sintomas[1-3]

Después de 3 a 14 años de incubación, los síntomas físicos o mentales pueden ocurrir, y mimetizan casi cualquier enfermedad.

5 a 10 % de las personas con sífilis no tratada, desarrollarán síntomas mentales, que a fin de cuentas, produce un deterioro de las funciones mentales.

Los síntomas mentales pueden empezar con dolores de cabeza e insomnio. Al principio, el individuo puede ser parlanchín, intranquilo, veleidoso; más tarde, fabricar historias. Ellos desperdiciar sus recursos y en general parece maniaco, e infantiloides. Los síntomas varían, según la parte del cerebro afectada y pueden incluir una psicosis similar a la esquizofrenia.

Conforme la enfermedad avanza, errores morales y sociales son comunes. Los pacientes típicamente se vuelven confusos, depresivos y olvidadizos, perdiendo su alerta mental, ambición, y la habilidad de razonar abstracto. Eventualmente, ellos no reconocen a las personas y no se les entiende al hablar.

Los niños generalmente son asintomáticos pero en 10 ó 15 años se deterioran a un estado vegetativo y mueren.

Tratamiento

La penicilina es usada en todos los estadios de la sífilis, pero ahora existen variedades resistentes de sífilis.[2] Los bebes no responden bien a la penicilina.

El **Lupus Sistémico Eritematoso (LSE) es una enfermedad inmune/ autoinmune. La luz del sol o virus latente, provoca pérdidas de ADN del núcleo celular, y filtrándola de dentro de la circulación general. El sistema inmunitario reacciona formando anticuerpos al material filtrado y atacando los tejidos corporales.**

Lupus Sistémico

Síntomas y Complicaciones[1, 3, 4, 5]

Los síntomas mentales pueden ser el primer signo de un problema. El Lupus puede provocar síntomas de casi todos los trastornos mentales; Ej. amnesia, severa depresión, o esquizofrenia. Convulsiones son comunes.

Síntomas físicos incluyen sarpullido en forma de mariposa en la piel expuesta al sol (típicamente las mejillas y la puente de la nariz), comezón, úlceras bucales, debilidad, fatiga, desazón, artritis, dolor de coyunturas y coyunturas deformantes, fiebre suave, aumento de la susceptibilidad a infecciones, pérdida de apetito, náusea, y pérdida de peso.

Con frecuencia ocurren inflamaciones en los vasos sanguíneos y coyunturas. La artritis es común, como lo es la anemia por deficiencia de hierro. La función renal a menudo es afectada. 50% de los pacientes eventualmente desarrollarán nefritis. Los pulmones, el bazo, corazón y cerebro, pueden también estar involucrados.

Típicamente, el lupus le ocurre primero, en las mujeres jóvenes.

Pruebas Bioquímicas

Las células de Lupus Eritematoso pueden ser encontradas en la sangre. Un anticuerpo específico se encuentra en el 50% de los pacientes. Muy seguido los análisis de sangre muestran conteos bajos de plaquetas o glóbulos blancos o anemia hemolítica. Células anormales pueden estar presentes en la orina.

Tratamientos Naturales[1, 2]

Abajo está una breve idea general de los tratamientos naturales, por sugerencia principalmente del Dr. James Balch, y Dra. Linda Page. Los tratamientos escogidos deberán confeccionarse a los requerimientos bioquímicos de la persona.

☐ **Limitar la exposición al sol**. No asolearse.

☐ **Evitar** el estrés, fatiga, y exponerse a químicos tóxicos. Absténgase de los germinados de alfalfa.

☐ **Refuerzos del sistema inmunológico**. Ej. ajo, vitamina C, zinc, glandulares de timo y bazo, etc. Trate de mantenerse lejos de las personas con infecciones virales.

☐ **Reducir la inflamación**. Quercetina, manganeso, vitamina B12*, pescado, aceite de semillas de linaza, cúrcuma, azafrán de la India, enzimas proteolíticas.

☐ **Protección Celular y Curación**. Superóxido dismutasa, manganeso, beta caroteno, vitaminas A y E, N-Acetilcisteina*, metionina*.

☐ **Niacina**. El Dr. Hoffer sugiere que la niacina puede ser importante en tratar algunas variedades de lupus..[6, 7]

☐ **Apoyo Hierbas**. Las posibilidades incluyen al *pau d'arco*, clavo rojo, ajo, *gotu kola*,* ginseng siberiano* clórela* equinácea.**

☐ Eliminar los medicamentos que exacerben los síntomas (Ej. píldoras anticonceptivas, pueden ser causa de empeoramiento.), *si esto es médicamente factible.*

* Contraindicada en algunas esquizofrenias.

** Algunos Dres. encuentran la equinácea de ayuda para tratar el lupus, no obstante, otros encuentran que su uso diario y prolongado puede ser contraproducente.

Recordatorio. Esta información es presentada sólo para propósitos educacionales. Las contraindicaciones no están incluidas. Si Ud. necesita tratamiento para lupus, sífilis esquizofrenia u otra condición de salud, vea a un médico bien informado.

Epilepsia

"Había un momento o dos, casi antes de la convulsión, cuando... su cerebro parecía estar atrapando fuego por breves momentos... Su sensación de estar vivo y su concientización aumentaban por diez en aquellos momentos los que centellaban como relámpagos. Su mente y corazón estuvieron anegados por una luz cegadora. Toda su agitación... preocupación... compuestas en un centelleo, culminaban en una gran calma... llena de comprensión y sabiduría de la causa final... una intensificación vehemente de la conciencia".

Fyodor Dostoievsky en "El Idiota"

"Un doloroso arrebato del cuerpo desde el alma".

Gustave Flaubert, autor

"El genio es un síntoma de degeneración hereditaria de la variedad epileptoide".

Cesar Lombroso, médico del siglo XIX

"La cantidad de pacientes con esquizofrenia, que se diagnóstica y trata como epilepsia por los neurólogos sólo es igual al número de pacientes con epilepsia motora diagnosticada y tratada como esquizofrenia por los psiquiatras".

Dr. A. Treffert, MD[6]

En las autopsias, se ha encontrado que un tercio de los esquizofrénicos tenían anormalidades neurológicas, usualmente en la región temporolímbica del cerebro. El Dr. Norman Geschwind, reportó que el 30% de los pacientes admitidos en los hospitales mentales, se les encuentra después que tienen trastornos neurológicos, que son los que causan sus síntomas.[3, 7]

La epilepsia ocurre en al menos 1% de la población mundial y es transmitida a través de un gen dominante. Es más común en las familias de esquizofrénicos. Los pirolúricos son particularmente vulnerables.

Los ataques ocurren cuando un grupo de neuronas cerebrales hiperexcitable experimentan repetidas descargas eléctricas. Los electroencefalogramas pueden mostrar una baja frecuencia de ondas regulares de forma rectangular, pero a menudo no detectarán nada especial entre ataques. Un EEG con deprivación de sueño es de alguna manera más precisa.

Los ataques epilépticos, especialmente epilepsia del lóbulo temporal, pueden producir repentinos ataque de comportamiento psicótico, lo que mimetiza la esquizofrenia. La regularidad de los ataques y lo precipitado del inicio, así como la escasez de precedente individual o de historia familiar con enfermedad mental (aunque la historia familiar puede existir) puede apuntar hacia epilepsia, en vez de esquizofrenia.

Causas[1, 2]

Las causas incluyen: privación de oxígeno, tumor cerebral, trauma cerebral (Ej. trauma de nacimiento, accidente de auto), toxicidad con metales pesados u otros; fiebre alta (especialmente en niños), infecciones, enfermedades metabólicas/endocrinas, abscesos, embolia, y tendencias hereditarias.

Epilepsia del Lóbulo Temporal (ELT)[1, 3, 4, 6, 9]

En escaneo cerebral de esquizofrénicos a menudo indica anormalidades del lóbulo temporal.[7] De acuerdo con el Dr. John Kuehne, 15 a 20% de los esquizofrénicos diagnosticados, incluyendo a muchos pacientes crónicos tienen un pasado no responde a los tratamientos psiquiátricos estándar (drogas y choques) son en realidad ELT.[3] El Dr. Paul Spiers, un experto en ELT, estableció en 1980 que más de un tercio de los pacientes de ELT del Hospital de Beth Israel habían sido originalmente diagnosticados con una enfermedad psiquiátrica.

La psicosis ocurre en al menos el 20% de la gente con ELT especialmente si está enfocada en el lóbulo temporal izquierdo. El 80% de los epilépticos psicóticos muestran anormalidades en el lóbulo temporal.* El sistema límbico implicado es común y contribuye a la psicosis.[3, 6, 9]

* "Gran Mal": epilepsia, esta también asociada con el síndrome esquizofrénico pero considerablemente menos frecuente

Síntomas de Ataque

Los síntomas ligeros: episodios periódicos de "*deja vu*", sentimientos de irrealidad o de separación del cuerpo, luces brillantes alrededor de los objetos, percibir mal las propias extremidades. También, una serie de los *movimientos automáticos*, (como masticar).

Los ataques también pueden involucrar una distorsión sensorial, dispercepción del tiempo y auditivas; alucinaciones; secuencias como de estar soñando, que pueden durar varios días. Con frecuencia, las emociones se intensificadas. En algunos casos, el paciente puede ser violento en contra de alguien que había sido sólo un poco molesto al paciente previamente. Y más tarde, el paciente no tendrá recuerdos del evento.

Por lo general, es durante un ataque que son mal diagnosticaron como esquizofrénico, a los pacientes ELT.

Cambios Característicos de Personalidad

El Dr. Norman Geshwind identifica personalidades con características específicas comunes en los ELT. Los patrones incluyen: Emociones intensas. La experiencia, imbuida, con significativa profunda (moral o religiosa). La interacción social súper-apegada (llamada *pegajosa*). Sexualidad alterada (con frecuencia, reducida). Compulsión de registrar todos pensamientos a través de extensos manuscritos, dibujos u otras expresiones artísticas (*hipergrafía*). Algunas veces estas características se expresan en dirección contraria (Ej. hípersexualidad).

Psicosis

En promedio 14 años con ataques pueden causar alteración cerebral permanente llevando a incluso entre ataques un comportamiento psicótico, en algunos pacientes ELT. No obstante, en las relaciones interpersonales y emocionales tienden a ser particularmente intensas, en contraste con la esquizofrenia.

Tratamientos[1, 8, 10]

Los tratamientos deberán ser confeccionados de acuerdo con los requerimientos bioquímicos personales.

☐ El Dr. Pfeiffer sugiere, suplementos de **manganeso, glicina, taurina,** * **GABA,** ** y **vitamina B6** para estabilizar las membranas celulares nerviosas y prevenir convulsiones.[1] B12, magnesio y complejo B pueden también ayudar.[10]

☐ **Evíte el azúcar** y otros carbohidratos refinados. Tratamiento para cualquier anormalidad del metabolismo de carbohidratos.

☐ Remover todos **los metales que causen reacciones tóxicas**, usando del zinc, *** manganeso, vitamina C, etc.[1] (vea p 49, 93-98.)

☐ **Hierbas** recomendadas por el Dr. Balch[10] incluyen la *cimicífuga racemosa*, hierba del toro y *lobelia. Precaución la lobelia es un vomitivo.*

☐ **Drogas anticonvulsivas**, *según sean prescritas*. Mientras estas son de ayuda para el 75-90% de los pacientes, con la Epilepsia Gran Mal, menos del 35% de los pacientes ELT las encuentran efectivas. Los efectos colaterales incluyen fatiga mental y física, nebulosidad mental y síntomas como de leucemia.

☐ En algunos casos, la psicosis es debida al agotamiento de folato almacenado, debido a los fármacos como el Dilantin.**** Un cambio a un diferente tipo de convulsivo (*si es médicamente factible*) y tal vez, suplementos *a cuidadosos* de ácido fólico, puede ayudar a resolver la psicosis.[1] *Precaución: El exceso de folato puede inducir las convulsiones.*

☐ **Mejorar la dieta y hacer ejercicio regular**, abstenerse de las drogas recreacionales y la reducción del estrés será beneficioso.

☐ **Dieta Acetogénica**[5] — una dieta que promueva la formación de acetona. Los pacientes son usualmente puestos en ayuno por dos o tres días y después por dos años son puestos en una dieta especialmente formulada, mayormente de grasa, con suficiente proteína para sostener el crecimiento y una severa restricción de carbohidratos. Esta estrategia ha mostrado en muchos casos sustanciales beneficios en epilepsia *de la niñez*, aunque nadie sabe cómo actúa. *La efectividad en adultos no es tan clara.* Algunos médicos advierten que, para prevenir que los otros desórdenes se desarrollen, se debe prestar atención a la calidad de las grasas usadas.

* La taurina es, a menuda, una ayuda especia. Precaución en los pacientes con los desequilibrios de azúcar en la sangre, ya que la taurina eleva la efectividad de la insulina. Demasiado taurina puede causar diarrea.

** La efectividad de los anticonvulsivos tipo fenitoína pueden ser mayores debido al bloqueo de la actividad excitativa del ácido glutámico y facilitando los mensajes del transmisor inhibitorio GABA.

*** El exceso de zinc relativo al magnesio puede desestabilizar las membranas neurales, induciendo a ataques.

**** Nota: El Dilantin puede alterar la actividad de la tiroides y deprimir los niveles de calcio, fósforo y vitaminas C y D. [Sugarman, 1984] Los anticonvulsivos pueden producir deficiencias de vitamina K, magnesio y manganeso. [Sullivan, 1979]

Van Gogh: ¿Esquizofrenia o Epilepsia?[3]

El médico de Vincent de Van Gogh creía que su epilepsia había sido causada por la privación de oxígeno durante su difícil nacimiento. Se podrían también explicar la notoria asimetría de su cara. Otro factor que pudo contribuir fue su gran consumo de ajenjo (el cual es un neurotóxico) y su práctica de comerse sus pinturas (que contenían cadmio, plomo, etc.) para evitar el hambre.

Van Gogh estaba sujeto a periódicas jaquecas, mareos, depresión y ataques de furia, así como a visiones místicas, alucinaciones y experiencias vividas de recuerdos tempranos. Por un tiempo fue misionero y los pueblerinos lo apodaban "El Loco de Dios".

Un día mientras se rasuraba, Van Gogh oyó una voz que le decía que matara a su mejor amigo y compañero, el también artista Gauguin. Camino por el pueblo con la navaja en la mano. Gauguin al verlo, creyó que estaba en trance y lo urgió a regresar a casa. Van Gogh así lo hizo y se cortó la parte baja de la oreja.

Subsecuentemente Van Gogh estuvo hospitalizado repetidamente por esquizofrenia. Su pintura se hizo más prolífera y expresiva como su locura mayor.

La Hipergrafía de Van Gogh

"Algunas veces hago esbozos casi contra mis deseos... las emociones son tan fuertes que uno debe trabajar sin siquiera conocer su propio trabajo... Uno debe golpear mientras el hierro este caliente".

Vincent Van Gogh

Para contraindicaciones vea *Sumario de Nutrientes* y *Biotipos Mayores* p 25-76, y consulte la literatura médica y naturópata.

LECTURAS RECOMENDADAS

Eve LaPlante, *Seized.*[3]

"Introduction to the ketogenic diet".[5]

Recordatorio: Esta información es presentada para propósitos educativos solamente. Si Ud., necesita tratamiento para epilepsia, esquizofrenia o algún otro padecimiento, busque a un médico bien informado.

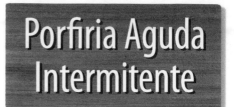

Porfiria Aguda Intermitente

El Rey Jorge III

Jorge III, rey de Inglaterra, durante la guerra de Independencia de Estados Unidos, sufrió de una porfiria aguda intermitente. En 1765, él experimentó episodios benignos. Su primer ataque ocurrió en 1778 y estuvo acompañado de calambres abdominales, náusea, estreñimiento, debilidad, sudoración profusa, ronquera, distorsión visual, insomnio, excitación, divagación, vértigo y finalmente convulsiones.

Él sufría los ataques benignos alrededor del tiempo del Ley del Timbre y el Estados Unidos revolución de Independencia. El rey recayó en 1801, 1804 y 1810. En lo sucesivo, fue considerado insano y fue sucedido en el trono por el Príncipe de Gales. Jorge estaba agotado física y mentalmente, más tarde quedaría ciego. El último año de su vida, lo paso en relativa calma, entreverada con dolorosas convulsiones.[1]

Poblaciones

En Suecia, los matrimonios entre primos hermanos fomentan un alto índice de porfirias. En África del Sur en donde la población blanca, es altamente consanguínea, el 10% eventualmente desarrollará porfiria.

Recordatorio: Esta información es presentada para propósitos educativos solamente. Si Ud. necesita tratamiento para la porfirias, esquizofrenia u otra condición médica, contacte a un médico bien informado.

Porfiria es una enfermedad hereditaria, la cual se manifiesta usualmente después de la pubertad. De todos modos, la porfiria es considerada rara. En una revisión de 2500 pacientes psiquiátricos en Estados Unidos, encontró una incidencia de 1.5%.

La porfiria es causada por una sobre-abundancia de porfirinas o sus precursores. Las porfirinas son usadas para crear heme (pigmento), el cual es usado para formar la hemoglobina, la molécula de la sangre que lleva el oxígeno. Hay muchos tipos de porfiria. Algunos proceden de la médula ósea mientras que otros están basados en el hígado. Los síntomas neurológicos son comunes en tres de las porfirias que están basadas en el hígado.

Síntomas Físicos[1-3]

Las porfirias está tipificada por el color vino de la orina y en las heces que se obscurecen a la exposición de la luz. Otros síntomas pueden incluir: sensibilidad a la luz, pérdida de la visión, acné, vómito, diarrea, estreñimiento, dolencias, esterilidad y metabolismo anormal de las grasas.

Síntomas Mentales y Neurológicos[1, 2]

Las porfirias puede atacar cualquier parte del sistema nervioso. Los síntomas mentales van desde irritabilidad y confusión a delirio y psicosis. La enfermedad puede inducir a ataques, convulsiones, alteraciones de conciencia, depresión, variaciones de humor, parálisis, neurosis, alucinaciones y Síndrome Orgánico Cerebral. Las variaciones anímicas y el dolor de cuerpo pueden ocurrir en los portadores genéticos los cuales no tienen ningún otro signo de la enfermedad.

Los ataques pueden ser disparados por: drogas; infecciones; alcohol; químicos tóxicos; una carencia de carbohidratos sin refinar; una dieta en general deficiente; elevados niveles de estrógeno; embarazo, menstruación; metabolismo defectuoso de la testosterona;

Manejo[1]

El Dr. Pfeiffer sugiere los siguientes tratamientos:[1]

☐ **Una dieta alta en carbohidratos complejos,** sin refinar.

☐ **No ayunar.** Los ayunos son perjudiciales.

☐ **Vitamina E.** Bloquea la acción de las porfirinas y puede bajar la ansiedad.

☐ **Zinc y Vitamina B6** son posiblemente beneficiosos.*

☐ Corrección de las anormalidades de electrolitos, y relevantes nutricionales o desequilibrios químicos.

☐ Remover cualquier agente que haya disparado el episodio.

☐ Evitar los barbitúricos y cualquier otro medicamento que cause la exacerbación de síntomas, *si esto es médicamente posible.* También, evite las drogas callejeras y el alcohol.

El Princeton Bio Center ha tratado 2 porfirias que ellos encontraron ser una severa piroluria. Los dos respondieron a la suplementación de zinc y vitamina B6. [Pfeiffer 1987]

Homocisteinémia

La homocisteinémia se caracteriza por la acumulación de homocisteína en la sangre y en los tejidos. Es causada por la inhabilidad de usar, o metabolizar correctamente la metionina. Anomalías genéticas completas soplado genético (puede ocurrir en una de cada 200 000 personas) produce una rápida calcificación de arterias y sin tratamiento, tiende a ser fatal a la edad de 50 años. Una susceptibilidad genética pequeña; con las deficiencias de vitamina B6, ácido fólico y B12, produce síntomas benignos en, por lo menos, una de cada 200 personas.

Síntomas Mentales y Neurológicas. En el trastorno genético en toda regla, los síntomas pueden ser indistinguibles de la esquizofrenia,[1, 7] especialmente en los adolescentes.[1] Otras manifestaciones pueden incluir ataques, retraso mental, demencia, depresión, tendencia al alcoholismo, defectos del tubo neural y el incremento de probabilidades de desarrollar Parkinson, Alzheimer o esclerosis múltiple. La exposición al óxido de nitrato (Ej. debido a algunos tratamientos dentales), combinado con la deficiencia de la vitamina B12, puede fomentar la desmielinización de los nervios.[1, 2]

La deficiencia de vitamina B12 acompañada con una embolia, trauma en la cabeza, etc. pueden causar que la homocisteína interactúe con los receptores NMDA (N-metil-D-aspartato) llevando esto a una reacción excitotóxica.[6] (p 145)

Síntomas Físicos. Los desórdenes cardiovasculares son complicaciones comunes inclusive en la homocisteinémia benigna. Las complicaciones pueden variar con el grado de acumulación de la homocisteína y pueden incluir coágulos de sangre, apoplejía, diabetes, gota, osteoporosis, artritis reumatoide, escoliosis, desprendimiento placentario, aborto espontáneo, anormalidades del cristalino de los ojos, y falla renal También, obstrucciones en: corazón; cerebro; pulmones.[1, 2]

Tratamiento

Una suplementación de las vitaminas B2, B6, B12, ácido fólico, betaína y zinc refuerzan el metabolismo del grupo metilo y sulfuro.[1, 2, 8, 10] Puede que se sea necesario restringir la metionina.[1] Café, alcohol y tabaco deberán ser abolidos, ya que tomarlos ha sido asociado con el incremento en los niveles de homocisteína.[3-5] Los síntomas de esquizofrenia pueden ser reversibles si son tratados en sus inicios.[1]

Fenilcetonuria

La fenilcetonuria es un trastorno hereditario, producido por un defecto en una enzima, la cual convierte el amino ácido fenilalanina en tirosina. La consecuencia es la acumulación de fenilalanina que causa retardo mental en los niños, y esquizofrenia en adultos.

El 90% de la fenilalanina dietética es normalmente metabolizada en tirosina, que es usada para producir hormona tiroidea y adrenalina; y los neurotransmisores epinefrina; noradrenalina y dopamina; así como la pigmentación del cuerpo.* Una inteligencia muestra una correlación con la habilidad de hacer tirosina.[1,2]

El tratamiento es más efectivo si este se inicia al nacer. (Ponen a prueba de fenilcetonuria en los recién nacidos.) La leche materna a menudo es ayuda, pero no si contiene demasiado fenilalanina. A medida que el niño crece, los alimentos y suplementos que contienen fenilalanina demasiado se evitan. Por otro lado, suplementos de tirosina son crítico.[1]

* El Dr. Bessman sugiere que si los trastornos en aprendizaje, ocurren en los niños de pelo rubio y ojos azules. (con bajos niveles de pigmentación) una deficiencia de tirosina se deberá considerar. [2]

Homocisteinemia

Bioquímica de la homocisteína

La metionina es metabolizada en SAMe, un importante donante de metilo. El grupo metilo de SAMe es usado en el metabolismo de neurotransmisores, la función neural y la regulación de proteínas ADN. El SAMe entonces es degradado a homocisteína.

Normalmente, el cuerpo cambia la homocisteína otra vez en metionina (usando las vitaminas B2, B6, B12, y betaína.) O a cisteína (usando B6.) En la homocisteinémia; estas vías, están parcial o totalmente bloqueadas.

La acumulación de homocisteína daña los huesos, coyunturas, arterias, las grasas de la sangre, mielina y las células cerebrales. También, afecta adversamente los niveles de varios neurotransmisores (la taurina, epinefrina, cisteína, glicina), la melatonina, los antioxidantes (glutatión, CoQ10, carnitina), la fosfatídilcolina, las poliaminas y la Coenzima A.[2]

Poblaciones

La homocisteinémia es más común en los histapénicos (en parte debido a el bajo folato); y, es más común en los hombres. Las mujeres se vuelven más susceptibles después de la menopausia. Otros factores de riesgo incluyen el historial personal y la tendencia a la enfermedad arterial coronaria, embolia, enfermedad vascular, trastornos renales crónicos. También, la prolongada ingesta de ciertos tipos de anticonvulsivos o inmunosupresores. Condiciones contribuyentes incluyen la mala asimilación, (particularmente de B12 y folato) hipertiroidismo, anemia perniciosa, trastornos gastrointestinales y alcoholismo.

Fenilcetonuria

Recordatorio. Esta información esta presentada para estudio solamente. Si Ud. necesita tratamiento para la homocisteinémia, fenilcetonuria, esquizofrenia u otro padecimiento, contacte a un médico bien informado.

Endocrinas

Algunas veces los trastornos endocrinos, especialmente aquellos de las tiroides y suprarrenales, inducen a síntomas mentales, que son tomados erróneamente como esquizofrenia.

Hipotiroidismo

Locura mixedematosa

"Delirios y alucinaciones les ocurren a la mitad de los casos, principalmente cuando la enfermedad está avanzada. La locura, como una complicación, y es notada en cerca de la misma proporción".[1]

Sociedad Clínica de Londres, 1888

"El hipotiroidismo es el padecimiento subclínico más comúnmente visto por los doctores".[2]

Dr. David Watts, MD

Causas, Factores Precipitantes[6, 15]

Entre las causas se incluye la herencia, (la glándula tiroides puede variar de tamaño de 8 a 50g)[19]; deficiencias de yodo, y otras sustancias nutritivas, la destrucción del tejido (Ej. debido a una operación para el hipertiroidismo o daño causado por yodo radiactivo), enfermedades infecciosas, toxicidad y reacciones autoinmunes (como la enfermedad de Hashimoto). El hipotiroidismo se manifiesta a menudo por primera vez, como resultado de un estrés prolongado.[6, 15]

La baja actividad de la hormona tiroidea puede también ser debida a factores externos a la glándula tiroides, tales como, el inadecuado enlace con la hormona a un tejido en particular; superficies celulares dañadas; excesivas vinculaciones de ciertas proteínas a la hormona tiroidea; y disfunciones hepáticas, que causan una conversión incompleta de T4 en la más activa hormona tiroidea, T3.

Otros factores pueden incluir: exceso de ciertos nutrientes u hormonas los cuales inhiben a la tiroides, (vea p 120) y ciertas drogas.*

* Solfas, ciertos antidiabéticos, tirociamida (encontrados en el tabaco), corticosteroides y estrógenos y el agua fluorada o con cloro.[15] Consulte a su médico.

El hipotiroidismo se caracteriza por la insuficiente producción de la hormona tiroides. Antes de que el tratamiento hormonal se volviera extensamente accesible, la mitad de las personas con hipotiroidismo progresivo desarrollaron "Locura mixedematosa". Los síntomas incluyen sueños mórbidos, obsesiones, alucinaciones pavorosas, paranoia, pensamientos suicidas, y psicosis, así como los síntomas físicos de hipotiroidismo.[1]

El Dr. Brian Morgan[4] cita la frecuencia actual de tiroides bajos, en 1 de cada 50 mujeres, 1 en 1000 hombres y 1 en cada 5000 niños. No obstante, el Dr. Broda O. Barnes, encontró que no menos del 40% de los estadounidenses tienen en algún grado (con frecuencia no detectado) de hipotiroidismo. Esto incluye muchos pacientes diagnosticados con depresión, ansiedad y así sucesivamente, y se les da estimulantes, tranquilizantes y otros medicamentos los cuales suprimen algunos síntomas sin llegar a la causa.

A los menos, el 10% de los esquizofrénicos se les ha encontrado que tienen desequilibrios de la tiroides. Mejora en la tiroides, a menudo ayuda a la esquizofrenia.[7, 8]

Síntomas

Las hormonas tiroideas regulan el metabolismo y la disponibilidad de energía y oxígeno para el cerebro. También éstas influencian el acceso al nervio receptor de los mensajes de los estados de ánimo.[3]

Síntomas Mentales.[4-7] El hipotiroidismo causa una baja progresiva de las funciones mentales y físicas, afectando la memoria, concentración, comprensión, energía y bajando los reflejos. Otros síntomas: depresión, ideas suicidas, inestabilidad emocional, imaginaciones, miedo, desconfianza y resentimiento. Si no se trata, los síntomas pueden progresar a obsesiones, sueños terroríficos, alucinaciones visuales y auditivas, paranoia, psicosis.

Síntomas Físicos.[4-7, 15] Incremento de peso (no siempre), sensibilidad al frío, facciones embrutecidas, pelo delgadísimo, piel esponjosa y seca, palidez, ronquera, hablar arrastrado, ceguera nocturna, dificultad para oír, pérdida de visión, migrañas, estreñimiento, edema,* anemia, dolor de coyunturas, pulso bajo, músculos doloridos y débiles, y una disminución de la libido. La menstruación puede ser profusa y dolorosa. Con frecuencia el metabolismo bajo incrementa la sensibilidad a las drogas, así como a las toxinas. La fatiga puede ser que todo lo consume. Si no es tratada, la persona puede, literalmente, estar durmiendo de su vida lejos.

* Las cejas pueden ser borradas permanentemente como resultado de la batalla contra los tejidos aguanosos, para mantener los ojos abiertos.[7]

Pruebas Bioquímicas[4-8, 15]

☐ **Temperatura Basal de Barnes.** Dr. Barnes[6] y otros[15, 16] encontraron la temperatura (debajo del brazo) pueden recoger tiroides bajos, no discernible por las pruebas usuales. La temperatura refleja el metabolismo, la cual es controladas por la tiroides. La temperatura basal debe estar entre 97.8° a 98.2° F. (36.5° a 36..8° C.). En el hipotiroidismo la temperatura puede estar de 1 a 3 grados más bajo. Las infecciones, el nerviosismo y la actividad pueden aumentar la temperatura. Las mediciones deben ser tomadas al primer despertar, si la mujer está menstruando la temperatura se deberá tomar al 2° ó 3° día de período o no hacerlo durante el menstruo.

☐ La prueba estándar es de **T3** (triiodotironina) y **T4** (tiroxina) el que mide la salida de la hormona; y **TSH**, la que mide la pituitaria, estimulación, a la tiroides. TSH tiende a ser elevado si la tiroides no responde. Eventualmente, sin embargo, la pituitaria puede agotarse, lo que reduce tanto la secreción de TSH y de la tiroides.

- ☐ El **TRH** mide el pituitario (TSH) reacción, a hipotálamo TRH.
- ☐ **Anticuerpos antitiroideo** (incluyendo antitiroglobulina y anticuerpos anticromosomas) indican el condición autoinmune.[15]
- ☐ Indague si hay una anemia asociada, diabetes, alergias, artritis, candidiasis, padecimientos respiratorios, circulatorios o inmunológicos.
- ☐ El Dr. Jeffrey Bland, encontraron que las siguientes lecturas muy a menudo corroboran una función lenta de la tiroides: colesterol arriba de 252; triglicéridos más de 200; CPK arriba de 30; BUM en promedio de creatinina por debajo de 12; LDL sobre de 40; colesterol/HDL, arriba de 5; e incremento de fracción de B2 en lipoproteína electroforesis.[15]
- ☐ El EEG puede estar plano, bajo de voltaje o carecer de ondas alfa y puede sugerir un mal funcionamiento cerebral o padecimiento neuronal.

Tratamiento Natural[5-11, 13-15, 18, 21, 22]

El tratamiento deberá ser confeccionado de acuerdo con los requerimientos bioquímicos individuales. Los tratamientos nutricionales deberán incluir:

- ☐ **Fuentes naturales de yodo**, como el: *"dulse"* (alga marina roja) u otras algas. El yodo es el componente clave de la hormona tiroidea *(pero el exceso en algunos casos puede suprimir la tiroides.)*
- ☐ **Tirosina**. Precursor de las hormonas tiroides. *Nota: Pueden incrementar los niveles de dopaminas, adrenalina y noradrenalina, así como a exacerbar algunas esquizofrenias. Está contraindicado si hay alguna tendencia al melanoma.*
- ☐ **Vitamina D3** (y la luz del sol). Cohormona y fundamental para la hormona tiroidea afectar a las células.
- ☐ **Vitamina A**. Refuerza la formación de TSH y la absorción del yodo.
- ☐ **Vitamina B2**. Apoya la secreción de la hormona tiroidea.
- ☐ **Vitamina B3**. Refuerza la respiración y el metabolismo.
- ☐ **Vitamina B6**. Ayuda a usar el yodo para hacer tiroxina.
- ☐ **C y bioflavonoides** — Previene el sangrado de los capilares tiroideos.
- ☐ **Vitamina E**. Creación de TSH. Apoyos a los capilares tiroides.
- ☐ **Vitamina B12**. Para la anemia.
- ☐ **Las B1 y B5**. A un estrés moderado y apoyo, a las suprarrenales.
- ☐ **Ejercicio, respiración profunda, CoQ-10, ginkgo**. Refuerzan la oxigenación celular.
- ☐ **Zinc, cromo, magnesio, manganeso, potasio** (*de los alimentos*), **selenio**.
- ☐ **Hierbas** que puedan ser útiles: el musgo irlandés o de Islandia; cola de caballo, perejil, ajo, alfalfa, corteza de mirra, *gotu kola* (centella asiática), diente de león, cayena.
- ☐ **Fuentes de clorofila**. (Ej. pastó de cebada o espirulina.)
- ☐ Apoyo a las suprarrenales, pituitaria, los riñones y el hígado.
- ☐ **Limitar los alimentos que inhiben la tiroides** (vea p 120) de acuerdo con el grado en que ellos repriman la actividad de la tiroides, equilibrándola de acuerdo con las necesidades de otros beneficios para la salud.

Contraindicaciones: Vea Sumario de Nutrientes y Biotipos Mayores p 25-76, y consulte la literatura en la Medicina Natural.

El Uso de la Hormona Tiroidea para la Esquizofrenia

El Dr. Stephen E. Langer,[15] recomienda empezar los pacientes hipotiroideos en 1/4 a 1/2 gránulo de tiroides natural al día e incrementar 1/4 cada semana o diez días hasta que se logre el nivel deseado de actividad hormonal. Él sugiere que simultáneamente se use la vitamina B para ayudar al cuerpo a proceso la hormona y fomentar la eficiencia celular en el transporte de oxigeno.[15]

El reemplazo hormonal en los individuos hipotiroideos deberá ser beneficioso a los síntomas mentales. El Dr. Pfeiffer reporta que 1 en 200 pacientes con pruebas de tiroides *normal* se recuperaron de la esquizofrenia con una pequeña dosis de hormona tiroidea.[7]

Uso de Tratamientos Naturales[6]

Los tratamientos naturales, son algunas veces exitosos, en especial cuando el hipotiroidismo se debe a una insuficiencia crónica de yodo o de otros nutrientes relevantes. Para muchos pacientes, no obstante, la terapia de nutrientes y hierbas no es suficientemente efectiva, a causa de, las potencialmente serias complicaciones a la enfermedad. Algunos de primera generación y la mayoría de la segunda o tercera generación de pacientes con hipotiroidismo sólo mejoran suficientemente con la terapia de reemplazo hormonal.

Necesidad de Tratamiento Efectivo[6, 15]

El hipotiroidismo debe ser tratado pronto y efectivamente. La deficiencia de la hormona tiroidea reduce el transporte de oxígeno a los tejidos, y retarda, el desarrollo del cerebral, y el crecimiento, en los niños. Más aún, el hipotiroidismo crónico está asociado a complicaciones como la hipoglucemia, diabetes, anemia, fallas inmunitarias, candidiasis, arteriosclerosis, colesterol elevado, presión alta, afecciones cardiacas, cáncer, y tuberculosis y otros padecimientos pulmonares.

Tratamiento Médico

El tratamiento con medicina establecida consiste en una prescripción de hormona tiroidea natural o sintética.

Deficiencias Comunes[6, 15, 18]

Proteína, sodio y fósforo. Ácido clorhídrico del estómaco. La vitamina A muy a menudo es bajó, (debido a la dificultad de metabolizar los carotenos); y puede ocasionar una pobre absorción de proteínas. La deficiencia de la B12, cobre y de hierro pueden incurrir en la anemia que corresponde. *Las deficiencias, pueden requieren inmediata atención, incluso aunque eventualmente tiendan a mejorarse conforme la función de la tiroides es restaurada y los nutrientes se asimilen mejor.*

LECTURAS RECOMENDADAS

Dr. Broda Barnes, MD, *Hypothyroidism: The Hidden Illness.*[6]

Dr. Stephen E. Langer, MD, *Solved: The Riddle of Illness.*[15]

Recordatorio. Está información es presentada para propósitos educativos solamente. No están contenidas todas las contraindicaciones. Si Ud. necesita tratamiento para la tiroides, esquizofrenia u otro padecimiento consulte con un médico bien informado.

Hipertiroidismo

Función de la Tiroides[20]

- Regula el metabolismo.
- Estimula reacciones químicas en las células.
- Aumenta en la célula: el calor, la producción de energía, y el consumo de oxígeno.
- Estimula la absorción de glucosa y el metabolismo de la proteína.
- Incrementa la movilidad intestinal y la absorción de nutrientes.
- Influencia el crecimiento y repara.
- Influencia el ritmo y la fuerza cardiaca, la función respiratoria y muscular, la producción de hormonas y la actividad del sistema nervioso central.

Una Tormenta Tiroidea es una Emergencia Médica[1]

La tormenta tiroidea involucra la liberación incontrolable y abrupto de grandes cantidades de hormona tiroidea. Puede ser instigado por: pánico, estrés, o la descontinuación del medicamento hipertiroidismo. Los síntomas incluyen fiebre, una debilidad muscular que incapacita, pulso rápido, agitación, confusión, intensa emotividad y psicosis. El hígado se inflama y colapso cardiovascular puede ocurrir. El 25% de los pacientes mueren incluso con tratamiento.

Inhibición de las Tiroides

El Dr. David Watts, apunta que la tiroides puede ser inhibida con demasiado de vitaminas B12, B17 (laetril), D, PABA, cobalto, calcio, litio, o molibdeno. El cobre y el yodo en algunos casos inhiben, pero a menudo estimulan la actividad de la tiroides.[2]

Ciertas hormonas como el estrógeno, insulina, cortisol, 6 y paratiroides pueden decrecer las secreciones tiroideas. El exceso de estrógenos (incluyendo las fuentes externas, como las píldoras anticonceptivas) pueden suprimir el TSH pituitario.[2, 15]

Alimentos potencialmente inhibidores, incluyen legumbres, (chícharos, frijoles, cacahuates), crucíferas (col, brócoli, etc.) y, a menudo, los salicilatos (se encuentran en la aspirina, la familia manzana, y ciertas bayas).[2] (Vea *Alimentos que Hacen que el Yodo No esté Disponible*, p 37.)

El hipertiroidismo se caracteriza por una sobreproducción de la hormona tiroidea. El Dr. Morgan[4] cita la incidencia del hipertiroidismo de 2 a 5 por cada 1000. Es más común entre las mujeres entre edades de 20 a 40 años. Las causas incluyen la herencia, el autoinmunidad, nódulos en la tiroides, enfermedades respiratorias, ciertos desequilibrios nutricionales, y excesivos medicamentos para el hipotiroidismo.

Síntomas Mentales[3-7, 15]

Los síntomas mentales pueden incluir: agitación, temblores, irritabilidad, perturbación, explosiones emocionales, ansiedad e insomnio. También en algunos casos: comportamiento errático, extravagante, delirio, manía, depresión, aislamiento social, tendencias impulsivas/destructivas, alucinaciones, delirio de persecución, o esquizofrenia paranoica.

Síntomas Físicos[3-5, 7]

Hambre, enflaquecimiento extremo, sensibilidad al calor, pulso acelerado, palpitaciones y dolor en el corazón, piel humectada, pelo fino y lacio, pérdida de pelo, ojos saltones, exceso de transpiración, diarrea, en las mujeres busto inflamado, menstruaciones escasas. Cuando es crónico, el paciente tiende a cansarse con facilidad y está constantemente exhausto.

Nutrientes[6, 7, 15, 18]

Los nutrientes se deberán adecuar a los requerimientos bioquímicos personales.

Vitaminas C y E. Los pacientes pueden hacerse análisis como hipertiroidismo, pero en su lugar realmente, tienen una hiperplasia tiroidea (Una tiroides crecida, la cual secreta exceso de hormonas.) La hiperplasia tiroidea puede ser causada por deficiencia de vitaminas C y E. Una apropiada suplementación corrige la condición.

Ácidos grasos esenciales. Algunos estudios sugieren deficiencias de ÁGEs pueden inducir al hipertiroidismo.

El hipertiroidismo puede crear deficiencias de vitaminas B1, B6, C, E, calcio, lo que debe ser tratado. La D3 (para incrementar la asimilación de calcio) y el complejo B también puede ser útil.

El yodo, es el componente clave en la hormona tiroidea. Un exceso puede ser muy estimulante. Algunos hipertiroideos mejoran con la restricción de yodo. Por otro lado, el hipertiroidismo es *ocasionalmente* causado por la carencia de yodo, en especial en áreas donde la tierra tiene carencias. En tales casos, puede responder a la inclusión de algas marinas en la dieta. *Precaución: La presencia del yodo, y sus efectos en la función tiroidea pueden ser difícil de valorar y si no es realmente deficiente, el aumento en la ingesta puede exacerbar el hipertiroidismo y desencadenar una "Tormenta Tiroidea".[6, 15, 20]*

Litio, que se une al yodo y lo excreta, ha sido usado para calmar la tiroides.[7] (vea *Litio* p 155 para contraindicaciones.)

Drogas y Tratamiento Médico

El tratamiento médico estándar para el hipertiroidismo usualmente involucra drogas supresoras, tratamiento con radiaciones y en algunos casos cirugía.

Recordatorio. Esta información es presentada para propósitos educativos solamente. Si Ud. necesita tratamiento para hipertiroidismo, esquizofrenia u otros padecimientos, consulte a un médico bien informado.

En el siguiente sumario de padecimientos endocrinos, los síntomas mentales, algunas veces asociados con las enfermedades son descritas a la derecha.

Suprarrenales

Hipersecreción Epinefrina, y Agotamiento Suprarrenal

Estos son omnipresentes en las modernas culturas industrializadas, y contribuir a los síntomas psiquiátricos. Véa también, *Hipoglucemia* p 70-73, y *Cafeína* p 85.

Enfermedad de Addison [1-3]

La enfermedad de Addison resulta de un deterioro en la corteza suprarrenal y es una enfermedad autoinmune en el 90% de los casos. Otras causas incluyen malignidad, tuberculosis, toxicidad e inflamación. Esto ocurre en 1 de 10 000 personas,[3] y es diagnosticado por la falla al responder a ACTH.

Los síntomas incluyen: las manchas obscuras en la piel, que se propagan desde las áreas donde hay fricción. También debilidad, fatiga, pérdida de apetito, náusea, vómito, presión baja, anemia, deshidratación, diarrea, pérdida de peso, hipoglucemia, vértigo, dolor e intolerancia al frío. Eventualmente, el colapso de los vasos sanguíneos, falla renal y coma.

La enfermedad se caracteriza por un principio lento y un curso crónico, algunas veces con remisiones temporales parciales. Estrés psicológico y físico puede provocar una crisis aguda. Antes de la terapia de reemplazo hormonal, la enfermedad de Addison era mortal. El tratamiento médico consiste en esteroides y atención a los factores causales. El equilibrio de sodio a potasio es también considerado.

El Síndrome de Cushing [1-3]

El síndrome de Cushing es causado por una sobre actividad de la corteza suprarrenal produciendo niveles excesivos de corticoides. Es más frecuente en mujeres en edad maternal y ocurre en 1 de 20 000 personas.[3] Las causas incluyen tumores (usualmente suprarrenales) sobreproducción de ACTH de pituitaria y sobredosis de esteroides.

El síndrome de Cushing se caracteriza por los sonrojos, cara de luna; cuello grueso; almohadillas de grasa en el tronco y espalda; piel delgada, moretones fácilmente; ojos hinchados; incremento de pelo en el cuerpo; inflamación abdominal; acné; líneas rojo-púrpuras en el abdomen, espalda y muslos. Complicaciones incluyen diabetes, candidiasis, alta presión, piedras en los riñones, deterioro en los músculos y los huesos, irregularidades en la menstruación dolor en la espalda, función sexual trastornada, curación lenta de las heridas.

Feocromocitoma [1-3]

En la feocromocitoma, tumores en las células cromafines, usualmente localizadas en la médula suprarrenal, secretan excesiva adrenalina y noradrenalina. Esto ocurre en 1 de 10 000 personas.[3]

Los síntomas incluyen un sentir extraño de hormigueo en las extremidades; piel fría húmeda y pegajosa; exceso de transpiración, sonrojos; náusea, vómito; garganta cerrada; dificultad para respirar; palpitaciones, dolor en el pecho, aumento de la presión arterial; mareos; y estreñimiento. Los síntomas pueden ser disparados por un esfuerzo físico excesivo, encorvamiento torcedura, estrés emocional, hilaridad, estornudar, gárgaras, sueño o embarazo.

Básicos de las Suprarrenales[5]

La corteza suprarrenal: La corteza secreta corticoides, incluyendo los *mineralocorticoides* (como: la aldosterona, la cual incrementa la retención de sal y la excreción de potasio); *los glucocorticoides* (Ej.: el cortisol), son importantes para metabolizar los carbohidratos, grasas y proteínas, lo inmunológico, alergias, estrés y la respuesta inflamatoria; y *17-cetosteroides* (hormonas sexuales).

Médula Suprarrenal. La médula secreta *noradrenalina* y *adrenalina*, las cuales producen la reacción al estrés: "pelea o huye".

Los nutrientes conocidos que son necesarios para las suprarrenales incluyen: vitaminas C, B5, B6, complejo B, magnesio, zinc y potasio. Los glandulares de suprarrenales pueden algunas veces probar su utilidad en especial si el estrés es excesivo, o en casos severos de alergia o inflamación.[5]

SÍNTOMAS MENTALES

Enfermedad de Addison

La enfermedad de Addison puede inducir a: apatía, escasez de pensamientos, insomnio, ataramiento, depresión, negatividad, confusión, inestabilidad emoción, y niveles fluctuantes de conciencia y síntomas mentales.

Síndrome de Cushing

90% de los pacientes con síndrome de Cushing exhiben síntomas psiquiátricos, los cuales pueden incluir: ansiedad, excitación, euforia, delirio, desorientación, concentración atrofiada, irritabilidad, insomnio, pérdida de la memoria reciente, y depresión (10% intenta el suicidio). También en algunos casos, hay delirios paranoicos, alucinaciones, y psicosis.

La prueba de supresión de dexametasona, la cual mide el incremento de cortisol, es también indicador para depresión.[9] El elevado cortisol, o una anormal fluctuación diaria de cortisol, algunas veces ocurre en esquizofrenia.[4]

Feocromocitoma

Los síntomas pueden incluir una severa jaqueca, trastornos visuales, depresión, una intensa aprensión y la sensación de un inminente destino fatal. Ataques de pánico pueden provocar una psicosis temporal.

Pituitaria

SÍNTOMAS MENTALES

Tumor de la Pituitaria Anterior[2]

Los síntomas mentales pueden incluir, dispercepciones, psicosis, y el síndrome de esquizofrenia.

Hipopituitarismo

El 70% de los pacientes con hipopituitarismo exhiben síntomas mentales, tales como: apatía, confusión, depresión, fatiga y muy baja tolerancia al estrés. Los síntomas pueden progresivos a anorexia nervosa o a franca psicosis.

Micro-Tumores de la Pituitaria Anterior, Inducida por el Estrés[2]

La prolactina es producida por la pituitaria anterior, y es la hormona que estimula una secreción de leche. La prolactina también regula al calcio y otros minerales, bloquea la ovulación y menstruación, y reduce el deseo sexual. Se produce en los hombres y las mujeres.

La efectividad de los neurolépticos "típicos" es generalmente correlacionada con la habilidad de incrementar la secreción de prolactina, una función que refleja la habilidad de inhibir la dopamina, que es un inhibidor de la prolactina.

El exceso de prolactina puede producir la formación de micro tumores en la pituitaria anterior, la cual, sobre-secreta prolactina. Los síntomas mentales que resultan, pueden incluir, desde los delirios leves, hasta a un completo síndrome de esquizofrenia.

Los síntomas físicos pueden incluir diabetes, desequilibrios de agua y sodio, jaquecas, pérdida de libido, infertilidad y en las mujeres se interrumpe el ciclo menstrual, secreción en los senos, y un incremento del vello facial.

Los tumores en la pituitaria anterior, inducidos por el estrés son raros en la población en general, pero más comunes en los esquizofrénicos.

Puede ser difícil de distinguir cual está causando los síntomas anteriores: los neurolépticos, o el micro-tumor de la pituitaria anterior.

La cirugía había sido formalmente el mejor tratamiento para los tumores, pero después se encontró que la mayoría de los pacientes respondían a la bromocriptina, un ergótico derivativo usado para la acromegalia. La terapia de bromocriptina también mejora los síntomas mentales en esquizofrénicos que sufren este desorden.[2]

Los efectos secundarios de la medicación incluyen, agitación, baja presión y mareos.

Hipopituitarismo[1-3]

Panhipopituitarismo ocurre en 1 de 5000 personas.[3] La reducción de la función pituitaria puede ser causada por un tumor, rompimiento de un vaso sanguíneo, tuberculosis, sífilis, uso de esteroides, cirugía u otros daños físicos a la pituitaria.

Los síntomas físicos incluyen hipoglucemia, hipertiroidismo, presión baja, pérdida de la libido, reducidas características sexuales secundarias y susceptibilidad a infecciones.

Hiperparatiroidismo[1-3, 6-8]

La paratiroides, incrementa el calcio en la sangre por medio de removiéndolo de los huesos, se incrementa la absorción en los intestinos y la inhibición de la excreción en los riñones.

El hiperparatiroidismo se caracteriza por los niveles excesivos de calcio en la sangre. Comúnmente es causado por un tumor en la paratiroides (en muchos casos benignos), pero también puede ser debido a un severo hipertiroidismo, el estrés, padecimientos riñones o hígado, o demasiada vitamina D.

La frecuencia de este padecimiento es de 1 en 800 personas de más de 20 años con un promedio de tres mujeres por un hombre.[3]

Los síntomas incluyen debilidad, pérdida de apetito, náusea, estreñimiento, dolor abdominal, sed, exceso de orina, piedras en el tracto urinario, daño en los huesos y riñones, úlceras y artritis.

Hipoparatiroidismo[1-3]

El hipoparatiroidismo es marcado por una baja de calcio en sangre. Esto ocurre en 1 de cada 50 000 personas, especialmente en mujeres.[3] Es autoinmune o causado por una operación en la tiroides.

Los síntomas físicos incluyen: Unas quebradizas, piel seca y escamosa, irregular del cabello, cataratas, una pobre formación de esmalte en los dientes, (en los niños), calambres, espasmos musculares, (especialmente en los dedos y los dedos del pie pero también en la cara), y convulsiones.

El tratamiento[2, 3] puede incluir suplementos de calcio y nutrientes que refuercen la asimilación de calcio y así como de las vitaminas D3, C y K2, magnesio, etc.

Ver *Desequilibrios de Calcio y Magnesio* p 97

Carcinoide[3]

El síndrome de carcinoides es una enfermedad inmunológica/autoinmune que involucra los tumores endocrinos, que segregan hormonas. Ellos son típicamente encontrados en el intestino delgado, estómago y apéndice. Los primeros síntomas normalmente se vuelven evidentes si el tumor se propaga a los pulmones o al hígado.

La comida, excitación, esfuerzo excesivo o el alcohol pueden provocar un bochorno, acompañado de transpiración, una sensación de calor; y tal vez: lágrimas, incremento de salivación, incremento de la respiración, latidos rápidos, diarrea profusa, jadeo y calambres abdominales. Los bochornos pueden ocurrir de 20 a 30 veces en el día.

El diagnóstico y el tratamiento temprano son importantes.

Páncreas

Vea *Desequilibrios de Azúcar* p 70-76.

Ovarios

El exceso de estrógenos incrementa el cobre. Vea *Histapenia* p 44-49.

Recordatorio. Esta información es presentada con propósitos educativos solamente. Si UD, necesita tratamiento para desórdenes endocrinos, esquizofrenia u otro padecimiento consulte con un médico bien informado.

Paratiroides

SÍNTOMAS MENTALES

Hiperparatiroidismo

El hiperparatiroidismo puede inducir a la apatía, depresión, lapsus de memoria, confusión, ansiedad, retardo, pérdida de conciencia, ilusiones psicóticas, alucinaciones y paranoia.

Hipoparatiroidism

Los síntomas del hipoparatiroidismo pueden incluir a depresión, retardo, irritabilidad, ansiedad, inestabilidad emocional, neurosis, demencia, y psicosis.

Más Endócrinas

SÍNTOMAS MENTALES

Carcinoide

Los tumores carcinoides comúnmente secretan serotonina, pero también pueden secretar histamina, catecolaminas o prostaglandinas. 40% de los pacientes con carcinoides desarrollan síntomas mentales.

Trastornos Orgánicos Cerebrales

Los trastornos orgánicos cerebrales son enfermedades biológicas o padecimientos físicos del cerebro. En la percepción corriente principal de los trastornos orgánicos, las enfermedades mentales (como la esquizofrenia), son excluyen. No obstante, como se ha indicado a través de todo este libro, hay una extensa evidencia de las bases bioquímicas de la mayoría de las esquizofrenias. Es también notable que los esquizofrenias y pacientes con un síndrome orgánico cerebral tiendan a presentar con las pruebas neurológicas similarmente.[4] Ej.: En especial en las etapas iniciales, muchos desórdenes orgánicos del cerebro, en algunos casos, inducen a los síntomas de esquizofrenia, resultando en diagnósticos equivocados.

Trastornos Orgánicos Cerebrales[1-25]

Algunos de los tratamientos naturales están bosquejados para dar al lector una idea general de lo que esto puede involucrar. Las contraindicaciones no han sido incluidas. Para mayores detalles el lector es referido a los libros recomendados en la p 126.

Corea de Huntington

Los síntomas de la Corea de Huntington pueden incluir psicosis y paranoia, obstinación indiferencia, euforia, violencia y demencia, en progresión al deterioro total. La psicosis puede ocurrir al principio o hacia la mitad de la enfermedad. Los movimientos coreiformes pueden ser confundidos con la discinesia tardía.

La Corea de Huntington es una rara enfermedad hereditaria, que involucra daño severo a las pequeñas y medianas neuronas del ganglio basal. Se caracteriza por una demencia y movimientos involuntarios rápidos y espasmódicos, causados por la progresiva degeneración del ganglio basal. En la medianía de edad es cuando surge por primera vez la enfermedad. Sus síntomas pueden involucrar irritabilidad, excentricidad, e incluso psicosis.

Los estadios tempranos pueden llevar a un diagnóstico equivocado de esquizofrenia y es relativamente común. La equivocación normalmente se corrige cuando aparecen los movimientos coreiformes.

"Es marcada, la tendencia a la locura y, a veces ese tipo de locura que conduce al suicidio".
Dr. George Sumner Huntington, 1872

Sin embargo, los movimientos de giro y espasmos se pueden confundir con discinesia tardía (un efecto secundario común de neurolépticos), desafortunadamente llevando un inapropiado tratamiento basado en esquizofrenia y no en la corea.

La historia familiar por lo general proporciona una clave para el diagnóstico, como la herencia es a través de un gen dominante.

Nota: El Dr. Hoffer ha utilizado con éxito el tratamiento nutritivo en dos casos. El tratamiento incluyó: la vitamina B3 (especialmente con síntomas psiquiátricos), C (para la inmunidad, reparación celular, el estrés), manganeso (temblores), B6 (anti-neurótico), E (protección antioxidante, neuromuscular), ácidos grasos esenciales (precursores de las prostaglandinas), selenio (protege la vitamina E y ácidos grasos esenciales), y la colina (temblores).[6, 19]

Tumores Cerebrales

Los tumores cerebrales pueden inducir a cambios de personalidad, confusión y, en algunos casos, a psicosis.

Los síntomas pueden incluir cambios abruptos de personalidad, depresión, hipomanía, confusión, ambigüedad, lapsus de memoria, reír inadecuadamente, y pérdida de peso. La psicosis puede estar particularmente asociada con los tumores de la pituitaria o lóbulo temporal.

Una discusión de métodos naturales usados en el tratamiento de tumores o cáncer es más allá de la meta de este libro. El lector es referido a los numerosos libros que hay ahora sobre el tema.

Presión Normal del Hidrocéfalo

Síntomas de Presión Normal del Hidrocéfalo pueden incluir psicosis, delirios de persecución, depresión y demencia.

En la hidrocefalia de presión normal, el fluido cerebroespinal no es absorbido, pero aumenta la presión en el tejido cerebral. Los síntomas mentales y neurológicos pueden ser los más obvios y pueden incluir delirios de persecución, depresión, demencia, psicosis, incoordinación, incontinencia. Al principio pueden parecer repentinos, pero el paciente con frecuencia ha tenido un historial de infecciones e inflamaciones. Esta enfermedad es más común en la vejez. El tratamiento médico conlleva un drenado.

Esclerosis Múltiple

La esclerosis múltiple es causada por un deterioro y la dispersión de las vainas de mielina. Al principio es gradual, con un curso crónico y con frecuencia, inexplicables remisiones, seguidos por un empeoramiento de los síntomas.

Los síntomas mentales pueden involucrar cambios emocionales bruscos sin causa aparente, depresión, euforia y deterioro mental. Los síntomas físicos incluyen, problemas visuales transitorios, mareos, debilidad, entumecimiento, hormigueos en los miembros, padecimientos de la vejiga, impotencia, hablar arrastrado y ataques.

Si la psicosis ocurre, se agrupa normalmente alrededor del tiempo, cuando los síntomas neurológicos surgieron por primera vez. (El Dr. Torrey reporta que una mujer había sido tratada como esquizofrénica paranoica por 10 años antes que la esclerosis múltiple fuera detectada como la fuente de su psicosis.)[4]

Los tratamientos naturales usados actualmente incluyen atención a las alergias por alimentos, particularmente los que abarcan cereales con gluten y lácteos, tratamientos para la mala asimilación, y terapia física. El Dr. Roy Swank[9, 10] sugiere una dieta que consiste en no más de 10g de grasas saturadas, y el contenido de 40-55g de aceites poliinsaturados (no hidrogenados). También comidas enteras, pescado tres o más veces por semana, y la restricción total de otros alimentos animales, pero una normal ingesta de proteínas. El Dr. Michael Murray recomienda los siguientes suplementos: aceite de linaza e hígado de bacalao (1 cucharada por día, de cada uno), EPA (1g), DHA (750mg), selenio (200mcg), Vitamina E (600 UI). *Nota:* El aceite de oliva también puede ser útil.

Otros factores importantes pueden incluir: más antioxidantes, la vitamina B12, vitamina D3 (y la luz del sol), una dieta rica en minerales alcalinizantes, suficiente ejercicio, y la progesterona suficiente.

Parkinson

La enfermedad de Parkinson se caracteriza por una actividad insuficiente de dopamina, y degeneración de las células nerviosas de la sustancia negra. Los síntomas incluyen dificultad para iniciar y detener movimientos una postura encorvada, movimientos lentos, arrastrar los pies al andar, temblores en las manos, y estar inmutable (mirar sin pestañear). El habla se vuelve lenta y quieta, y eventualmente ininteligible. La escritura se vuelve ilegible. Los síntomas tempranos son ocasionalmente como los de la esquizofrenia, y pueden incluir depresión, delirios y confusión. La demencia eventualmente ocurre a un tercio de los pacientes.

El Parkinson puede involucrar un daño severo por radicales libres y niveles bajos de glutatión en la sustancia negra.[21] Varios estudios sugieren que la excitotoxicidad (vea p 145) puede contribuir al Parkinson.[23]

Si un paciente es erróneamente diagnosticado como un esquizofrénico y lo mantienen con neurolépticos, la similitud de los síntomas de Parkinson y los efectos colaterales de los neurolépticos pueden hacer que sea difícil para detectar la enfermedad subyacente. Más aún los neurolépticos pueden exacerbar el Parkinson.

El tratamiento sugerido para Parkinson, por el Dr. James Balch, implica: calcio, magnesio, lecitina, GABA, glutamina, tirosina, complejo B, y vitaminas: B6 (no se tome Con L-Dopa); E; C; bioflavonoides y otros antioxidantes. También niacina, enzimas digestivas, las formulas contra la levadura, multivitaminas/minerales, junto con una dieta alta en alimentos crudos, semillas, nueces y granos. Y, en algunos casos, ayunos cortos, supervisados por el médico, y/o tratamientos de quelación.[11]

La Esclerosis Múltiple puede inducir a perturbaciones emocionales, deterioro intelectual y en algunos casos psicosis.

Los síntomas de Parkinson pueden incluir: confusión, depresión, delirios; y al inicio, puede llevar a un diagnóstico equivocado de esquizofrenia. Con un tratamiento de antipsicóticos, los síntomas del Parkinson, pueden confundirse con por efecto secundario de los neurolépticos.

La arteriosclerosis cerebral puede causar una perdida temporal de las funciones motora e intelectual, incluyendo el reconocimiento y comprensión de la habla. El paciente puede perder completamente el contacto con su medio ambiente, (delirio agudo). Bastante a menudo, en la arteriosclerosis cerebral puede subyacer un esquizofrenia tardio.

LECTURAS RECOMENDADAS

Dr. Michael Murray, ND, y Dr. Joseph Pizzorno ND, *Encyclopedia of Natural Medicine.*[8]

Dr. James Balch, MD, *Prescription for Natural Healing.*[11]

Dr. Lawrence Galton, *You May Not Need a Psychiatrist.*[14]

Dra. Linda Page, ND, *Healthy Healing.*[12]

Dr. Carl Pfeiffer, MD, PhD, *The Schizophrenias, Ours to Conquer.*[13]

Dr. Melvyn Werbach, MD, *Nutritional Influences on Mental Illness, y Nutritional Influences on Illness.*[15, 16]

Dr. Melvyn Werbach, MD, y Dr. Michael Murray, ND, *Botanical Influences on Illness.*[17]

Nutrióloga Maureen Salaman, *Foods That Heal.*[18]

Dr. Abram Hoffer, PhD, MD, *Orthomolecular Medicine for Physicians.*[20]

Recordatorio: Esta información es presentada con propósitos educacionales solamente. Las contraindicaciones no han sido incluidas. Si Ud. Necesita tratamiento para algún trastorno cerebral, esquizofrenia u otra condición médica, consulte a un médico bien informado.

Cerebral, la Arteriosclerosis y la Aterosclerosis. Embolia.

Los síntomas incluyen hiper-emotividad, rasgos exagerados de personalidad, depresión, mareos, jaquecas, desvanecimientos. Al principio de la enfermedad, otras áreas del cerebro tienden a asumir las funciones de las áreas dañadas, y el delirio normalmente se disipa en unas cuantas semanas. La personalidad y la capacidad de juzgar, no se deterioran hasta que la enfermedad ya está muy avanzada, cuando la memoria y la concentración y la habilidad para entender nuevas situaciones disminuyen.

El daño cerebral puede a menudo subyacer una esquizofrenia de inicio tardío.

La embolia ocurre más comúnmente en hombres y a personas con la presión alta. La condición circulatoria de los riñones puede ser indicativo de la del cerebro.

Los tratamientos nutricionales sugeridos por el Dr. Bach incluyen vitaminas A, E, C, complejo B, dimetil glicina, CoQ-10, selenio, zinc, germanio, calcio y magnesio, fosfatidil colina, EPA (se encuentra en los pescados de agua fría) y metionina. La dieta debe ser alta en fibra, baja en grasas saturadas. Los alimentos procesados, carne, alcohol; el tabaco; cafeína y otros estimulantes deben ser evitados. El Dr. Balch encontró que las siguientes hierbas son útiles: ginkgo, cayena, pamplina, oxiacanta.[11] El Dr. Page, también sugiere B6, niacina, bioflavonoides, carotenos, aceite de prímula del atardecer, (por un tiempo limitado) y alfalfa.[12]

Las demencias

Las demencias se caracterizan por el progresivo deterioro de las funciones intelectuales. La mayoría de las demencias son debidas a la enfermedad de Alzheimer. Otras causas incluyen: infartos múltiples, una extrema deficiencia de vitaminas B12, hipotiroidismo crónico, ataques recurrentes de hipoglucemia,[22] fiebres altas, o repetidos traumas en la cabeza. Metales tóxicos pueden ser importantes.[25] La excitotoxicidad puede contribuir.[23] Los medicamentos que deprimen el funcionamiento cerebral, pueden también ser un factor, especialmente cuando se usan en combinaciones.[23]

Los síntomas de demencia incluyen desorientación, respuestas inadecuadas, el deterioro en los hábitos personales, pérdida de la memoria, pérdida de la inteligencia, incoherencias, delirios, y emociones romas e inestables. La psicosis tipo esquizofrenia puede ocurrir y es más común en las demencias tempranas (como en la enfermedad de Pick, que empieza en la medianía de edad).

Frente a las causas. Los tratamientos naturales adicionales son de algunas maneras similares a aquellos mencionados anteriormente (vea *Arteriosclerosis Cerebral*).[11, 12] Los tratamientos de la quelación han sido hallados de ayuda para algunos pacientes en etapas iniciales o intermedias.[24]

Trauma Cerebral

Las lesiones físicas al cerebro, tanto si se producen como golpes a la cabeza, epilepsia, electrochoque, o ataques, es en algunos casos asociado con el síndrome de la esquizofrenia, en especial si los lóbulos temporales están involucrados. Mientras que la reparación de la mayoría de los tejidos es a menudo posible, reparar las células nerviosas es difícil (algunos lo creen imposible) para lograrlo, a pesar de que algunos métodos han sido reportados de ayuda.

Vea *Reparación de Tejidos Cerebrales* p 130 y *Reparación del Sistema Nervioso* p 162).

Parte VI: Algunas Consideraciones Vitales

Me quería morir... Estaba tan cansado después del segundo tratamiento de choques, que me no podía levantarse... Memoricé mi nombre: Teddy, Teddy. Soy Teddy... Estoy aquí, en el hospital... y mi Mamá ha desaparecido...

Me dolía mucho y el mundo estaba girando dolía mucho... Quería dejar de pelear; y quería morir...

A veces los ratones corrían alrededor de las paredes en la habitación. Me los observaba cuidadosamente y tratar de no asustarlos... enrollaba en una bola, agarrado de me rodillas, y mecía en la cama, tratando de consolarme...

Y así pase mi niñez despertando de pesadilla a pesadilla, encerrado en un cuarto con recortes rasgados, de los libros de cómicos y mendrugos de pan, y mis amigos los ratones; con nadie que me dijera quien era yo.

Ted Chabasinki,[1] quien vivió en un
hospital mental desde los 6 años a 17

Niños

Autismo

Depresión

Comportamiento

Niños

Muchos niños diagnósticos como: hiperactivos, retrasados, o con los trastornos de aprendizaje, son responsivos a terapias nutrientes. Los nutrientes pueden ser especialmente importantes para que esa minoría significativa de esos niños que se están incubando esquizofrenia y quienes, puede que tengan que soportar años de dispercepciones, depresiones y fatigas, antes de la esquizofrenia se manifiesta.

"El típico paciente es un niño asustado. Viene detrás de la madre, ojos bajos y un semblante triste y no será voluntario de nada. El niño quedará parado o sentado según le digan... pero de tiempo en tiempo, brincará y se moverá continuamente... Él está teniendo tantas experiencias nuevas cada día y las percepciones cambian e incluso los cambios físicos son aceptados como algo natural y nunca o raramente pregunta".
Dr. Glen R. Green, M.D.[5]

"Cada noche ella vio un fantasma, largo y blanco... Al principio ella había estado atemorizada... Pero después se concluyó que era su madre caminando por el cuarto con una sábana blanca y no había razón para tener miedo. El fantasma a menudo la hablaba y le decía que ella también se convertiría en fantasma".
Dr. Abram Hoffer, PhD, MD,[7] describiendo una alucinación de una niña de 5 años, quien se recuperó en unos cuantos meses con vitamina B3 y C.

"[Las drogas estándar] incrementaban el comportamiento ritualista, su constante hiperactividad, gritando, golpeando de cabeza y auto mutilando... Él podía entender el lenguaje pero no podía hablar... Con frecuencia la rutina diaria era gritar sin razón aparente por largos periodos de tiempo... correr sin rumbo fijo alrededor de la casa rompiendo cosas... y creando tal estrago, que los padres lo acorralaron en un cuarto... para salvar a la familia de la destrucción".
Dr. Alan Cott, MD, describiendo a un niño de 4 años, el Primer niño esquizofrénico en recibir la terapia de Megavitaminas (1965). Después del tratamiento él empezó a hablar y mejoró marcadamente.[9]

Las Madres

"No es difícil determinar cuándo un niño enfermo ha empezado a estar bien, con sólo mirar a su madre. Cuando las madres están alegres, más optimistas y menos demacradas, es casi seguro que el hijo ha empezado a recuperarse".
Dr. Abram Hoffer, PhD, MD

Las estadísticas nos dicen que sólo el 2% de las esquizofrenias ocurren en la niñez. Es raro antes de los 5 años. La tasa se incrementa gradualmente alrededor de los 1x5 años y en ese punto se eleva rápidamente. La esquizofrenia infantil es cuatro veces más común en varones.[3]

La esquizofrenia puede ser genética o debido a factores tales como: infecciones, neurotóxicos, deficiencia de nutrientes, alergias o dificultad en el alumbramiento. La influencia materna (congénita) puede incluir malnutrición, toxicidad con metales, anemia, excitotoxicidad, o abuso de tranquilizantes, sedantes, diuréticos, píldoras para adelgazar, u otras drogas.[3, 35]

Tratamientos Tempranos[1, 2, 6]

POR QUÉ LA TERAPIA NUTRITIVA SE DEBE INICIAR TEMPRANO

☐ El tratamiento temprano ofrece más oportunidades de una completa recuperación.

☐ Minimiza las oportunidades de desarrollar daños neuronales y físicos (Ej. En las suprarrenales).

☐ Se ayuda al niño a experimentar las etapas de desarrollo relativamente normal.

Síndromes Típicos[2, 5-9, 16]

Las características, a observar en bebes, son la lentitud en aprender a hablar y caminar y la dificultad para la vinculación. Conforme el niño crece, los síntomas pueden incluir insomnio, enuresis, fatiga, miedos, rabietas temperamentales. El niño puede ser infeliz, agitado y resentido, "una irritación mercurial".[8] Puede raramente reírse, pero ser propenso a los episodios de excitación maníaca. Tales niños a menudo se resisten a los quehaceres y tienen dificultades para hacer amigos, tienen problemas sociales en la escuela y en la casa.

El chico puede quejarse de varios dolores y dolencias. La visión tal vez sea borrosa y la distorsión visual puede hacer difícil la lectura. Las matemáticas y los pensamientos abstractos pueden ser elusivos. El chico a menudo tiene problemas con aprendizaje, concentración y para recordar. En algunos casos, el niño de una inteligencia por encima del promedio parece retrasado. La hiperactividad puede ser avasallante, "como dentro de un tornado". Cuando sean grandes, tales niños algunas veces usarán drogas o alcohol para calmarse.[16]

Pruebas Bioquímicas[1, 5-8]

Dr. Green sugiere que en lugar de etiquetar a un niño "esquizofrénico", todos los factores subyacentes deberán ser identificados, para que el niño pueda ser ayudado.[5]

☐ Descartar un trauma psicológico. El niño puede estar reaccionando a una situación abusiva y la esquizofrenia puede que no sea el factor.

☐ Pruebas de visión, Ej.: hipermetropía, diferencia en el poder reactivo entre los ojos; dificultad para enfocar, convergencia y visión binocular.[6]

☐ Las pruebas bioquímicas usadas para adultos se mantienen aplicables: conteo de basófilos en sangre, histamina en sangre, pirroles en orina; minerales en pelo, y metales pesados; análisis nutricionales en sangre y orina; química sanguínea completa; el funcionamiento de suprarrenales, riñones e hígado; niveles de proteína y electrolitos. Asegúrense de revisar si hay Cándida, exposición a pesticidas, alergias, y desordenes de azúcar. (Vea *Apéndice I.*)

☐ Pruebas de selecciόne psicológica, como las HOD o EWI, no son precisas para todos los niños, hasta con puntaje alto. (Vea *Apéndice 2.*)

Desequilibrios asociados con síntomas específicos

☐ Alteraciones de aprendizaje, son con frecuencia vinculados a elevados niveles de mercurio, plomo, cadmio o cobre.[1, 6, 32, 37]

☐ Violencia/delincuencia es asociada con desequilibrios característicos. (vea *Crimen y Delincuencia* p 138)*.[7]

☐ La hiperactividad es común y puede señalar alergias, deficiencia de vitaminas o reacciones al azúcar. El zinc, vitaminas B6, C y colina son con frecuencia indicados.[1]

☐ Si el niño es pasivo, revisar toxinas (plomo alto, cobre o sodio, con bajo zinc y potasio, es bastante común).[1, 8] También, hipotiroidismo.

Tratamiento[2, 4-6, 8, 10, 12, 24, 34]

Las siguientes condiciones están con frecuencia implicados: **biotipo** (vea p 41-76); **confundiendo enfermedades** (p 100-126); **déficits o exceso de nutrientes específicos** (p 25-40); **desequilibrios de neurotransmisores** (p 139-146); o **metales pesados** y otros **neurotóxicos** (p 83-100). El tratamiento para estos factores tiende a ser similar a los descritos para adultos, excepto que *las dosis son en general más bajas*. Y el suplemento de molibdeno, se da solamente, definitivamente requerido.

Suplementos[2, 4-6, 8, 24]

Con el tratamiento para biotipo, toxicidad con metales, etc., ciertos suplementos a menudo son de ayuda por los niños. El siguiente es una lista general de dichos nutrientes así como las indicaciones de uso posibles. *Las dosis enlistadas son cantidades promedio usadas por los Dres. Hoffer, Green, Cott o Pfeiffer. A los niños más péquenos, se les da dosis más bajas, según como sea adecuado. El tratamiento debe reflejar a las necesidades del individuo.*

Vea *Sumario de Nutrientes* (24-40) y en *Biotipos* relevantes (42-76) para contraindicaciones.

☐ **Complejo B**. Funcionamiento general del sistema nervioso.

☐ **Tiamina**. Insomnio, irritabilidad, ansiedad, depresión.

☐ **Vitamina B3**. Puede reducir el comportamiento extravagante; mejora la oxigenación cerebral, el metabolismo, funciones generales. [B3 sin-rubores. 0.1-1g, 2-3 por día. *Menos si histadélico. Introducirla gradualmente.*]

☐ **Vitamina B6**. Voces, depresión, ansiedad, paranoia. *Todos los biotipos.* A menudo, más crucial en niños que la B3. [25-500mg]

☐ **Calcio pantotenato** (B5). Usualmente reduce la ansiedad, aumenta la accesibilidad. (400-600mg) *Algunas veces no ayuda en el autismo o en la histadelia.*

☐ **Zinc**. Irritabilidad, paranoia, hiperactividad. *Usado por todos los biotipos.*

☐ **Magnesio**. Con frecuencia indicado para niños que reaccionan desfavorablemente a la B6 (la cual puede remover el magnesio del cuerpo). Los síntomas por deficiencias incluyen irritabilidad, enuresis y sensibilidad al sonido.

☐ **DMAE**. Puede mejorar el comportamiento y la habilidad de aprendizaje. Calma la hiperactividad, sin los efectos tóxicos del Ritalín. *Puede estar contraindicado.*[1]

☐ **Vitamina C**. Ansiedad, voces, depresión. Puede incrementar la conciencia social y la interacción

☐ **Riboflavina, Vitamina B12 y Ácido fólico**. Podría ser útil (*El Ácido fólico, y a veces la B12, es contraindicado con la Histadelia.*)

☐ **Vitamina E, Bioflavonoides, y otros antioxidantes.**

☐ **Omega 3 y/o GLA**. Usados en muchos casos de hiperactividad, depresión y esquizofrenia. El aceite de prímula (GLA), *si está indicado*, puede ser frotado en la piel.[31] *Considere los requisitos de biotipo.*

☐ **Dimetil-Glicina**. Puede fomentar el habla en niños no verbales.[6, 46-48]

☐ **GABA, taurina, triptófano**. Pueden tener efectos calmantes. (p 143-6.)

Experimento Temprano

En 1960 el Dr. Bernard Rimland, PhD, director de un centro para información en los desórdenes de comportamiento en la niñez, había estado escuchando de familias que experimentaban con terapias de mega-vitaminas para niños. Las historias de éxito se centraban en un conjunto particular de vitaminas.[4]

Él empezó a estudiar con varios cientos de niños. El tratamiento empezó con varios gramos de vitamina C y un potente múltiple B. Dos semanas después fueron añadidos B3 y B6 en dosis de acuerdo con el peso del niño. El tratamiento continuó por 3 meses, seguido por un periodo sin tratamiento, después del cual el tratamiento fue reanudado en breve. El éxito fue medido por cuestionarios periódicos y completados por padres y médicos.

Los resultados indicaron una general mejoría a sentirse bien, algunas veces, una mejoría notable en el comportamiento, especialmente en contraste con el periodo sin tratamiento.

Preguntas Diagnósticas (Dr Green)[5]

El Dr. Green comenta que el niño tiene percepciones erradas, pero cree, que todos las tenemos, o hemos aprendido a ocultarlas, así es que "necesitamos preguntarlo de la manera correcta".

Algunas de las preguntas del Dr. Green:

¿Se mueven las palabras mientras lees?
   ¿Encuentras que las palabras parecen moverse de arriba abajo un poquito algunas veces cuando las ves?

¿Parece que el piso se mueve cuando caminas?

¿Algunas veces oyes que te llaman por tu nombre cuando no hay nadie a tu alrededor?

¿Cuándo te miras al espejo tu cara parece cambiar?

¿Las fotografías algunas veces se mueven un poquito cuando las miras?

Vea *Apéndice 2*, p 173.

DMAE[8]

El DMAE* (dimetilaminoetanol) un precursor de la acetilcolina, cruza la barrera hematoencefálica más fácilmente que colina. El DMAE es tenido a ser efectivo en las alteraciones del aprendizaje, hiperactividad y ciertos depresiónes, *pero puede estimular en exceso o de lo contrario ser contraindicado.*

* El DMAE comercial es usualmente mezclado con ácido pantoténico y pequeñas cantidades de manganeso para aumentar la acetilación de la colina.

Aditivos, Silicatos, Alergenos[29, 60, 63]

El Dr. Ben Feingold, encontró que casi el 50% de los niños hiperactivos eran muy sensibles a los preservadores, y a los sabores y colores artificiales.*
El Dr. Feingold también descubrió que muchos niños hiperactivos reaccionan a las fuentes de silicatos (como: la aspirina, manzanas, duraznos, frambuesas, etc.) El actual enfoque es el de probar cada alimento (unos alimentos provocan reacciones a silicato, y los otros no). Niños con ancestros del Sur de Europa tienen mayor tendencia a reaccionar a los silicatos.

Enuresis Nocturna[, 36]

El Dr. Pfeiffer recomienda niacina, vitamina B6 y E, complejo B, magnesio y tratamiento para las alergias. Si esto es insuficiente, él sugiere tratar DMAE, vitaminas A, B3, C, E, zinc y manganeso.[2]
El Dr. Krohn encontró que las alergias implicadas, están más frecuentemente lácteos, seguidos por el trigo, maíz, huevos, naranja y chocolate.[36]

Remoción de Plomo[62]

Elevados niveles de plomo en los niños, pueden estar asociados con hipoactividad, trastornos de aprendizaje, histadelia o delincuencia. Con los niveles muy altos de plomo (sin encefalopatía), el agente quelante *DMSA** (por boca) a veces se utiliza para los niños.
* Los efectos secundarios incluir escalofríos, fiebre, sarpullido, síntomas benignos gastrointestinales, transitorio incremento de las enzimas hepáticas.

Investigación con el Alga Azul Verde

El alga azul verde esta siendo investigada por sus efectos en la hiperactividad, autismo, esquizofrenia, Cándida, desequilibrios de azúcar y alergias. Las investigaciones preliminares son promisorias. Un estudio con niños de escuela, encontró efectos mentales beneficiosos; y mejorar la habilidad de enfocar la atención.[27] Investigaciones posteriores son necesarias. El uso, en relación con los biotipos no han sido aún evaluadas. (Vea *Contraindicaciones* p 134.)

LECTURAS RECOMENDADAS

Dr William Crook, MD, *How to Solve the Puzzle of Your Difficult to Raise Child.*[64]

Dra. Doris Rapp, MD, *Is This Your Child?*[28]

Dr. George von Hildheimer, MD, *Allergy, Toxins and the Learning-Disabled Child.*[30]

Jane Hershey, MA, *Why Can't My Child Behave?*[60]

Dieta y Ejercicio[2, 6, 8, 16, 31, 33, 34]

Quitar todo el alimento chatarra, azúcar, toda la fécula procesada, aditivos, alergenos. Una dieta con comida integral (orgánica de ser posible), con suficientes alimentos frescos y sin cocinar son usualmente de mucha ayuda y suficiente ejercicio (preferentemente en un medioambiente sin polución).

Hipoglucemia[2, 6, 8, 16, 28, 33, 34]

La hipoglucemia muy a menudo es causada o agravada por una escasez de zinc y cromo, los cuales son vitales para la acción pancreática y la insulina. Esta es tratada en parte con alimentaciones frecuentes, ciertos suplementos nutricionales y evitando el alcohol, el tabaco, la cafeína, los alergenos y las féculas refinadas. (Vea *Hipoglucemia* p 70-73.)

Alergias[28, 30, 31, 33, 36, 38, 59]

Los alergenos, los cuales pueden causar reacciones en el sistema nervioso de los niños incluyen: lácteos, trigo, maíz, soya, cacahuates, tomates, huevos, azúcar, aditivos, residuos de pesticidas y varias sustancias en el medioambiente, etc. Algunos niños reaccionan negativamente a las luces fluorescentes o a un exceso de exposición a la televisión.

Con la edad los niños parecen superar algunas reacciones alérgicas. Pero, si la exposición al alergeno es reanudada, el cuerpo con frecuencia continuo reaccionando en otras formas (Ej.: diabetes, desordenes suprarrenales u otras enfermedades crónicas). Los síntomas del sistema nervioso pueden incluir: confusión, irritabilidad, enojo, hiperactividad. En algunos casos, la continua exposición lleva a una franca psicosis.[33]

El tratamiento natural de las alergias implica evadir los alergenos, tener una dieta de rotación y refuerzos nutricionales. La vitamina C y los bioflavonoides son especialmente importantes. También vea *Alergias* p 64-69.

Reparación del Tejido Cerebral[2, 4-6, 13]

Muy a menudo, los niños con evidente esquizofrenia muestran evidencias de daño cerebral, como pruebas neurológicas anormales u escaneos, o convulsiones. En tales casos alcanzar una mejoría no siempre es fácil. Esto es especialmente cierto, según El Dr. Rimland para niños que habían sufrido una enfermedad viral, la cual había causado destrucción tisular.[4]

No obstante, el Dr. Andrew Ivy postula que el octocosanol (encontrado en el aceite de germen de trigo) puede promover la recuperación de las células nerviosas (en parálisis cerebral y síndrome encefálico posviral). Un 50% de los pacientes responden, algunos con resultados sensacionales.[13]

Se cree que ciertas hierbas ayudan a nutrir y restaurar el tejido cerebral, se incluyen las zapatillas de dama (orquídea), acónito o escutelaria (*helmet flower*), avena verde. Vea *Reparación del Sistema Nervioso* p 162.

Pronósticos[2, 5, 6]

Un tratamiento nutricional apropiado deberá empezar al primer signo de disfunción mental. Si no hay una lesión física, las tasas de recuperación son altas. Los niños responden con facilidad al tratamiento nutricional. *Sin embargo, si los niños, ellos no tomaren los suplementos, el Dr. Pfeiffer advierte a los padres que deben ser lo suficientemente firmes para garantizar el cumplimiento del tratamiento.*

La recuperación puede ser más difícil de alcanzar en los adolescentes, en especial si las drogas o el alcohol están involucrados.

Recordatorio. Esta Información es sólo presentada con propósitos educativos. Si alguien necesita tratamiento para esquizofrenia, autismo, u otra condición médica, por favor contacte a un médico bien informado.

"[Mis emociones decir] buenos sentimientos y el tacto suave y amoroso me puede matar o causarme dolor. Cuando trato de ignorar este mensaje, voy a lo que parece ser un estado de choque, en lo que todo de fuera, es incomprensible o no tiene importancia... y todo lo que me queda es una respuesta puramente robótica". — Donna Williams, *Nobody Nowhere,*[14] 1992

Los autísticos experiencian dificultad con la interacción emocional, y miedo a cambio de ambiente y del tacto. Tiempos difíciles con la comunicación y al aprender a hablar (y los conceptos "yo", "no", "sí"). Su hablar es típicamente una chillante cantarín sonido. Parecen retraimiento, en un mundo privado y auto-suficiente.[14, 15] Se desarrollan los comportamientos repetitivos y gestos y preocupación con ciertos objetos. Es comun el retraso mental, problemas visuales y auditivos, y la epilepsia. El 10% son "los sabios": altamente dotados en un campo en particular; como en la música.[3, 15]

Terapias[2, 4, 6, 8, 15, 39-59]

Tratar el estrés oxidativo severo, la histadelia y la disfunción del metabolismo metales. El Dr. Walsh (2008) en el análisis de 28 000 pruebas químicas en 396 muestras de cerebro de los autistas y los controles, ha llegado a sospechar que el autismo es una respuesta a una debilidad heredada de estrés oxidativo, por lo general con *las dos*: metabolismo de los metales* y metilación** comprometida. Por lo tanto, los autistas tienden a ser histadélico (más del 90% son, hasta cierto punto), *y también*, alta en cobre, (*lo cual es inusual*).

La disfunción del metabolismo metales le retrasaría el desarrollo de las células cerebrales durante los tres primeros años de vida. Junto con el estrés oxidativo en curso, esto podría conducir a formación suprimido, de dendritas y sinapsis, se ha visto en autistas, causando la pérdida significativa del índice de inteligencia con el tiempo.

El Dr. Walsh encuentra el siguiente enfoque muy eficaz:

☐ Una variedad de antioxidantes (*como indicó*). *Evite excitotoxinas.*

☐ Tratar cualquier disfunción del metabolismo de los metales (a menudo de cobre de alta / baja en zinc).*** (Vea p 49.) (*Y evite metales tóxicos.*)

☐ Tratar la baja metilación (histadelia), por ejemplo, con glutatión, vitamina B12 de metilo, magnesio, calcio, metionina, etc. (Vea p 51-53.)

☐ Corregir la disfunción mitocondrial (considere carnitina, etc.), y otras causas, *según corresponda.*

Tratar la sensibilidad a gluten y lácteos.[18-23] El Dr. Reichelt inicialmente encuentran los elevados péptidos urinarios en muchos autísticos. Sin productos lácteos y gluten, el Dr. Reichelt observan una mejora considerable en el 90%, especialmente en la percepción, la cognición, interacciones sociales y las convulsiones.[21] La paciente se perjudica si gluten o lácteos se vuelven reintroducido. (p 69.) *Nota:* El Dr. Walsh (2006), sugiere sensibilidades lácteas puede deberse a la disfunción prevaleciente MT, *que agota el zinc lo que es necesario por las enzimas intestinales que metabolizan la caseína.*

* Las metalotioneínas (MT), las enzimas que regulan los metales bivalentes, son fuertes antioxidantes. Si no presente, los metales forman: los radicales libres profusos. El doctor Pfeiffer observó la toxicidad de metales en los autistas, especialmente el plomo, aluminio, cobre o cadmio. El Dr. Walsh (2000), en un análisis por ordenador de una base de datos de 503 pacientes ha revelado desde entonces que, con sólo cuatro excepciones, todos los autistas: mostraban disfunción MT grave (mucho más pronunciada en los trastornos del comportamiento o la histapenia). Señala que los bebés que nacen con un defecto estarían sujetos a un desarrollo inadecuado neuronal, menos conexiones, y la maduración intestinal pobres. El estrés oxidativo podría ser grave; y la sensibilidad a los metales tóxicos, extrema; desintoxicación, difícil. El niño inicialmente puede parecer sano, pero las vacunas, metales tóxicos, enfermedades, o los otros insultos, abrumadora y la capacidad del MTs en intestino, permitiría que el autismo a la superficie. Así, numerosos estudios informen sobre los niños *que se desarrollan normalmente hasta que la vacuna* (especialmente para difteria/tétanos/pertussis, que es notorio por su contenido de mercurio), tras lo cual comienzan a mostrar signos de autismo. El mercurio puede ser en un rango normal, pero el autista tiende a ser sobre-sensibles a ello (debido a problemas con el metabolismo de los metales).

** El estrés oxidativo hace que el glutatión, es sin disponible para ayudar unirse a B12 al metilo. Metil B12 es crítico para la formación de metionina, un nutriente esencial en la metilación.

*** Sin embargo, un ligero empeoramiento en ocasiones se produjo en las semanas 3 a 12.

Autismo

Más Terapias[2, 4, 6, 8, 15, 39-59]

Educación y formación: Intensivo de intervención conductual temprana, haciendo hincapié en el refuerzo positivo.[50, 56-58] Firmemente estructurada, la instrucción determinada y concreta. Sensorial y Entrenamiento de Integración Auditiva.[49, 50] Masaje para apoyo a las regiones del cerebro implicadas. Lentes correctivas para mejorar la orientación visual.[45, 55]

Nutrientes: El Dr. Rimland, PHD, notado que 22 estudios (13 dobles-ciegos) sobre el **magnesio** y la **B6**, encontrar beneficio para un gran porcentaje de niños autistas en cuestión de días para meses.[8, 40-45, 49, 50] Otros nutrientes pueden incluir: **zinc, B3, C, complejo B, magnesio, calcio, AGEs.** *Tal vez*, la **B5**, **A**, manganeso, molibdeno (*sólo si es necesario*) y, quizás, la colina, folato (*sólo si no histadélico*), enzimas digestivas.[1, 40, 49, 50] También, encuentra **glicina dimetilo** puede ayudar a estimular el habla.[46-49] La Dra. Patricia Kane, PhD, sugiere nutrientes oxigenantes (como CoQ10) para contra el amoniaco; los electrolitos, y AGEs.[61]

Optimizar la dieta. Evitar: el gluten, lácteo y los alérgenos, la comida chatarra, los aditivos alimentarios y las excitotoxinas.[8, 50, 59, 61] Traten la Cándida, hipoglucemia u otras enfermedades co-ocurrencia.[8, 50] (p 64-76, 108-11, 130)

El Dr. Cutler sugiere **la eliminación del mercurio y otros metales tóxicos**. (p 95)

Drogas: El Dr. Rimland sugirió retirar gradualmente medicamentos autismo; en correspondencia con mejora nutritivo.[49]

Evitar las Excitotoxinas[35, 61]

El Dr. Russell Blaylock, MD, sugiere feto o la exposición de los lactantes (a través de la dieta materna o alimentos infantiles) a MSG o Aspartamo, inundaciones el cerebro. El glutamato y aspartato son fundamentales en la orientación de la migración neuronal y desarrollo. Pero exceso podría desorganizar* estructura cerebro para promover el autismo futuro, el aprendizaje y trastornos del comportamiento. Las dosis más grandes dañan todas las estructuras cerebro.[35]

LECTURAS RECOMENDADAS

Sidney Baker, MD, y John Pangborn, MD, *Defeat Autism Now! Clinical Options Manual for Doctors*[51]

William Shaw, PhD, *Biological Treatments for Autism; Autism: Beyond the Basics.*

http://autism.com

Depresión

La depresión puede ser el síntoma de presentación de la esquizofrenia, confundiendo el diagnóstico inicial, y puede ocurrir durante toda la enfermedad. En esta sección se abordará la depresión en general, así como alguna intersección con la esquizofrenia.

"Hago todo lo que puedo... pero a menudo voy como un autómata. Levanto un pie y lo bajo antes que el otro... hasta que de alguna manera el día vuela a su fin y en alguna forma vivo a través de la noche... Ahí están las voces siempre... Estoy cansado... Y no me pongo en estado de nerviosismo, como solía hacerlo. Ni incluso con la más terrible de las voces... Sigo atormentado, pero ahora estoy reprimido... No me estoy moviendo a ningún lado. La obscuridad me persigue todo el tiempo".

Robby Wilde[10]

Poblaciónes Susceptibles[2, 3, 5]

La población susceptible incluye a aquellos que están en la pubertad, embarazo o lactando; los mayores, los vegetarianos y los esquizofrénicos; personas propensas a la indigestión, migrañas o pesadillas; y los con una enfermedad infecciosa. También, los Celtas, los Escandinavos, y los Nativos de las Costas de EE. UU.

Algunos Factores Bioquímicos[3, 11, 27]

☐ Un déficit de neurotransmisores (a menudo mono aminas) tal vez debido a insuficientes precursores u cofactores, o la energía reducida (que conducen a un ineficiente uso de los cofactores).

☐ Exceso de competidores o inhibidores.

☐ Falla de los mecanismos de recaptación.

☐ Insensibilidad de los receptores.

☐ Desequilibrios en los electrolitos necesarios para la transmisión nerviosa.

☐ Desequilibrios de MAO (monoamina oxidasa), una enzima que rompe las monoaminas neurotransmisoras. Exceso de MAO ha sido asociado a la depresión y ansiedad. Baja MAO ha sido asociado con problemas sociales y psiquiátricos, alcoholismo y un incremento de riesgo de suicidio.

☐ Problemas con el COMT (catecol-O-metiltransferasa) una enzima que desdobla las epinefrinas. Los desequilibrios de COMT puedan involucrados en los cambios de humor.

Factores Médicos y Psicológicos[3, 5, 6, 55, 82]

La depresión puede tener muchas causas y ningún tratamiento en singular es adecuado a todos. Los factores psicológicos también pueden jugar su papel.

Tiroides bajo (p 118-119) y desequilibrios de azúcar (p 70-76) son especialmente comunes. Otras influencias significativas incluyen trastornos glandulares (p 118-123), deficiencias minerales y vitamínicas (p 25-40), PGE1 no disponibles (p 61-62), falta de luz solar y vitamina D (p 40), pelagra (p 17-18), alergias cerebrales (p 64-69), Candidiasis (p 108-111), enfermedad celiaca (p 69), anemia, presión alta, embolia (p 125-126), vera policitémia (multiplicidad de glóbulos rojos), enfermedad viral (p 106-107), Disfunción inmune, cirrosis hepática, ciertos cánceres, otras enfermedades. También el alcoholismo (p 86-87), cafeinismo (p 85), toxicidad por metales (p 92-98), otros tóxicos (p 83-92,99-100), reacciones adversas a las drogas callejeras, o a los fármacos (como las píldoras anticonceptivas, las cuales agotan la vitamina B6, alteran el metabolismo de la tirosina y el triptófano e incrementan el cobre).

Bioquímica Cerebral[2, 3, 5, 7, 11, 20-23, 31, 64-69, 72-75, 78]

El Dr. Pfeiffer establece que la depresión es común a todos los biotipos principales de esquizofrenia (piroluria, desequilibrios de histamina, alergias y cerebrales/disfunciones inmunológicas, así como subyacentes desequilibrios del metabolismo del azúcar. Cuando los biotipos son correctamente tratados la depresión tiende a disiparse.* El Dr. Walsh reporta una tasa de 85% de la recuperación o mejora gran, con el tratamiento para el biotipo. (Vea *Biotipos* p 41-82)

Más aún, casi cualquier nutriente deficiente puede resultar en una depresión, la cual se abate cuando la deficiencia es corregida. (Vea *Nutrientes* p 25-40.)

Los Dres. Russell Jaffe, y Oscar Kruesi[11] sugieren determinar los niveles relativos de los neurotransmisores significativos y sus enzimas reguladoras. Entonces el tratamiento consiste en aportar los nutrientes específicos usados para formar y regular los neurotransmisores, como se requieren para ajustar el desequilibrio. Los Dres. Jaffe y Kruesi, encontraron que en última instancia dicha manipulación nutritiva puede ser más efectiva que las drogas como los inhibidores de las MAO.[10] (Vea gráfica en la p 141 para nutrientes útiles. También vea *Neurotransmisores*, p 139-146, y *Apéndice I*, p 170-171.)

Consideraciones adicionales propuestas por la Dra. Patricia Kane, incluyen la retención de nitrógeno; estabilización de electrolitos; equilibrio de ácidos grasos y dieta (¿nutrientes ricos? ¿Proteínas de alta calidad? ¿Grasas saludables?). Ella sugiere que la suplementación sea como se indica en la química sanguínea. (Ej.: Específicas vitaminas B; vitaminas C y E, calcio, magnesio, manganeso, zinc, cromo, potasio, cloro, sodio, creatina, glutamina, etc. como se requiera.)[78]

* Esto es también verdad para las personas no esquizofrénicas que pueden pertenecer a algunos de estos biotipos

---

Para mayor información y contraindicaciones: Vea *Biotipos* p 44-76; *Neurotransmisores* p 142-146; *Neurotoxinas* p 77-100; *Enfermedades* p 101-126; *Nutrientes* p 25-40.

Tratamientos

Los nutrientes trabajan mejor, cuando se objetivó la fuente específica de la depresión de cada individuo. (Ej.: biotipos, hipotiroidea, baja vitamina C, etc.). Nutrientes adicionales están anotados aquí. *No todos de los nutrientes son de ayuda por toda persona particular, y algunos pueden ser perjudiciales. Vea contraindicaciones para los biotipos.*

Nutrientes[3-5, 7, 8, 11, 13-19, 25-27, 29, 33-45, 49-58, 62, 63, 79]

- ☐ **Complejo B** *(si no contraindicada),* apoyo refuerza el metabolismo del cerebro y su actividad.[5, 7]
- ☐ **Tiamina (B1)**. Puede beneficiar la fatiga, debilidad, apatía, confusión, insomnio, jaqueca, ansiedad, irritabilidad, aprensión.[3, 5, 7, 14, 44, 45]
- ☐ **Riboflavina (B2)**. Puede ayudar en insomnio, letargo, depresión.[4, 5, 44]
- ☐ **Niacina (B3)**. Ansiedad, alucinaciones, fatiga, irritabilidad, manía, depresión, inestabilidad emocional, metabolismo y circulación cerebral.[3] *Histapenia en especial. Si hay "voces": ayuda a todos los biotipos.*
- ☐ **Ácido Pantoténico (B5)**. Agitación, tensión nerviosa, irritabilidad, alergias, apoyo suprarrenal. *En especial, piroluria y histapenia.*[3, 14]
- ☐ **Piridoxina (B6)**. Irritabilidad, depresión, esquizofrenia infantil, alergias cerebrales, la síntesis de los neurotransmisores y hormonas. *En especial, piroluria, pero ayuda a todos los biotipos.*[3, 14, 36, 44]
- ☐ **Vitamina B12**. Irritabilidad, confusión, depresión, pérdida de la memoria, alucinaciones, delirios, paranoia. *Histapenia.*[3, 4, 11, 37, 39, 43]
- ☐ **Ácido Fólico**. Apatía, irritabilidad, depresión, amnesia, olvido, demencia, delirio. *Histapenia.*[3, 7, 13, 38-44, 79] *Evítese en histadelia.*
- ☐ **Vitamina C y Bioflavonoides**. Ansiedad, alucinaciones, depresión, histeria, letargo, hipocondría, alergia. *Todos los biotipos.*[3, 11, 15, 16, 33-35]
- ☐ **Vitamina E**. Antioxidante, antiansiedad.[5]
- ☐ **Ácidos Grasos Esenciales**. Revisar los perfiles de ácidos grasos, glóbulos rojos y el plasma. (También, vea p 61-63.)
- ☐ **CoQ-10**. Apoya la oxigenación celular, antioxidante, incrementa la producción de energía. *Histapenia.*
- ☐ **Calcio**. *En especial para histadelia.*[7, 25, 49-52, 62, 63]
- ☐ **Magnesio**. Ansiedad, irritabilidad. *Todos los biotipos.*
- ☐ **Potasio**. A menudo, bajo.[53, 54] *Usar fuentes alimentarias.*
- ☐ **Zinc**. Miedo, paranoia, ansiedad, depresión, trastornos de metabolismo del azúcar. *Piroluria, Histapenia. Nota: Exceso de zinc en relación con el manganeso, cobre o B6, también puede ser un factor de depresión.*
- ☐ **Manganeso**. Para algunas depresiones *pirolúrico o histapénico.*
- ☐ **Vitamina D3, la Luz del Sol, el Ejercicio.**
- ☐ **Colina**, refuerza la memoria. *Puede ser útil en la depresión ansiosa de histapenia.* **Inositol** mejora la señalización nerviosa. *Puede ser útil en la depresión histadélico.*[4, 95]
- ☐ **Carnitina** *(en algunas histapenias)* o **acetil-L-carnitina** *(histadelia). Si es necesario,* para apoyar la producción de energía mitocondrial.

Precursores de Neurotransmissores[4-7, 11, 20-26, 65-69, 72-75]

Deberán ser analizados los niveles de neurotransmisores. *Nota: Los precursores pueden estar contraindicado debido a interacciones con la medicación.*

- ☐ **Tirosina, fenilalanina** (precursores de la dopamina y norepinefrina). Pueden ser útil en histadelia, o si hay deficiencia, *pero contraindicada (especialmente fenilalanina), en muchas esquizofrenias.*[7, 21, 23, 65, 66, 67, 77]
- ☐ **Triptófano, 5HTP**. Precursoras de la serotonina, promueve el sueño, puede beneficiar a algunas depresiones en particular la de histadelia. Puede empeorar ciertas depresiones y esquizofrenias.[20, 25, 68, 69, 72-75, 95]
- ☐ **Taurina, Glicina, GABA**. Inhibidores de neurotransmisores, usadas en bajas cantidades, para calmar las agitaciones, promueven el sueño, estabilizar las membranas celulares. Vea *Neurotransmisores* p 139-46.

Tetrahidrobiopterina (BH4)[26, 43]

El BH4 actúa como una coenzima para formar varios neurotransmisores estimulantes. Está ayuda en ciertas depresiones. La síntesis es estimulada por las vitaminas C, B12 y ácido fólico.

Algunas Contraindiciones[3, 5]

- ☐ Los amino ácidos precursores antidepresivo (tirosina, triptófano, 5HTP, y especialmente, fenilalanina) podría empeorar esquizofrenia. Los pirolúricos y histapénicos son particularmente vulnerables.
- ☐ Los aminoácidos a menudo deben ser minimizados cuando hay padecimientos de hígado y riñones. Las mujeres embarazadas deberán consultar con su médico antes de tomar los suplementos de amino ácidos.
- ☐ Los suplementos de tirosina y, especialmente, fenilalanina están contraindicados cuando las catecolaminas están elevadas (como en la esquizofrenia aguda o en hipertiroidismo); en presión alta; con tendencia a melanoma; si se están usando inhibidores MAO; y en la mayoría de los casos con daño hepático, enfermedad seria o embarazo. Las personas depresivas son algunas veces alérgicas a la fenilalanina. Las personas con PKU deben meticulosamente evitarlo.
- ☐ Exceso de colina o DMAE pueden tener efectos adversos, particularmente en la histadelia.
- ☐ Triptófano/5-HTP* pueden empeorar la depresión o la esquizofrenia; pero a menudo beneficia: a los con histadelia o pacientes agresivos. Contraindicado con enfermedad hepática; y con los MAOIs y a menudos con los SSRIs.
- ☐ Melatonina puede ser sobre estimulante. Puede exacerbar la histadelia. Tomarse antes de acostarse y evite agravar la fatiga y el insomnio. Contraindicado si se está tratando de concebir y durante el embarazo y la lactancia. El uso prolongado puede suprimir la producción natura. Consulte a su médico antes de tomarla si hay desórdenes autoinmunes, depresivos, inhibidores MAO, o corticosteroides.
- ☐ Los histadélicos deberán evitar los suplementos de ácido fólico y las multivitaminas que las contengan. (p 51-54)

---

* Los suplementos de triptófano son actualmente ilegales en los Estados Unidos. Es a menudo sustituido por el 5-HTP, lo es más potente y cruza la barrera hematoencefálica más rápidamente. La dosis se deberá reducir de acuerdo con esto.

Contraindicaciones

- **Polen de abeja**: Puede ser un alergeno, especialmente si hay fiebre de heno.
- **Espirulina, clorela**: Algunas veces tienen impurezas.[32] Ciertas personas son hipersensibles a las algas. Las algas pueden sobre estimular en algunas esquizofrenias. La ingesta alta puede ser perjudicial para algunas personas propensas a la violencia. Hace falta mayor investigación para establecer los efectos en los distintos biotipos.

Este material se presenta solamente con fines educativos y no incluye las contraindicaciones completas. Si Ud. necesita tratamiento para la esquizofrenia, animo trastorno, u otras condiciones médicas, busque los servicios de un médico bien informado.

Trastorno Bipolar

Minimizar el estrés

Cualquier estrés puede desencadenar un episodio, incluido el cambio en los ritmos naturales (cambio de temporada, sueño irregular o las comidas), el estrés emocional, enfermedad, lesiones, drogas, alcohol, cafeína, ciertos medicamentos, alergias, MSG, sensibilidad a la tiramina, azúcar desequilibrios, la mala alimentación, etc.

Más pistas (Pfeiffer)[7]

El Dr. Pfeiffer encuentra alternancias **diarias** pueden ser asociadas con: las alergias (p 64-69), hipoglucemia (70-73), cafeína (85), alcohol (86-87), la cocaína u otras drogas (154). **Semanal:** piroluria (54-57), B6 y zinc deficiencias (28, 34), los factores de estrés semanal. **Mensual:** síndrome premenstrual, exceso de cobre y bajo zinc (44-49), las alergias estacionales.

Precauciones

Los requisitos individuales bioquímicos no son idénticos. Los suplementos, lo que ayude una cierta paciente, puede ser perjudicial para otros.

La atención se justifica para evitar provocar episodios, o el aumento de los ciclos.

Los cambios en medicamentos bipolares pueden ser potencialmente mortal. Si Ud. necesita tratamiento para el trastorno bipolar, consulte a su médico.

LECTURA RECOMENDADA

Eva Edelman, *Natural Healing for Bipolar Disorder*, Borage Books, 2009.

http://naturalhealingforbipolardisorder/blogspot.com

Suplementos Alimenticios[4,5,7]

Pueden beneficiar en la fatiga, anemia, azúcar en sangre, depresión: espirulina, clorela, polen de abeja; los pastos del: centeno, trigo o cebada.

Oxígeno y Ejercicio[3,7,8]

La gente depresiva respira 6 veces menos aire.[8] Ejercitarse a diario, adecuado al condición de salud, puede ser un poderoso antidepresivo. Las respiraciones profundas y el ejercicio pueden incrementar el oxígeno disponible al cerebro, aumentando la función cerebral y habilitándolo para el manejo del estrés.

Dieta[3,5,7,9,12,56-61]

Generalmente la dieta optima incluye muchas verduras sin cocinar, y frutas. Preparar los alimentos frescos y proteína adecuada. Granos enteros y frijoles pueden ser útiles para estabilizar el azúcar en sangre. *Evitar la tensión nerviosa, alergenos, azúcar, harinas blancas, alimentos procesados, el exceso de sal (que incrementa la retención de líquidos), los químicos tóxicos, pesticidas, cloro, flúor, tabaco, alcohol, cafeína y otros estimulantes e intoxicantes.*

Bipolar: Algunos Objectivos de Investigación Nutricional

Los Desequilibrios de Biotipos ser, en muchos casos, críticos

Histadelia es el biotipo de primaria en 35%; **piroluria**, en 20%; **histapenia**, 25%. A partir de datos de 1800 bipolares los que encajan en estos biotipos, el Dr. Walsh (2008) informa de que el 70% de los que siguen los nutrientes biotipo, recuperar o lograr una mejora sustancial.[95] (p 41-57.)

Nutrientes y la Respuesta Flexible en Receptores y Segundos Mensajeros

Los ácidos grasos esenciales. Un estudio pionero por el Dr. Andrew Stoll (1999) sugiere que altas dosis de **omega 3** puede ser tan eficaz como la medicación en la depresión bipolar moderado.[84] *Nota:* El Dr. Walsh señala que con piroluria significativa, **GLA** es por lo general preferible.[95] (p 61-3). **Los fosfolípidos. Fosfatidilcolina** pueden beneficiarse manía[46,87,88] (y histapenia[95]); **Fosfatidil inositol**, la depresión[89,90] (y histadelia[95]). Exceso de cualquiera puede causar el cambiar el estado de ánimo.[46,87,88]

Potencial: Anticonvulsivos, Estabilizadores, Antimaníacos[30,33-5,37,41-45]

Inhibitoria precursores de neurotransmisores: GABA, taurina, la colina. **Magnesio, zinc,** de **litio**-mineral traza de dosis, las ciertas **vitaminas B**. **Para apoyan la neuronal viabilidad, la función y la estabilidad**, vitaminas C, E, B1, B3, B6, y el selenio, son casi siempre indicados. Nutrientes adicionales dependan de la bioquímica individual. (p 25-100).

Potencial: Nutrientes Antidepresivos

La **tirosina** (precursora de la dopamina, norepinefrina, y tiroxina). El **triptófano** (precursor de la serotonina) es, en algunos casos, antimaníacos[69-71] pero, más a menudo, es antidepresiva. Los pacientes que más probabilidades de beneficiarse son histadélico, pirolúrico, o agresivo.[95] (p 143) **Los nutrientes que apoyan la energética celular y oxigenación:** vitaminas B2, B3, B5, B6, C; CoQ10, carnitina, etc.) También, las **B12 y D3**. Folato, *si no histadélico. Sólo si está indicado:* NADH, el yodo (algas), hierro, cobre, las fuentes alimentarias de potasio. *Atención: Demasiado énfasis en elevar ánimo, puede resultar en la manía.*

Estado de Salud

Endocrinas con frecuencia no responden a la regulación de retroalimentación. Elevados de cortisol suprarrenal es común, y aumenta la tensión y la Cándida. Las hormonas tiroideas se pueden ser altas, ineficientes, o bajas. Resultados de laboratorio, son a menudo engaño.[85-86] (p 118-21) **Alergia** (p 64-69), **Cándida** (108-111), desequilibrios del **azúcar** (70-76), la **epilepsia** y otros trastornos neurológicos, problemas de absorción, y otros problemas de salud pueden contribuir a los síntomas. También: la disfunción del **metabolismo de metal**, el exceso de **vanadio**; el **excitotoxicidad**, y las reacciones a **drogas, alcohol, y otras tóxicas**. (p 83-99)

Algunos Imponderables Importantes Para Tener en Mente

Si una hierba es considerada en el tratamiento de esquizofrenia, los siguientes factores deben tomarse en cuenta.

☐ En que grado la hierba puede estar contraindicada para un biotipo personal, o a su bioquímica en general.

☐ Si las hierbas empeorar la sobre-estimulación del esquizofrénico.

☐ Las hierbas, los efectos sobre histamina, dopamina (y otros neurotransmisores involucrados en los síntomas) y en el MAO y otras enzimas reguladoras.

☐ La interacción con los MAOIs, los tricíclicos y otros fármacos.

☐ Los medios por los cuales la depresión es reducida. (*Si las hierbas son sólo supresoras temporal de síntomas, mientras que se empeora la condición subyacente.*)

NOTA: El uso de hierbas estimulantes en esquizofrenia debe ser considerado experimental y potencialmente peligroso. En los esquizofrénicos ya su bioquímica está sobre-estimulada (incluso con síntomas de depresión y la mente en blanco) Más estimulación puede exacerbara a la esquizofrenia (e incluso una depresión concomitante). Sin embargo, Es posible, que algunas de estas hierbas pueden ayudar a ciertos pacientes, por ejemplo, esquizofrénicos crónicas empobrecidos, y posiblemente, histadélicos.

Estimulantes del Sistema Nerviosa

El Ginkgo Biloba[8-10, 20-25] incrementa el flujo sanguíneo, por consiguiente, el oxígeno y la glucosa están disponibles para el cerebro. Incrementa la población de colinérgicos. También, fomenta la síntesis de dopamina y norepinefrina, estimula la liberación de epinefrina y de norepinefrina e inhibe la histamina. Un estudio doble ciego, encontró que el ginkgo baja los ritmos theta del cerebro (asociados a un estado mental difuso y desenfocado) e incrementa los *alpha* (estado de alerta).

El ginkgo ha sido usado para la pérdida de memoria, depresión, Alzheimer, presión alta, problemas con la utilización de la glucosa, así como, inhibidor de los radicales libres. Varios estudios confirman su efectividad para la depresión. El ginkgo puede demostrar ser beneficiosa para los síntomas negativos, circulación deficiente y la esquizofrenia de agotamiento de dopamina, pero los estudios tienen que ser emprendidos en esta área.

Precaución: Algunos pacientes no la hacen bien con el ginkgo. Las dificultades pueden deberse a los elevados niveles de catecolaminas o colina, incompatibilidad con medicamentos o algún otro factor.

El Ginseng Siberiano, se reporta como fortalecedor de los sistemas nervios, cardiovascular e inmunológico; y como promueve la longevidad. Se sabe que nutre a las suprarrenales y a la pituitaria por ende incrementa la resistencia a la tensión.[13]

El ginseng es un estimulante directo del sistema nervioso central.[12] La intensificación de la circulación también refuerza la función mental.[14] El ginseng ha sido usado para la depresión, insomnio y varias neurosis. Ha mostrado que incrementa las monoaminas (dopamina, norepinefrina) en el cerebro.[11]

Contraindicaciones: Una dosis alta puede inducir a insomnio, irritabilidad, ansiedad o melancolía. Individuos con cardiopatía reumática pueden experimentar dolores de cabeza, incremento de presión sanguínea y dolor en el pericardio.

Advertencia: Puede incrementar la sobre-estimulación, exacerbando la depresión, psicosis y otros síntomas de la esquizofrenia, particularmente si los niveles de catecolaminas ya están elevados (como en la Histapenia, en especial si es aguda.) El ginseng Coreano (*panax*) es demasiado estimulante y siempre contraindicado para los esquizofrénicos.

Hierbas

Recordatorio: No todas las contraindicaciones son conocidas o están en esta lista. Esta información es presentada con propósitos educativos solamente. Si deseas recibir un tratamiento hierbas, por favor consulte a un médico bien informado.

Hierbas Antidepresivas: Precauciones

Estas hierbas pueden inhibir el sueño, especialmente si tomadas ya tarde.

En muchos casos, las tiene que tomar *regularmente* para evitar giros en el estado de ánimo.

Si el cuerpo se acostumbra a una hierba antidepresiva y de repente esta ya no está disponible, la depresión puede ocurrir y, en algunos casos, ser severa.

Muchas hierbas están, contraindicadas para niños, así como durante el embarazo y la lactancia.

Ginkgo, Ácido Láctico y Ansiedad

El ácido láctico es producido al metabolizar la glucosa en energía. Baja la disponibilidad de oxígeno, favoreciendo una mayor producción de ácido láctico. Muchas personas propensas a la ansiedad reaccionan a la acumulación de ácido láctico con empeoramiento de síntomas y en algunos casos ataques de pánico.

El Ginkgo es conocido por ser sedante para algunos individuos.[9] Su habilidad para incrementar el oxígeno disponible para cerebro y cuerpo lo puede hacerlo particularmente útil en el tratamiento de ciertos pacientes con la ansiedad sensible al ácido láctico.

Advertencia: El ginkgo puede empeorar los síntomas de "cafeinismo", o que es acompañado por elevados niveles de catecolaminas y colina.

Alimentos Nutritivos y Hierbas[5, 6]

Para Minerales: Hierba de la Paciencia (muelle amarillo), Cola de Caballo; Ortigas, Clavo Rojo, Berros, Musgo Irlandés, Perejil, Diente de león. *Pueden tener contraindicaciones.*

Para Energía: Espirulina, polen de abeja, propolio, clórela, pasto de trigo. *Puede ser contraindicado por alergias, histapenia o por ser sobre-estimulante, etc.*

Fórmulas, desde varios Herbolarios

□ Aclamar: toronjil, menta, verbena, la borraja, lavanda, tilo, hierba de limón, escaramujo.[6]

□ Calmante y nutritiva, anti-estrés: zapatilla de dama****, de *escutelaria*****, hierba gatera romero, menta, valeriana****, lúpulo, betónica madera****, apio, canela.[5]

□ Estimulante: menta, ginseng siberiano*, *escutelaria*****, betónica madera****, centella asiática*, quelpo*.[9]

□ Muy estimulante: el ginseng*, el polen de abeja*, **, centella asiática*, la zarzaparrilla, regaliz***, suma*, sello de oro, cebada forrajera, la espirulina*, cohosh negro, el ginkgo*, el espino, alfalfa, corteza de cerezo silvestre, la colina, levadura de cerveza, pimiento**, quelpo*.[5]

* Puede sobre estimular, y exacerbar los síntomas.

** Posiblemente alergénico.

*** Estrogénica, puede estar contraindicado en histapenia, especialmente con niveles elevados de cobre.

**** Nervinos, en general, calmante, puede ralentizar el funcionamiento mental. Tenga en cuenta que estas hierbas tienen la posibilidad, en algunos casos, para contribuir a la depresión

Para tener una idea más completa de los efectos de estas hierbas, estudio de la literatura citada.

Por favor, consulte a un médico bien informado si desea recibir un tratamiento a base de hierbas. Las fórmulas deben ser adaptadas a las necesidades individuales. El paciente debe ser observado cuidadosamente para las reacciones.

Gotu kola[1, 3, 4] (centella asiática) es un estimulante del sistema nervioso central, que se cree un nervio y un tónico glandular. Estimula la liberación de acetilcolina, lo que puede explicar por su capacidad informó a disminuir la fatiga y la depresión.

Puede beneficiar la ansiedad y senilidad; aumentar la actividad mental y el estado de Mowrey estados que poco a poco aumenta la resistencia mental y la salud neurológica, y es un tratamiento excelente para crisis nerviosas. Usado tradicionalmente en India para apoyar la memoria y la longevidad.

Gotu kola quizás pueda ser de ayuda en algunas esquizofrenias de agotamiento crónico; los estudios aún no se han comprometido a explorar esta posibilidad.

Gotu kola también es usado para bajar la temperatura del cuerpo y la presión en sangre. Neutraliza la acidez, ayuda a eliminar el exceso de fluidos y apoya a las suprarrenales, hígado, corazón y al sistema inmunológico.

ADVERTENCIA: Con exceso, centella asiática es un estimulante del sistema nervioso central, y pueden inducir manía. Puede sobre-estimular ciertas esquizofrenias.

Hierba de San Juan[4, 8, 10, 16-19] (*hipericum*, no confundir con la planta ornamental) es usada para jaquecas, histeria, dolor nervioso y ciertos tipos de ansiedad y perturbaciones de sueño. Ha sido empleada tradicionalmente para la depresión y múltiples estudios apoyan ahora su uso. La hierba de San Juan incrementa los niveles de serotonina y dopamina, los cuales están bajos en la depresión.

La hierba de San Juan también, pueden ayudar: regularizar los menstruos, promover la micción, reducir la ictericia y apoyar a la vesícula biliar.[7]

Contraindicaciones: Puede causar fotosensibilidad, (es decir, a la luz brillante). Algunos pacientes necesitan limitar la ingesta de Tiramina.

ADVERTENCIA: Puede ser sobre estimulante y exacerbar la psicosis, depresión y otros síntomas de esquizofrenia en especial si la dopamina ya está elevada.

Las hierbas más suaves[1-6, 9]

El azafrán de la India[3] (o cúrcuma) es considerado por alimentar al sistema nervioso, especialmente durante el estrés. Ha sido usada para la extenuación nerviosa y la depresión y es alto en vitamina C

Jengibre[1, 4, 8] se dice que es útil para el miedo, ansiedad, extenuación, desequilibrios emocionales, hiperactividad, agitación, mala circulación, digestión perezosa, dolor de garganta. Remueve la congestión, alivia el dolor y las jaquecas. Se ha encontrado que tiene acción colinérgica.

Contraindicaciones: A menudo, es útil, pero puede exacerbar la manía o los síntomas de esquizofrenia especialmente si la acetilcolina es ya elevada.

Capsicum (cayenna).[3, 4] Mejora la circulación. Incrementa la acción cardiaca pero no la presión. Algunas veces es usada con lobelia y otras hierbas para las dolencias del sistema nervioso.

Fresno espinoso[3] estimula el sistema linfático, aumenta la circulación y es considerado benéfico para las membranas mucosas y las condiciones crónicas. Ayuden el corporal a balance y calme. Es similar a la cayena en sus efectos.

Hierbabuena[3, 4, 9] es un estimulante suave conocido por ser útil para espasmos y dolor nervioso. Ha sido usado para romper la congestión en el suministro sanguíneo cerebral, estimula la circulación y fortalece los nervios.

Romero[2, 3] ha sido usado para las jaquecas, la tensión, espasmos, cólicos, problemas de memoria, circulación perezosa y problemas de los ojos. Ha sido reportado como reforzador de los capilares del cerebro y actúa como estimulante nervioso.

La esquizofrenia puede ser una causa significativa de suicidios, en gente por debajo de los 30s. 10 a 15% de los esquizofrénicos eventualmente se suicidan, usualmente dentro de los primeros años de su enfermedad. La tasa de suicidios es casi la misma que en personas con depresión, pero esta ocurre a menor edad. Se pierden más años de vida.[1, 2, 7, 9, 11, 12]

El Riesgo Más Bajo[1, 2]

La tasa de suicidios no se reduce mucho con los tranquilizantes,[3] pero se ha reportado que es demasiado reducido con la terapia ortomolecular. El pronóstico es mejor para aquellos que empiezan el tratamiento nutricional temprano y continúan por un periodo extenso de tiempo.

El Riesgo Más Alto[4, 5, 10]

El suicidio está amenaza siempre presente a los histadélicos. Ellos son con frecuencia obsesionados con una particular forma de suicidio. Su tendencia a sucumbir a sus adicciones, y descontinuar el tratamiento, incrementa el riesgo. El Dr. Pfeiffer advierte que es de particular importancia para los histadélicos, vivir con alguien que les pueda proveer un apoyo amigable.[4]

Los pirolúricos así como los otros Biotipos, también están en riesgo.

Comúnmente las personas vulnerables se caracterizan por la desesperanza, aislamiento social, una recaída de previa mejoría, y una deficiente respuesta a los fármacos, combinado con un curso recidivante. A menudo, el suicidio ocurre durante la recuperación de una recaída, en especial de aquellos con una buena comprensión de su condición.

Más Factores de Riesgo[1, 2, 5, 8, 13-16]

La Dra. María Asberg de Suecia, descubrió una tendencia, en los suicidas exitosos, que los cerebros estaban bajos en serotonina. (La serotonina, aumenta la comunicación cerebral, facilita la percepción sensorial e induce al sueño. Este es creado del amino ácido triptófano.)

En aquellos lo que ella midió, había bajas cantidades del fluido cerebro espinal 5HIAA* (ácido 5-hidroxiindolacético, un producto del metabolismo de la serotonina) el 20% se suicidaron durante el siguiente año. [5]

Otros factores de riesgo pueden incluir:
El colesterol con niveles marcadamente bajos.[13] (*Nota:* Esta ha sido asociado con un decrecimiento de receptores de serotonina.[9])
Exceso de ingesta de grasas.[14]
Absorción deficiente de vitamina C.[8]

Suicidio

"Las voces me informó... Que tenía que esperar el anuncio de Momento Adecuado, en el cual yo debería subir al piso más alto del Edificio de Física... Entonces suponía que yo me arrojaría, asegurándome de aterrizar en Perfecta Posición, sobre mi cabeza. Si lo hacía correctamente, la tierra se abra y me trague, y se tomaría hasta el otro lado por un período de tres a cuatro días y que será iluminado. Después de eso, podría ser regresada a mi cuerpo y volver para iluminar a la humanidad... Yo podría... ser capaz de terminar la escuela de medicina con facilidad".

Dra. Carol North[6] describiendo su experiencia de esquizofrénica.

Algunos factores en la depresión suicida (Carl Pfeiffer, MD)[4]

(Las pruebas diagnósticas están entre paréntesis).

☐ Suficientes nutrientes para combatir la tensión ambiental.

☐ Alergias, ej., gluten, lácteos, maíz, carne, etc.

☐ Exceso de histamina (conteo de basófilos, histamina en sangre.)

☐ Piroluria (pirroles urinarios, séricos de zinc, *EGOT*).

☐ Vegetarianismo o malnutrición (aminoácidos en plasma, FI-GLU, folato en suero y B12).

☐ Metales pesados (Aluminio y plomo en sangre. Cobre en sangre y suero. Análisis de pelo para metales pesados.)

☐ Paranoia (con baja MAO en plaquetas o triptamina alta en orina)

☐ Experimento terapéutico de B6, zinc, manganeso y/o tirosina para la depresión.

☐ Desequilibrios endocrinos.

Sugiere el Dr. Pfeiffer tratando terapia de nutriente pertinentes, ejercicio, asesoramiento de apoyo, y reducción de estrés; antes de fármacos psiquiátricos.

El tratamiento ortomolecular decrece el riesgo de suicidio[1, 2]

El Dr. Hoffer encuentra, la terapia ortomolecular suficiente, reduce el riesgo de suicidio en la esquizofrenia acerca de la población general (aproximadamente el 1%). Él reportó que la mayor reducción de riesgo ocurre cuando el tratamiento empieza temprana y continua por un periodo extenso de tiempo. Sin embargo, incluso para el que empezó tarde en la enfermedad, el riesgo puede ser reducido sustancialmente.[1,2]

Recordatorio: Esta información es presentada con propósitos educacionales solamente. Si Ud. necesita tratamiento para la depresión, esquizofrenia u otra condición médica, por favor consulte a un médico bien informado.

Trastornos de Comportamiento

Los esquizofrénicos no cometen más crímenes violentos que el resto de la población, pero los crímenes que ellos cometen tienden a ser extrañas y sin sentido. — Dr. Abram Hoffer, MD, PhD

Desequilibrios de Neurotransmisores

En algunos casos, suprimida triptófano y/o aumento de las catecolaminas (también, desequilibrios de los otros neurotransmisores) están implicadas en los trastornos de comportamiento.[13-15] Vea *Neurotransmisores* p 142-146.

LECTURAS RECOMENDADAS

Alexander Schauss, PhD, *Diet, Crime and Delinquency.*[5]

Barbara Reed, PhD, *Diet, Teens and Behavior.*[6]

Esta información es presentada con propósitos educativos solamente. Si Ud. necesita tratamiento para la esquizofrenia o algún otro padecimiento busque los servicios de un médico bien informado.

Trastornos de Comportamiento, Delincuencia y Violencia

Varios desequilibrios bioquímicos han sido asociados, con la predisposición al comportamiento de delincuencia/criminalidad, en la población general. Algunos de estos desequilibrios también están implicados en varias esquizofrenias. Sin embargo, la fatiga, confusión, ambivalencia y otros factores semejantes, comunes en la esquizofrenia normalmente contrarrestan cualquier inclinación a la violencia. El Dr. Pfeiffer ha encontrado las siguientes condiciones bioquímicas que son pertinentes, en orden descendiente de significación:[1]

☐ Piroluria (vea p 54-57).
☐ Hipoglucemia (en especial con una dieta escasa o bajo manganeso).[1,5-7,10]
☐ Histadelia, especialmente con adicciones (vea p 51-53).
☐ Exceso de cobre. Altos de aluminio, cadmio, plomo, etc..[1, 4, 8, 9, 16, 18]
☐ Alergias cerebrales (los lácteos, trigo, maíz, silicatos, etc.).[1, 11, 12, 17, 19]
☐ Exceso de testosterona (el tratamiento involucra a la progesterona)
☐ Epilepsia psicomotora (vea p 114-15).
☐ Cromosoma XYY.
☐ El síndrome premenstrual.
☐ Deficiencias de manganeso, zinc, vitamina B6.[1, 2, 8]

Las influencias psicosociales también pueden ser un factor significativo.

Los Biotipos des Trastornos de Comportamiento[1, 2, 3, 4, 8, 9]

Los Dres. William Walsh y Carl Pfeiffer descubrieron los siguientes biotipos en personas propensas a comportamientos violentos. Los tratamientos que ellos desarrollaron implican: Los apropiados suplementos nutricionales y cambio en la dieta para corregir los desequilibrios de los biotipos, y otros factores causales. La eliminación del café, alcohol, azúcar, comida chatarra, metales tóxicos, drogas perjudiciales, y otras sustancias tóxicas. Ayuda Psicológica, si está indicado.

Tipo A: Violencia. En niños (varones); episodios severos de ataques de cólera o en peleas intercaladas de excelente comportamiento. En niñas: giros de estado de ánimo, oposición desafiante (se retan en todo y por todo a los adultos y sus normas) y delincuencias no violencias son típicas. Los tipos A severos, pueden ser extremadamente violentos. Suaves a moderados tipos A, son característicos en tal vez el 40% de los niños con trastornos del comportamiento.
Bioquímica: Elevados niveles de cobre en comparación con el zinc. Bajos niveles en pelo de sodio y potasio. Sensibilidad a toxinas tales como: plomo y cadmio.
Pronóstico: El Dr. Walsh reportó que ajustando estos desequilibrios; beneficios aproximadamente el 85% de los pacientes, con una significativa mejoría en 25 días (en promedio).

Tipo B: Severa actividad antisocial, falta de conciencia o arrepentimiento. Comportamiento ataque, es frecuente. También, la fascinación por el fuego, crueldad con los animales, extremada tendencia a la violencia. Es frecuente, la carrera penal en el tipo B, como los asesinos seriales y asesinos masivos. Tal vez el 0.3% de la población es tipo B.
Bioquímica: La histamina alta, Piroluria, elevados niveles de metales tóxicos, como el plomo. El bajo cobre en pelo, espermina baja en sangre.
Pronósticos: Para los jóvenes de tipo B, que no están involucrados con drogas o alcohol, la respuesta al tratamiento puede ocurrir en una semana.

Tipo C: Típicamente impulsivo, irritable, oposicionista, poco rindiendo en la escuela, dificultad para mantener un trabajo o conseguir una licencia de conducir. Propenso al comportamiento delictivo no violento.
Bioquímica: Característicamente tiene bajos minerales trazos y aminos ácidos, mala asimilación. Usualmente tiene bajos los ácidos estomacales, y son a menudo esbeltos.

Tipo D: Propenso al comportamiento delictivo no violento.
Bioquímica: Típicamente, hipoglucémica; deficiente en magnesio y cromo.
Pronóstico: El tratamiento para los tipos C y D es usualmente efectivo pero la mejoría puede tomar de 1 a 3 meses para que se vuelva evidente.

Vea *Sumario de Nutrientes, Biotipos Principales, Neurotoxinas*, para los tratamientos correspondientes y las consideraciones de diagnóstico.

Parte VII: Neurotransmisores

Los desequilibrios de los neurotransmisores son comunes en esquizofrenia y pueden ser significativos mecanismos de enfermedades subyacentes. A menudo, ellos son el factor crítico en la depresión y pueden
ser importantes en los otros trastornos mentales.

Los Dres. Russell Jaffe y Oscar Kruesi recomiendan la suplementación
nutriente con los precursores correspondientes, cofactores y apropiados
reguladores, como de un tratamiento de bajo riesgo y con un alto potencial
para gran beneficio.

Este tipo de protocolo, ha sido descrito en la sección en que se discute
"desequilibrios de histamina". Aquí se discuten algunos de los otros desequilibrios neurotransmisores.

*Recordatorio: El siguiente material es presentado con propósitos educativos
solamente. No debe ser usado en lugar de un diagnóstico y tratamiento médico.
Si Ud. necesita tratamiento para la esquizofrenia o algún otro padecimiento
médico consulte con un médico bien informado.*

La Red Neural

Se ha calculado que el cerebro humano contiene en su diversidad de todas formas más de 100 billones o tal vez un trillón de neuronas.[1] La corteza cerebral, sola, se cree que contiene más de 10 billones de neuronas. Las neuronas cerebrales forman una intrincada red, con cada célula nerviosa teniendo desde cientos, a que decenas de kilómetros de sinapsis con otras neuronas.

Los Fundamentos de la Neurotransmisión

Las neuronas constan de cuerpo celular, axón (eje) y dendritas. Las dendritas son extensiones ramificadas (del Griego *dendron* = árbol), las cuales llevan los mensajes que entran a la neurona a las células del cuerpo de la neurona. En el cuerpo de la célula, los mensajes los que inhiben o estimulan, son agregados. Si el resultado es suficientemente inhibidor, los canales de cloruro dentro del axón se abren, y la estimulan eléctrica del nervio es impedido.

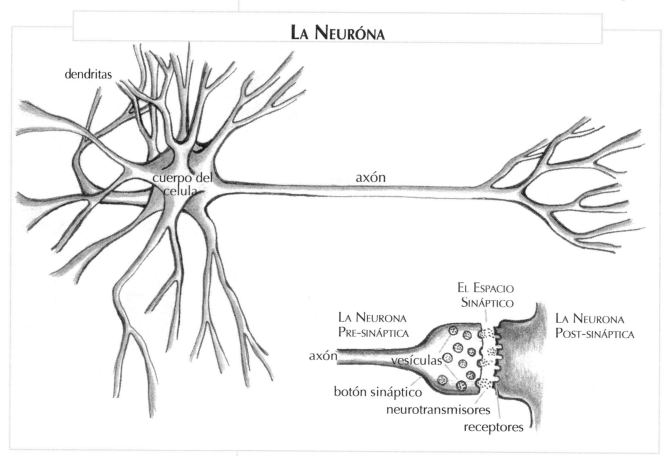

LA NEURÓNA

dendritas

cuerpo del celula

axón

EL ESPACIO SINÁPTICO

LA NEURONA PRE-SINÁPTICA

LA NEURONA POST-SINÁPTICA

axón

vesículas

botón sináptico

neurotransmisores

receptores

Mensaje de la Intensidad

El total de estímulos y de inhibidores de neurotransmisiones en los receptores post-sinápticos, influencian el número de impulsos eléctricos, los cuales, atravesarán el axón neural. La *fuerza* de cada impulso, de cualquier manera, se mantiene *constante*. El *número* de impulsos del axón *determina la cantidad de neurotransmisiones químicas* para ser liberado en la sinapsis y sobre a la siguiente neurona (o neuronas).

Si hay suficiente estímulo, los canales de sodio se abren, iniciando una secuencia de intercambio de sodio y potasio a lo largo de la membrana del axón. Con esto, la conversión eléctrica conduce el impulso a la terminal nerviosa del axón. Aquí las pequeñas ramas del axón terminan en los botones sinápticos, los cuales contienen vesículas (sacos) llenos de las moléculas neurotransmisoras. La membrana del axón temporalmente despolarizada, dispara la liberación de calcio lo que ocasiona que algunas de las vesículas se fusionen con la membrana presináptica. El contenido de sus neurotransmisores entonces, se derraman en el espacio sináptico y sobre los receptores correspondientes a la neurona (o neuronas) post-sináptica, el que a su turno va a pasar a través de un proceso similar.

Una vez que el mensaje químico es transmitido, el neurotransmisor esto liberado de nuevo en el espacio sináptico donde es destruido o tomado otra vez por la neurona presináptica.

Un Balance Crucial

Neurotransmisores específicos tienen papeles únicos en el proceso del pensamiento y con frecuencia encontrados en vías características.

Las funciones mentales dependen del equilibrio dinámico de los diferentes transmisores. Las variaciones en estos equilibrios tienen profundos efectos en la memoria, pensamientos, emociones y comportamientos. Los desequilibrios de neurotransmisores específicos frecuentemente desempeñan un papel crucial en muchas esquizofrenias, así como en ciertos tipos de depresión, manía, ansiedad, hiperactividad y en los trastornos de comportamiento.

Las Fuentes Nutrientes para los Neurotransmisores

Los neurotransmisores están hechos de nutrientes contenidos en nuestro alimento.

Algunos son idénticos a ciertos aminoácidos. De importancia primaria entre estos son: la **glicina**, **taurina** y **GABA**, los cuales, funcionan como neurotransmisores inhibidores; y los ácidos **glutámico** y **aspártico**, los cuales son neurotransmisores estimulantes.

Los neurotransmisores **monoaminas** están hechas en las neuronas, la mayoría, de aminoácidos, con la intervención de enzimas específicas. Las enzimas están constituidas de nutrientes. La **dopamina** y la **norepinefrina**, **acetilcolina** y **serotonina**, son consideradas neurotransmisores monoaminas.

La **histamina** es una poliaminas y un importante transmisor del sistema nervioso central. Este no esta cubierto en está sección porque ya ha sido tratado en "*Desequilibrios de Histamina*" (vea p 41-54).

Neurotransmisores

Nutrientes Necesarios para Crear y Regular Ciertos Neurotransmisores

Precursor	Nutrientes Relacionados*	Neurotransmisor
Fenilalanina	folato, Mg, Fe Cu, Mn, Zn	*(tirosina — precursor de DA, NE, E)*
Tirosina	folato, B6, Fe, Cu B1, biotina	Dopamina
Dopamina	B3, B6, C, Cu B1, Mg, folato	Norepinefrina
Colina	B5, C, B6, Mn, B3 lisina, treonina	Acetilcolina
Triptófano	B1, B3, B6, C, folato, biotina Zn, Fe	Serotonina
Histidina	B3, B6, C, Mn, Zn, folato Ca, Mg, metionina, Cu	Histamina
Ácido Glutámico	B6, Mn, taurina, biotina, lisina	GABA

* Los nutrientes que apoyan la formación de los neurotransmisores, y los cofactores de reglamentación; y otros nutrientes, que afectan la actividad primaria. Nótese que algunos de los nutrientes en esta lista pueden bajar los niveles de los neurotransmisores.

Las Enzimas que Descomponen a los Monoaminas

Enzimas	Nutrientes que apoyan su formación	Rompen las siguientes
MAO (monoaminaoxidasa)	B6, Zn, Mn, Cu	NE, E, Ser, DA Glicina, Histamina
COMT (catecol-O-metiltransferasa)	B3, C, folato, Mg	Epinefrinas

Catecolaminas

Los neurotransmisores, norepinefrina, epinefrina y dopamina, los tres son llamados catecolaminas. Los niveles elevados de (o hipersensibilidad a) catecolaminas pueden ser un factor subyacente en muchas esquizofrenias.

Dopamina

Los precursores de catecolaminas

Tirosina: legumbres, germen de trigo, lácteos, pollo, carne, huevos, almendras, semillas de girasol y ajonjolí, espirulina.

Tiramina: queso chedar y otros quesos, en especial si son añejos; nueces aguacate, pollo hígado, otros alimentos animales.[2] También, vino, cerveza, puerco. *Las fuentes de tiramina están contraindicadas cuando se está tomando inhibidores MAO.*

Contraindicaciones

Vea *Contraindicaciones* p. 133.

Bajos niveles de catecolaminas están asociados con los síntomas negativos, y la depresión. Ellos pueden resultar del uso excesivo (como en el estrés); los insuficientes precursores (tirosina y fenilalanina) o enzimas accesorias; el bajo metilación; o desde trastornos en los mecanismos de celular recaptación (como en la: candidiasis, hipotiroidismo y alcoholismo).[1, 4]

Dopamina[1-10] **(DA) media en las respuestas emocionales y hormonales y la integración de la experiencia emocional (en el sistema límbico) y del pensamiento (los lóbulos frontales). También estimula los centros de placer del cerebro y desempeña un papel en el despertar sexual.**

La dopamina ejercita un control importante en el movimiento. Los temblores musculares o la rigidez en los pacientes con Parkinson, resultan de una insignificante dopamina. El exceso de dopamina ha sido asociada con corea.

La dopamina parece que está implicada en la producción de alucinaciones, voces y otros síntomas en muchas esquizofrenias. Se hace contrapeso a la acetilcolina, la que interviene en la actividad eléctrica cerebral y en el almacenamiento de la memoria, (así como en las reacciones musculares). (vea p. 143.) También, hay un equilibrio vital con la histamina. La histapenia (baja histamina) normalmente es acompañada de elevados niveles de dopamina (vea p. 41-49).

Análisis: Dopamina en plaquetas. Ácido homovanílico en orina.[2]

La dopamina será tratada más adelante en la p 148.

Norepinefrina

Norepinefrina (NE) y **Epinefrina** (E),[1-8, 10] **también conocida como noradrenalina y adrenalina, se encuentran en las suprarrenales y en el sistema nervioso simpático (pelea o huye), así como en el cerebro.**

MAO, Norepinefrina, y la Esquizofrenia Paranoide[6]

La monoamina oxidasa (MAO) es una enzima que contiene cobre conocida por su papel en degradar la norepinefrina. Múltiples estudios indican que la MAO puede sé reducir en la esquizofrenia paranoica. Los estudios originales hechos por los Dres. Murphy y Wyatt (1972) reportan niveles en esquizofrenia crónica a 41% los que la población general. Posteriormente, 24 de los 30 estudios mostraron que la MAO está especialmente deficiente en los esquizofrénicos paranoicos crónicos. Por lo tanto, los inhibidores MAO usados para la depresión, algunas veces empeoran a la esquizofrenia.

Exceso de NE. Una MAO deficiente permite a la NE aumentar. El Dr. Farley (1978) hizo notar el incremento de la norepinefrina en el sistema límbico, de los esquizofrénicos paranoides.

Exceso de feniletilamina (PEA). Ya que la PEA se forma el sustrato para la MAO, baja MAO la permite aumentar. La PEA es estructuralmente similar a las anfetaminas (las que incrementan la actividad NE) y puede que produzcan una psicosis paranoide similar. Tres estudios encontraron incremento de las excreciones de PEA en la orina de esquizofrénicos.

Población. *La MAO esta disminuida en:* el alcoholismo; anemia por deficiencia de hierro; esquizofrenia paranoica y con el uso de ciertos medicamentos antihipertensivos y antidepresivos. *Por otro lado, MAO está aumentado en:* las mujeres lo cual puede parcialmente se explica la reducida tendencia a la paranoia; y mayor tendencia a la depresión. MAO se incrementa con la edad (y podría ser uno de los factores que fomento de los síntomas negativos de la esquizofrenia crónica.)

La norepinefrina atraviesa las vías relacionadas con la función intelectual, tareas motoras sutiles: placer y ansiedad. Interviene en la habilidad de aprender, la agudeza mental, los lapsos de atención, el estado de alerta, la excitación, y estados anímicos. Desempeña un papel en la asociación del estímulo con la gratificación. Una insuficiente norepinefrina con frecuencia está involucrada en la depresión.

Altos niveles de norepinefrina tienden a suscitar paranoia, agresión y enojo. Estas mismas respuestas también son inducidas por las anfetaminas, las que, incrementa la actividad de la norepinefrina e, algunas veces, la dopamina.

Los niveles reducidos de las epinefrinas están asociados con la depresión, hipotensión, narcolepsia y cafeinismo.

Elevados niveles se asocian con insomnio, la manía, presión sanguínea alta, migrañas e híperpragia (excesiva actividad mental, como en la manía).

Análisis: Norepinefrina: Los niveles en plaquetarias de norepinefrina o normetanefrina. Vanilmandílico urinario.[2]

Epinefrina. Los niveles en plaquetarias de epinefrina o metanefrina. Vanilmandílico urinario.[2]

Las catecolaminas, al igual que la serotonina y la acetilcolina, están consideradas "monoaminas".

Monoaminas

Serotonina[1-17] (Ser) es más prevalente en él "núcleo del rafe" del puente de varolio o el cerebro medio. La serotonina está hecha del aminoácido triptófano en presencia de la vitamina B6.*

La serotonina desempeña un papel en la regulación de la temperatura, la percepción sensorial, la modulación del estado de ánimo, la iniciación del sueño y el mantenimiento del sueño REM. Los desequilibrios de serotonina, son importantes de algunas esquizofrenias.

También, la deficiencia ha sido asociada con la ansiedad, la depresión, impulsividad, insomnio, obsesiones, compulsión, agresión. Eleva el umbral del dolor. A menudo, su deficiencia es acompañada de erupciones en la piel.[7]

La posibilidad de suicidio parece estar correlacionada con un nivel deficiente de serotonina. Una de las pruebas para las tendencias suicidas mide el producto de la descomposición de serotonina (5HIAA) en el fluido cerebro espinal. Los valores bajos sugieren a una mayor probabilidad de suicidio. (vea p 137.)

Altos niveles pueden inducir a la narcolepsia.

El triptófano es útil en el tratamiento de la pelagra y puede ser de ayuda en ciertos casos de ansiedad,[18] trastornos de pánico,[19] manía,[14-15] psicosis, trastornos de sueño,[17] trastornos afectivos estacionales[13] y depresión.[8, 9, 11, 13] La agresividad,[6, 9, 12] la piroluria y la histadelia parece que responden particularmente bien a los suplementos de triptófano.

Análisis: Serotonina plaquetaria o ácido hidroxiindoleacético urinario.[1]

*Sin embargo tomar la vitamina B6 al mismo tiempo, en especial en altas dosis, puede convertir el triptófano antes de llegar al cerebro, reduciendo la cantidad disponible para crear serotonina cerebral.

Serotonina

Fuentes de Triptófano (precursor Ser)

La soya, semillas de calabaza (pepitas) y de girasol, castañas, quesos, carnes, plátanos.

El triptófano no es particularmente abundante en la dieta. También compite con otros aminoácidos para entrar en el cerebro. Carbohidratos sin refinar* (los que promueven la producción de insulina) aumentan las posibilidades a favor de la asimilación de triptófano.˜

Los suplementos de triptófano están prohibidos en EE. UU., pero están disponibles, en "las farmacias composición". Más aún, 5-hidroxytriptófano (5HTP), que representa un estadio intermedio en el metabolismo de triptófano, está disponible y es inclusive más potente.**

* Los carbohidratos refinados también estimulan la liberación de insulina, pero estos no son recomendado.
** Para contraindicaciones para triptófano / 5HTP vea "Algunas Contraindicaciones" p 133.

Acetilcolina[1-5] (Ach) fue el primer neurotransmisor en ser identificado, basado en su efecto sobre los latidos del corazón. La acetilcolina está hecha a través de la acetilación de colina. Entre más colina en la dieta, la más acetilcolina se forma.[1]

Acetilcolina es esencial en el almacenamiento de la memoria y en el inicio de la memoria a corto plazo. Mejora el sueño REM (MOR), y es importante en el contra-equilibrio de la dopamina y norepinefrina.

También, controla la actividad de los músculos esqueléticos y liso, y el tipo de reacciones involuntarias del sistema nervioso como: mover rápido la mano, para alejarla del fuego. Es el neurotransmisor clave del sistema nervioso parasimpático, que se opone simpático (la adrenalina, "lucha o vuelo") las reacciones al estrés. Por lo tanto, calma el cuerpo hacia abajo. La colina puede empeorar la estimulación (o la manía) en una persona, y contrarrestarla en otra; igualmente con la depresión, dependiendo en la química del individuo. O una persona puede ser estimulado cognitivamente, pero con bajo estado de ánimo y la motivación, y el cuerpo relajado.

La colina parece ser importante para la demencia, y también se ha utilizado, especialmente en DMAE, para la hiperactividad.

Histapénicos tienden a ser mejores con la colina; las histadélicos, con inositol. DMAE está contraindicado para histadelia.

La deficiencia puede ser causada por alergias, mala asimilación intestinal, hipotiroides, los trastornos suprarrenales u otros endocrinos. La toxicidad en el hígado, puede interferir con la acetilación.

Acetilcolina

Fuentes de colina (precursor Ach)[1, 4]

Las fuentes alimenticias de colina incluyen: huevos, salmón, papas, avena, levadura de cerveza, soya, otras legumbres, granos integrales y aguacate.

Los suplementos efectivos incluyen a la fosfatidilcolina (encontrada en la lecitina), citrato de colina, y DMAE. El DMAE es el más eficiente para colina por atravesar la barrera hematoencefálica.

Análisis

Acetilcolina en suero.[1]

Efectos adversos

Niveles muy altos de acetilcolina han sido ligados con: irritabilidad, hipervigilia, ataques, incremento de salivación, asma y puede desempeñar un papel en ciertas psicosis. (Ej.: vea *Inhibidores de Colinesterasa* p 90-91.)

Neurotransmisores Aminoácidos

Los neurotransmisores más comunes en el cerebro, son simples aminoácidos.

GABA

Fuentes de GABA

El glutamato es un precursor de GABA, no obstante, los suplementos de glutamina (el cerebro convierte la glutamina en glutamato, conforme lo necesita) no nos asegura el incremento de los niveles de GABA. Más aún, algunos esquizofrénicos tienen demasiada el glutamato/en proporción a GABA.

Un método más útil parece ser: el suplementar suficiente de los nutrientes que apoyan la formación de GABA del glutamato: la vitamina B6, taurina y manganeso.

Precaución

El exceso de GABA ha sido relacionado con el letargo y la saciedad.

GABA[1-8] es el mayor inhibidor de neurotransmisores. Está presente en 30-50% de las sinapsis cerebrales.[1] Ocasionalmente se han encontrado reducidos los niveles en el cerebro y en los fluidos cerebroespinales de esquizofrénicos y catatónicos, así como en ciertos casos de depresión, manía, ataques, y agresión.

GABA coordina la actividad eléctrica del cerebro en el empalme de la post-sinapsis y ayuda a que el nervio se recobre, después de la transmisión. Previene la fatiga neuronal, y facilita la receptividad a estímulo continuo. GABA también previene la ansiedad y los mensajes relacionados con el estrés de llegar a los centros del motor: por llenado de los sitios receptores, lo que disminuye la actividad neurona. Los niveles bajos de GABA han sido detectados en algunas esquizofrenias y una minoría se han recuperado con suplementos de GABA. GABA puede tener un papel en el tratamiento de la catatonía.[4]

GABA sólo (y también en combinación de la vitamina B3, complejo B, inositol) ha sido usadas como un tranquilizante natural, para reducir la ansiedad, estrés y depresión (vea p 159). Los tranquilizantes menores (benzodiazepinas) tales como el Librium y el Valium estimulan los receptores GABA y mimetizan los efectos de GABA.[3, 4]

GABA ha sido usada para el tratamiento del insomnio, ansiedad, tensión nerviosa, hiperactividad, agitación aguda, manía, Parkinson, Alzheimer, esclerosis múltiple y otros trastornos cerebrales y nerviosos. GABA es empleada junto con glutamina, tirosina, y otros nutrientes, en algunos tratamientos contra el abuso de drogas.

GABA baja la presión sanguínea, reduce el apetito y el azúcar en la sangre. La deficiencia ha sido ligada a una sobre excitabilidad, temblores e híperpragia (exceso de actividad mental como ocurre en la manía).

Análisis: GABA en plasma, pero puede ser difícil de detectar.[3]

Vea *Sustitución de Drogas* p.158-59, para futuras deliberaciones de GABA.

Taurina

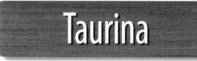

Fuentes de Taurina

La taurina por lo general se obtiene de la conversión de las reservas del cuerpo de la cisteína (el mejor suplemento es el N-acetilcisteína). La vitamina B6 sustenta la formación de la taurina, y el zinc aumenta los efectos de la taurina.

La taurina también es accesible de ciertos alimentos animales, en especial el tiburón, abulón y la leche materna.

Precauciónes

Puede exacerbar las úlceras.
Puede reducir la azúcar en la sangre, así que los medicamentos se deberán ser ajustados.

Taurina[2, 6, 7] es un aminoácido y es el segundo más abundante neurotransmisor inhibitorio, en el cerebro.

El cerebro necesita mayores niveles de la Taurina para contra el estrés aumentado. La taurina se reporta ser beneficioso para el insomnio, hiperactividad y ansiedad. Es supresor de la norepinefrina, acetilcolina y ácido glutámico, las cuales son los mayores neurotransmisores estimulantes.

La taurina, GABA, vitamina B6, han sido usados para tratar la epilepsia y para ayudar a estabilizar las membranas celulares, previniendo la excesiva actividad eléctrica. La taurina por lo general aumenta los efectos de GABA.

La taurina también ha sido usada para afianzar la recuperación del sistema nervioso de la adicción de las drogas y el alcohol; y en el tratamiento del: hipotiroidismo, esclerosis múltiple, trastornos cardiacos, hipertensión, retención de líquidos y colesterol elevado.

La ingesta excesiva de alcohol puede causar la pérdida de la actividad de la taurina.

Ácido glutámico[1-25] es un neurotransmisor excitativo miles de veces más abundante en el cerebro que la norepinefrina, dopamina y serotonina. El 50% de los neurotransmisores cerebrales están hechos de glutamato y sus derivados (incluyendo al GABA). El glutamato también provee al cerebro de combustible, convirtiendo a una 6-carbón glucosa, y remueve amoniaco y otros desechos tóxicos del cerebro.

El glutamato desempeña un papel importante en el aprendizaje y adaptación a estímulos externos. Influencia el desarrollo de células y las vías neurales en el hipotálamo, mediando tanta anatomía y funciones.[23] El glutamato neuronas, se conecten extensivamente en el hipotálamo y así afectar la conciencia, las emociones, el hambre, los ciclos de sueño, ciclos circadianos, actividad autonómica, crecimiento, metabolismo y función glandular.

La *glutamina* ha sido suplementada como parte del tratamiento en ciertos casos de esquizofrenia crónica, trastornos de la personalidad, retraso mental, alcoholismo y senilidad. Se reportó que aumenta la memoria, la concentración, estado de alerta, funcionamiento mental y resistencia física. Reduce: la dipsomanía y los antojos de azúcar, protege contra los efectos tóxicos del alcohol, modera la hipoglucemia, ayuda a metabolizar los azúcares y las grasas, decrece la permeabilidad del intestino y apoya la asimilación de minerales. Su deficiencia puede resultar en fatiga y depresión.

Advertencia: Recientes investigaciones sugieren que las altas cantidades de *glutamato* aislado, lo es excitotóxico y puede desempeñar un papel en algunos casos de hiperactividad, agitación, manía, autismo, esquizofrenia y otros trastornos. *Glutamina* es preferible, en dosis moderadas y acompañadas de nutrientes protectores y una dieta protectora (alimentos integrales, etc.; vea más adelante). Los niños, los ancianos y los que tengan lesiones en la cabeza deben ser particularmente considerados susceptibles de reacciones adversas.

Recordatorio: Esta información es presentada solamente con el propósito educativo. Si Ud. necesita atención médica, busca los servicios de un médico bien informado.

Ácido Glutámico

Fuentes de Glutamina
Queso ricota, avena, carne de caza.

RECOMMENDED READING
Dr. Russell Blaylock, *"Excitotoxins: The Taste that Kills"*.[6]

Excitotoxicidad

Los neurólogos John Olney, y Russell Blaylock encontraron ciertos químicos, que cuando se superan niveles críticos estimular con exceso las neuronas cerebrales, causando la muerte de las células. Entre estos, están los aminoácidos glutamato y aspartato dos de los más comunes neurotransmisores cerebrales, importantes en la percepción sensorial, memoria, orientación conocimiento y habilidades motoras.

Los mecanismos homeostáticos normalmente mantienen la exposición neural dentro de los límites saludables. El exceso de glutamato, por ejemplo, es removido de la neurona y almacenado en las células gliales como glutamina. Será liberada cuando se la necesite.

Sin embargo, una ingesta dietética alta; una barrera hematoencefálica debilita; o las condiciones que reducir el acceso del cerebro a la energía: ellos permiten que excitotoxinas a acumular en las neuronas. Los altos niveles de las excitotoxinas, fuerzan los canales neuronales de sodio, a ser abrirse, y fijarse en una posición abierta. El resultado de la afluencia de sodio y agua le causa a la célula nerviosa inflamación (en 15 a 30 minutos) y su muerte (en 3 horas).[7, 8]

Con los niveles algo menor: los canales de calcio se mantienen abiertos permitiendo que el calcio se acumule dentro de la neurona. Esto estimula una producción abundante de radicales libres y un agotamiento de antioxidantes. Las neuronas afectadas normalmente mueren en un lapso de 2 a 18 horas, después de la exposición.[8, 9]

Efectos Tóxicos

La excitotoxicidad ha sido asociada con dolores de cabeza e hiperactividad; en algunos casos, puede desempeñar un papel, en el desarrollo de trastornos del aprendizaje, autismo y esquizofrenia.[6, 10, 11] Los investigadores sugieren obstrucción en la formación del cerebro y el desarrollo intelectual.[10, 12-15] Y puede ser importante

en enfermedades degenerativas como el Alzheimer, ELA y Parkinson.[17-20] También puede fomentar el hipotiroidismo, elevados niveles de cortisona, supresión de la hormona del crecimiento y un incremento de la susceptibilidad a la diabetes.[15, 16] Los niños y ancianos son particularmente susceptibles a la excitotoxicidad.[10, 13-22]

Protección[6]

Magnesio y zinc bloquean algunos receptores de excitotoxinas. El zinc es más efectivo, pero puede fomentar cierto tipo de reacciones excitotóxicas.

Optimizar los antioxidantes (las vitaminas C, D, E; selenio, CoQ10, etc.)

Alentar la producción de energía celular para operar las bombas que remueven las excitotoxinas, calcio y sodio, desde las neuronas. Una infección cerebral o un trauma, oxigenación insuficiente, hipoglucemia o toxicidad metabólica agotan la energía celular, afectando la función de bombeo. Los niveles bajos, de energía, también pueden fomentar la activación espontánea de la célula nerviosa, subvertir magnesio, y permitiendo que entre, más calcio (tal vez induciendo ansiedad).[6]

Mantener la óptima integridad de la barrera hematoencefálica. AGEs y antioxidantes son de apoyo. Traumas, apoplejías, infecciones cerebrales, privación de oxigeno e hipoglucemia pueda afectar la barrera. La barrera no está completamente desarrollada hasta la edad de 16 ó 17 años y se vuelve inefectiva paulatinamente en la ancianidad.

Evite la exposición dietética a MSG (glutamato monosódico), el aspartamo (un edulcorante artificial), etc. El MSG puede estar presente en la proteína de los vegetales hidrolizados, en la levadura, gelatina, caldo, caseína, concentrados de proteína de soya o suero, proteína texturizada, malta, y varía inespecíficas ingredientes enlistados en las etiquetas de alimentos; "especias", "saborizante", "enzimas", "sazonadores", etc.

Glicina. Serina. Cisteína.

Glicina: Funciones Físicas

Glicina ayuda evitar la caída del azúcar en hipoglucemia. Sin embargo, el exceso de glicina, desplazar demasiada glucosa, lo que resulta en fatiga.

Ayuda formar: creatina lo que ayuda a retarda el nervio y la degeneración. También, ayuda aumentar la energía, y la formación de músculos.

Fuentes de Glicina

La glicina es encontrada en cantidades concentradas en la mayoría de los alimentos con proteínas. Las fuentes incluyen germen de trigo, carne, pollo, avena, lácteos y aguacates.

Serina: Funciones Físicas

La serina es usada en el metabolismo de las grasas, crecimiento de los músculos y la creación de anticuerpos.

Fuentes de Serina

La serina es un aminoácido no esencial, el cual puede ser hecho por el cuerpo desde la glucosa y aspartato. Es abundante en los alimentos animales, en particular las carnes procesadas.

Cisteína: Funciones Físicas

La cisteína es un aminoácido semiesencial formado desde la metionina en la presencia de vitamina B6. Es un precursor del glutatión y actúa como un antioxidante y un quelante metálico (Ej. Removiendo el exceso de cobre).

NAC (N-Acetilcisteína)

Si bien es un antioxidante, la cisteína esta mejor si hecha disponible cuando el cuerpo la necesita en vez de directamente. La cisteína se oxida fácilmente y puede causar reacciones de excitotoxicidad. Por esta razón la forma preferida para los suplementos es la NAC.

Fuentes de Cisteína

Las fuentes dietéticas incluyen a las nueces, semillas, cereales, pollo, huevos y legumbres.

Glicina[1-4, 9, 10, 13] es un mayor inhibidor de neurotransmisores, predominante en el tronco cerebral y en la médula espinal. Aumenta la actividad de la acetilcolina y ayuda a remover el plomo del cuerpo. La glicina ha sido usada para tratar epilepsia, manías, ansiedad, hiperactividad, desequilibrios de azúcar en sangre, trastornos del sistema inmunológico, la pituitaria y el hígado.

Un estudio con pacientes esquizofrénicos deteriorados, por 15 ó 20 años, reportó que la glicina alivia los síntomas negativos como el aislamiento social, opacidad emocional y apatía.[2] En un otro estudio (un doble ciego), los Dres. Heresco-Levy y Javitt encontraron que suplementos de glicina en los tratamientos de esquizofrenia pueden mejorar los síntomas negativos, la depresión y los síntomas cognoscitivos, especialmente en pacientes con ya bajos niveles de glicina en suero.[13]

La glicina puede ser útil en algunas esquizofrenias debido a la estimulación del peróxido de glutatión (que ataca a los radicales libres) o por sus efectos beneficiosos en las grasas. La glicina también es sedante; Los Dres. Pearson y Shaw sugieren el uso de la glicina e inositol para reducir la agresividad.[3] Como glicinato de magnesio, se ha utilizado para ayudar estabilizar el estado de ánimo en el trastorno bipolar. El *Princeton Bio Center* reporta después de haber administrado glicina a 2 pacientes, calmó, cesaron los episodios maniacos en 1 hora.[1] La glicina ha sido usada en el tratamiento de epilepsia y otras condiciones en la que la activación nerviosa es anormal.

Contraindicaciones. Exceso de glicina puede producir fatiga y depresión. También puede ocurrir debilidad muscular, posiblemente debido al desequilibrio con serina.

Análisis: Niveles de glicina en plasma.[10]

Serina.[1, 4, 6-12] Fosfatidil serina aumenta la acetilcolina, se defiende la integridad de la membrana celular neuronal, y puede ayudar a reducir el estrés mental y mejorar el estado de ánimo. Se ha utilizado para demencia, y puede ayudar en la hiperactividad en los niños. Está implicado en el crecimiento muscular, perturbaciones de las membranas, inmunidad, metabolismo de las grasas y arteriosclerosis.

Proporciones Glicina/Serina. La glicina del cerebro está derivada de la serina. Cuando los niveles de glicina menguan, la serina normalmente es convertida en glicina. Aun, el convertimiento es muy despacio en algunos casos de psicosis. Un estudio hace notar la exacerbación de los síntomas psicóticos 5 horas después de una carga de serina.[11] Varios estudios apuntan a incrementar la serina y abatir la glicina en plasma[6, 8] del fluido cerebro espinal[7] en los pacientes psicóticos.

Cisteína (NAC)[1, 4, 6, 9] *La cisteína trabaja mejor cuando se suplementa como NAC y acompañada de antioxidantes tales como: selenio, vitaminas C, E, y bioflavonoides.*

NAC es un antioxidante y limpiador de radicales libres. Se aumenta glutatión (pp. 53, 82, 100). NAC estimula el sistema inmunológico (linfocitos), apoya el metabolismo de metal (p. 49), y protege al cerebro de toxinas, incluyendo el alcohol, tabaco, y metales pesados.

Proporción de Cisteína / Serina. De entre las 84 nuevas admisiones a unos hospitales mentales, los 57 que eran psicóticos, todos, mostraban elevados niveles de serina y serina a cisteína. La proporción no varió con la edad, el sexo, los alimentos ingeridos, condición hepática o la ingesta de drogas psiquiátricas, pero se redujo, cerca del tiempo de ser dados de alta.[6]

Parte VIII: Toximolecular

El Dr. Bernard Rimland originó el término "toximolecular" para describir el uso de sustancias o procedimientos tóxico como opuesto a lo ortomolecular, en los tratamientos psiquiátricos.[6]

¿Pueden los Niños Esquizofrénicos Decir "No" a las Drogas? [1]

Toda la publicidad y las poses acerca de enseñar a la juventud de EE.UU. a decir "no" a las drogas ha enviado un muy doloroso e indignante mensaje a los padres que han gastado años tratando de decir "no" por sus hijos minusválidos. El mensaje es que NUESTROS HIJOS NO CUENTAN. Ellos son menos que perfectos, por lo tanto, está perfectamente BIEN al dañar sus cerebros, desfigurar sus cuerpos, y alterar permanentemente sus psiques con potentes químicos, tranquilizadores, EN CONTRA DE SUS VOLUNTADES y la voluntad de sus padres, PORQUE ELLOS NO CUENTAN. Este es un doble estándar, que presupone que el niño mentalmente enfermo simplemente no importa. Así es que está "BIEN" a ellos aniquilarlo con controles químicos suficientes para socavar sus controles musculares, sus deseos de aprender, sus sensibilidades del mundo que lo rodea, sus sentidos de quien son ellos, sólo para cubrir algunos comportamientos objetables, y hacer las cosas fáciles para las familias o los personales de las instituciones.

Constance Torisky[1]

Electrochoque Forzado[2]

El 21 de Abril de 1995 sin permitirle hablar en su propia defensa, una anciana de 84 años, E. P, le fue ordenado por un juez de Monterrey California recibir entre 1 a 30 electrochoques forzados. Se le dijo que después de esto, se le permitirá volver a la corte.

E.P: *"Para entonces no sabré mi nombre. No quiero los choques eléctricos. Es una devastación, un tratamiento horrible. No hay nada que pueda hacer. Estoy en una gran mortificación. Me siento sin ayuda y sin esperanza. Lo perdí todo. Me están tratando de matar".*

Segundo Pensamiento de los Antipsicóticos [4]

¿Nuestro 'experimento clínico' acerca los antipsicóticos ha sido el delirante fijo encapsulado? Si no hay diferencia en el resultado en un mes, ¿qué es lo en del 2 meses o seis, o un año, o toda la vida? ¿Hemos vuelto al cuadrado 1 en antipsicóticos de la psicofarmacología?

Dr. C. N. Turns, en respuesta a un extensivo estudio en 1989 de la Escuela de Medicina de Harvard, el cual falló al confirmar los beneficiosos de los neurolépticos en comparación con los sedantes o los placebos.[5]

Drogas (fármacos)
Dopamina y Neurolépticos
Toxicidad de los Antipsicóticos
Discinesia Tardía
Drogas que inducen a la psicosis
Litio

Electrochoques

Posibles Alternativas a Drogas
Nutrientes
Hierbas

Drogas

Los antipsicóticos, también llamados tranquilizantes mayores, son el mayor enfoque de los tratamientos convencionales para la esquizofrenia. Desde su uso inicial en los tempranos 1950s se estima que 300 millones de personas o más a todo lo ancho del mundo han sido tratados con antipsicóticos.[9]

Dopamina y Neurolépticos

Hallazgos que sugiere la dopamina como una causa de esquizofrenia[1, 4-6]

En histapenia normalmente es acompañada de elevados niveles de dopamina.

Psicosis L-dopa, puede ocurrir en pacientes con Parkinson a las que se les dio excesivo L-dopa (un precursor de la dopamina).

Psicosis Supersensible. Los neurolépticos que suprimen la dopamina, pueden causar que los receptores de dopamina hambre por falta de dopamina; para compensar se vuelven súper sensible. Cuando los neurolépticos son retirados el paciente puede entonces experimentar una dopamina psicosis, parecida a la esquizofrenia inducida por la droga.

Excesos de receptores D2 de dopamina han sido encontrados en el sistema límbico, y en los ganglios basales de algunos esquizofrénicos que no han sido tratar.

CCK decreciente. Estudios post mortem de esquizofrénicos han encontrado, bajos los niveles de colecistoquinina (CCK), una hormona digestiva e inhibidora de dopamina. El CCK ayuda algunos esquizofrénicos.

Los elevados niveles de la Sustancia P han sido encontrados en el fluido cerebro espinal de los esquizofrénicos. La sustancia P (es la que transmite los mensajes de dolor) y estimula la liberación de dopamina.

En contra la dopamina como la causa principal

En histadelia, los niveles de dopamina a menudo están bajos. (vea p 51-53)

La L-dopa no necesariamente exacerbará los síntomas. Si bien la L-dopa a menudo empeora las alucinaciones y trastornos de pensamiento, también puede tener no efecto. Más aún, la L-dopa junto con un antipsicótico, algunas veces crea mejora adicional.

La esquizofrenia persiste en pacientes crónicas; incluso cuando la capacidad de crear dopamina es agotada (con los síntomas negativos predominando).

Los síntomas negativos permanecen cuando la dopamina ha sido suprimida. Ej.: Los neurolépticos bloquen la transmisión de dopamina, pero tiene poco efecto en los síntomas negativos.

Los *neurolépticos* son los originales antipsicóticos. Ellos adjuntan a las neuronas, y suprimen la transmisión de dopamina y algunas veces, también la norepinefrina y otros neurotransmisores. La supresión de dopamina a menudo ha sido usada para explicar su efectividad para tratar la esquizofrenia.

La percepción de efectividad varía. Algunos estudios recientes sugieren beneficio global por no más de 40-50% de los pacientes.[8, 9]

Los síntomas mejoran en aproximadamente la siguiente orden: irritabilidad y agitación, higiene personal, insomnio, incoherencias verbales, y alucinaciones (gradualmente disminuyen, pero a menudo no desaparecen). Por lo general, los síntomas negativos no mejoran.

Los antipsicóticos proveen un cierto grado de alivio para algunos pacientes, pero su uso extensivo a menudo va asociado con potentes e irreversibles efectos secundarios. Entonces se deberán considerar con cuidado al hacer decisiones de tratamiento.

El Precio de la Supresión de Dopamina[7, 10, 11]

La dopamina media los movimientos motores finos, placer, comportamiento al comer y beber, sentido moral, y la integración de la experiencia con la memoria, pensamientos y emociones. Significativa supresión de los niveles de la dopamina natural puede producir profundas repercusiones mentales y físicas. A menudo, el proceso de pensamiento es apagado, y las emociones enmudecidas. Los pacientes saben que es lo que sucede a su alrededor, pero no lo senten como que es importante. Tal vez experimenten un gran apetito (con la secuela obesidad), excesiva sed, acatisia (incapacidad de mantenerse quieto), distonías o Parkinsonismo. Dándole el tiempo suficiente la inteligencia puede ser permanentemente reducida, una psicosis supersensible puede desarrollarse, y el riesgo de la discinesia tardía aumenta (vea p 152-153). Las antipsicóticos pueden también causar serios daños a los organos y, en veces, la muerte (vea p 149-50).

Agotamiento Eventual de Dopamina[7, 10, 11]

Los neurolépticos bloquean los receptores de las neuronas para recibir los mensajes de dopamina. Alguna dopamina es retomada de regreso hacia la neurona que la envió, el resto se destruye. El cerebro tiende a compensar esto creando insistentemente más dopamina. Eventualmente, los mecanismos de producción de dopamina se agotan. Algunos investigadores sugieren que la inhabilidad de sentir placer, la escasez de pensamientos, el aislamiento social, y otros síntomas negativos, (los que a menudo predominan en la esquizofrenia crónica), pueden en gran parte ser debidos a estas drogas que inducen la carencia de dopamina.[7]

Terapias Alternativas[2, 3, 5]

La dopamina existe en un equilibrio dinámico con la histamina, acetilcolina, GABA y otros neurotransmisores. La fuente de muchas esquizofrenias puede radicar más en *la naturaleza de dichos equilibrio* en vez de la *cantidad absoluta* de cualquiera de los neurotransmisores.

Para tratar los excesos relativos de dopamina (o de cualquiera otro neurotransmisor) los Dres. Kruesi y Jaffe proponen: limitar los precursores aminoácidos y cofactores, según como apropiado, y dar el apoyo nutritivo para los neurotransmisores contrarrestando; y las enzimas de reglamentación, como sea adecuado.

Preguntas de efectividad de los Antipsicóticos

No hay estudios de largo plazo que apoyen el uso de antipsicóticos. Los psiquiatras no están de acuerdo en la dosificación o la duración del tratamiento.[27, 31, 32] Con consecutivas hospitalizaciones, las dosis normalmente se incrementan, presumiblemente conforme la droga se vuelve menos efectiva progresivamente.[2, 9] Varios estudios encontraron pacientes con antipsicóticos que no la hacían mejor que aquellos con drogas menos potentes o con placebo.[16, 17, 28, 29] El Dr. Hogarty y otros en una extensiva revisión de la literatura, encontró que la perspectiva para los pacientes antes de la histórica introducción de los neurolépticos era casi la misma que en el presente.[25]

Supresión Mental y Emocional[6, 9, 11, 26]

Cuando los neurolépticos fueron introducidos por primera vez, acallaron los pabellones mentales en unas cuantas semanas. Los pacientes se volvieron letárgicos y emocionalmente indiferentes, fáciles de manejar y menos propensos a comportamientos extraños. Los efectos supresores de la droga al cerebro, a menudo, no fueron considerados como desventajas, y estaban, en algunos veces, aclamados por la habilidad de producir una lobotomía química.

Efectos semejantes a una lobotomía ocurren todavía, en especial con las dosis altas. El Dr. Peter Breggin hace notar que sin los lóbulos frontales, la esquizofrenia no podría existir (los lóbulos frontales median el pensamiento abstracto, lógica, creatividad, voluntad, y la mayoría de las capacidades mentales que nos hacen humanos). La lobotomía a menudo rompe las conexiones entre los lóbulos frontales y el resto del cerebro. La interferencia de los neurolépticos con las transmisiones de la dopamina desconectan estas mismas áreas. Las esquizofrenias en algunos casos mejoran, pero con la pérdida de las funciones mentales importantes.[9]

Antipsicóticos Atípicos[8, 9]

Los *"Atípicos"* son considerados de ser menos supresivos. Clozapine, por ejemplo, es tenido como superior a la Thorazine, porque permite a algunos pacientes un mayor grado del funcionamiento mental (pero produce su propio juego de efectos secundarios perjudiciales. Vea p 154).

Algunos de los atípicos influyen múltiples neurotransmisores. La idea fue que si se enfocaran en los receptores más directamente implicados en los síntomas (en vez de afectar indiscriminadamente toda actividad de la neurotransmisora), que el rango más estrecho de los receptores podría reducir los efectos secundarios.

Desafortunadamente el incremento de la potencia incrementa la posibilidad de producir receptores supersensibles y provocar una psicosis de rebote, y un eventual agotamiento de neurotransmisores. Queda por verse, tanto si los investigadores pueden separar la inhibición de la psicosis a partir de la inhibición de la actividad del cerebro.

Dosis Grandes en la Practica Convencional[6, 11, 12, 19]

A menudo, varios antipsicóticos son administrados simultáneamente, multiplicando el riesgo de una intoxicación química y otros efectos colaterales así como una intensificación de la mayor acción de las drogas. Altas dosis de la droga puede constituir una camisa de fuerza química, y es todo tan común. Algunos pacientes se les dan deliberadamente megadosis, o son sujetos a *"una rápida neuroleptización"*.

Algunas veces los antipsicóticos *crean* psicosis. El extraño comportamiento causado por las drogas, a menudo conduce a *más altas* dosis y más daños.

Los antipsicóticos también son usados no-médicamente: en prisioneros, en gente con trauma cerebral, en ancianos en casas de retiro, y para

Toxicidad de los Antipsicóticos

"Yo dudo que los neurolépticos son legales, excepto por el hecho de que estos son dado a los pacientes mentales".
Dr. Peter R. Breggin, MD[6]

"Yo nunca olvidaré como se sienten con estas drogas. Yo moría a cause de ellas. Cuando ellos me dieron la medicación: Empecé a sentirme muy, muy débil y muy, muy asustada… y entonces empecé gritando, gritando para tratar de sentir alguna energía para no morirme. Me es toy muriendo y si no puedo obligarme a gritar, que es el fin. No tengo aliento a la izquierda, me ahogo… Si pudiera gritar… No puedo respirar para rada me muero luchando… me muera".
Marie Balter, quien fue el tratamiento con alta dosis de neurolépticos.[1]

"Lo embotado a la conciencia y motivación, y la inhabilidad de resolver problemas bajo la influencia del clorpromazina (Thorazine), no se parecen tanto a otra cosa que como de una lobotomía frontal".
Neurólogo Peter Sterling, MD[10]

"La aparente mejoría… es realmente la incapacidad, una pérdida de la capacidad mental… (el paciente es) menos capaz de pensar, de sentir o de determinar el curso de su conducta".
Dr. Peter Breggin, MD[6]

"Lentitud al pensar y moverse… Profunda agitación interior… (No) puede continuar trabajando… La parálisis de voluntad o falta de determinación… No sedación (pero) severa ansiedad".
Reacción de dos psiquiatras al Haldol[23]

"Estas drogas no calma los nervios. Ataca. Ataca dentro de ti muy profundamente, no podrás localizar la fuente del dolor. La droga hace que los nervios ataquen en tu contra".
Henry Abbott, que fue drogado por la fuerza (con el antipsicótico Prolixin) en una prisión federal.[6]

"Era horrible vea como me deterioraba intelectual, moral y emocionalmente día a día. Mi interés en temas políticos rápidamente desapareció, entonces mi interés en problemas científicos y entonces mi interés en mi esposa e hijos".

Leonid Plyushch drogado con Haldol por ser disidente político en la Unión Soviética[14]

"Por un poco tiempo estás inconsciente. Entonces empieza. Yo estoy totalmente consiente, horriblemente despierto y empero rígido, atrapado en el sueño. No hay forma de salirse de este destino, el mismo sueño una y otra vez, sólo que peor".

Kate Millett[4] hablando de su experiencia con Prolixin

Reacciones Tóxicas Impredecibles

"Todos los pacientes etiquetados con esquizofrenia son deficientes de vitaminas y minerales y son por consiguiente aptos para responder anormalmente a las drogas anti-esquizofrénicas e incluso a las proteínas de los alimentos".

Dr. Carl Pfeiffer, MD, PhD[11]

Supresión de Dopamina e Infecciones

Los esquizofrénicos parecen ser más susceptibles a las infecciones que el general de la población.[17] No se sabe a que grado, esta susceptibilidad resulta de la supresión de dopamina por los neurolépticos. Pero en Parkinson, una enfermedad caracterizada por la perdida similar de la actividad de dopamina, los pacientes son altamente vulnerables a enfermedades infecciosas.

Acatisia

"Tu dolor con la agitación, así que tienes que caminar. Y después en cuanto estás andando te ocurre lo opuesto; te debes sentar a descansar. Adelante y atrás. Arriba y abajo. Las vas con dolor que no puedes localizar, en tanta desgraciada ansiedad se te sobre cargado".

Henry Abbott[6]

regular comportamiento en algunos hospitales psiquiátricos. En 1979, el Dr. Friedhof inclusive sugirió dar grandes dosis de neurolépticos a madres que podrían parir niños esquizofrénicos (para causar ¡perjudicar permanentemente a los infantes los receptores de dopamina!)

Efectos Mentales Colaterales y Neurológicos[6, 8, 9, 11, 15, 22, 24]

A menudo, la represión de la conciencia, creatividad, energía mental y personalidad. Algunas veces represión permanente de la inteligencia y demencia tardía. Pueden inducir delirios y catatonia, (especialmente en la histadelia). La discinesia tardía (p 152-153) es común especialmente con los neurolépticos a largo plazo. *Otros efectos pueden incluir:*

Psicosis Hipersensibilidad. Para compensar lo escaso de los mensajes de dopamina (inducida por las drogas), los receptores de dopamina tienden a multiplicarse o volverse hipersensibles. Si la droga es suspendida, entonces se dejará al cerebro con exceso de mensajes de dopamina, como para producir una psicosis parecida a la esquizofrenia. Se ha estimado que una de cada 5 pacientes desarrolla la psicosis supersensible, por lo común en los primeros 5 años después del retiro del antipsicótico. Las drogas de rápido efecto son las que con más facilidad producen esta condición. Si es permanente, el paciente se ve obligado a tomar los antipsicóticos por el resto de su vida para mantener la cordura.[9]

Trastornos Temporales de Movimiento. (Efectos extrapiramidales)

Las drogas antipárkinson por lo general pueden suprimir los trastornos de estos movimientos, pero tienen un riesgo adicional, incluyendo el incremento de la susceptibilidad a la discinesia tardía.[24] En algunos casos estos efectos "temporales" persistirán después de que los neurolépticos sean descontinuados.

Parkinsonismo. El síndrome de Parkinson puede ser producido por los neurolépticos que suprimen la dopamina. Los síntomas incluyen: Persistentes temblores (los que disminuyen con la actividad deliberada). El estrés y trastornos de dormir. Una mirada fija, no pestañean: la cara es como de máscara. Se encorvan, al andar arrastran los pies; dificultad al iniciar o detener los movimientos; movimientos lentos, rígidos, monótonos. Su hablar es apenas ininteligible. Una demencia leve.

Distonías. Espasmos dolorosos e incontrolables o calambres severos, Ej. la cabeza tira a un lado y los ojos se voltean en sus órbitas. La garganta o la faringe pueden tener espasmos y puede resultar una fatal interferencia al tragar o al respirar.

Acatisia. (imposibilidad de permanecer quieto) se caracteriza por ansiedad y extrema agitación. La comezón en los músculos, los induce a caminar de un lado a otro, persistentemente, tal vez hasta que aparecen las ampollas.

Efectos Físicos Colaterales[6, 9, 11, 13, 21]

Puede incluir: aumento de peso, sensibilidad al sol, impotencia, parálisis intestinal, icteria, hepatitis u otros daños hepáticos, ceguera, mutismo, obstrucción de las vías urinarias, convulsiones, coloración azul grisácea en la cara y el músculo cardiaco, anormalidades cardiacas, paro cardiaco, supresión de la médula ósea, deterioro inmunitario y muerte súbita.

Síndrome Neuroléptico Maligno puede ocurrir después de un uso sostenido; eventualmente puede afectar arriba de un 0.5 al 1% de los pacientes. Los síntomas incluyen el incremento de la presión y temperatura, pulso acelerado, profusa sudoración, elevado conteo de glóbulos blancos (reacción inmune), palpitaciones, incontinencia y confusión.

Los pacientes se vuelven callados y rígidos, y se pueden deteriorar a un estado de coma. La muerte puede ocurrir en 24 horas. La mortalidad es 20 a 30% y puede ser debida a una falla renal o respiratoria o un colapso cardiovascular. Aquellos que sobreviven pueden presentar daño cerebral.

El Uso Ortomolecular de los Antipsicóticos

Hay diversas opiniones de los fármacos antipsicóticos. Los Médicos Ortomoleculares, tienden a ver estas drogas como potencialmente tóxicas e irrelevantes para la curación actual, son útiles principalmente como una muleta temporal. Sin embargo, al principio del tratamiento, algunos las prescriben. Las dosis y el número de drogas por paciente son mucho más limitada que en la práctica convencional. El Dr. Pfeiffer, por ejemplo, considera las dosis altas y múltiples medicamentos como contraproductivas.

Varios Enfoques

No Antipsicóticos. El Dr. Pfeiffer afirma: "Por cada droga que beneficia a un paciente, hay una sustancia natural que puede realizar el mismo efecto, pero sin dañarlo".

En su libro, *Nutrition and Mental Illness*, el Dr. Pfeiffer aseveraba que, con frecuencia, los neurolépticos son inútiles o dañinos en la mayoría de las esquizofrenias, incluyendo la histadelia, piroluria, alergia cerebral, deficiencia de B12 o desequilibrios de azúcar.[11]

El Dr. Hoffer indica que los antipsicóticos con frecuencia pueden ser innecesarios en pacientes que sólo han estado enfermos, un corto tiempo, ya que la curación nutricional en tales casos tiende a ser rápida.[7]

Para Histapénicos. El Dr. Pfeiffer encontró que a pesar de que los neurolépticos pueden suprimir poderosamente, los síntomas histapénicas, no son los beneficiosos, a largo plazo. Él no los recomendaba, incluso en histapenia, excepto por un corto periodo, si fuera necesario, hasta que los nutrientes hagan suficiente efecto.[11]

Para Agitación, o Pacientes Crónicos. Algunos médicos prescriben estas drogas sólo a los pacientes que están crónicamente enfermos, agitados o violentos.

Al Principio del Tratamiento, Para Eliminar Los Síntomas. Ej.: Para aminorar la agitación y cualesquiera inclinaciones violentas, y evitar la necesidad de hospitalización. También, para habilitar al paciente a participar en su tratamiento nutritivo y calmar los desasosiegos que pueden ocurrir en la curación temprana (Ej. debido a la liberación de toxinas almacenadas o los desacostumbrados cambios en el sistema nervioso). La droga (si es efectiva) suprime los síntomas, permite la ilusión de curación y puede ofrecer un cierto grado de alivio, mientras espera a que la curación basada en nutrientes sea evidente.

Retiro de los Antipsicóticos[9, 11, 18, 19]

El enfoque general de los ortomoleculares, es deshabituar lentamente al paciente de las drogas en las etapas los *que se refleje la mejoría de salud mental* (como resultado de los tratamientos nutrientes). Las drogas son *GRADUALMENTE* removidas, pero a veces son incrementadas hacia los niveles previos, con cualquier signo de recaída u otras reacciones adversas significativas.

Las reacciones son cuidadosamente monitoreadas para determinar el ritmo de retirada. Los síntomas a observar pueden incluir: una gripa severa, pérdida del control muscular, ansiedad, hiperactividad, delirios, superficialidad, pensamientos discontinuos, confusión, insomnio, alucinaciones, o una regreso de los síntomas mentales originales.

La apariencia de psicosis no es necesariamente un regreso a la enfermedad original. Puede ser una reacción de rebote por la retirada (especialmente si es abrupto); o podrían haber sido causado por, o enmascarados por, las drogas. De todos modos, requieren atención, y si no pueden ser resueltos, el paciente quizas no podrá, retirarse de la droga completamente. También, los pacientes crónicamente medicadas, y algunos otros, pueden requerir pequeñas dosis para mantenimiento.

"Los tranquilizadores mayores, son rápidamente efectivos en el control del comportamiento, al reducir la intensidad de las alucinaciones y los delirios, pero es imposible que alguien esté de bien salud mental mientras se toman tranquilizantes, porque estos reemplazan la psicosis original por otra... un estado de drogas... Una persona normal no puede funcionar bajo la influencia de los tranquilizantes.

"He tratado a muchos pacientes que encontraron la psicosis de tranquilizantes tan desagradables que no quisieron continuar con ellos. En su lugar demandaron el tratamiento con nutrientes".

Dr. Abram Hoffer, PhD, MD.

"No hay justificante para el uso de drogas, con la excepción del caso de una enfermedad crítica. Normalmente, el uso de las drogas es una autodecepción, la cual sacrifica una salud a largo plazo por resultados inmediatos. Si los meganutrientes no son enteramente efectivos, un vigoroso ejercicio [con los nutrientes] es probable a restauraremos el equilibrio corporal y la homeostasis".

Dr. Carl C. Pfeiffer, MD, PhD

Esperanza para el futuro

"El enfoque médico actual de la terapia con drogas tal vez no pase la prueba del tiempo. Es posible que el futuro progrese en la biología molecular que puede elucidar los mecanismos básicos que causan la mayoría de las enfermedades. Parece probable que los tratamientos, del próximo siglo, será aplicar productos químicos naturales del cuerpo que restaurar al paciente a un estado normal, en lugar de las drogas que se traducen en una condición anormal".

Dr. William J. Walsh, PhD[20]

Si Ud. requiere de retirarse los antipsicóticos deberá consultar con un médico bien informado. También, vea "Retiro de las Drogas Psiquiátricas" en la p 154.

Respeto para las solicitudes de los pacientes

El Dr. Hoffer establece que los médicos ortomoleculares tienden a respetar las peticiones de los pacientes de no darles los antipsicóticos, pero advertirles que pueden tomen de más tiempo para aminorar los síntomas.[7]

Los pacientes deben de cuestionar a su psiquiatra por adelantado e indicar sus preferencias. Se debe tener cuidado para escoger al psiquiatra, quien utiliza el tipo de tratamiento a lo que el paciente consiente.

Discinesia Tardía

"La psiquiatría ha desencadenado una epidemia de enfermedades neurológicas en el mundo. Incluso si la discinesia tardía fuera la única incapacidad permanente producida por estas drogas, por su mismo, este debería ser el peor desastre médicamente inducido en la historia".

Dr. Peter Breggin, MD[41]

La Teoría Radicales Libres de DT

Los Dres. Lohr y Browning sugieren que los neurolépticos pueden estimular la toxicidad de los radicales libres en el ganglio basal y por esta razón contribuyen a la discinesia tardía. El selenio, glutatión, vitamina E y otros antioxidantes pueden ser de ayuda.[51]

En apoyo de esta hipótesis:

☐ Parkinsonismo (el efecto secundario común asociado a los tratamientos con los neurolépticos) es precedido y asociado con el incremento de peroxidación de lípidos y niveles disminuidos de antioxidante glutatión en el ganglio basal.[21, 22, 51]

☐ Catecolaminas, (dopamina y epinefrinas) se pueden cambiar espontáneamente en radicales libres. También fomentan la producción de radicales libres en sus interacciones con las MAO.[20, 52] Los neurolépticos al suprimir los receptores de dopamina del ganglio basal pueden causar una acumulación de dopamina. Subsecuentemente la creación de radicales libres puede contribuir a la Discinesia tardía.[51]

☐ Reportes anecdóticos de un número de pacientes con discinesia tardía afirman que la exposición a tóxicos empeora su DT.

Entre más alta sea la dosis de neurolépticos más grande será la probabilidad de desarrollar la discinesia tardía (DT). Varios estudios encontrón que por cada año de uso, pacientes tienen hasta un 1% a 5% de probabilidades de desarrollar discinesia tardía. La implicación es que dándole suficiente tiempo, la mayoría de los pacientes la tendrán. Varios estudios psiquiátricos encontrón que el 20 al 50% de los pacientes que han recibido por largo tiempo tratamiento neuroléptico, en particular mujeres y ancianos, desarrollarán discinesia tardía (DT).[1-6, 42, 43, 46-49]

La cara, la lengua y/o las extremidades pueden empujar y torcerse. Gruñir, llorar o reír les ocurre involuntariamente. Los persistentes espasmos y tensionan los músculos dejan exhausto cuerpo y mente. La única forma (además de la nutrición) para limitar el movimiento discinéticos, es a mantener el aburrimiento.[1]

El Dr. Michael Lesser, observó que las dosis de neurolépticos a menudo los incrementa porque la DT puede hacer el paciente a parecerse "loco." En algunos casos los síntomas mejoran temporalmente, pero eventualmente el paciente deteriorará, porque las drogas *causan* la discinesia tardía. También, repetidos descansos (abstinencias) de la droga, algunas veces empeora la discinesia.[1]

Encuesta de 61 508 Pacientes Ortomoleculares

La psiquiatría ortomolecular *raramente* ve la Discinesia Tardía[7-10] excepto en casos en que originalmente hubieran sido tratados por otros psiquiatras. El Dr. Tkacz por ejemplo reportó: *0% en 11 000 pacientes.*[7]

Una encuesta de ochenta psiquiatras ortomolecular que han tratado un total de 61 508 pacientes en cerca de 20 años, reporta sólo 34 nuevos casos de discinesia (0.05%). Un subgrupo de 69 psiquiatras trataron a 42 149 pacientes y reportaron que no hubo ningunos nuevos casos de DT en 20 años.[9, 10]

Nutrientes

Nutientes Importantes: Manganeso y Vitamina B3[11, 13, -15, 17, 18]

El manganeso es abundante en el sistema extra piramidal, el área del cerebro que previene movimientos musculares anormals. Los neurolépticos quelatos el manganeso y con frecuencia producen una deficiencia. Más aún, las dietas de los hospitales son normalmente bajas en manganeso. Los Dres. Borg y Cotzias encontraron que los niveles de manganeso de 0.46ppm. en el pelo de personas con discinesia tardía en comparación de 0.80ppm. de otros pacientes.[13]

Actuando en la suposición de que la discinesia tardía puede resultar de la indisponibilidad de manganeso en el sistema extra piramidal. El Dr. Richard Kunin empezó a dar manganeso a los pacientes con discinesia tardía. El Dr. Kunin observó mejorías en 14 de los 15 pacientes iníciale. El manganeso curó totalmente a 4 de los pacientes inmediatamente. 3 más fueron completamente curados, 3 fueron muy mejorados 3 mejoraron y 1 no mejoró.[15]

Cuando la niacina es agregada al tratamiento, el paciente que no mejoró estuvo completamente curado en horas. En ocho de los casos, la niacina también parece elevar el estado de ánimo y claridad mental. En dos casos fue la adición de la niacina la que llevó a marcar una mejoría de los síntomas del sistema extra piramidal.

Los psiquiatras ortomoleculares ahora consideran al manganeso y frecuentemente a la niacina de ser cruciales en la prevención y tratamiento de la discinesia tardía. La colina, vitaminas E y B6, AGEs y otros nutrientes pueden también ser útiles en algunos casos. *Nota: Es más fácil prevenir la discinesia tardía que tratarla. La mejoría puede venir rápida o tomar varios meses en hacerse evidente. No todos los pacientes mejoran.*[29]

Colina y Lecitina

La colina es un precursor de la acetilcolina el cual interviene en el movimiento y la memoria. La colina (como fosfatidil-colina) ayuda a proteger los axones de ciertas de las células nerviosas.

Un estudio temprano hecho por el Dr. Yahr, encontró que grandes dosis de colina podrían revertir los trastornos de movimiento causados por el L-dopa.[23] Esto llevó a más investigaciones en el uso de la colina para la discinesia tardía, basada, en parte, en la idea de que la acetilcolina, contrarresta el exceso de transmisiones de dopamina.[21, 23] El Dr. Pfeiffer encontró que algunas veces la colina (especialmente DMAE), fomenta la recuperación o ayuda a prevenir la discinesia tardía.[19, 31]

Vitamina E

Varios estudios apoyan el uso de la vitamina E.[20, 33, 36, 50-52] Otros antioxidantes han probado también ser útiles. (vea *Teoría de los Radicales Libres* p. anterior)

Vitamina B6

La vitamina B6 es esencial para el funcionamiento del sistema nervioso. Este apoya la producción de dopamina, serotonina, acetilcolina y otros neurotransmisores. También, es usado en la formación de la MAO, y en el metabolismo de los aminoácidos. En varios estudios, se ha encontrado algunas veces, que revierte o modera la discinesia tardía.[7, 23, 32]

Ácidos Grasos Esenciales

Los ácidos grasos esenciales pueden ayudar a moderar la discinesia tardía,[37, 44-45] en especial, en combinación con antioxidantes y otros nutrientes de apoyo.[20, 45, 46, 50-52]

Nutrientes Adicionales

Triptófano y vitaminas B2 y B12, algunas veces pueden ser útiles.[11, 12]

Hierbas[38-40]

Una combinación hierbas/nutrientes sugerida por, la naturópata Linda Page[40] para la discinesia tardía, y la salud en general del sistema nervioso, se incluye la escutelaria lateriflora, kava, ginseng siberiano, valeriana, romero, betónica madera, regaliz, pimienta de cayena, junto con niacina (B3), manganeso, GLA, y vitaminas B6, B12 y C.

Lo siguiente es un sumario rápido de algunas de las más importantes hierbas:

- ☐ **Scutelaria lateriflora** es considerado por muchos herbolarios para ayudar reconstruir del sistema nervioso.
- ☐ **Zapatilla de dama** ha sido reporta como una reparadora de las vainas de mielina. Es usada para los nervios calmar y aliviar dolores.
- ☐ **Valeriana, betónica madera** y **kava**. Vea *Hierbas* p 160-2.
- ☐ **Romero** es muy buen antioxidante.
- ☐ **Regaliz** es descrito de mejorar las funciones de las suprarrenales y el balance de azúcar en sangre. *Puede ser contraindicado si el cobre o el estrógeno están altos.*
- ☐ **Ginseng Siberiano** es conocido por fortalecer los sistemas: nervioso, cardiovascular e inmunológico, así como, para nutrir las suprarrenales, *pero puede ser contraproductivo* (vea *Ginseng Siberiano, Contraindicaciones y Precauciones* p 135.)
- ☐ **Pimienta de cayena**, incrementar el tono nervioso y glandular.

Vea también *Reparación del Sistema Nervioso* p 162.

Paciente del Dr. Kunin con DT[15]

El primer paciente del Dr. Kunin con DT tratado con manganeso, fue un joven, quien en los dos meses previos, había recibido dos inyecciones intramusculares y algunas dosis orales de Prolixin. Él estaba sujeto a severos temblores, y rigidez en las extremidades, posturas y movimientos Parkinsonianos. Después de dos días con tratamiento de 10mg de manganeso tres veces al día, quedó enteramente libre de la discinesia tardía.

Hipótesis del Bloqueo Crónico

Para compensar los bloqueos de dopamina, impuestos por los neurolépticos, los receptores de dopamina se multiplican o se vuelven supersensibles a la dopamina. La transmisión de dopamina es distorsionada y pueden volverse demasiado alta en comparación a la acetilcolina resultando los movimientos de la discinesia tardía.

Nutrientes Contraindicados

Las contraindicaciones no han sido enlistadas. Vea *Nutrientes* y *Biotipos* p 25-76, para algunas para mayor información de los nutrientes mencionados en esta sección.

Hierbas: Limitaciones

Las hierbas tienen una variedad de efectos, algunos de los cuales pueden ser contraindicados para individuales específicos. La precaución es esencial en el uso de las nervinas. Las nervinas, así como, los estimulantes pueden alterar el equilibrio de los neurotransmisores y por lo tanto afectar poderosamente la esquizofrenia, para bien o para mal, dependiendo de las necesidades bioquímicas personales. Muchas hierbas están contraindicadas en las mujeres embarazadas, lactando, la niñez, ancianos y para varias condiciones. Las formulas deben ser confeccionadas según los requerimientos bioquímicos personales. Este seguro de tomar en cuenta las interacciones con drogas. Las hierbas deben usarse sólo bajo la supervisión de un médico bien informado.

Recordatorio. Esta información es sólo con propósitos educativos. Si Ud. necesita ayuda para la discinesia tardía o quiere cambiar su tratamiento, o por alguna otra necesidad médica, por favor acuda a un médico bien informado.

Psicosis Inducida por Drogas

Retirándose de las Drogas Psiquiátricas[9]

Retirarse sólo si el médico lo indicada. El Dr David Richman, MD, recomienda: para evitar las reacciones tóxicas que pueden amenazar la vida, el retiro deberá, en la mayoría de los casos, ser gradual (vea nota p 24). Él sugiere reducción sucesiva del 10% de la dosis original. Cada etapa dura hasta que los síntomas mentales se estabilicen. Si los síntomas persisten o empeoran, la dosis se eleva hasta que el nivel previo.

Los médicos ortomoleculares, por otro lado, irán a siguiente nivel del retiro *solamente si la mejoría ha aumento* (debido a los nutrientes).

Una combinación de ambos procedimientos, tiende a ser un método con más precaución. Ej.: Reduciendo los medicamentos no más de 10% a la vez, y no proceder a la siguiente etapa, hasta que los nutrientes produzcan más curación.[1]

Durante el retiro se recomienda: suplementos nutricionales pertinentes, una dieta saludable, moderado ejercicio físico, relajación, suficiente sueño, participación mental, reflexión, y apoyo de amigos. Evitar el estrés innecesario.[1,9]

También vea *Retiro de los Antipsicóticos* p 151.

Advertencia: Durante o siguientes del retiro, la psicosis puede resurgir con vigorosa intensidad. El suicidio, la violencia, u otras reacciones severas pueden ocurrir. Si Ud. quiere hacer cambios en su medicación, el cuidado y el consejo de su médico serán esenciales.

LECTURAS RECOMENDADAS
Dr. David Richman, MD, *Dr. Calgari's Psychiatric Drugs.*[9]

Dr. Peter Breggin, MD, *Your Drug May Be Your Problem,*[13] y *Toxic Psychiatry.*[14]

Robert Whittaker, *Anatomy of an Epidemic.*[15]

Drogas Psiquiátricas
Neurolépticos. Vea *Psicosis Supersensibilidad,* p 150.

Clozapina. Un antipsicótico atípico (no-neuroléptico), la clozapina afecta a un rango amplio de neurotransmisores, (dopamina, serotonina, histamina, norepinefrina, acetilcolina) y en particular inhibe los receptores de dopamina del sistema límbico. Es considerado útil para muchos pacientes para quienes los neurolépticos son inefectivos y parecen ser menos propensos a causar discinesia tardía y otras reacciones neuromusculares. Los efectos colaterales: caída de glóbulos blancos (que pueden amenazan la vida) en 1 al 2% de los pacientes, (especialmente si también usan Tegretol); ataques/convulsiones en cerca del 5%; problemas respiratorios (en especial si se usan anticonvulsivos tipo Valium) trastornos de la presión sanguínea, palpitaciones rápidas, babeo nocturno, trastornos gastrointestinales, fiebre, aumento de peso, y sobre sedación. La evidencia se está acumulando que la clozapina perjudica al sistema límbico y la corteza prefrontal, e incrementa las probabilidades de una psicosis supersensible.[9-12]

Benzodiazepinas. Potenciales efectos colaterales: letargo, descoordinación, hablar arrastrado, alucinaciones, confusión, amnesia comportamiento estrafalario, depresión, pesadillas, agitación, irritabilidad, pánico, paranoia, agresión, pensamientos de suicidas, psicosis.[1,5,9]

Drogas Anti-seudo-Parkinsonismo. Potenciales efectos secundarios: visión borrosa, dificultad para concentrarse, fatiga, confusión, problemas de memoria, delirios, alucinaciones, insomnio, pesadillas, depresión, entumecimiento, debilidad, parálisis intestinal, dificultad para orinar, descoordinación, agitación. Se incrementa el riesgo de la discinesia tardía y psicosis tóxica.[1,3,5,9]

Drogas Recreacionales[5,7,8]
Algunos esquizofrénicos tienden a abusar de las drogas callejeras, tal vez como un intento de auto medicarse. Los efectos colaterales pueden incluir: apatía crónica, depresión, fatiga, ansiedad, deterioro de la inteligencia, insomnio, enfermedad neurológica, daño cerebral y psicosis. Las hepatitis y cirrosis pueden complicar la recuperación. Las drogas también inducen a la deficiencia de nutrientes.

El uso repetitivo de una droga, promueve una sustitución por los químicos naturales del cerebro que producen efectos similares. Estos pueden dejarlos de funcionar o no lleguen a los niveles anteriores. El agotamiento de los bioquímicos cerebro, produce reacciones opuestas, a que originalmente fueron deseado desde la droga.

Ej.: Las anfetaminas (incluso los "píldoras para adelgazar" o ciertos antidepresivos), usado a largo plazo, puede crear una depresión profunda e insensible. Más aún, a corto plazo, pueden exacerbar o precipitar psicosis en personas susceptibles. El uso constante en especial si es acompañada por falta de sueño, puede inducir a alucinaciones y paranoia, incluso en personas que no tengan la predisposición. La psicosis con anfetaminas se mimetiza a la esquizofrenia, excepto que esta tiende a ser temporal.

Prescripción de Drogas[2,4,5,8]
Ciertos medicamentos para: el corazón, gastrointestinales, dolores, malaria, quimioterapia y cáncer; y los drogas: anticonvulsivos, barbitúricos, antihistamínicos, antidepresivos, antibióticos, corticosteroides y otras drogas, algunas veces inducen al síndrome de esquizofrenia, así como otros síntomas de los trastornos mentales.

Un estudio hecho hace 40 años encontró que el 3% de los usuarios de drogas de prescripción, experimentan síntomas psiquiátricos. Ahora, desde que se practica la medicación mixta es mucho más so común y las cantidades de drogas prescriptos han multiplicado mucho, la tasa puede ser mucha más grande. Los ancianos, son particularmente vulnerables, por la dificultad de metabolizar y eliminar las drogas.

En tiempos pasados, la gente realizaba largas peregrinaciones para beber y bañarse en las aguas minerales que contenían litio. Un estudio de 1970 en Texas del Dr. Earl Dawson, encontró altas tasas de trastornos mentales en áreas donde el litio en el agua es mínimo, y más bajos tasas en donde el litio era significativo.[12] Sugiriendo que tales cantidades de litio pueden tener algún beneficio en psiquiatría. Actualmente, en dosis muchas miles de veces más alta, está prescrito para al trastorno bipolar.

Los Usos Ortomoleculares Actuales, para Esquizofrenia. El Dr. Kruesi encuentra que las bajas dosis de orotato de litio son, con frecuencia, de ayuda para pacientes mentales con el análisis de pelo mostrando menos que el nivel detectable de litio.[15] El Dr. Pfeiffer comenta que dosis suficientemente baja, normalmente no producen serios efectos perjudiciales y puede, con frecuencia, hacer las alucinaciones más tolerables y facilitarle la ingesta menor de antipsicóticos. Él encontró que el litio es útil para tratar algunos casos de las esquizofrenias crónicas o agitadas, depresiones psicóticas, alcoholismo, e hipertiroidismo.[6]

Orotato de litio. Muchos médicos nutricionalmente orientados utilizan *orotato* de litio, en lugar de *carbonato*. La forma orotato es más biodisponible, permite una dosis hasta 8 veces menor de litio elemental. También, parece ser más sostenible en el tiempo, con menos de supresión de la cognición, y menos dañar a los riñones y las tiroides. Además, el uso en el contexto de un régimen de nutrientes personalizados, sinérgicamente aumenta la potencia, por lo que las dosis se mantienen bajos.

Dosificación. Las dosis ortomoleculares (de litio orotato) por lo general van desde varios microgramos (Dra. Page[2]) hasta 100mg (repartidas en el día). El Dr. Wright (2004) prescribe típicamente: 10 a 20mg, para apoyar la viabilidad neuronal y la señalización, estado de ánimo, irritabilidad, violencia, adicciones, etc. La Dra. Larson (2008) reporta un gran éxito en bipolares, con 20 mg orotato de litio 3 veces al día (junto con omega 3, complejo B, ester C, etc.).[6, 15 62]

Toxicidad[1, 6, 10, 11, 13, 14]

Dosis convencionalmente prescritos (cerca 300mg de litio carbonado, 2 a 4 veces al día) se acercan al nivel letal. Particularmente ya que el litio se acumula en el cuerpo, el rango de esta dosis puede ser peligroso; y ha sido asociado con una reducida concentración, confusión, embotamiento; y defectos de memoria, emociones, procesos de pensamiento y personalidad.[1, 10, 11, 14] Algunos investigadores advierten que esta dosis de litio puede causar un progresivo e irreversible deterioro intelectual.[12]

Efectos secundarios leves. Temblores finos en las manos, hablar arrastrado, descoordinación, boca seca, fatiga, pérdida de pelo, somnolencia, debilidad.

Efectos moderados. Náusea, diarrea, incremento de apetito y sed, exceso de orina, depresión, mareos, letargo, sedación, aumento de peso, bocio, hipotiroidismo, rigidez, cambios en el sistema nervioso. Raramente, hipertiroidismo o hiperparatiroidismo.

Efectos severos. Deterioro del animo, anormalidades cardiacas, permanente incremento del volumen de emisión de los riñones, enuresis nocturna, irreversible cicatrización del riñón, trastornos renales otros, trastornos hepáticos, alta glucosa en sangre, altos glóbulos blancos, trastornos en sangre, coma, muerte. *Se sabe que la retirada aumenta enormemente el riesgo de suicidio durante el primer año.*

Litio

"¿Ellos sabrán, lo que le hacen a la conciencia, percepción, sensación, lógica y razón? Cada interno lo debería saber. La vida bajo el litio: un peculiar hundimiento, ligeramente sedado. Así toda una vida, depresiva; lento, pero pasablemente normal".

Kate Millett, autora, forzada a tomar litio para su bipolar.[1]

LECTURA RECOMENDADA
Kate Millett, *The Looney Bin Trip.*[1]

¿Es el Litio un oligoelemento esencial?[16-20]
Es por la cabra y la rata (necesario para la reproducción y el comportamiento). Pero también, está presente en todo nuestro cuerpo (más aún en el feto durante el primer trimestre), y se encuentra en los alimentos (especialmente verduras y algas) y, a menudo, el agua. El estudio de Dawson (arriba) sugiere una posible necesidad en el comportamiento humano. El litio también puede proteger las células nerviosas.*

Propuestas para el MDR de adultos gama desde algunos mcg hasta 1 mg, en su mayoría como el litio orotato.

*Por ejemplo, se sabe para aumentar la Bcl-2, que protege al cerebro de daño oxidativo, y disminuye la GSK-3b, que se cree que contribuye a los ovillos neurofibrilares de la enfermedad de Alzheimer.

Advierte: El litio es contraindicado en conjunción con altas dosis de antipsicóticos o con Digitalis, diuréticos, padecimientos del riñón o corazón, embarazo, trastornos de sangre o una dieta libre de sal. Puede causar serias complicaciones, cuando se da antes de electrochoque.

Las Acciones que Pueden Contribuir a los Efectos del Litio

Efecto Neurotransmisor. El litio influencia a los receptores acetilcolina, dopamina, serotonina y GABA en el sistema límbico y el ganglio basal. Estas áreas del cerebro tienen a menudo asociaciones con la esquizofrenia.[6]

Electrolitos. El litio cambia los niveles de potasio y sodio, que son los vehículos de los mensajes nerviosos a lo largo del axón neural. El litio puede asistir a los iones sodio en el transporte. El Dr. Rosenblatt cree que el litio puede actuar como sustituto del sodio. El Dr. Snyder advierte que el litio puede perturbar los importantes equilibrios del sodio.[3-5]

Cortisol, Tiroides, Agotamiento Neurotransmisor. Del litio se sabe que altera los niveles de cortisol de las suprarrenales, y agota ciertos neurotransmisores, y deprima a la tiroides.[6]

Inositol. La más estimulante actividad celular nerviosa es el más sensible al litio. El Dr. Hoffer sugiere que el litio puede trabajar por inhibiendo las reacciones inositol-fosfatido, en dichas neuronas.[7]

Electro-choque

En la terapia electrochoque (TEC), una corriente eléctrica, suficientemente fuerte para inducir convulsiones, es enviada a través del cerebro. Originalmente, el TEC fracturaba los huesos, dientes y algunas veces la espina. Hoy, con la TEC modificada, el paciente recibe un anestésico y un agente bloqueador neuromuscular. El cuerpo es paralizado; una máquina mantiene la respiración. Los huesos no se rompen, pero la corriente eléctrica mandada a través del cerebro es al menos tan potente como la previamente.[10, 21]

"Bien ¿cuál es la razón de ser de arruinarme mi cabeza y borrar mis memorias; las cuales son mi capital, y dejarme fuera del negocio? Fue una cura brillante, pero perdimos el paciente. Es sin valor, Hotch, terrible".[2]

Ernest Hemingway, autor, después del TEC. Unos días después se suicidó

"Había siempre un choque en el antecedente... Dolores ha tenido desde que tenía dieciocho años; que es de treinta y cinco, ahora... la mirada vacía, y el terror, el susto de su presencia en la sala de estar. Una criatura golpeada, una paciente de toda la vida sin la más mínima confianza. Ellos han consumido en totalidad su sustancia humana."

Kate Millett, autora[1]

"Tuve 128 TEC. No había manera para mí de poder salir de ahí. Se llevaron mis ropas, la enrollaron en un bulto y lo ataron. No dormí en toda la noche y después esperé en la sala de estar, hasta que me pusieron en una pequeña celda, con una cama, a la 8 AM, sin sabanas sobre mi trémulo cuerpo. Oí a otros pacientes asfixiándose y jadeando para respirar. Las enfermeras son usadas para el temor. Me observan temblar. Un hombre se escondió en el baño, pero lo encontraron y lo arrastraron al cuarto de TEC".

Marlene, una periodista[8]

Epilepsia, vs. Electrochoque

Choques similares generados por su propio cuerpo experimentan los epilépticos. (Posiblemente son menos dañinos porque, con el TEC, el voltaje de electricidad externa *es forzada* a través de la cabeza.) Los médicos harán lo que puedan para prevenir incluso un solo ataque adicional en el epiléptico, porque los ataques, dañan el cerebro. Persistentes ataques epilépticos pueden reducir al niño a un estado vegetativo a la edad de 6 años.[10]

En el pasado, el metrazol, la insulina y otras terapias de choques fueron parte del protocolo estándar para tratamiento de la esquizofrenia. Algunos pacientes mejoraban y otros morían por estos métodos. Tales tratamientos creaban precedente para el uso de los electrochoques en esquizofrenia.

Cada año, de 50 000 a 100 000 personas en Estados Unidos son sujetos a series de electrochoques.[14] La mayoría de los choques son dados al paciente diagnosticado con depresión, (especialmente mujeres ancianas). Los esquizofrénicos algunas veces se les aplican los choques, especialmente si no hay mejoría con los antipsicóticos solos, o si el paciente es perturbador para el personal.[8]

El Dr. Peter R. Breggin observa que el tratamiento no se detiene con un simple choque, porque una serie de por lo menos 4 son necesarios normalmente para producir suficiente daño cerebral para inducir la euforia y otros efectos. La mayoría de las "mejorías" duran más o menos, tanto como lo que toma para recobrarse de los más obvios resultados del daño cerebral (4 a 6 de semanas), después de cuales unas series adicionales de choque son típicamente prescritos.[8]

Efectos en el Cerebro

Síndrome de una trauma cerebral. Una serie de electrochoques puede inducir a un síndrome post conmoción. Los síntomas incluyen: abatimiento psicomotor, fatiga, ofuscamiento, desorientación, dificultad para concentrarse y agitación. También: ansiedad, irritabilidad, furia, pérdida del control, depresión, variaciones anímicas.[8]

Psicosis. Irónicamente la TEC puede causar psicosis permanente[3] en especial si son aplicados repetidamente. Del mismo modo, en algunos casos la epilepsia, produce psicosis, pero normalmente sólo después cerca 14 años de ataques.[15]

Pérdida de la Memoria. El Dr. Breggin apunta que la pérdida de la memoria es común. Los pacientes con frecuencia pierden la memoria del tiempo justo antes de los choques (Ej. la hospitalización y los tratamientos). Ulteriores perdidas se encuentran dispersos en el transcurrir del tiempo y generalmente no son relacionadas con la importancia de la memoria. Sentido y sentimientos vinculados a eventos pasados, a menudo se pierden para siempre. Con suficientes TEC la persona puede perder la mayoría de la sabiduría ganada a través de años de universidad o entrenamiento profesional. El reconocer a amigos y familiares puede ser obliterado. Las habilidades de aprendizaje, también se pueden perjudicadas.[4, 8, 10]

Drogas Psiquiátricas. La posibilidad de efectos que amenazan la vida y dañan el cerebro, aumenta cuando TEC es utilizando conjunto con drogas como Thorazine o litio.[8, 10]

Daño Irreversible al Cerebro. Los estudios de autopsias de humanos y animales apuntan a un daño irreversible con los choques repetidos, incluyendo los daños difusos a los pequeños vasos, hemorragias, daños a la barrera hematoencefálica, e inflamación neuronal y degeneración y muerte. Los daños se enfocan en los lóbulos frontales principalmente (a donde enfocan la corriente eléctrica), aunque puede ocurren en todo el cerebro.[8, 11] En algunas personas los TEC pueden causarles epilepsia.[8, 10, 11]

Interrupción del Suministro de Oxígeno al Cerebro. Durante el choque el corazón late lentamente y la presión sanguínea es tan baja, que puede ser fatal. Estos efectos pueden repercutir en los accesos de oxígeno al cerebro y en consecuencia producen un extensivo daño neurológico.[8, 9]

Las Ondas Cerebrales son Alteradas. El TEC causa una intensa tormenta, que va seguida por un periodo en el cual las ondas cerebrales cesan. Posteriormente, los patrones de ondas cerebrales son perturbados profundamente y a veces permanentemente.[8, 9]

Muerte. Las estadísticas varían. El Dr. Solomon Snyder[12] establece que 1 de cada 3000 pacientes muere como resultado directo del TEC. Las estadísticas en Texas,[22] encontraron que en dos semanas de TEC, la tasa de muerte (por cualquier causa) es de 1 en 200.

El Temor del Tratamiento. El Dr. Breggin establece que una vez que han sido sometidos al tratamiento de choque, la mayoría de los pacientes se vuelven intensamente miedosos a este; incluso aquellos que originalmente creyeron que podrían ser ayudados. Muchos pacientes describen los TEC en términos de muerte, muriendo o asesinato.[8]

Electrochoques Intensivos[5, 7, 8, 21]

Aunque normalmente el intervalo entre choques es por lo menos de unos cuantos días, pero los *"choques de serie"* son impuestos a una tasa de uno o más al día. Series extensivas han sido, usadas en el pasado, como *"terapia regresiva"*, como un medio "de crear mentes que son un pizarrón limpio en el cual se pueda escribir".[7] Dicho tratamiento puede producir un colapso neurológico masivo.[8]

Los resultados: "Ellos quedaban atarantados, sin ponerse en contacto con la realidad. Todos muestran incontinencia urinaria; y la incontinencia fecal no es rara. La mayoría de ellos están inactivos y no hablaban espontáneamente… pero se quejan, lamentan y lloran con facilidad. Normalmente, ellos pueden hacer una caminata dirigida y apoyada, pero sus movimientos son lentos, inciertos y torpes. A la mayoría les gusta que los apapachen. La masturbación no es rara. Tienen que darles de comer en la boca y no se pueden vestir ellos solos".[6] La inteligencia, así como su identidad muy a menudo han sido perjudicadas. Los choques intensivos en la mayoría de los pacientes, les han borrado muchos de los recuerdos de sus vida.[8]

"*Múltiple choques monitoreados*" son uno más contemporáneo método, de intensiva de TEC. Varios choques son dados *en cada sesión*, causando un casi continuo estado de convulsión, comparable con el *estatus epiléptico*. En esta condición epiléptica, el protocolo médico, dicta extremos procedimientos medicos de emergencia *para prevenir el daño cerebral*.[21]

TEC: los Ortomoleculares vs. la Psiquiatría Convencional

La psiquiatría ortomolecular empezó con un experimento de los Dres. Hoffer y Osmond incorporando suplementos de nutrientes, junto con el tratamiento estándar convencional, incluyendo TEC, como indicado. Con los años, el uso declinó y ahora es poco común. En contraste, por la psiquiatría tradicional, el uso del TEC es significativo y está utilizado para uno incremento rango de los diagnósticos.[13]

Nota: Las personas que no quieran recibir el TEC tienen que asegurarse que su elección sea conocida y que su voluntad sea respetada. Amigos y parientes pueden ayudar a este respecto. Esté prevenido, que su solicitud pueda ser ignorada en algunos establecimientos psiquiátricos.[3, 8, 10, 11, 21]

"*Comparando TEC y su 120 volts al del cerebro; al 0.0001 - 0.001volts natural en el cerebro; y dado la extraordinaria sensibilidad del cerebro humano, no es difícil de comprender lo tremendo de la mortalidad con TEC. TEC es una forma de hacer un corto circuito y quemar el cerebro con electricidad… TEC daña y la destruía de las células cerebrales, con cada choque… daña la barrera hematoencefálica, causar hemorragias masivas, y causa liberación masiva de neurotransmisores químicos del cerebro".*

Dr. David L. Richman[19]

"*No veía donde estaba yo, en su lugar, vi las líneas blanco y negro, líneas que se movían dentro de mi campo de visión… lo que sentí fue la cosa más horrible. Era como si mi cabeza fuera muy, muy sensible y al mismo tiempo estaba siendo quebrada, siendo desmenuzada, una sensación como un corte tajante en los lados de mi cabeza, e incluso, derecho dentro de mi cabeza, muy triturada, duele extraordinariamente.*"

Richard Stanley,[20] describiendo su Experiencia con los TEC en la niñez.

"*En el estupor del cerebro dañado, sonreí, coopere, acepte que yo había sido una chica muy enferma y agradecí al Dr. por mi curarme. Fui liberada del hospital como una niña recién nacida… No reconocía a la persona con la que mi había vivido. No sabía dónde había adquirido las desconocidas prendas en mi armario. Yo no sabía si tenía dinero, ni en donde estaba. No conocía a las personas que me hablaban por teléfono… 3 años de mi vida estaban perdidos. Cuatro años después de los choques todavía siguen perdidos.*"

Linda Andre[18] quien recibió 15 tratamientos de electrochoques.

LECTURAS RECOMENDADAS

Dr. Peter Breggin, MD, *Electroshock: Its Brain Disabling Effects.*[8]

Leonard Frank, *The History of Shock Treatment.*[3]

Posibles Alternativas a Drogas

Los nutrientes son gentiles, lentos, pero efectivos en el largo plazo. No embotan la habilidad del paciente en unas cuantas semanas, ni causan serios efectos colaterales, ni la toxicidad, ahora asociada a los tranquilizantes. Las vitaminas no causar discinesia tardía." — Dr. Abram Hoffer, PhD, MD

Nutrientes

Llegando hasta las raíces de la enfermedad

"(Estaba agradecida por) la calma, el suave efecto de las vitaminas. Parecen ir a la raíz del problema a la fibra de mi mente y cuerpo. Considerando que los tranquilizantes [drogas] tener un efecto soporífero sin tocar el dolor interior y la agitación.

"(Las vitaminas crean una) sensación física de solidez a mi núcleo, tan diferente de la vacuidad experimentada durante la enfermedad".

Paciente recobrándose bajo el Tratamiento ortomolecular.[18]

"La vitamina C y la Niacina (B3) (en dosis que provocan una suave sensación de rubor) provee casi instantáneo alivio a la sobreactiva mente y ayuda a enfocar la concentración mental".

Dr. Carl C. Pfeiffer[26]

La vitamina C como el Haldol parece ser atraídos a los receptores de dopamina, pero a diferencia del Haldol, la vitamina C por naturaleza está presente en el cerebro.[6]

GABA y fenotiazina pueden tener alguna actividad similar.

Antipsicóticos (tranquilizantes mayores)

Los tratamientos convencionales para esquizofrénicos normalmente implicar la ingesta vitalicia de los tranquilizantes mayores (como Haldol o Prolixin), tal vez con algunos descansos.

Estas drogas no son una cura. Sin embargo, para un número de pacientes (en especial los histapénicos) los tranquilizantes mayores desvanecen las alucinaciones, reducen la agitación y violencia en un periodo relativamente corto. Desafortunadamente, las drogas, con el tiempo, son menos efectivos, tienden a silenciar las funciones mentales y emocionales, y traen consigo el potencial de dañar el cerebro permanentemente.[30]

La mayoría de los tratamientos nutricionales mencionados a lo largo de este libro pueden ser lentos para manejar situaciones agudas. Existe una gran necesidad de sustitutos naturales para las drogas; lo cual actúen rápidamente, pero que no perjudiquen la vitalidad del cerebro. Aquí examinamos los aspectos de varios de las nutrientes que son *prometedores* en esta área. Tenga en cuenta el *Recordatorio*, p 159.

Vitamina C y Psicosis [1-10]

El Dr. Pfeiffer reportó que la vitamina C al parecer actúa como un agente ante ansiedad de formación natural (como lo indican las medidas del EEG). La vitamina C ha probado su utilidad al tratar la tensión severa y la psicosis, así como el escorbuto, el cual puede inducir a la psicosis.

Los neurolépticos (como los fenotiazinas y Haldol), actúan bloqueando los receptores de dopamina. Investigaciones hechas por el Dr. Tolbert propone que la vitamina C es uno de los más poderosos receptores-bloqueadores de dopamina, y que gramo por gramo es tan activo como el Haldol.[3, 6] (vea también Rebec[5] y Thomas.[4])

La vitamina C no obstante, no cruza la barrera hematoencefálica tan rápido como los neurolépticos (contra los cuales la naturaleza no preparó muchas defensas). Así que, se requieren comparativamente grandes dosis de vitamina C para tener el equivalente necesario en el cerebro. Las dosis diarias usadas por los médicos ortomoleculares para producir efectos tranquilizantes están en el rango de más de los 10 gramos (divididos en porciones por hora o usados en su forma de liberación prolongada). Algunos facultativos administran inyecciones intravenosas. (vea *Contraindicaciones* p 26, 159.)

Vitamina B3 (Niacina), Psicosis, y las Voces

La vitamina B3 desempeña un papel fundamental en el metabolismo cerebral. El Dr. Hoffer, Dr. Walsh, y muchos otros, les resulta, crítico para que las voces, en dosis suficiente. También, a sido usada para tratar las otras alucinaciones, y muchas esquizofrenias, así como, agresividad, ansiedad, depresión, fatiga, insomnio, hiperactividad y aprensión. Sin embargo, aunque la mejora puede ser relativamente rápida en la esquizofrenia temprana, B3, a menudo, *se debe aumentar gradualmente* (para evitar la retención de ácido úrico y de lentos cambios de azúcar en sangre). *También, la B3 puede producir rubores.* Vea *Contraindicaciones* p. 27.

Zinc y Paranoia [1, 2, 16, 19, 20, 28]

El zinc ha mostrado reducir la necesidad de antipsicóticos en muchos pacientes. Unos de los medios por los cuales fenotiazinas (especialmente

Thorazine) actuar, puede ser por aumentar la absorción de zinc.

El consumo de zinc por el cuerpo y cerebro incrementa durante el estrés. La deficiencia eleva los niveles de dopamina, epinefrina y norepinefrina, los que puede exacerbar algunas psicosis, en especial en la histapenia. Zinc (y vitamina C) se han encontrado para ser particularmente importantes en el tratamiento de la paranoia alto contenido en cobre.

Medicamentos para ansiedad (tranquilizantes menores)

Las benzodiazepinas, tales como el Valium y el Librium, son conocidas como tranquilizantes menores. Pueden ser poderosos agentes contra la ansiedad. No se les conoce por qué sean efectivas contra la psicosis, pero algunas veces se usan para moderar la ansiedad que ocurre con frecuencia en la esquizofrenia.

Las benzodiazepinas se creen por ser relativamente seguro, pero son inefectivos contra suicidio. Más aún, en algunos casos, son implicados en accidentes de auto, y pueden ser fatales si mezclados con otras drogas. (Vea también p 154).

Los pacientes pueden desarrollar tolerancia en un ciclo que lleva a la adicción. El paciente es ansioso; las benzodiazepinas ayudan, pero eventualmente conduce a depresión y tolerancia a la dosis actual. La dosis es incrementada, y con el tiempo, empeorando la depresión y fomentando el insomnio. Las píldoras para dormir, exacerban la depresión aún más.

GABA [1, 2, 11-14, 16, 17, 31]

Las benzodiazepinas se creen que trabajan estimulando los receptores GABA. Sus efectos mimetizan los de GABA. Los MAO inhibidores, usados para la depresión, también incrementan la efectividad del GABA.

GABA, un mayor inhibidor de neurotransmisores, es conocido por moderar la ansiedad, y algunas veces depresión o esquizofrenia, sin crear la dependencia.

Vitamina B3 [1, 2, 11, 21, 22]

La vitamina B3 parece estimular los receptores GABA, sin bloquear los sitios de recepción. Un estudio del Dr. Mohler encontró que la B3 produce un efecto ansiolítico equivalente a aquellos que son altamente potentes: las benzodiazepinas. Como con la vitamina C, la B3 no cruza la barrera hematoencefálica tan fácilmente como las drogas, así que relativamente grandes dosis serán requeridas para un efecto comparable. [11]

NOTA: La vitamina B3 produce rubores. La dosis deberá incrementarse gradualmente para evitar la retención de ácido úrico. (Vea Contraindicaciones p 27.)

"Con las vitaminas, tu cuerpo dice, en esencia 'gracias por ayudarme para hacer enzimas, las cuales me ayudará sanar'. Si su cuerpo pudiera hablar con las drogas, el cuerpo diría: 'Uds. bloquearon mi habilidad de hacer enzimas y ahora yo necesito enzimas, así que ¿Y ahora qué puedo hacer"?'
Dr. Robert Atkins[25]

Contraindicaciones

Para más contraindicaciones u otra información de estos nutrientes, vea *Nutrientes y Biotipos* p 25-76.

Advertencias

Retiro de los Benzodiazepinas. El retiro (si es lo indicado) debe ser, en la mayoría de los casos, gradual para minimizar reacciones de abstinencia. Las reacciones pueden incluir: ansiedad intensa, pánico, irritabilidad, depresión, dificultad de concentración, pérdida de la memoria, paranoia, alucinaciones, náusea, dolores de cabeza y ataques.

Retiro de los Antipsicóticos. Vea *Retiro*, p 151 y 154.

Recordatorio: Esta información es presentada solamente con el propósito educativo. Esta no es un consejo médico y no se trata de dar consejos para alterar la ingesta de drogas prescritas por psiquiatras. Retiro de drogas psiquiátricas puede a menudo exacerbar la psicosis o la tendencia al suicidio o a la violencia u otros síntomas perjudiciales. Si Ud. desea a alterar sus drogas psiquiátricas, o si necesita otra atención médica, deberá buscar los servicios de un médico bien informado.

El Papel de los Nutrientes Inyectados [23-4, 29]

Las inyecciones de nutrientes se van directamente al cuerpo circunvalando el sistema digestivo y cualquier problema de asimilación. Las inyecciones han sido usadas para prevenir recaídas, así como para acelerar y apoyar la curación.

El tratamiento de la esquizofrenia con inyecciones de nutrientes, está utilizando por Dra. Joan Larson, en el *Health Recovery Center* en Minnesota; por el Dr. Ron Hunninghake en el *Riordan Clinic* en Kansas, y en varios otros centros de salud, en todo el mundo.

Las inyecciones de nutrientes son más indicadas cuando la asimilación esta menoscabada (lo cual es común). Las inyecciones pueden agilizar la recuperación en estos pacientes, proveyéndoles la nutrición que de otra manera les sería inaccesible. El Dr. Hugh Riordan estima que los pacientes generalmente les toma cerca de 100 días para estar lo suficiente saturados de los nutrientes necesarios para que el cuerpo pueda asimilar los suplementos orales y retirar las inyecciones. [29]

El procedimiento implica una meticulosa valoración de las necesidades bioquímicas precisas. Un cuidadoso trabajo de laboratorio preliminar es esencial, para reacciones a los nutrientes contraindicados pueden ser severas, en especial con las inyecciones intravenosas. [29]

Hierbas

Exención de Responsabilidad

Este material es presentado con propósitos educativos solamente.

Como con las comidas, una persona puede reaccionar adversamente a una hierba en particular; pero las reacciones a las hierbas pueden ser más intensas. Por esta razón muchas hierbas están contraindicadas para ancianos y niños y durante el embarazo y lactancia. Algunas hierbas están contraindicadas en combinación con los antipsicóticos u otras drogas psiquiátricas o médicas.

Las referencias hierbas deben ser estudiadas para las acciones y de las contraindicaciones para las varias hierbas. Si Ud. desea ser tratado con hierbas, deberá buscar los servicios de profesionales de la salud con conocimientos de hierbas.

Un estudio, investigando el Valmane (un preparación con valeriana) encontró mejoría en el 75% de 120 niños con hiperactividad, ansiedad y trastornos de aprendizaje.[15] Otros estudios mostraron: regulación del sistema nervioso autónomo, sedación suave, incremento en el dormir, y alivio en la tensión y agitación.

La escutelaria es conocida como un reconstructor del sistema nervioso. Dr. Kloss[5] lo describe como "uno de los mejores nervinas de todo el reino vegetal.".

El Dr. Kloss describe a madera la betónica como "insuperable para demencia".

Las hierbas de alguna forma, ocupan el punto intermedio entre las drogas y los nutrientes. El efecto producido por las hierbas tiende a ser más inmediato que el de los nutrientes, aunque normalmente no tan dramático como las drogas. Por otra parte, las hierbas son, en la mayoría de los casos, más seguro que las drogas. Más aún, algunas hierbas no sólo afectan a los síntomas, pero también pueden ser nutritivos y ayuden a la curación de apoyo.

No se sabe mucho acerca de uso de hierbas para esquizofrenia. La información histórica existe en hierbas para la "demencia", pero en la actualidad se hacen solo unos cuantos estudios de investigación sobre terapias hierbas específicas para esquizofrenia. Sin embargo, hay actualmente investigaciones en el uso de hierbas para síntomas específicos y padecimientos relacionados, tales como la ansiedad, depresión, insomnio, desequilibrios de azúcar en sangre, ciertos padecimientos inmunitarios, etc.

Información en los efectos, los que puedan proveer beneficiosos en esquizofrenia, son descritos adelante. Más investigación es necesaria. Tenga en mente la exención de responsabilidad, a la izquierda.

Valeriana[5, 7-15, 23, 35] es un sedante fuerte. Las interpretaciones del EEG, confirma los efectos tranquilizantes en el sistema nervioso. Ha sido usada por cientos de años para el tratamiento de padecimientos mentales, nerviosismo y dolores. Otros usos incluyen ansiedad, sobre excitación, extenuación, taquicardia, espasmos y tensión. También, mejora la concentración, los niveles de energía y la coordinación.

El Dr. Murray[23] establece que la valeriana promueve un sueño sano, natural, del cual uno se levanta despejado y fresco. La valeriana puede ser en especial efectiva en el insomnio, si es debido a la ansiedad, nerviosismo, extenuación, dolor de cabeza o histeria. Más aún (a diferencias de las drogas) lo incrementa el sueño profundo, pero no afecta la concentración durante el día. Un estudio encontró que la combinación de valeriana con melisa (bálsamo de limón) promueve un sueño tan efectivamente como con una benzodiazepinas.[5, 11]

Contraindicaciones. Aunque muchos estudios confirman sus efectos tranquilizantes, en algunas personas, la valeriana puede incrementarles la agitación.

Escutelaria[4, 5, 7, 8, 16, 17] está clasificada como un tónico sedante, conocido por relajar la tensión mientras revitaliza y reconstituye el sistema nervioso central. Ha sido usado para tratar el estrés, depresión, sobre excitación, extenuación, convulsiones e insomnio. Se cree que mejora la circulación, ayudar a aliviar los dolores y dolencias, y fortalecer el músculo cardiaco.

Madera la Betónica,[5, 7, 8, 22] (*Betónica oficinalis,* lo que no debe confundirse con *Pedicularis brácteosa*). Tiene fama de alimentar y fortalecer el sistema nervioso central, siendo un sedante para niños y un suave tranquilizante para adultos. Contiene vitamina B, manganeso y colina.

Madera la betónica es tenida de ser efectiva para la debilidad nerviosa, tensión, ansiedad, perlesía y convulsión. Ha sido usada para aliviar el dolor de cabeza de origen nervioso, y la neuralgia.

Kava,[23-6] (Pimienta Metisticum), reduce la ansiedad, insomnio, nerviosismo, agitación nerviosa y de relacionadas con quejas como: palpitaciones; dolor de pecho; jaquecas; mareos e irritación gástrica. Es un anticonvulsivo suave. Kava también puede ayudar a prevenir el daño cerebral causado por la insuficiencia circulatoria cerebral y la baja disponibilidad de oxígeno. El Dr. Murray[23] sugiere que la kava puede ser una alternativa óptima a las benzodiazepinas.

Kava produce un efecto sedante, pero sin vincularse a los GABA/benzodiazepinas receptores. En lugar de eso, la kava puede hacer modificaciones en los dominios de los receptores, especialmente a los del sistema límbico. A dosis moderadas parece que no suprime las funciones mentales, tiempo de reacción o la memoria, por el contrario, parece que mejora la vigilia, bienestar y el ánimo. A más grande dosis promueve el sueño.

A diferencia de las benzodiazepinas las que, con el tiempo, requieren incrementar las dosis para tener el mismo efecto, la tolerancia a la Kava no se desarrolla.[23]

Precauciones: Kava agudiza los sentidos y puede aumentar la sensibilidad al sonido, la luz y el movimiento.

Grandes dosis (más de 300g por semana) tomados continuamente durante más de un año, puede inducir a piel seca, y escamosa, en especial en las palmas de las manos y las plantas de los pies, espinillas y la espalda. La piel se cura normalmente después de suspender la ingesta.

Una encuesta[26] encontró que altas dosis en periodos largos de tiempo pueden estar asociados con padecimientos del hígado, riñones, bazo y otros. Los hallazgos, sin embargo, fueron ambiguos, porque los participantes también eran bebedores fuertes y usaban tabaco.

Pasiflora [5, 8, 18-21, 35] (Pasionaria), es un sedante, reportado de gentilmente suaviza el sistema nervioso sin causar depresión o desorientación. También tiene efectos analgésicos y ha sido usado para tratar los disturbios convulsivos.

Se ha encontrado a la pasiflora de ser útil en muchos casos de insomnio intransigente, e insomnio causado por inflamación cerebral; produciendo un sueño normal, con la respiración ligera y fácil.[18]

Verbena Azul. [27, 31] Se ha informado de que es útil para el nerviosismo, delirio, demencia, insomnio, jaqueca nerviosa, epilepsia, y achaques respiratorios y digestivos. Los estudios muestran que es anti-inflamatorio, alivia el dolor y refuerza la actividad parasimpática (la cual contrarresta la sobre-estimulación de adrenalina debida al estrés).

Cohosh Negro [5, 7, 9, 28, 29, 31] ha sido verificada como tónico del sistema nervioso central, y como un agente hipotensor y vasodilatador. Se ha encontrado que antiespasmódico y sedante calmante y relajante a nervios irritados, y aliviar la inquietud general, el dolor y calambres. Se ha utilizado para el reumatismo, la artritis, la ciática, trastornos de la tiroides, la neuralgia, y como para desequilibrios del sistema reproductivo femenino. También, se conoce como un reducidor de secreciones mucosas.

Precauciones: Dr. Balch advierte no tomarlo si tiene una enfermedad crónica.[9]

LECTURAS RECOMENDADAS

Daniel Mowrey *Proven Herbal Blends,*[31] y *The Scientific Validation of Herbal Medicine.*[5]

Dr. Michael Murray, ND, *Stress, Anxiety and Insomnia.*[23]

Dr. Melvyn Werbach, MD, y Dr. Michael Murray ND, *Botanical Influences on Illness.*[35]

Dr. John R. Christopher, ND, *School of Natural Healing.*[37]

Dr. David Perlmutter, MD, [Recuperación Cerebro] *BrainRecovery.com.*[39]

Dres. Dean Ward, MD, y John Morgenthaler, MD, *Smart Drugs and Nutrients.*[40]

El Dr. Murray sugiere que la Kava puede ser una óptima alternativa a las benzodiazepinas. La kava también puede ser de ayuda para prevenir el daño cerebral causada por una baja disponibilidad de oxígeno.

La pasiflora ha sido usada para facilitar el retiro de las píldoras sintéticas tranquilizantes y para dormir.

La Verbena Azul ha sido usada para tratar insomnio, psicosis y convulsiones y puede ayudar contrarrestar la estimulación excesiva de la adrenalina.

Más suaves hierbas

Lúpulo,[7, 30, 31] se ha encontrado que es un sedante rápido al sistema nervioso central.

Jengibre, puede tener acción colinérgica que ayuda a contrarrestar la dopamina.

Nébeda, es sedante, tranquilizador, y promueve el sueño

Fresno espinoso, se considera de equilibrio y calma.

La semilla de apio, es antioxidante y sedante y puede ayudar disminuir los niveles excesivos de azúcar en la sangre.

La avena verde, es un remedio tradicional para alimentar el sistema nervioso.

Octocosanol puede ayudar reparar las dendritas interneurales conectivas.

Lúpulo,[7, 30, 31] se ha encontrado que es un sedante rápido al sistema nervioso central, entre 20 a 40 minutos después de ingerirlo. El efecto no es debido a la relajación muscular. El lúpulo ha sido usado para nerviosismo, ansiedad, calambres, choque, agitación e insomnio.

Contraindicaciones: puede aumentar la depresión.

Jengibre,[31, 32] típicamente es usado para incrementar la circulación y suavizar el estómago. Se conoce por su habilidad de mitigar la náusea, el mareo y trastornos gastrointestinales.

Un estudio encontró que el jengibre tiene acción colinérgica. La acetilcolina puede actuar para contrarrestar a la superactiva dopamina o norepinefrina, los que en algunos casos, son las fuentes de las voces, ansiedad, insomnio, y otros síntomas de esquizofrenia.

Contraindicaciones: Colina está contraindicada para algunas esquizofrenias y es beneficiosa en otras.

Nébeda,[6] (hierba de gatos) es una hierba suave, a menudo usada para niños. Se le considera sedante, tranquilizador, promueve el sueño, alivia los espasmos; cólicos; dolores; estrés y la inflamación. También se usa para infecciones respiratorias, fiebres y las dolencias digestivas.

Cardo Bendito,[6] (cardo mariano, o silimarilium) está conceptuado como una tranquilizante cerebral, que fortalece la memoria, y "despeja la locura".[6] Es rico en calcio, y ha sido usado para jaquecas crónicas, baja lactancia. Refuerza el corazón, hígado, pulmones, riñones, y los sistemas circulatorio y digestivo.

Cenizo Espinoso,[6] es un estimulante linfático, los que ayuda equilibrar y calmar el cuerpo, y soporta: la circulación sangre y membranas mucosas. Útiles en muchas enfermedades crónicas. Es similar a la Cayena en sus efectos.

Semillas de Apio,[5, 9, 33, 34] es un antioxidante y sedante. Se le conoce por aliviar los espasmos musculares, reduce la presión sanguínea. Se tiene una actividad similar a la de la insulina y ayuda reprimir al alza del azúcar en sangre causa para adrenalina. Ha sido usada para la neuralgia, nerviosismo, enuresis nocturna, artritis y trastornos hepáticos.

Hierbas y Reparación del Sistema Nervioso

Avena Verde,[6] es considerada por nutrir al sistema nervioso. Puede ser especialmente indicada cuando sometido a estrés. La avena ha sido usada para la debilidad nerviosa, depresión y extenuación.

La Zapatilla de Dama, puede ayudar por reparar las vainas de mielina. También usada para apaciguar dolores y ansiedad.

Escutelaria. Vea p 153 y 160.

Octocosanol,[36] una larga cadena de ácido graso, la cual puede extraerse de aceite de germen de trigo y del arroz. Es aclamada por ayuda reparar las dendritas interneurales conectivas, especialmente para la trauma cerebrales agudo como el que ocurre en la apoplejía, lesiones en la cabeza o en los tratamientos con choque.

Oxigenantes nutrientes y hierbas,[39] por ejemplo, ginkgo y CoQ10. Puede ayudar, especialmente con trastornos de la memoria, o donde la circulación se ve comprometida, Ej.: después de un traumatismo cerebral. Del mismo modo, el oxígeno hiperbárico. *Según corresponda.*

Antioxidantes,[39] como las vitaminas C, D, E, lipoico, glutatión, etc., *Según sea pertinente.*

Vea *Exención de responsabilidad* p 160; *Reparación del Tejido Cerebral* p 130; *Hierbas* p 153.

Parte IX: Controversías

Esta sección examina los malentendidos, así como, las políticas y las realidades económicas, las cuales han impedido en aceptación generalizada de los tratamientos nutricionales para la esquizofrenia.

Tratamientos Psicológicos

Metodologías

Historia Política

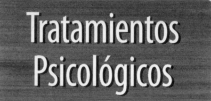

Tratamientos Psicológicos

"La esquizofrenia es una enfermedad biológica, la cual ocurre en individuos predispuestos genéticamente, con tendencia a un entorno molecular nocivo de las células cerebrales. El papel de los factores psicológicos está en sus consecuencias biológicas".

Dr. David Hawkins, MD

Estrés Como un Provocador: Un Ejemplo

La piroluria es común en una esquizofrenia aguda, y es probable que sea la más sensible al estrés de todas las formas de la enfermedad. Esta se precipita fácilmente por el estrés, que incrementa los pirroles.

Normalmente, los pirolúricos, no pueden recobrarse simplemente evitando las situaciones que induzcan a estrés o sometiéndose a tratamiento psicológico. No obstante, reducir el estrés puede ayudar limitar reagudización.

Por otro lado, los médicos ortomoleculares encuentran que cuando los pirolúricos, son tratados con suficiente vitamina B6, manganeso, zinc, casi siempre se recuperan, muy a menudo en unas cuantas semanas o unos cuantos meses, incluso si se mantiene confrontada con el ámbito que induce al estrés. Si la tensión ambiental se aumenta, el médico normalmente, sólo tiene que aumentar las dosis de las vitaminas pirolúricas, para prevenir una recaída.[3]

La presunción de que la esquizofrenia es solamente el resultado de factores psicológicos, es una de las bases de la resistencia original a los métodos nutricionales. Los psiquiatras con esta perspectiva, parecieron creer: la curación solo puede ocurrir con tratamiento psicológico (tal vez apoyado por fármacos). Esta sección examina el papel del estrés psicológico y la efectividad de las intervenciones psicológicas.

Estrés

No hay debate acerca de que el estrés pueda crear los síntomas psiquiátricos. Por Ej. la experiencia de abuso en la niñez puede implantar síntomas psiquiátricos dominantes. El síndrome de estrés postraumático y ciertas depresiones, resultan primariamente a cause de estrés /o trauma psicológico. En tales casos el papel de la nutrición es de apoyo secundario, mientras que el tratamiento psicológico y la remoción de la fuente de estrés, en el grado de lo posible, son fundamentales para sanar.

Similarmente, los Dres., Yabkin y Labban,[13] encontraron evidencia que el estrés relacionado con la guerra, disparando la esquizofrenia. También, otros estudios (Dres. Brown y Burley,[15] Dohrewend y Egri[16]) sugieren la importancia del papel del estrés.

Para la esquizofrenia, sin embargo, el papel del estrés es menos significativo. Los médicos ortomoleculares, en el tratamiento de las muchas esquizofrénicas con nutrientes, producen altas tasas de mejoría y recuperación, incluso cuando los factores que inducen el estrés no puedan ser mitigados (y los nutrientes ayuden a los pacientes a manejar mejor es estrés en sus vidas).[3, 4] Más aún, eventos históricos devastadores no han producido obvias epidemias de esquizofrenia. En la Segunda Guerra Mundial, por Ej. las tasas de esquizofrenia en realidad bajaron en los países escandinavos y fueron mejor correlacionados con la escasez de granos que con los estragos mismos de la guerra.[5] También ver los estudios revisión, de los Dr. Rabkin[1] y Dr. Tennant[2] que sugieren que sea poco probable que el estrés sea el factor causal.

El estrés probablemente es más como *una influencia secundaria*. Los Dres., Grun y Biron,[14] encontraron que la incidencia de eventos estresantes es equivalente a lo que se encuentra con muchos Enfermedades físicas: 15% de los pacientes experimentan severo estrés antes de inicio de esquizofrenia, o de muchas otras enfermedades crónicas. Como en tales enfermedades, el estrés puede desempañar un significante, incluso prominente papel, precipitando o exacerbando la esquizofrenia o contribuyendo a una recaída, *pero no es la causa*.

Un prolongado estrés psicológico influencia profundamente el estado físico. Los desequilibrios nutrientes y efectos físicos causados por el estrés pueden provocar el comienzo de un subyacente histapenia, piroluria, hipoglucemia y alergia cerebral y otros padecimientos, a continuación fomentar el síndrome de esquizofrenia. Por ejemplo:[3]

☐ Puede instigar irregularidades en el azúcar, fomentar el crecimiento de la Cándida, y empeorar las alergias y la función inmunológica.

☐ Crea una gran necesidad de vitamina A, ácido pantoténico (B5), proteínas y magnesio. Las deficiencias de los cuales, empeorar estrés, alergias, etc.

☐ La formación de adrenalina se incrementa, mientras que los antioxidantes se agotan, por eso se fomenta una gran producción de adrenalina oxidada (adrenocromo). Junto con le agota de las vitaminas B y C, y la incrementa del cobre, exacerba la histapenia (y, a menudo, piroluria).

☐ Piroluria es un trastorno del estrés. Con estrés, más pirroles se acumulan. Los pirroles reducen severamente los niveles de vitamina B6 y zinc, creando más estrés.

Subsecuentemente, evitar el estrés es de ayudar, pero no obstante, no es suficiente para reparar el daño. Lo que se necesita, son los nutrientes específicos que reparar las condiciones bioquímicas que subyacentes la esquizofrenia (biotipos, alergias, etc.).

Tratamientos Psicológicos Inapropiados

Psicoanálisis. La mayoría de los investigadores ahora creen que el psicoanálisis puede ser dañino para los esquizofrénicos.[7, 10] Mientras está agobiado por la estimulación del mundo exterior, el psicoanálisis les indaga motivaciones interiores. El Dr. Torrey compara esto a "dirigir un aluvión dentro de un pueblo recién golpeado por un tornado".[6]

El Dr. Pfeiffer aseveraba que los esquizofrénicos son pobres candidatos para el psicoanálisis, a cause de captar los pobres de la realidad y muchos pacientes se quejan de lo invasivo que es la psicoterapia. A menudo, la enfermedad distorsiona los recuerdos del pasado, creando eventos o contextos emocionales inexistentes. Después de recuperarse, los pacientes tal vez necesiten ahondar en lo que se habló en el psicoanálisis pasado, para tener la verdad de lo que pasó en realidad y para curar las heridas creadas por un análisis con recuerdos distorsionados.[3, 4]

Familias esquizofrenogénicas. No hace mucho, era popular para los facultativos de la salud mental culpar a las madres "*esquizofrenogénicas*"(u otros miembros de la familia) para los *"mensajes mixtos"* los que "causan" la esquizofrenia. La teoría descansa, en parte, en la tendencia observada en las familias, para la esquizofrenia a pasar desde un pariente a otro.

Pero el mecanismo subyacente con probabilidad es explicada acertadamente por la genética, la nutrición o el medioambiente físico (cañerías de cobre,, etc.).[3]

La Responsabilidad Individual. Otra teoría sostiene que la esquizofrenia viene del resultado de la elección psicológica hecha por el propio paciente, Ej.: *Es tu propia falla si no se puede mejorar.* Esta culpabilidad que se enfocada a la víctima es susceptible de agravar el sufrimiento que experimenta debido a su enfermedad.

La Importancia de Enfocarse en la Nutrición[3, 4, 11]

Un tratamiento nutricional apropiado, es asociado a una alta tasa de recuperación. Demorarlo puede permitir que la bioquímica desordenada, pueda dañar el cerebro permanentemente. (Vea *Cambios Estructurales* p 12-14)

El tratamiento psicológico es improbable que se reviertan tales cambios y si, se pospone el tratamiento (nutricional), puede hacer que la recuperación sea más difícil de alcanzar.

Respaldo Psicológico[3, 4, 11]

No obstante, en conjunción con el tratamiento nutriente, un amigable y de apoyo tratamiento psicológico puede ser importante. *Considerar:*

- ☐ La aplastante tristeza y ansiedad pueden interferir en la disposición a tomar vitaminas, así como contribuir, en su misma, al agotamiento de la bioquímica y la supresión inmunológica.
- ☐ Evitar los alérgenos y las adicciones y para mantener la ingesta de los suplementos puede ser difícil.
- ☐ La depresión y las tendencias suicidas no se detienen de repente. La depresión también puede repetirse.
- ☐ En las etapas tempranas de curación, el aumento de la capacidad de pensar y sentir puede llevar a una sobre excitación, nerviosismo, y estrés.
- ☐ La recuperarse, aumenta las opciones y los retos que confrontan al paciente.
- ☐ Los pacientes recuperados algunas veces deciden que ya no necesitan los nutrientes y con frecuencia, el resultado es una recaída. (*Subsecuentemente, muchos no pueden recuperarse tan fácilmente, como los hicieron inicialmente.*)

Teniendo a alguien alrededor para encargarse de estas y otras situaciones pueden promover y fomentar la recuperación nutritiva, así como también hacer más fácil la vida del paciente.

> *"Necesitamos buena nutrición y buenos factores psicológicos, no sólo el uno o el otro. Si sólo podemos tener uno, entonces sugiero que sea buena nutrición porque, será más efectiva, más económica y más factible".*
>
> Dr. Abram Hoffer

Los Beneficios de un Hábitat Benévolo

Aunque el estrés psicológico puede que no sea causa primaria de la esquizofrenia, como en una enfermedad clínica, el amor, el entendimiento y comunicación fomentan la curación y refuerza el deseo de recuperación. La disminución de todo el estrés también reduce el progresivo agotamiento de nutrientes y en general le da al cuerpo (incluyendo al cerebro), una mayor oportunidad de sanar por sí mismo, mientras ayuda a hacer más tolerable la vida de la persona.

> *"Cuando me sentí más enferma, completamente sola, abajo en la obscura oquedad, deseé que alguien pudiera llegar hasta mí y tomar mi mano… para recordarme "en donde comenzaba", pero algo más (tal vez mi enfermedad) me detuvo a pedirlo. Yo quería que la gente me tocara y me ayudara, pero tengo miedo cuando lo hacen. En estos tiempos, yo no tengo voz; me siento absolutamente sola".*
>
> Jane[12]

Metodología

"La verdad debe ser determinado cuando que el paciente camina a la oficina, no en algún tiempo futuro después que el paciente ha muerto".

Dr. Robert Atkins, MD[3]

"Yo estaba por supuesto preocupado, de que mi trabajo con el sistema de vitaminas pudiera crear hostilidad contra mí, por las autoridades del mundo médico, que eran totalmente e irrevocablemente convencido de que el uso de vitaminas no sería de ayuda (aun así, son inmensurablemente más seguras que las drogas que rutinariamente se les dan a los niños)".

Dr. Bernard Rimland, PhD[5]

LECTURAS RECOMENDADAS

Dr. Abram Hoffer, PhD, MD, *Adventures in Psychiatry*, KOS, 2005.

Robert Whittaker, *Anatomy of an Epidemic*, Crown, 2010.

Errores en estudios psiquiatría convencional que examinan ortomolecular

- ◻ Las fallas a control para todos los factores importantes, impregna estos estudios.
- ◻ Los biotipos, No se distinguen. Tampoco son los otros desequilibrios nutrientes o trastornos de salud, así que la prueba no corresponde con la necesidad bioquímica individual.
- ◻ Variaciones en las dosis requeridas entre pacientes no están calculadas. Las dosis requeridas pueden variar por un factor de 10
- ◻ No tienen en cuenta los efectos en cerebro de la posible liberación desde tejidos de toxinas o metales durante el experimento.
- ◻ El tratamiento inicial puede producir molestia mientras el sistema nervioso se vigoriza; si el experimento es de corta duración puede ser interpretado como una falla a mejorar.
- ◻ Los estudios prueba en sólo unos cuantos nutrientes, a menudo creando una relativa deficiencia en otros. Este efecto es especialmente pronunciado si los nutrientes requeridos para el biotipo del individuo no están analizados.
- ◻ Los ensayos en los pacientes crónicos dándoles tratamiento insuficiente, o demasiado corto.

Doble Ciego no Garantiza Validez

Él *"doble ciego"* estudio, control Sólo para la parcialidad de sujeto o experimentadores. Incluso con una larga escala seleccionada al azar, el doble ciego no se garantiza que este estudio este bien controlado. Los estudios son razonablemente exactos sólo cuando *TODAS* las variables importantes se tienen en cuenta (a la medida de lo posible).

Los Dres. Osmond y Hoffer, los fundadores de la medicina ortomolecular, *fueron los primeros investigadores que usaron los experimentos de "doble ciego" en psiquiatría.* Los dobles ciegos más tarde se volvieron estándar en las investigaciones psiquiátricas, y para los médicos, que buscando subvención o publicación. Irónicamente, la corriente principal de la psiquiatría, ahora critica, a los investigadores ortomoleculares para no son usar el doble ciego.

Cuestiones Morales[1, 2, 4]

Inherente al diseño de doble ciego, es la perspectiva que mantiene la salud del paciente, y las relaciones clínicas, como menos importante que el intento de probar algo.

Si un experimento involucra básicamente una droga desconocida, que puede trabajar o no, para no dar un trato con el grupo control, no es particularmente problemático. Sin embargo, cuando un experimentador está investigando tratamientos nutritivos para una enfermedad devastadora, como lo es la esquizofrenia, el doble ciego puede llegar a ser moralmente cuestionable. Digamos si los controles son carenciados de una vitamina, la que se cree ser necesaria para el esquizofrénico. El experimentador debe estar preparado para quitar un nutriente esencial y permitir que, los controles a deteriorar, quizá irrevocablemente.[2]

Por esta razón, señala Dr. Hoffer, *los investigadores ortomoleculares usaron con frecuencia el doble ciego al principio de su trabajo.* Sin embargo, una vez convencidos de lo efectivo del tratamiento nutricional, se enfoca directamente en el tratamiento de pacientes. De tal manera que el grueso de la evidencia que apoya a la medicina ortomolecular viene de extensiva información clínica.

Doble Ciego en Investigación Nutricional[4]

A gran escala para doble ciego es importante para probar nuevas drogas. Las drogas generalmente son agentes *extraños al cuerpo*; con sus posibles beneficios y efectos tóxicos, que no son conocidos al principio. El doble ciego bien controlado y *largo plazo* es crítica para las drogas; una falla al emplear este método puede producir desastrosas consecuencias.[4]

Con nutrientes, no obstante, los requerimientos de investigación son intrínsecamente diferentes. La toxicidad de los nutrientes está relativamente bien explorada. La toxicidad incluso en altas dosis es rara, si la comparamos con las drogas. Más aún, para que una sustancia fuera sida definida como "nutriente", se debió tener sido establecido ser *esencial para la salud (Ej.: si no está presente, reacciones perjudiciales ocurren).* En el doble ciego, en lo que priva a los nutrientes requeridos a los controles, puede exponer a ellos a un conocido y riesgo profundo, a la salud.[4]

El Dr. Pfeiffer señalaba que la terapia nutricional individualiza a cada paciente según sus necesidades bioquímicas, no encajaría bien en un doble ciego paradigmático, que demanda un limitado número de variantes. El doble ciego es a menudo "inapropiado, impracticable e irrelevante". En pruebas nutricionales, los errores tienden a ocurrir más, a lo largo de la línea de: variantes, en las necesidades individuales de nutrientes que no son completamente conocidos, o falla a diseño el experimento partiendo de los biotipos pertinentes.[4]

Datos Científicos Validos sin un Doble Ciego[4]

El Dr. Pfeiffer sugiere las siguientes maneras:

☐ Los pacientes pueden ser su propio control: La efectividad de previos tratamientos puede ser determinada (o de los períodos en que los pacientes deciden dejar de nutrientes); o el experimento puede empezar con placebo.

☐ La respuesta a los nutrientes generalmente es obvia, fácil de medir y repetibles por los otros, usando los mismos métodos.

☐ Los análisis de sangre, orina y niveles nutrientes en tejidos, enzimas, hormonas, etc., así como pruebas reto, se pueden tomar, durante y después del tratamiento. Las comparaciones entre sujetos producen datos de alta validez e integral.

☐ Establecer las tasas de recuperación, deberá proporcionar un control aceptable, porque los esquizofrénicos son notoriamente insensibles a los placebos.

Consideraciones Económicas[1, 2, 4]

Una larga escala de doble ciego requiere de una sustancial inversión de tiempo y dinero. El financiamiento para un doble ciego para investigar nuevas drogas es típicamente suministrados por las corporaciones farmacéuticas ricas. En contraste, las terapias nutricionales, que no son patentables, no ofrecen incentivo financiero al patrocinador, dificultando a los investigadores obtener el financiamiento necesario.

Más aún, la multiplicidad de factores que se involucran en la esquizofrenia, así como la considerable variedad de bioquímicos y de nutrientes requeridos entre los sujetos, crean numerosas variables para calcular. Sería necesario un extremadamente largo y complicado experimento o serie de experimentos. Este tipo de estudio representaría una formidable económica (y científica) inversión.

Los Ensayos Clínicos

Aunque un doble ciego comprensivo y a gran escala pueda ayudar a convencer a más psiquiatras de la efectividad de los métodos ortomoleculares, las consideraciones prácticas son prohibitivas. Sin embargo, modestos doble ciego y otros estudios, apoyan los métodos ortomoleculares. También décadas de resultados clínicos (que han incluido muchos pacientes que no responden (o ya no responde) a los tratamientos convencionales) abarcan cientos de miles de individuos por todo EE.UU., y han demostrado consistentemente una recuperación sostenida o grandes mejorías en 75-80% de los pacientes esquizofrénicos, (aproximadamente 90% los agudos; y 50 a 60%, crónicos). Los efectos secundarios, fueron mínimos y generalmente reversibles, mientras que los beneficios adicionales, para fisiológicos y neurológicos de salud en general fueron comunes. Más aún, las pruebas de sangre, orina y pelo se llevaron a cabo periódicamente en un sustancial número de pacientes, corroborando los cambios bioquímicos con las mejorías en condición mental.

En contraste, los estudios (doble ciego o no) de los métodos convencionales (como drogas o TEC), durante años, pasado por alto o quitado importancia, los devastadores y con frecuencia daños permanentes al funcionamiento mental/neurológico en un gran número de pacientes; y se ignoran los frecuentes fracasos para producir beneficio a largo plazo. Décadas de uso de amplia escala, combinada con el clamor público contra las reacciones adversas, con frecuencia ha sido el principal medió para traer los errores a la luz.[6]

Controles insuficientes en estudios de neurolépticos

Una extensa revisión de la literatura, el Dr. Paul Keck (*American Journal of Psychiatry*, 1989) encontró que en más de 1300 estudios de los neurolépticos, sólo 5 estaban adecuadamente controlados. Ninguno de los 5 confirmó beneficios de los neurolépticos sobre los placebos o sedantes.[6] Una cantidad de otros estudios, también pregunta la efectividad de los neurolépticos.[7-13]

En los estudios de las drogas, la línea entre: supresión del cerebral y mejora real a menudo no es claramente definida. La gran masa de los estudios son también muy cortos si tomamos en cuenta que en esquizofrenia, la expectativa es de que los antipsicóticos se tomen por vida. En resultado, la psiquiatría ha sido lenta en reconocer los que dañan el cerebro efectos secundarios, como la discinesia tardía, que ahora es una epidemia en todo el mundo.[13-21]

En muchos estudios, los controles, tendieron a ser los pacientes, que ya estaban tomando neurolépticos. Estos controles se fueron cambio por un placebo; y en la mayoría de casos, forzados a un relativamente abrupto retiro, sin ninguna provisión de apoyo de nutrientes o hierbas. (Vea *Retiro* p 154) Cuantos estudios consideraron a la posibilidad de reacciones de rebote o psicosis supersensibilidad (las que puede surgir, incluso hasta un año después de haber retirado la droga) Cualquier reacción de este tipo a la droga fue por consiguiente, a menudo mal interpretada, como una recurrencia de la enfermedad original y usada como un dato de apoyo de que el neuroléptico era necesario.[13-15]

Actualmente, en el grueso de los estudios que justifican el uso de antipsicóticos, se dan los neurolépticos a los controles. La razón es que los esquizofrénicos la pasan mal sin la droga, así que los controles no deberían ser desprovistos de ella. Los controles simplemente recibirían un antipsicótico diferente de aquel que está siendo probado. El experimento compara 2 drogas, en vez de probar los antipsicóticos.

En resumen, los experimentos que apuntan los tratamientos con antipsicóticos no deberían ser considerados como definitivos. Aunque estas drogas ofrecen diversos grados de muy apreciado alivio a los síntomas de algunos pacientes esquizofrénicos, la posibilidad de que no contengan beneficio o sea netamente perjudicial para una sustancial cantidad de pacientes (especialmente en el largo plazo) deberá ser seriamente considerada.

Metodología Política[6]

"Otra regla (aplicada por la medicina convencional a los nuevos hallazgos por la medicina ortomolecular) es a demandar pruebas las más rigurosas antes de aceptar un nuevo nutriente tratamiento. Pero los reportes de toxicidad pueden ser anecdóticos si se usan para lo atacar un tratamiento nutriente".

"Cuando se discute la toxicidad de un tratamiento por drogas, los estudios están mejor equilibrados y los reportes están hechos de tal forma para no asustar a nadie".

El Dr. Hoffer, PhD, MD, explicando, los prejuicios contra los hallazgos nutricionales. Ejemplos históricos incluyen extensas controversias acerca de la niacina y la pelagra; la C, y el escorbuto.

Historia Política

INFLUENCIAS EN PRACTICAS MÉDICAS[5,7]

Industria Farmacéutica

"45 000 visitadores médicos representantes (reps de ventas) de las compañías farmacéuticas... proveen la mayoría de la información a los 550 000 médicos que son los que prescriben. A pesar de eso, menos del 5% de estos representantes tienen un entrenamiento formal en farmacología...

"Las compañías farmacéuticas patrocinan la mayoría de los cursos de educación continua a los que los médicos deben asistir [en los congresos, convenciones, etc.] para mantener sus licencias... Ellos también han infiltrado las escuelas de medicina y las publicaciones. Este sistema alimenta un proceso médico, que se basa en el tratamiento para las enfermedades con drogas. "

Dr. Michael T. Murray, ND[5]

Compañías de Seguros

Las compañías de seguros no aseguran los doctores que usan tratamientos "no ortodoxos".

Juntas de Revisión Médica

Las Juntas de Revisión Médica (Consejo Médico Administrativo), puede remover de la práctica médica a un doctor por emplear lo que ellos consideran ser métodos no convencionales. Los médicos que practican la medicina ortomolecular o naturopatica u otro tratamiento alternativo son a menudo vulnerables a este.

En los primeros años, la medicina ortomolecular fue ignorada por la psiquiatría convencional. La mayoría de los psiquiatras de entonces creían que la esquizofrenia era una enfermedad psicológica, no sujeto a tratamientos bioquímicos (como el nutricional). En 1957, La Asociación Americana de Psiquiatría, abucheado al Dr. Linus Pauling, cuando predijo que sería encontrado que el origen de la enfermedad mental era biológico/bioquímico.

Los tratamientos con neurolépticos que comenzó en la década de 1950's y 1960's, marcó la tónica en muchos psiquiatras para aceptar la influencia de los desequilibrios bioquímicos en esquizofrenia. Desafortunadamente, la notable habilidad de los neurolépticos para sedar a los pacientes de los hospitales mentales, quitó la atención desde uno de las más obvias influencias bioquímicas: las de los nutrientes.*

* La primera conferencia de psiquiatra convencional para considerar seriamente el papel de la nutrición en el funcionamiento cerebral no tuvo lugar hasta 1982.[3, 8]

Una década más tarde, conforme la medicina ortomolecular venía incrementando su popularidad, psiquiatría convencional empezó a tomar nota. En el principio de los 1970's, varios estudios defectuosos (con dosis *bajas* de *uno o dos* vitaminas, por solo un *corto* tiempo, para esquizofrénicos *crónicos*) fueron altamente difundidos como desaprobando los métodos ortomoleculares. Aun así, tanto el Dr. Wittenborn, y los Dres. Ban y Lehman, en las revisiones de sus estudios, *descubrieron subgrupos los que fueron ayudados por las vitaminas.* (Vea p 21.)

Estas discrepancias fueron pasadas por alto. Las conclusiones negativas a vitaminas, fueron tan extensamente circulados que aún hoy, la "ciencia" por lo que muchos psiquiatras rechazan la Medicina Ortomolecular, está usualmente basada en esos estudios defectuosos, y no toman en cuenta los descubrimientos posteriores de los subgrupos que habían mejorado. Mucho menos, a los excelentes resultados ortomoleculares a largo plazo, en decenas de miles de pacientes. (Vea *Pronostico Ortomolecular* p 13, *Tasa Exitosa* p 43.)

Con el tiempo todos los privilegios de los médicos ortomoleculares fueron revocados en la mayoría de los hospitales, en los EE.UU. Los facultativos se volvieron vulnerables a las citaciones para Las Juntas de Revisión Médica (del Concejo Médico Administrativo). Las compañías de seguros rechazaban los pagos por procedimientos "no ortodoxos". Los estudios hechos por investigadores ortomoleculares no eran fácilmente aceptados por las publicaciones médicas convencionales y para la mayoría de los psiquiatras ortodoxos era improbable que vieran los hallazgos nutricionales descritos en *La Revista de Psiquiatría Ortomolecular*. Las redes de computación médicas, un importante medió de discurso entre la comunidad médica, no transmite esta *Revista*. La censura general y la desinformación dejaron a la mayoría de los psiquiatras convencionales con muy poco conocimiento de la naturaleza de la psiquiatría ortomolecular. Como resultado, muchos descuentan la psiquiatría ortomolecular, sin importarles cuántos pacientes se fueron reportados recuperados, ni el grado de la recuperación.[1, 2, 4, 6, 7]

El Dr. Hoffer comenta que a pesar de todos los obstáculos, los psiquiatras ortomoleculares continúan con el cuidado de pacientes y a la investigación de nuevos tratamientos. Un incrementable número de psiquiátras han dado su tiempo (a pesar de las agendas tan apretadas) para investigar cuidadosamente métodos nutritivos. De acuerdo con el Dr. Hoffer, los que lo hacen se tienden a convertirse a los métodos ortomoleculares.

La Sociedad Internacional de Medicina Ortomolecular actualmente tiene unos 2000 miembros, incluyendo algunos en México, Brasil, Argentina, Europa (incluyendo España e Italia), Canadá, EE.UU, Australia, Filipinas, Japón, Corea y Nueva Zelanda.

Apéndices

Apéndice 1: Pruebas Físicas y Bioquímicas

Pruebas Importante

Cualquiera de las pruebas enlistadas en estas dos páginas, pueden ser determinantes para un determinado individuo. No obstante, los médicos ortomoleculares encuentran que la histamina en sangre, pirroles (o hemopirroles) en orina, y pruebas apropiadas de alergias, identifican la mayor fuente de desequilibrio en aproximadamente 90% de los esquizofrénicos.[6]

Las pruebas adicionales refinarán los diagnósticos, identificarán otras condiciones contribuyentes y ayudarán a determinar los requerimientos de una bioquímica atípica. El análisis de pelo con frecuencia útil, y da una apreciación general de la condición de toxicidad mineral y metálica. Otras pruebas útiles incluyen medir ciertos nutrientes cruciales o enzimas relacionadas en sangre y orina. (Ej. cobre, zinc, magnesio, vitamina B6, ácido fólico). También, los de metabolitos de neurotransmisores pertinentes (especialmente importante con la depresión), y de metales tóxicos. También, la temperatura basal de Barnes, pruebas adicionales de tiroides; pruebas que se son indica para cualesquier otras glándulas que son sospechosas de ser desequilibrios; azúcar en sangre; y un general de orina y una química sanguínea. Anticuerpos de Cándida y EEG, si está indicado. Historia familiar y personal, síntomas clínicos y respuestas terapéuticas ayudan a precisar la necesidad de pruebas específicas.

Las Pruebas Enzimáticas

Los ensayos del nivel absoluto de los nutrientes pueden fallar al indicar las necesidades de nutrientes. Los ensayos para la clave de enzimas relacionadas, a menudo escapan a este escollo, especialmente, si la enzima que es problemática puede ser identificada.

Pruebas extensivas son a menudo no necesarias. Escoger la prueba depende de las consideraciones de diagnóstico. Las listas a continuación son de alguna manera representativa, sin embargo, otras pruebas pueden ser consideradas.

Historial y Exámenes del Condición Mental[1, 6, 8]

☐ Pruebas psicológicas. (ver Apéndice 2)
☐ Historial médico y psiquiátrico, de la familiar y personal.
☐ Historial dietética y suplementas.
☐ Observación clínica del comportamiento (agitación, hiperactividad, depresión, hostilidad, miedo, etc.) y la condición mental en general.

Exámenes Físicos Generales[5, 7]

Un chequeo general de las condiciones físicas (piel, pelo, ojos, pulso, etc.). Buscar signos, de enfermedades contributivas, particularmente en sistema nerviosismo (en especial epilepsia) en sistema endocrino (en especial tiroides, suprarrenales y pituitaria); también Cándida. Revisar si hay dolores abdominales (Ej. que pueden indicar porfiria) y trastornos gastrointestinales, incontinencias (posible hidrocéfalo de presión normal), lesiones en la cabeza, jaquecas, dolor de coyunturas, (deficiencias de vitamina B6, manganeso; o posible lupus), otros dolores y dolencias, etc.

Pruebas de Orina[1, 6, 8]

☐ **Pirroles** (para piroluria), **porfirinas** (Porfiria), **drogas callejeras** (incluyendo anfetaminas), **niveles de electrolitos** (en 24 horas de orina) y **un general de orina** (incluyendo lecturas de glucosa, albúmina, cetonas, acidez, hemoglobina, etc.).
☐ **Niveles metabólicos de neurotransmisores.** Ácido homovanílico (dopamina), ácido vanilmandílico (epinefrinas), ácido hidroxindoleacético (serotonina).
☐ **Prueba de carga mineral.** De cobre, zinc, magnesio, manganeso, molibdeno.

Análisis de Pelo para los Minerales, y Metales[1, 4, 6, 8]

El análisis de pelo refleja los niveles celulares de minerales y metales tóxicos, (pero no indican las dependencias por las nutrientes).

Esta prueba es particularmente útil para evaluar la acumulación de metales pesados en tejidos. Las mediciones para plomo y cadmio son los más precisos. La medición de mercurio no es fiable por la volatilidad del mercurio.

Calcio y magnesio pueden salir altos en la prueba mientras es lixiviado de los huesos. Un efecto similar puede ocurrir con otros minerales (y también pueden distorsionar las pruebas de sangre y orina).

El champú que contenga minerales o metales pesados, tratamientos para el pelo que lixivian minerales y otros factores que confundan, deben ser tomados en cuenta o evitarlos antes de la prueba.

El análisis de pelo es más útil cuando es interpretado en conjunto con los resultados de orina y sangre.

Sangre[1, 5-9]

☐ **Histamina en sangre entera.** La histamina debe ser distinguida de los otras poliaminas: *espermidina*, (la que nos da indicaciones concernientes al cáncer, deficiencias de vitamina B6 y las condiciones del hígado, piel y tracto digestivo); y *espermina* (que está baja en senilidad, y trastornos recientes de memoria, e hipoglucemia nutricional; y alto en pacientes recuperados de un psicótico descansó). Tomando en cuenta el conteo de basófilos (lo que debe reflejar la histamina en sangre).

☐ Una **química sanguínea completa**, incluyendo colesterol y triglicéridos, electrolitos en suero y perfiles de hígado, riñones y vesícula biliar.

☐ **Tiroides.** T3, T4, TSH y panel de anticuerpos antitiroideo. También, temperatura basal de Barnes (con frecuencia la prueba más sensitiva), y pulso. **Otras pruebas endocrinas y metabólicas**, *si está indicado.*

☐ **Niveles de neurotransmisores.** Histamina (*ver, arriba*); acetilcolina en suero; epinefrina, , norepinefrina, dopamina y serotonina en plaquetas; en plasma GABA, y glicina. También en plaquetas metanefrina y normetanefrina (metabolitos de epinefrina).[8]

☐ **Niveles de nutrientes** (o la clave de enzimas). Para **B1**: eritrocitos transquetolasa; **B2**: eritrocitos glutatión reductasa; **B3**: 1NMetilcotinamida; **B6**: eritrocitos glutamato/oxalato transaminasa (EGOT); **B12**: B12/B12 capacidad de enlazarse; **biotina**: carboxilasa; **C**: ascorbato en glóbulos blancos; **Ácido fólico**: formimino-glutamato (FIGLU); **potasio**: plasma K; **calcio**: Ca ionizado; **hierro**: el total de la capacidad de enlace/% saturación.[8] También: **manganeso** en sangre entera; en plasma o glóbulos rojos **magnesio, zinc y cobre**.[13]

☐ **Litio** en suero y el **plomo** en sangre.[13]

Metabolismo de glucosa

☐ **Pruebas de tolerancia a la glucosa.** La presión sanguínea y el pulso se deben medir así como los niveles de insulina, NAD, ATP, y sodio. *Sin embargo, esta prueba puede intensificar los síntomas, así que con frecuencia son preferibles otras pruebas.*[11]

☐ **Hemoglobina glicosilada** ($HbAl_2$) ayuda identificar diabetes oculta, *(con menos estrés físico y mental).*[10]

☐ **Inicio equipo de prueba.** La forma más práctica de medir el Azúcar en sangre ya que los síntomas ocurran. Puede ser lo más apropiado para detectar hipoglucemia.[11]

Función Inmune. Alérgicas. Trastornos Digestivos[8, 9]

☐ **Pruebas de alergia.** ELISA ACT, RAST, EAV, quinesiología, o una eliminación de dieta y pruebas de reto (ver p 65-66).[8]

☐ **Perfil gastrointestinal.** Función digestiva, permeabilidad intestinal, parásitos, sobre población bacterial.[8] **Anticuerpos de Cándida.** Por lo menos 1 de IgA, IgG, o IgM elevados a 200 MONA o más.

☐ **Inmune perfiles.** Pruebas de sífilis, SIDA, hepatitis o tuberculosis, *según como indicado.*

☐ **Desintoxicación, estrés oxidativo** y perfiles de defensa **antioxidantes**.

Pruebas Adicionales

☐ **Electro encefalogramas** (EEG).[2, 3, 5, 7] Para detección de epilepsia, en especial indicados para pacientes con episodios de psicosis con inicio súbito. Otras indicaciones: historia de meningitis, encefalitis, complicaciones al nacer o una severa lesión en la cabeza. Los falsos negativos son frecuentes. Los resultados son más exactos cuando se ha privado de sueño al paciente.

☐ **Exámenes neurológicos.**[7] Pueden descubrir posibles tumores cerebrales, lesiones y enfermedad de Huntington; *se debe emplear, si tales condiciones se sospechan.* Incluyen pruebas de reflejos y pruebas de lápiz y papel (Ej. instrucciones de dibujar un reloj). Hallazgos que algunas veces ocurren en esquizofrenia[12] incluyen: la confusión de la derecha y la izquierda, escasa coordinación y creación de reflejo.

El BEAM[9]

El BEAM es una mapa de la actividad electrico cerebral. Es una prueba de alta tecnología (pero no invasiva) y no es una prueba estándar en la práctica ortomolecular. La prueba mide las ondas cerebrales tomadas vía múltiples electrodos. Es haciendo un mapa de su relación a niveles normales. El Dr. Eric Braverman, MD, (de *PATH Wellness*), establece que la localización y naturaleza de las ondas cerebrales reflejan los niveles de la conciencia. Por ejemplo, exceso de *alfa* puede ser asociado con tendencias compulsivas; excesos de *beta*, con ansiedad; o de *zeta*, con depresión. Normalización de los patrones de ondas cerebrales puede reflejar un tratamiento exitoso.

Pruebas de Alta Tecnología Para Enfermedades Orgánicas[7]

Las siguientes pruebas se utilizan en la detección de enfermedades orgánicas que se sospechan, las cuales, no se pueden diagnosticar de otra manera.[7] Estas pruebas son invasivas y raramente aplicadas a los pacientes con esquizofrenia (especialmente si es crónica, ya que dichas enfermedades que ya han puesto se vuelven evidentes en casi todos los casos).

MRI (Imágenes de Resonancia Magnética Nuclear). Un poderoso campo electromagnético causa una resonancia en los núcleos, en el cerebro. Un mapa es creado con exactitud, describiendo los suaves tejidos y detecta anormalidades anatómicas (presentes en el 20% de los esquizofrénicos). El MRI indica, tumores, lesiones, la enfermedad de Huntington, la de Wilson, metacromática leucodistrofia, *sarcoidosis*, hematomas subdurales, enfermedad de Kuff, encefalitis viral, estenosis acueductal (estrechamiento del acueducto).

Punción lumbar. Puede ser indicado en pacientes con los rápidos síntomas iniciales de jaquecas y cuello rígido, acompañado de náusea, fluctuación en la orientación; alucinaciones visuales u olfativas; signos neurológicos que no son esquizofrénicos; y reciente o presencia de gripe o fiebre. La punción lumbar puede diagnosticar: E.M., y algunas virales y otras enfermedades del cerebro.

Apéndice 2: Pruebas Psicológicas

Estas pruebas psicológicas ortomoleculares, miden la disfunción perceptual. Ayuda a evaluar la condición del paciente y las inclinaciones a suicidas, violencia o recaídas; y monitorea la mejoría y la efectividad del tratamiento. Son muy útiles para la detección temprana. Cuando se combina con las observaciones clínicas, falsos positivos; por ejemplo, con alcoholismo o maniaco depresión (bipolar), pueden ser eliminados.[1-7]

HOD

El HOD es una simple prueba, que puede revelar percepciones, estados de ánimo, y cambio de pensamiento, que ocurren incluso en la etapa de desarrollo de la esquizofrenia. El HOD se puede facilitar tratamiento temprano con los nutrientes, para ayudar a limitar la progresión de la enfermedad. HOD es útil para monitorear la respuesta al tratamiento, ayuda determinar si el paciente está en el proceso de recaída, y para tener alguna idea del pronóstico.

La Prueba del Dr. Green

La prueba del Dr. Green de disfunción de percepción detecta relativamente temprano la esquizofrenia y la pelagra subclínica.

Inventario del Mundo Experimental

El propósito es crear un mapa del perceptual fenomenológico y de ideación, afectividad, y regulación de impulsos. Esta prueba puede ser usada para los problemas de diagnóstico difíciles.

Otras Pruebas

Otras pruebas son empleadas algunas veces, tales como: La Minnesota Multifásica de Inventario de la Personalidad, (MMPI) la cual indicará la habilidad del paciente para manejar retos mentales o para adaptarse a situaciones nuevas.

Facultativos con orientación nutricional, a menudo encuentran la rutina de pruebas psicológicas innecesarias ya que la decisión del tratamiento descansa en los parámetros bioquímicos.

HOD: La Prueba Diagnóstica de Dres. Hoffer y Osmond[1-4,7]

145 preguntas son hechas y el paciente responde poniendo una tarjeta en las cajas de "verdadero o falso". Una versión computarizada de esta prueba también está disponible.[6] La prueba mide los sentidos de: visión, audición, olfato, tacto, gusto; y el Dispercepción de tiempo; todos de los que sugiera los trastornos de pensamiento. Una alta puntuación indica incremento en las dispercepciones.

Debido a que, el HOD mide la estabilidad de percepción, también puede identificar la ansiedad, quejas físicas, alcoholismo, trastornos de estados de ánimo y neurosis. Sin embargo, cuando se combina con una entrevista psiquiátrica, la confiabilidad de distinguir una esquizofrenia es alta. Esta prueba no es útil para niños, *porque la percepción del mundo no está establecido aún.*

Las puntuaciones deben ser bajas al principio en los pacientes paranoicos, los que no admiten los síntomas; o en los pacientes muy confundidos para darse cuenta de ellos. Después de 1 a 4 meses de nutrición, esas puntuaciones se vuelven más exactas. Al paciente se le deberá preguntar de sus sentimientos concernientes a la prueba, si las puntuaciones no parecen ser las apropiadas. Pacientes agitados fuertemente con un síndrome esquizofrénico, son frecuentemente incapaces de concentrarse lo suficiente para terminar tal prueba.[5]

Prueba del Dr. Green de Disfunción de Percepción[6]

La prueba del Dr. Green de disfunción de percepción, hace preguntas como:
- ☐ ¿Ve Ud. animales o personas donde no las hay?
- ☐ ¿Las personas parecen extrañas o diferentes cuando Ud. las ve?
- ☐ ¿Los objetos se mueven? ¿Cambian de tamaño o color?
- ☐ ¿Se muerde las uñas?
- ☐ ¿Escucha voces hablando o gritando?
- ☐ ¿Sus huesos, los siente suave o gomoso?
- ☐ ¿Se siente tocar a Ud. cuando no hay nadie ahí?
- ☐ ¿Tiene Ud. miedo? ¿Nervioso? ¿Triste la mayoría del tiempo?

Inventario del Mundo Experimental, (EWI)[2]

El EWI consiste en 400 preguntas "verdadero o falso". Las escalas incluyen:
1. Dispercepciónes sensoriales.
2. Experiencia del tiempo (Ej.: detenerse, acelerar); el sentido interior de la edad (sentirse eterno o de otra época).
3. La imagen corporal, (insectos debajo de la piel, los pies crecen cuando caminas, quejas físicas).
4. Sensación de ser (estima, identidad, tendencias suicidas).
5. Percepción de los otros (disgusto, temor a la gente, animales actuando como gente, paranoia, delincuencia).
6. Ideación (capacidad para mantener a los pensamientos, las conexiones entre las ideas).
7. Depresión, pensamientos de muerte.
8. La regulación del impulso.

Una alta puntuación indica incremento en la patología. Esta prueba no es útil en los niños menores de trece años, a menos que sean muy inteligentes. La combinación de escalas 4,7,8 alertan a tendencias suicidas.

Apéndice 3: Epidemiología

Hasta hace poco, el argumento general, había sido que la distribución de la esquizofrenia ha permanecido relativamente constante en todos los países a través de la historia, con 1% de cualquier población que se vuelven esquizofrénicos en cualquier momento de su vida. Sin embargo, recientes estudios muestran una considerable variación. Investigaciones de la prevalencia histórica y geográfica de esquizofrénicos pueden permitir algunas claves de su etiología.

Distribución Geográfica

Recientes investigaciones de la distribución geográfica, indican que la esquizofrenia es más predominante en los países de clima frío y en las áreas que son más industrializadas y empobrecidas.[6] En algunos países que no son desarrollados, no sólo tienen tasas de enfermedades bajas, sino que las tasas de recuperación son más altas. Tantas como el 40% de las esquizofrenias pueden recuperarse completamente comparado con el 25% en los Estados Unidos, (bajo el tratamiento convencional.).

Se estima que 10 millones de personas sufren de esquizofrenia en todo el mundo. Lo que impera varía entre 1 a 17 por cada 1000 personas. Los rangos de los continentes, de más altos a más bajos en las tasas de esquizofrenia son como siguen: Europa, Norte América, Australia, Asia, África, y Sud América.[6]

Europa. Las tasas de Europa norteña con su cultura de la cerveza y la mantequilla son mayores que las de la Sud que tienen las culturas del aceite de olivo y el vino. Otros factores propuestos para explicar esta diferencia. En el Norte la tierra tiene menos yodo y selenio (debido a la Era Glaciar), y la gran incidencia de bocio (que es por mal funcionamiento tiroideo). Es también la más industrial.[6, 7, 11]

Zonas de alta incidencia ocurren en Finlandia, el norte de Noruega, norte de Suecia, oeste de Irlanda, y en Istría Península de Yugoslavia.[11-13]

Norte América. En Estados Unidos, 1 de cada 100 personas serán diagnosticados como esquizofrénicos en algún momento de sus vidas. Las tasas son mayores en el Noreste decreciendo hacia el Pacífico. Las mayores tasas ocurren en las ciudades, en especial, en las áreas más empobrecidas.[3] La frecuencia parece ser más baja entre los Amish y los Huteritas quienes llevan una vida simple de la granja, producen alimentos orgánicos que ellos mismos comen.[2]

Australia. El Dr. Rudin encontró que la gente que vive donde hay nogales (fuentes de Omega 3) tienen una baja incidencia de esquizofrenia.[9]

Asia. De acuerdo con Dr. Cade[8] en Asia las drogas antipsicóticas son efectivas a la mitad o un tercio de las dosis que en el Oeste.

Un estudio integral en Taiwán[16] encontró 10 casos entre 11 442 aborígenes. Dos duraron menos de 3 meses, 4 se recuperaron en menos de dos años. La esquizofrenia crónica era rara. Un estudio en Formosa también encontró una baja incidencia.

La tasa en la India es de 2.2 a 5.6 por cada 1000. Nueve estudios reportaron que las tasas más altas ocurren en las castas altas.[13]

África. Un estudio en Ghana mostró una dramática alza en las tasas en 27 años. La incidencia, sin embargo, es relativamente baja. La Organización Mundial de Salud hizo un estudio y encontró un bajo nivel en Nigeria.

Centro y Sudamérica. El Dr. Rudin apunta que la incidencia de pelagra, así como esquizofrenia es baja en Centro América.[9] Uno estudio por WHO encontró que hay muy poca esquizofrenia en Colombia.

"Yo dudo, si alguna vez en la historia del mundo o la experiencia de pasadas edades, pudieron mostrar tan gran aumento de la locura de como hoy en día".

John Hawkes[5] de Inglaterra, 1857

"Los dementes se han duplicado, y el lamento es: Todavía ellos vienen".

W.J. Corbet,[14] 1893

Análisis Histórico de Dr. Torrey[1, 3]

El Dr. E. Fuller Torrey, en *"Esquizofrenia y Civilización"*,[1,3] sostiene que la esquizofrenia fue probablemente rara o ausente antes de unos cuantos siglos y esos primeros cálculos, no necesariamente describían la esquizofrenia. Reportes de alucinaciones auditivas o de síntomas en jóvenes previamente saludables eran escasos. Torrey indica que las enfermedades mentales de esos tiempos fueron más por factores tales como complicaciones de nacimiento, malaria, sífilis, traumas, apoplejías, toxicidad, deficiencias de vitaminas, hipotiroidismo, epilepsia del lóbulo temporal e infecciones virales.

En épocas pasadas, los "locos" se mantenían en casa, o en algunos casos, se conceptuaba como mensajero espiritual. Fueron menos visibles que hoy en día. No obstante, la enfermedad mental parece que había sido marcadamente menos predominante que en el siglo XX, cuando un cuarto hasta la mitad de las camas de hospital habían sido ocupadas por los enfermos mentales.

La demencia se incrementa gradualmente al principio. Los primeros hospitales mentales fueron creados en el siglo VIII. Entonces en el siglo XIX, los observadores notan un buen incremento definido.

Andrew Halliday:[15] *"[Las estadísticas] muestran que la demencia... que predomina en Inglaterra a la más alarmante magnitud...cifras... se ha... más que triplicado durante los últimos 20 años".*

Renaudin[4] de Francia (1856): *"Anteriormente, la demencia a temprana edad es una rara excepción... ahora... está pasando en todos los rangos de la sociedad y parece que va en aumento".*

Similares aumentos parecen que ocurrieron en Alemania, Dinamarca, Rusia y en los EE.UU. Fueron acompañados por una proliferación de hospitales mentales.

Apéndice 4: Factores Heredados

Una Perspectiva Ortomolecular[4]

Analizando las genéticas, en términos de los diferentes biotipos asociados a la esquizofrenia puede a menudo ser más útil, en lugar de por considerar a la enfermedad como un monolito. El Dr. Pfeiffer afirma que las alergias, la alta histamina, la sensibilidad al gluten y piroluria, probablemente están a menudo hereditarios. Las características físicas de esas condiciones son evidentes a menudo en los familiares del paciente, incluso cuando los síntomas no lo estén.

Ver *Historia Familia*, p 52, 54.

El riesgo de desarrollar esquizofrenia,[1] si un miembro inmediato de tu familia (no un gemelo) es esquizofrénico, es considerado de ser aproximadamente 10%. Si ambos padres son esquizofrénicos, el riesgo de los hijos se estima en el 37%.

Esquizofrenia Fronteriza ("Borderline")[2-4]

El *esquizoide* o *la frontera con la esquizofrenia*, no son psicóticos, excepto tal vez, por cortos intervalos, son relativamente claros y no delirantes. Sin embargo, como los esquizofrénicos, son propensos a la irritabilidad, depresión, desconfianza, ideas fijas, resentimiento, alejamiento social, infelicidad y emocionalmente embotados. El Dr. Pfeiffer los caracteriza por tener una tendencia a una intensa cólera que no está asociada con las experiencias vitales: relaciones intensas e inestables; una dependencia de desempeñar un papel para establecer un sentido de identidad; y un sentimiento de profundo aislamiento y depresión.

La esquizofrenia es similarmente susceptible a ocurrir en los familiares de individuos con ambas, esquizofrenia fronteriza o crónica. Esto sugiere que estas condiciones pueden ser dos facetas de una misma enfermedad. Dr. Pfeiffer indica que los esquizoides son frecuentemente histadélicos con altos niveles de cobre (y tal vez aluminio y otros metales pesados).

Psicosis Reactiva Breve

La psicosis reactiva breve ocurre en reacción a un abrumador estrés. Dr. Torrey, indica que en algunos casos, puede realmente ser debido a una encefalitis transitoria.[2]

La psicosis reactiva breve típicamente ocurre solamente una vez, por un tiempo relativamente corto, y usualmente nunca se repite. Un ejemplo podría ser la psicosis del campo de batalla. La recuperación parece ser espontánea sin relación del tipo de tratamiento otorgado. La psicosis reactiva breve no es hereditaria aparentemente y no es considerada en general de ser un tipo de esquizofrenia, aunque los síntomas son similares.

Otros Hallazgos[2-4]

Las familias esquizofrénicas son descritas de tener una estadística más alta que lo normal de incidencia a la diabetes, epilepsia, suicidios, trastornos tiroideos, alcoholismo habilidad musical y fervor religioso. Las puntuaciones de inteligencia tienden a ser del promedio o más arriba del promedio.

Apéndice 5: Recursos

Esta lista es facilitada sólo para propósitos informativos. Depende del lector determinar un apropiado cuidado profesional. No avala ni recomendaciones están destinadas.

Organizaciones Ortomoleculares para la Salud Mental

International Schizophrenia Foundation (ISF) y **International Society for Orthomolecular Medicine**/16 Florence Ave/ North York, Ontario/ Canada M2N 1E9/ (416) 733-2117/ fax: (416) 733-2352/ centre@orthomed.org/ http://orthomed.org   (Publicaciones: *Journal of Orthomolecular Medicine*, y *Nutrition and Mental Health.* Conferencia anual en abril o mayo: *Medicina Nutricional Hoy.* Facilita una lista de facultativos en su área. Revise la página web para una completa lista de organizaciones internacionales ortomoleculares.)

Walsh Research Institute/ 1155 South Washington St/ Naperville IL, 60540/ (630) 596-5095/ http://walshinstitute.org/ bill.walsh@walshinstitute.org (Biotipo centró de investigación. Aprendizaje y trastornos del comportamiento en los niños. La esquizofrenia, depresión, trastorno bipolar, etc. Educación para los médicos mundiales en terapias psiquiátricas basadas en el análisis bioquímico amplia e individualizada tratamientos nutricionales.) (Dr. William J. Walsh.)

Sociedad Argentina de Medicina Integrada Ortomolecular/ Vuelta de Obligado 3046, 6o. piso, 1429 Buenos Aires, Argentina/ Tel: 54 11 4703 4252/ www.acmed.com.ar/ email :imointernational@hotmail.com/ (Pres. Dr. Alberto Dardanelli)

Sociedade Brasileira de Medicina Ortomolecular (SBMO)/ Rua 7 Abril, 813, Curtiba 80040 PR, Brasil/ Tel: 55 41 264 8034 (Pres. Dr. Oslim Malina)

Sociedad Española de Medicina Ortomolecular/ Balmes 412 08022-Barcelona, España/ tel: 34 93 254 6000/ http://ortomolecular.com/ (Pres: Dr. Luis Arnaiz Duro de Paradis)

Associazione Italiano di Medicina Ortomolecolare (AIMO)/ Via Della Mendola, 68, 00135 Rome, Italia/ Tel: 39 06 331 5961/ www.aimo.it/ (Pres. Dr. Adolfo Panfili), panfili@aimo.it

Sociedad México de Medicina Ortomolecular/ Los Aipes No. 1024, Col. Independencia, 44340 Guadalajara, Jal./ Mexico/ tel: 52 3 651 5476/ (Pres. Dr. Hector E. Solorzano.)

Bio-Balance Health Association Inc./ Sydney, Australia/ 07 5515 7142/ http://biobalance.org.au (Información sobre la evaluación bioquímica y el tratamiento nutricional complementario para los trastornos de comportamiento, hiperactividad, trastornos del aprendizaje, autismo, esquizofrenia, trastorno bipolar y la depresión. Formación profesional de médicos en protocolos de terapia nutricional.)

Brain Recovery Program/ Los Angeles, CA/ http://cassmd.com Clínica, libros, boletines. (Dra. Hyla Cass)

BUNU Health/ Killarney, Co. Kerry, Ireland/ 353-87-1529861/ sites.google.com/site/bunuhealth

Health Recovery Center/ http://healthrecovery.com (Enfoques ortomolecular para la depresión, ansiedad, alcoholismo, y adicción a las drogas.) (Dra. Joan Matthews Larson.)

Institute for Optimum Nutrition (ION)/ Avalon House/ 72 Lower Mortlake Road/ Richmond TW9 2JY/ England/ 020 8332-9600/ ion.ac.uk/ foodforthebrain.org (Conferencia: *Alimentos para el Cerebro.*)

Mensah Medical/ 1770 Park St, # 109/ Naperville, IL 60563/ (866) 211-0251/ http://mensahmedical.com/ (Enfoque individualizado. El uso de nutrientes terapéuticos para tratar los desequilibrios bioquímicos: trastornos del comportamiento y aprendizaje, autismo, esquizofrenia, depresión, trastorno bipolar, Alzheimer, ansiedad, pirrol desorden, síndromes de metilación, trastornos alimentarios)/ (Dres. Albert Mensah and Judith Bowman)

Nutritional Healing Center/ Perth, Australia/ (08) 9339 1999/ nutritional-healing.com.au (Blake Graham)

Ortho Institute/ Netherlands/ orthoeurope.com/ (Clínicas, seminarios. Biblioteca ortomolecular.) (Dr. Gert Schuitemaker)

Orthomolecular Medical Association of Australia/ 13 Hilton St/ Beaumaris, Victoria 3193/ 03 9589 6088.

Orthomolecular Vitamin Information Centre/ 2727 Quadra St., #3a/ Victoria, BC V87 4E5, Canada/ (250) 386-5828/ http://orthomolecularvitamincentre.com (Información sobre propiedades y usos de vitaminas en el mantenimiento de la salud, y los requisiticos bioquímicos para el individuo.) (Frances Fuller en memoria del Dr. Abram Hoffer)

Pfeiffer Treatment Center / 4575 Weaver Parkway/ Warrenville, IL 60555/ (800) 505-2842/ (630) 505-2842/ http://www.hriptc.org/content/pharmacyHome.php

Society for Orthomolecular Health Medicine/ 2698 Pacific Ave/ San Francisco, CA 94115/ (415) 922-6462/ http://ohmsociety.com (Conferencia anual en febrero o marzo.)

The Weeks Clinic for Corrective Medicine and Psychiatry/ http://weeksmd.com/ 6456 S. Central Ave./ Clinton, WA 98236/ 360 341 2303. (Clínica, boletines.) (Dr. Bradford Weeks)

Safe Harbor/ http://alternativementalhealth.com (Información amplia de salud mental, enfocados especialmente en factores médicos que afectan las funciones psiquiátricas. Listas de médicos.)

Wyndgate Health/ 970 Raymond Ave., Suite 101/ St. Paul MN 55114/ (651) 493-4566/ http://wyndgatehealth.com/ (Trastornos del comportamiento y aprendizaje, autismo, esquizofrenia y depresión.)

Para más organizaciones, vea: http://orthomolecular.org/resources/societies.shtml

Organizaciones Naturópata y Nutricional para la Salud en general

American Association of Naturopathic Physicians (AANP)/ 8201 Greensboro Dr. # 300 Mc Lean, VA. 22102/ (703) 610-9005/ sitio web: http://naturopathic.org

Center for the Improvement of Human Functioning/ 3100 N Hillside Ave/ Wichita, KS 67219/ (316) 682-3100/ http://brightspot.org (Especializados en enfermedades crónicas y alergias/disfunciones inmunes. Ortomolecular enfoques, incluyendo los tratamientos intravenosos. Publicación: *Health Printer.* (ver también **Bio Lab**.)

International and American Association of Clinical Nutrition/ Texas/ 972-407-9089/ http://iaacn.org (Publicaciones: *Journal of Applied Nutrition* y *Your Health*.)

Linus Pauling Institute for Science and Medicine/ Oregon State University/ 571 Weniger Hall/ Corvallis, OR 97331/ tel: (541) 737-5075/ lpi.oregonstate.edu (Investigación biomédica en el papel de micronutrientes, fitoquímicos, etc., en la promoción de la salud y prevención de enfermedades. Conferencia anual en mayo: *Dieta y la Salud Óptima*.)

Price Pottenger Nutrition Foundation/ 7890 Broadway/ Lemon Grove, CA 91945/ (800) 366-3748/ http://ppnf.org (Natural dieta pre-industrial, y terapias nutricionales.)

Weston A Price Foundation/ 4200 Wisconsin Ave, NW/ DC, 20016/ (202) 363-4394/ http://westonaprice.org (Publicaciones: Wise Traditions in Foods, Farming, and the Healing Arts.)

Más Boletines Ortomoleculares

Townsend Letter for Doctors and Patients: http://townsendletter.com • http://doctoryourself.com (boletines y bibliografías de muchos médicos ortomolecular) • http://mercola.com • *Alternative Medicine Review:* http://thorne.com • *Journal of Applied Nutrition:* http://iaacn.org • *Nutrition Review:* http://nutritionreview.org

Laboratorios de Diagnóstico

Bio Lab/ 3100 N Hillside Ave/ Witchita, KS 67219/ (316) 684-7784/ (800) 494-7785/ (Histamina en sangre, pirroles urinarios, vitaminas, minerales, grasas, metales tóxicos, anticuerpos de Cándida, panel tiroidea, CBC, parasitológico, citotóxico, sensibilidad a los alimentos, análisis de pelo, etc.)

Direct Healthcare Access II Laboratory, 350 W Kensington Rd, Ste 107, Mount Prospect, IL 60056/ (847) 222-9546/ pyroluriatesting.com (Panel de biotipo metabólico, la orina o plasma perfil de aminoácidos, ceruloplasmina, HCY, MNM, T3.)

Doctors Data/ PO Box 111/ W. Chicago, IL 60186/ (800) 323-27834/ (630) 377-8139/ http://doctorsdata.com (Análisis de pelo: elementos esenciales y toxinas. Elementos, aminoácidos y metabolitos en sangre y orina. Prueba de sensibilidad química.)

Genova Diagnostics (anteriormente, Great Smokies)/ 63 Zillicoa St./ Asheville, NC 22801/ (828) 253-9303/ (800) 522-4762/ http://gdx.net (Perfiles de alergias, vitaminas, minerales, aminoácidos, ácidos grasos, permeabilidad intestinal, anticuerpos de Cándida, parasitología, desintoxicación. Estrés oxidativo. Paneles de defensa antioxidantes, y endocrinos. Sensibilidad a alimentos y químicos.)

Great Plains Laboratory/ 9335 West 75 St/ Overland Park, KS 66204/ (913) 341-8949/ http://autism.com/shaw-yeast (Metabolitos de aminoácidos, y ácidos grasos. Levaduras, bacterias, ciclos de Krebs, metabolitos neurotransmisores. Ácidos orgánicos. Péptidos opiáceos (sensibilidad al gluten y lácteos). Alergias.) (Dr. William Shaw.)

MetaMatrix Clinical Laboratory/ 4855 Peachtree Ind. Blvd./ Norcross, GA 30092/ (800) 221-4640/ http://metamatrix.com (Elementos metabólicos. Alergias, hormonas, nutrientes, toxinas. Porfirinas, anticuerpos de Cándida, estrés suprarrenal, homocisteína, ácidos orgánicos, estrés oxidativo, etc.)

Serammune Physicians Lab/ 1890 Preston White Dr, #201/ Reston, VA 22091/ (800) 553-5472/ (703) 758-0610/ http://elisaact.com (Alergias, anticuerpos de Cándida, ELISA ACT.)

Alergias, Bioecología,Cándida, Hipoglucemia, Tiroides, Enfermedad Celiaca

American Academy of Environmental Medicine/ 7701 East Kellogg, Suite 625/ Wichita, KS 67207/ (316) 684-5500/ http://aaemonline.org (Directorio, cintas, audiovisuales, libros. Oct. Conferencia. Entrenamiento de Conferencia en Primavera.)

American Environmental Health Foundation/ 8345 Walnut Hill Lane, Suite 225/ Dallas, TX 752231/ (214) 373-5132/ (800) 428-2343/http://aehf.com (Investigación y comunicación en medicina medioambiental.)

Broda O Barnes Research Foundation/ http://brodabarnes.org (Información sobre la tiroides.)

Cándida Foundation/ http://candidafoundation.org

Celiac Disease Foundation/ 13251 Ventura Blvd/ Ste. 1/ Studio City, CA 91604/ (818) 990-2354/ http://celiac.org (Paquete de información. Apoyo. Boletín.)

Chemical Injury Info Net/ P.O. Box 301/ White Sulphur Springs, MT 59645/ (406) 457-2255/ http://ciin.org (Apoyo e información de toxicidad por químicos. Publicaciones: *Our Toxic Times.*)

Human Ecology Action League (HEAL)/ P.O. Box 29629/ Atlanta, GA 30359/(404) 248-0162/ http://members.aol.com/HEALNatnl (Información. Referencias a grupos de apoyos locales. Publicaciones: *The Human Ecologist.*)

Multiple Chemical Sensitivity Referral and Resources/ 2326 Pickwick Road/ Baltimore, MD 21207/ (410) 448-3319/ http://mcsrr.org (Artículos. Apoyo para profesionales y pacientes.)

NO-MSG/ (800) 232-8674/ http://noMSG.com (Información, boletín de noticias.)

Practical Allergy Research Foundation/ PO Box 60 / Buffalo NY 14223/ (800) 787-8780/ (805 356-2109/ http://drrapp.com. (Investigación. Libros, audio, video.) (Dr. Doris Rapp)

Dientes y Metales

American College for Advancement in Medicine (ACAM)/ 23121 Verdugo Drive, Suite 204. Laguna Hills, CA 92653/ (949) 309-3520/ (800) 532-3688/ http://acamnet.org (Información de metales y quelación. Recomendación a especialistas, lista de lecturas, conferencia.)

Dental Amalgam Mercury Syndrome, Inc. (DAMS)/ (651)-644-4572 / http://amalgam.org/ http://flcv.com/indexa.html/ (Paquete de información, lista de recomendaciones a especialistas en su área.)

Huggins Applied Healing/ (866) 948-4638/ http://hugginsappliedhealing.com ((Información y educación en odontología no tóxica.) (Dr. Dentista Hal Huggins.)

International Academy of Oral Medicine & Toxicology (IAOMT)/Orlando, FL/ (863) 420-6373/ http://iaomt.org (Organización profesional limitada a dentistas, médicos e investigadores.)

NoAmalgam.com/ (866) 948-4638/ http://noamalgam.com (Dr. Andrew Hall Cutler)

Niños, Autismo

Autism Research Institute (ARI)/ 4182 Adams Ave./ San Diego, CA 92116/ (619) 563-6840/ http://autism.com/ARI (Paquete sobre el autismo, las alergias, la psicosis en los niños, y la violencia. Publicación: *Autism Research Review International.*)

The Feingold Association of the US (FAUS)/ 127 E Main St./ Riverhead NY 11901/ 800-321-3287/ (703) 768-FAUS/ http://feingold.org (Hiperactividad, autismo, dieta, lista de alimentos, literatura. Boletín.)

Center for the Study of Autism/ http://autism.org/ (Faculta a los padres de contribuir a la dirección de la investigación.)

Organizaciones de Apoyo

Huxley Institute of Westchester/ c/o Elizabeth Plante/ 1209 California Rd/ Eastchester, NY 10709/ (914) 337-2252/ http://schizophrenia.org (Apoyo para la salud mental del consumidor. Información de los avances ortomoleculares.)

International Advocates for Health Freedom/ (800) 333-2553/ http://iahf.com (John C. Hammell)

National Association of Rights Protection and Advocacy (NARPA)/ http://narpa.org (Publicaciones: *The Rights Tenet.* Conferencia anual en octubre o noviembre.)

National Empowerment Center/ 20 Ballard Road/ Lawrence, MA 01843/ (800) POWER 2 U/ http://concentric.net/~power2U (Apoyo entre iguales, y entrenamiento de proveedores para mayora apoyar las clientas de saludes mentales, las referencias a organizaciones, audio y videos, boletines.)

Support Coalition/ P.O. Box 11284/ Eugene, OR 97440/ (541) 345-9106/ http://mindfreedom.org (Literatura, biblioteca de préstamo, apoyo, talleres. Publicación: *Dendron.*)

Well Mind Association of Greater Washington (WMAGW)/ 18606 New Hampshire Ave/ Ashton, MD 20861/ (301) 774-6617/http://ourworld.compuserve.com/homepages/WMIND (Centro de proceso de información de salud mental holística. Boletín informativo, libros, cintas, pláticas, educación, referencias. Alice Ortuzar.)

Well Mind Association of Seattle/ (206) 547-6167/ http://wellmind.org (Boletín informativo, libros.)

Para enlaces en computadora a muchos de estas fuentes, visite el sitio web de Borage Books (Borraja Libros): **http://boragebooks.com**

Glosario

Absorción. Proceso por el cual los productos finales de la digestión de los alimentos pasan a través de las células epiteliales del tracto gastrointestinal para entrar al sistema circulatorio, y luego a las células del cuerpo.

Acetilcolina. Un neurotransmisor monoamina esencial en la comunicación de los nervios y los músculos, el inicio de recuerdos de corta-duración, el almacenamiento de la memoria y la actividad del parasimpático.

Ácido araquidónico (*AA*). Una grasa Omega 6 de cadena larga.

Ácido clorhídrico. El ácido secretado por células de las mucosas gástricas. Componen el 0.2% de los jugos gástricos. El ácido clorhídrico permite la actividad enzimática en el estómago.

Ácido decosahexaenoico (*DHA*). Una larga cadena de ácidos grasos de la familia de los Omega 3. Se encuentra en los aceites de pescado.

Ácido eicosapentaenoico (*EPA*). Una larga cadena de ácidos grasos Omega 3. Se encuentran en los aceites de pescado.

Ácido fólico (*folato*). Una de las vitaminas B, que apoya la creación de un número de neurotransmisores incluyendo: dopamina, serotonina e histamina. El ácido fólico es importante en el tratamiento de la histapenia y su deficiencia desempeña un papel en esquizofrenias en los ancianos.

Ácido gamma-linolénico (*GLA*). Un producto intermedio del metabolismo del ácido linoleico (Omega 6) a PGE2. Se encuentra en un número limitado de alimentos (prímula tardía, aceite de semillas de grosella negra, aceite de borraja). Cuando se toman como complemento alimentario, el GLA apoya la producción de PGE1.

Ácido glutámico. Un aminoácido y neurotransmisor estimulante. Es el origen del 50% de los neurotransmisores cerebrales. El ácido glutámico mantiene y regula los tejidos cerebrales, ayudando a metabolizar azúcares y grasas; y extrae el amoniaco y otros desechos. También es un recurso energético para el cerebro. En concentraciones excesivas (como en MSG) es excitotóxico.

Ácidos grasos. Los ácidos grasos orgánicos son los tabiques de construcción para las grasas. Están clasificados de saturados o insaturados.

Ácidos grasos esenciales (*AGEs*). Los ácidos grasos No elaborados por el cuerpo, pero que se requieren para el buen funcionamiento corporal. Ej.: Ácido linoleico (un AGE Omega 6, encontrado en los aceites de los vegetales comunes) y ácido alfa linolenico (un Omega 3, encontrado en las semillas de linaza, y cierta nuez).

Ácido lipóico. Un potente antioxidante que contiene azufre, efectivo en ambos: los tejidos solubles al agua y grasa.

Adaptación crónica (*alergicas*). La sensibilidad disminuye, debida a una prolongada o repetida exposición a un alérgeno. Las alergias *se enmascaran*. Una respuesta disminuya (jaqueca, depresión, insomnio, etc.) puede ocurrir varias horas después de la ingesta, pero se libera cuando el alérgeno se comide de nuevo. En consecuencia, se fomenta la *respuesta adictiva* al alérgeno.

Adiciones. Dependencia física y psicológica a una sustancia. Su ausencia típicamente causa deseos vehementes y malestar físico (*síntomas de abstinencia*).

Adrenalina. *Vea **Epinefrina**.*

Afecto embotado. Inhabilidad de expresar emociones y sentimientos.

Acatisia. Una sensación de agitación motora, tipificada por ansiedad, extrema agitación y un persistente caminar de un lado a otro. En casi todos los casos de acatisia es producida como un efecto colateral de los antipsicóticos y pueden persistir después retirados. También puede ser producto del Parkinson.

Alérgenos. Cualquier sustancia, casi siempre una proteína, que causa una reacción alérgica.

Alergia. (1) Una reacción inmunológica inadecuada o exagerada a una sustancia relativamente no dañina. En la sensibilización alérgica, la sistema inmunológico identifica por error al alérgeno como a una sustancia extraña. Los agentes inmunológicos se liberan, e inducen a las reacciones alérgicas; (2) Respuesta desadaptativa.

Alucinaciones. Una percepción engañosa y/o subjetiva que no va percibida de impresión en los sentidos.

Aminoácidos. Los bloques de construcción de las proteínas. Los aminoácidos están compuestos de carbón, oxigeno, hidrógeno, nitrógeno y algunas veces otros elementos como el sulfuro.

Aminoácidos esenciales. Un aminoácido indispensable en el crecimiento y en la vida, pero que no es elaborado por el cuerpo. Los aminoácidos esenciales se deben obtener de la dieta. Y son: treonina, leucina, isoleucina, valina, lisina, metionina, fenilalanina y triptófano. La histidina es esencial en la infancia y algunas veces también en la niñez.

Anhedonia. Inhabilidad crónica para experimentar gozo o placer.

Antioxidante. Una sustancia que protege a otras de la oxidación rápida. Los antioxidantes incluyen a: las vitaminas A, C, D y E, carotenos, bioflavonoides, CoQ-10, picnogenoles, ácido lipóico, selenio, glutatión, NAC, antociaminas, etc. Las principales enzimas antioxidantes endógenas son: superoxidasa dismutasa, metionina reductasa, catalasa y el glutatión peroxidasa.

Antipsicóticos. *Vea **Tranquilizantes Mayores**.*

Arteriosclerosis cerebral. Un estado de salud marcado por la pérdida de elasticidad, adelgazamiento y endurecimiento de las arterias cerebrales. Esto puede llevar a una demencia y ocasionalmente produce síntomas de esquizofrenia.

Asimilación. Un proceso por el cual los productos finales de la digestión del alimento, pasan a través del tracto gastrointestinal, y entran al torrente sanguíneo.

ATP (*trifosfatos de adenosina*). Un fosfato compuesto, el cual guarda y libera energía para la actividad celular.

Autismo. Un trastorno, que primordialmente ocurre en la temprana infancia, caracterizada por la inhabilidad de desarrollar relaciones sociales, preferencia por el aislamiento, pobreza de lenguaje, rituales repetitivos y una obsesiva atracción a objetos en particular.

Autoinmunidad. Reacción inmunológica hipersensitiva que causa una respuesta corporal, contra los propios tejidos.

Axón. Una fibra muy delgada que transmite los impulsos neuronales lejos del cuerpo celular de la neurona, hacia la sinapsis con otras neuronas u órganos efectores (glándulas, músculos, etc.)

Barrera hematoencefálica. Una barrera sanguínea, que protege al cerebro, de sustancias tóxicas presentes en la sangre. La barrera puede ser afectada por traumas físicos, infecciones que afectan el cerebro, hipertensión, exposición a ciertos metales (Ej. el plomo) o el incremento de la temperatura corporal. La barrera es débil en los recién nacidos, y no se desarrolla plenamente hasta los 17 años, también es débil en los ancianos. El hipotálamo, los órganos circunventriculares, la glándula pineal y el locus cerúleo del tallo cerebral no tienen esta barrera.

Basófilos. Un tipo de glóbulos blancos involucrados en las reacciones alérgicas. Los basófilos son el almacén principal de histamina fuera del sistema nervioso.

Benzodiazepinas (*tranquilizantes menores*). Sedantes del sistema nervioso central usados para moderar la ansiedad, agitación, desasosiego, estrés e insomnio. También son algunas veces usados en la abstinencia alcohólica y para controlar la epilepsia. Las benzodiazepinas reducen la comunicación entre las células nerviosas. Son altamente adictivas.

Beriberi. Una enfermedad de la periferia del sistema nervioso causado por la deficiencia de tiamina (vitamina B1). Los síntomas incluyen dolor, edema, cambios cardiovasculares, diarrea, irritabilidad, delirio y en algunos casos psicosis.

Biodisponibilidad. El grado en el cual los nutrientes ingeridos son asimilados y están disponibles para las necesidades del cuerpo.

Bioflavonoides. Pigmentos ampliamente distribuidos, solubles al agua, presentes en flores, vegetales, granos, frutos. Las propiedades atribuidas a bioflavonoides incluyen: apoyo al sistema cardiovascular, al hígado, las coyunturas; y antiinflamatorio y de actividad antioxidante. Han sido usados en el tratamiento de la esquizofrenia, depresión, alergias, asma, artritis, infecciones virales, fragilidad capilar y arteriosclerosis.

Bioquímica individualidad. La constitución bioquímica es única en cada persona. Porque la gente no es bioquímicamente idéntica, hay un rango óptimo único de nutrientes y de otros requerimientos para mantener la salud o de tratar cualquier desorden dado en cada persona.

Biotina. Una de las vitaminas del complejo B, producida por las bacterias del intestino, también se encuentra en los huevos, hígado, y carne. La biotina se usa en el metabolismo de las grasas, carbohidratos y proteínas y en la síntesis de los ácidos grasos. Su deficiencia causa piel seca, pérdida de pelo, náusea, glositis, pérdida de apetito, apatía, irritabilidad y depresión.

Biotipos (de esquizofrenia). Los tipos bioquímicos principales que han sido identificados: *Histapenia, Histadelia, Piroluria, Alergias Cerebrales/Disfunción Inmunológica,* y *Desequilibrios Nutricionales Miscelánea.*

Cándida albicanis. Una levadura presente normalmente en el tracto digestivo. Coexiste en un dinámico equilibrio con la flora intestinal.

Candidiasis. Una infestación crónica de Cándida albicanis comúnmente asociada con las infecciones de levadura vaginales. La Cándida puede también invadir la piel húmeda de la boca, los pulmones, intestinos, u otros órganos. La infiltración en la corriente sanguínea puede resultar en una invasión a los órganos internos incluyendo el cerebro. Es muy difícil eliminarlas.

Carbohidratos. Azúcar, fécula, celulosa. *Los carbohidratos complejos* se encuentran en los cereales integrales, legumbres, tubérculos y frutas. *Los carbohidratos refinados* predominan en la comida chatarra (incluye: azúcar, soda, y harina blanca), y no suministran los adecuados nutrientes para apoyar sus metabolismos. Más aún, se suministra la glucosa demasiado rápida para el páncreas y las glándulas suprarrenales de manejar. Por lo tanto, estos carbohidratos refinados son asociada a desarreglos de azúcar en sangre y de enfermedades degenerativas.

Caroteno. Pigmento amarillo/anaranjado presente en muchas plantas y capaz de ser convertido a vitamina A en el hígado. La actividad de algunos carotenos se enfoca en las funciones del tipo de la vitamina A (Ej. refuerza los ojos) mientras que otros son principalmente antioxidantes.

Catatonia. Una rara forma de esquizofrenia, (también presente en otras enfermedades cerebrales), caracterizada por sus anormales movimientos y posturas, como mantenerse mudo e inmóvil, manteniendo extrañas posturas por extensos periodos de tiempo.

Catecolaminas. Un grupo de neurotransmisores derivados de la tirosina y fenilalanina. Incluyen a la dopamina, epinefrina y norepinefrina.

CCK (*colecistoquinina*). Una hormona que estimula a que las grasas se emulsionen y es un neurotransmisor que regula el apetito e inhibe la dopamina. Está deprimida en la bulimia y puede, en algunas ocasiones, estar deprimida en la esquizofrenia.

Células glial. Ciertas células los que dan al sistema nervioso, soporten esquelético y metabólicos (Ej.: proveen oxígeno y nutrientes, y eliminar los desechos.)

Células mástil (*mastocitos*). Glóbulos blancos que secretan histamina y otros químicos inflamatorios, contribuyen significativamente a las respuestas alérgicas o inmunológicas.

Cerebelo. Dos hemisferios alrededor de la parte trasera del cerebro, bajo los lóbulos occipitales. El cerebelo coordina el equilibrio y las actividades motoras e inicia algunos impulsos.

Cerebro (*lóbulos cerebrales*). Dos estructuras hemisféricas que componen la mayor parte del cerebro frontal humano. Es el lugar en que radican las mayores facultades de conciencia e inteligencia. Es el principal centro de coordinación del sistema nervioso que gobierna lo cognoscitivo, sensorial y actividades motoras. Responsable de las más altas funciones mentales como: lógica, razón, lenguaje, creatividad y percepción.

Choque anafiláctico. Una severa y a veces fatal reacción a una sustancia a la que el individuo es sensible.

Ciclo de Krebs (*ciclo del ácido cítrico*). Una serie de reacciones metabólicas incidiendo en todas las células del cuerpo y el mayor medio por el cual el cuerpo produce energía (en la forma de ATP).

Cisteína. Un aminoácido no esencial que contiene azufre, es importante por brindar protección contra los radicales libres y la radiación ionizada. La cisteína es parte de la molécula glutatión, la Factor Tolerancia al Glucosa, y se encuentra en el cerebro como un donante del grupo de los azufres. (*Vea también* **NAC.**)

Coenzimas. Pequeñas moléculas, a menudo derivadas de una vitamina o algunas veces de un mineral, que requieren de una enzima en particular para funcionar adecuadamente. Se combinan con proteínas inactivas llamadas "*apoenzimas*" formando una enzima activa completa, una "*holoenzima*".

Coenzima Q-10. Una coenzima que se parece a la vitamina E, y es inclusive un más poderoso antioxidante.

Cofactor. Un componente no proteico (Ej. mineral o coenzima) que requiere de una enzima en particular para funcionar adecuadamente.

Colina. Una de las vitaminas B, que sirve como precursor del neurotransmisor acetilcolina. Ayuda a mantener la mielina que rodea a las vainas de ciertos nervios. Apoya la adecuada utilización de las grasas.

Compulsión. Un comportamiento que una persona siente obligación a hacer o a repetir, a menudo contra su voluntad.

COMT (*catecol-O-metiltransferasa*). Una enzima que descompone las catecolaminas en la sinapsis.

Corteza cerebral. Materia gris, de cerca de 0.3cm de grosor, que cubre la superficie del cerebro. Es el más densamente poblado con neuronas que cualquier otra estructura cerebral.

Corticosteroides. Un grupo de hormonas secretadas por la corteza suprarrenal, incluyendo los *mineralocorticoides* (como la aldosterona) *17-quetosteroides* (hormonas sexuales) y *glucocorticoides* (cortisol) que influencian el metabolismo de nutrientes, inflamación, respuestas inmunológicas, y excreción urinaria de sal y agua.

Cortisol (*hidrocortisona* o *17-hidrocortisona*). Una hormona producida por la corteza suprarrenal. Su liberación es estimulada por el estrés, emociones intensas, o lesiones. El cortisol suprime las reacciones inflamatorias a las alergias y agentes infecciosos y a alguna magnitud, suprime otras actividades inmunológicas. También contribuye al excitación del simpático e interviene en la utilización de las grasas, proteínas y carbohidratos. Elevados niveles pueden promover la proliferación de Cándida.

Cortisona (*11-dehidro-17-hidroxicorticosterona*). Un glucocorticoide cercanamente afín en estructura y función al cortisol. La cortisona, es cortisol oxidado.

Criptopirrol. Significa literalmente: *pirrol escondido*. Químicamente: 2, 4 dimetil-3-etilpirrol. Originalmente, piroluria se pensaba que era debido a *criptopirrol* elevada. Ahora se sabe que es por lo general debido a un pirrol relacionados, *OHHPL* (hydroxyhemopirrolin-2-ona). (*Vea también* **Pirroles y Piroluria.**)

Cuerpo calloso. Un grueso bulto de aproximadamente 300 millones de fibras nerviosas que transfieren información entre los dos hemisferios cerebrales.

Cuerpo de las células nerviosas. El cuerpo celular de una neurona, que es responsable de mantener, reparar y de la operación de la célula nerviosa, incluyendo la producción de sustancias mensajeras y la creación de la energía y la transmisión de los impulsos.

Deficiencia nutriente. El no disponer de cualquiera de los nutrientes esenciales para la salud. Hay dos tipos: *Primario*: deficiencias nutricionales dietéticas. *Secundario*: la deficiencia nutricional como resultado de la incapacidad para usar nutrientes específicos con efectividad, o metabolizarlos o asimilarlos.

Demencia. (1) Una declinación progresiva de las habilidades mentales. La demencia puede resultar por toxicidad, malnutrición, desgaste o enfermedad. (2) Locura.

Dendrita. Parte de la neurona, parecida a un árbol con cuya extensión lleva la información recibida en la sinapsis de otras neuronas a su propio cuerpo celular nervioso.

Dependencia nutriente. La necesidad de una más gran cantidad de un nutriente específico, que puede ser razonablemente obtenido en una buena dieta. La dependencia puede resultar por desequilibrios genéticos enzimáticos o de largos periodos sin obtenerlos y/o estrés. Con frecuencia es tratable con una gran cantidad del nutriente involucrado, y las coenzimas, precursores y activadores adecuados.

Depresión. Trastorno afectivo, que se caracteriza por un persistente estado de ánimo de depresión (desesperación, desaliento, apatía, irritabilidad, auto-reproche, etc.) y el bajo interés en las actividades normales. Y algunas de las siguientes síntomas: procesos lentos de pensamientos, dificultad para concentrarse, indecisión, fatiga, energía baja, agitación o retardo psicomotor; cambio de sueño, de peso, de apetito. Pensamientos de muerte o de suicidio. Le causa problemas en el hogar, la escuela o de trabajo.

Desórden del pensamiento. Anormalidades en la estructura o contenido de pensamiento. Se vuelve notorio por la desorganización al hablar, comportarse o escribir. En la esquizofrenia, el trastorno de pensamiento puede implicar pérdida de conexiones lógicas entre pensamientos (*afasia*), invención de palabras nuevas (*neologismos*), *bloqueo de pensamientos, pensamientos inserción y retiro*, y *alucinaciones auditivas (ej., voces)*.

Diabetes mielitis. Una enfermedad caracterizada por la disminución en la habilidad de utilizar los azúcares como resultado de una insuficiencia pancreática o por la resistencia de los tejidos a la insulina. En el tipo 1 (*insulina dependiente, o diabetes juvenil)* la insulina que secretan las células pancreáticas es destruida, creando una dependencia de insulina inyectada. En el tipo 2 (*diabetes insulina resistente*) la producción de insulina puede estar dentro de los rangos normales, pero inadecuada para los requerimientos del cuerpo. Los síntomas de la diabetes incluyen: aliento dulce a acetona, fatiga, debilidad, hambre, sed y micción frecuente. Los cambios mentales pueden incluir: depresión, ansiedad, trastornos de la personalidad y en algunos casos agudos episodios psicóticos.

Dieta hipoalergénica. Una dieta beneficiosa para los individuos con alergias. Esta dieta evita o limita los alimentos a los que la persona es alérgica.

Discinesia tardía (*DT*). Un estado de salud crónico caracterizado por involuntarios y repetitivos espasmos musculares y causados casi enteramente por neurolépticos.

DMAE (*dimetilaminoetanol*). Una forma de colina la que cruza la barrera hematoencefálica con más facilidad y es más potente precursor de la acetilcolina. Los suplementos de DMAE han sido usados en el tratamiento de algunos tipos de trastornos de aprendizaje, hiperactividad y depresión.

DMSA. Un agente quelante oral, aprobado en EE.UU. para niños con altos niveles de intoxicación por plomo. También usado en Europa para remover mercurio y otros metales en adultos, así como en niños. Los efectos colaterales incluyen malestar, escalofríos, fiebre, sarpullido, síntomas benignos de GI, incremento transitorio de enzimas hepáticas, Reemplazo de nutrientes y de apoyo son necesarios.

DMPS (2,3-dimercaptopropano-1-sulfonato). Un agente quelante oral y IV administrado. Usado en Europa. Es quelante del mercurio, arsénico, plomo, cadmio, antimonio, cobre, así como del zinc, molibdeno y otros metales. Los efectos colaterales incluyen: temblores transitorios, irritabilidad, depresión, náusea, sarpullido. El reemplazo de vitaminas y minerales es importante (vitaminas C, B1, B2, B2, B5, B6, B12, ácido fólico, magnesio, zinc, manganeso, selenio, molibdeno, etc.).

Dopamina. Un neurotransmisor catecolamina y precursor de la norepinefrina. Las vías dopamina cerebral integran el pensamiento (lóbulos frontales) con las emociones (sistema límbico). La dopamina es necesaria en la percepción del placer y en la sexualidad; ejerce un control crucial en el movimiento (núcleo basal y sistema extrapiramidal). El exceso de dopamina parece estar involucrado en muchas de las esquizofrenias agudas.

DPT. (*TDaP*) Vacuna, de las llamadas triples, contra: difteria, tétanos y tosferina.

Ecología clínica. El estudio y tratamiento de las *reacciones adversas* a los alimentos y agentes del medioambiente.

Endógena. Que se produce dentro del cuerpo.

Endorfinas. Un grupo de polipéptidos endógenos que producen efectos parecidos a los opiáceos. Las endorfinas son estimuladas por el ejercicio, el dolor y las carcajadas. El desequilibrio de endorfinas puede desempeñar un papel en algunas depresiones o esquizofrenias.

Enfermedad celiaca. Un síndrome de mala asimilación intestinal, por intolerancia al gluten, (del trigo, cebada, centeno) causando inflamación del intestino delgado y aplanamiento de las vellosidades. Los síntomas incluyen: distensión; flatulencia; heces voluminosas, de olor fétido, con exceso de grasa; deficiencias nutricionales muy marcada y pérdida de peso. Puede degenerar en síntomas mentales; hay alguna correlación con la esquizofrenia.

Enfermedad de Parkinson. Un desarreglo causado por degeneración o daño en las células nerviosas del ganglio basal del cerebro. Está caracterizado por la pérdida de actividad de la dopamina. Los síntomas son: temblores, rigidez, cara como de mascara, movimientos voluntarios despacio y lentos, arrastrar de pies, modo de andar inseguro. Puede ocurrir: confusión, depresión, delirios y varios otros síntomas mentales.

Enfermedad de Wilson. Es rara, un trastorno hereditario caracterizado por una falla para metabolizar el cobre. El cobre se acumula en el hígado y es lentamente liberado a otras partes del cuerpo, produciendo cambios degenerativos. Particularmente afecta al hígado, cerebro, riñones y la córnea de los ojos. Síntomas mentales y neurológicos pueden incluir temblores, dificultad para hablar, cambios de personalidad, demencia, y varios síntomas psiquiátricos, incluyendo psicosis.

Enzima. Una proteína compleja producida por las células sustentadoras, las enzimas. Actúan independientes de dichas células para producir cambios químicos en sustratos particulares. Las enzimas no cambian en este proceso.

Epilepsia. Un trastorno crónico que involucre los disturbios eléctricos transitorios producido dentro del cerebro, que alterar la conciencia y producen las convulsiones.

Epilepsia del lóbulo temporal (*ELT*). Una forma de epilepsia en la cual las descargas eléctricas anormales son confinadas a una región localizada en el lóbulo temporal. Un diagnóstico errado de esquizofrenia es muy común.

Epinefrina. Un neurotransmisor cerebral y una hormona suprarrenal. En respuesta al estrés externo, el ejercicio o una intensa emoción (Ej.: miedo) la epinefrina estimula al sistema simpático.

Escorbuto. Una enfermedad causada por una deficiencia crónica de vitamina C, desequilibrando al cuerpo de su producción normal de colágeno y causando hemorragias. Los síntomas mentales incluir: irritabilidad, depresión, histeria, la fatiga abrumadora y en algunos casos psicosis.

Esquizofrenia. (1) un grupo de trastornos psicóticos en la que muchos de los siguientes síntomas ocurrir durante un período prolongado de tiempo: delirios, alucinaciones, lenguaje desorganizado y comportamiento, catatonía, síntomas negativos y el deterioro en las relaciones interpersonales, los funciones académicos y ocupacionales, y de auto-cuidado. (2) Errores de percepción, combinado con la incapacidad de juzgar si estos errores de percepción son reales o no.

Esquizofrenia paranoide. Una psicosis esquizofrénica, involucrando de los delirios paranoicos. Es común en la histapenia.

Estimulante. Una sustancia que excita al cuerpo o al sistema nervioso.

Estrés. Imposición de un estímulo a los que un organismo se debe adaptar o ajustar

Excitotoxinas. Químicos naturales o manufacturados que, cuando están presentes a cierto umbral, sobre-estimulan a las neuronas, produciéndoles daño o la muerte.

Exorfina. Una proteína parecidas a la endorfina, pero producida externamente.

Factor intrínseco. Una muco proteína secretada por el estómago y se la requiere para la asimilación de la vitamina B12.

Fenilalanina. Un aminoácido esencial y un precursor de la tirosina.

Fenilcetonuria. Enfermedad hereditaria en el cual la enzima que convierte la fenilalanina en tirosina está defectuosa. La concentración de fenilalanina está asociada con retraso mental en niños y esquizofrenia en adultos.

Fenotiazinas. Un grupo de drogas usadas para tratar la psicosis, en especial la esquizofrenia. (*Vea **Neuroléptico**.*)

GABA (*ácido gamma-aminobutirico*). Es uno de dos neurotransmisores inhibidores principales. Ayuda a despolarizar la cubierta nerviosa después de la transmisión y obstruye los mensajes de estrés y ansiedad a los centros motores. Los tranquilizantes menores (benzodiazepinas) trabajan para estimular los receptores GABA.

Ganglio basal. Grupo de núcleos largos subyacentes en lo profundo del cerebro, a ambos lados del sistema límbico. Estos controlan los movimientos, particularmente al iniciar y detener los movimientos, y tiene un fuerte enlace con la corteza cerebral.

Germanio. Un mineral que se cree respalda la oxigenación celular. Está presente en el ginseng, ajo, aloe vera, y los hongos shiitake.

Glándulas endocrinas. Glándulas sin ductos que secretan hormonas directamente en el torrente sanguíneo o linfático, y fijando como objetivo órganos distantes. Las glándulas endocrinas incluyen a: la tiroides, suprarrenales, páncreas, pituitaria, etc.

Glándulas paratiroides. Una pequeña glándula que descansa en lo alto de los lóbulos de la tiroides y el cual controla los niveles el calcio y fósforo.

Glándula pituitaria (*glándula principal*). Una glándula endocrina localizada en el área límbica del cerebro. Las secreciones de la pituitaria estimulan la liberación de hormonas de otras glándulas. La pituitaria a cambio es altamente influenciada por el hipotálamo.

Glándulas suprarrenales. Dos glándulas endocrinas/exocrinas localizadas en la parte alta de cada riñón. La corteza suprarrenal secreta corticosteroides. La médula suprarrenal secreta epinefrina y norepinefrina.

Glándula timó. Una glándula endocrina localizada sobre la traqueá. Interviene en el desarrollo inmunológico y su respuesta. Produce los linfocitos T.

Glándulas tiroides. Glándula endocrina, localizada en la parte frontal del cuello. La hormona tiroides se critica para la función metabólica.

Glicógeno. Un polisacárido; es una forma en que se almacena la glucosa en el hígado y en los músculos, como reserva energética.

Glositis. Inflamación de la lengua. Ocurre por deficiencia de riboflavina (B2), vitamina B6, o ácido fólico.

Glucosa. Una azúcar simple y el recurso principal de energía para todos tejidos corporales. Todos los carbohidratos son convertidos en glucosa. El metabolismo celular de grasas y proteínas también producen una pequeña cantidad de glucosa.

Glutatión (*GSH*). Un azufre que contiene tripéptidos, de: glutamato, cisteína y glicina. El glutatión es un antioxidante importante y crítico en la desintoxicación del hígado. También ayuda a regular la proliferación celular, y apoya el ADN y la síntesis de proteínas y metabolismo de las prostaglandinas.

Gluten. Una mezcla de dos proteínas, glutenín y gliadín. Está presente en el trigo, cebada y centeno. Muchas personas son alérgicas al gluten.

GTF (*factor de tolerancia a la glucosa*). Un compuesto metabólico que contiene B3, cromo, glutamato, glicina y cisteína. GTF es usado en el metabolismo de las azucares y lípidos; trabaja con insulina para balancear los niveles de azúcar en sangre.

Hiperactividad. Una anormalmente alta actividad motora, que interfiere con la habilidad de aprendizaje.

Hipernatremia. Un porcentaje alto en sodio/agua (Ej.: en la deshidratación). La hipernatremia es conocida por producir estados mentales alterados. Serios desequilibrios pueden ser fatales.

Hiperparatiroidismo. Excesiva actividad paratiroidea. La paratiroides regula el calcio en sangre y los niveles de fósforo. Los síntomas mentales pueden ocurrir y pueden implicar depresión, delirios y alucinaciones.

Hiperpragia. Exceso de actividad mental, como ocurre en la manía.

Hipertiroidismo. Excesiva actividad de la glándula tiroides produciendo síntomas como sensibilidad al calor, exceso de transpiración, pulso acelerado, palpitaciones, dolor, y ojos saltones. Los síntomas mentales pueden incluir volatilidad emocional, insomnio, temblores y ansiedad. En algunos casos, el hipertiroidismo induce a la manía, alucinaciones, delírium, o esquizofrenia paranoide.

Hipocampo. Una estructura cerebral localizada en los lóbulos temporales del cerebro. Se involucra en el almacenamiento de la memoria reciente y la transferencia de información a la memoria a largo plazo.

Hipoglucemia. Un estado de salud caracterizado por su bajo nivel de azúcar en sangre. Puede ser el resultado de desequilibrios nutricionales, disfunciones glandulares, constantes alergias, comida chatarra, variadas enfermedades o exposición a tóxicos. La privación de glucosa al cerebro resulta en una reducción de la producción de energía y varios síntomas mentales y emocionales.

Hipotálamo. Una pequeña región del cerebro, localizada en el sistema límbico. El hipotálamo coordina al sistema endocrino, vía las vías nerviosas y los factores de liberación hormonal a la glándula pituitaria. También ejerce control sobre las alternancias entre el simpático (reacción de pelea o huye) y las actividades del parasimpático (descanso). Influencia el metabolismo de las grasas, carbohidratos y agua; la temperatura del cuerpo; el reloj biológico; el comportamiento al beber y comer; sueño, sexo; emociones; y el ritmo del corazón.

Hipotiroidismo. Un estado de salud causado por una tiroides con baja actividad y caracterizada por un metabolismo bajo, aumento de peso, fatiga, debilidad muscular, migrañas, lentitud de los procesos mentales y depresión. Un hipertiroidismo severo crónico no tratado, puede producir a sueños terroríficos, alucinaciones, paranoia y psicosis.

Hiponatremia. Un anormalmente deprimido porcentaje agua/sodio. La hiponatremia puede inducir a varios síntomas mentales incluyendo la psicosis. Una aguda hiponatremia requiere asistencia médica de emergencia.

Histadelia. Un estado de salud caracterizado por la excesiva histamina en sangre. Los histadélicos típicamente tienen un metabolismo rápido y son propensos a las fobias, obsesiones, compulsiones, adicciones y severas depresiones. Con frecuencia son etiquetados de esquizofrénicos afectivos.

Histamina. Una poliaminas y un importante neurotransmisor, interviene en el estado de ánimo, apetito, sueño y pensamientos. La histamina también está presente en los basófilos de la sangre y en los mastocitos y es conocida por su papel en las reacciones alérgicas. La histamina estimula el metabolismo, promueve la producción del ácido clorhídrico gástrico, la contracción de los músculos suaves, juega un importante papel en la inflamación y la respuesta alérgica. El Dr. Pfeiffer encontró que los desequilibrios de histamina en sangre eran importantes en casi 2 tercios de las personas diagnosticadas con esquizofrenia.

Histaminasa. Una enzima que contiene cobre, la cual incita la degradación de la histamina.

Histapenia. Uno de los biotipos principales encontrados en la esquizofrenia. La histapenia está caracterizada por un exceso de metilación en cerebro y bajos de folato, bajos niveles de histamina en sangre y, a menudo, alto cobre. Los histapénicos típicamente tienen un metabolismo lento, son sensibles a los alimentos y químicos y con frecuencia los clásicos síntomas de la esquizofrenia.

Histidina. Un aminoácido precursor de la histamina. Es un aminoácido esencial en la infancia y algunas veces en la niñez. La histidina es lo más predominante en los alimentos animales.

Homocisteínemia. Un estado de salud caracterizado por una acumulación excesiva de homocisteína en sangre y en los tejidos corporales, causada por una incapacidad enzimática, para metabolizar correctamente o usar, la metionina. En un completo desorden, los síntomas mentales son comunes y pueden incluir esquizofrenia (especialmente en los adolescentes), retardo mental, demencia o depresión.

Homeostasis. Un estado dinámico de equilibrio psicológico mantenido por varios mecanismos corporales.

Hormona. Una secreción de las glándulas endocrinas, que entra directamente a la sangre o la linfa, y regula a órganos objetivos o bioquímicas.

Ideas de referencia. El pensar que en los eventos externos tienen específico significado personal (Ej.: sentir que el locutor se dirige a mí con lo que dice).

Imaginaciones. Falsas creencias, tenidas firmemente contra cualquier argumento, demostración u otra evidencia en contra. Estas creencias a menudo se sistematizan, en la forma de delirios de grandeza o persecución o involucrando celos, amor o defectos corporales.

Inositol. Una de las vitaminas B, se encuentra en la lecitina y otros alimentos. Refuerza las funciones neurales y se informa que es útil para reducir la ansiedad y el insomnio.

Insomnio. Crónica inhabilidad para dormir o permanecer dormido.

Insulina. Una hormona producida por las células beta de los islotes de Langerhans pancreáticos. La insulina promueve la absorción celular de glucosa y el almacenaje de glucosa como glicógeno.

Isoleucina. Un aminoácido esencial, desempeña un papel para prevenir la pérdida de vitamina B3, y algunas veces es útil en el tratamiento de la histapenia y pelagra.

Lecitina. Un fosfolípido encontrado en las semillas y nueces y que impera en el cerebro y en los nervios. La lecitina contiene fosfatidil colina y fosfatidil inositol.

Linfocitos-B. Glóbulos blancos, hechos en la médula de los huesos. Estos producen anticuerpos en respuesta a los estímulos de los *linfocitos T*.

Linfocitos T. Tipo de glóbulos blancos que son diferenciados por el timo. Los linfocitos T viajan a través de la sangre y la linfa. *Las células T colaboradoras* reconocen los antígenos, y activar y estimular la multiplicación de las células asesinas. *Las asesinas células T* destruyen las células del cuerpo invadido por virus, parásitos u otros antígenos identificados. Algunas células asesinas recordar y atacar cualquier célula anormal aún más, y el control de la producción del anticuerpo-que producen *los linfocitos B* (ver). *T supresoras, células* suprimen la respuesta inmune.

Lóbulos temporales. Sección del cerebro, importantes en la memoria, percepción, lenguaje, trabajos espaciales y la interpretación de la experiencia. Contienen un área de proyección auditiva. Múltiples estudios han encontrado una asociación con la esquizofrenia particularmente implicando al lóbulo temporal izquierdo.

Manía. Un trastorno afectivo, caracterizado por el persistente, elevado expansivo o irritable humor, combinado con una cantidad de los siguientes síntomas: grandiosidad, hiperactividad, presión por hablar, pensamientos rápidos, perturbación, decreciente necesidad de sueño, agitación psicomotora, incremento en actividades de alto riesgo, con objetivo de aventuras o placer.

Maniaco depresión. *Vea Trastorno bipolar.*

MAO (*monoaminoxidasa*). Una enzima que contiene cobre el cual descompone los neurotransmisores monoaminas y ciertas enzimas. Elevados niveles con frecuencia están involucrados en depresión. Los niveles bajos pueden ser crucial en la esquizofrenia paranoia crónica.

Mastocitos. Células que cuando se encuentran en la sangre se llaman basófilos (*ver*) y cuando pasan al tejido conectivo mastocitos o células mástil.

Megavitaminas, terapia de. Tratamiento de las enfermedades con óptimas cantidades de nutrientes requeridos (vitaminas, enzimas, minerales, etc.).

Melatonina. Un neurotransmisor secretado por la glándula pineal como respuesta (inversa) a la luz de día. Desempeña un papel en el ritmo de los ciclos circadianos, sueño y funciones inmunitarias.

Mente en blanco. Una condición mental caracterizada por periodos de tiempo en los cuales no aparece haber pensamientos.

Metabolismo. (1) la absorción, asimilación, utilización y la eliminación de la comida ingerida. (2) La taza de producción de energía.

Metalotioneína. Una proteína formada en el hígado y los riñones en respuesta al zinc, manganeso, mercurio, cadmio, cobre, y otros iones metálicos bivalentes. Está, transporta y elimina metales.

Metilación. La adición de un *grupo metilo* (CH_3) a una moléculo. En general, alta metilación del cerebro (como en Histapenia) se asocia con altos niveles de serotonina, la dopamina y la actividad de la noradrenalina. La inversa, para baja metilación (como en la Histadelia).

Metionina. Un aminoácido esencial que contiene azufre. Ayuda a proteger el hígado. También es importante para la metilación *(ver)*, y se usa para tratar la histadelia.

Molibdeno. Un metal esencial en trazas. El molibdeno interfiere en la asimilación de cobre y refuerza el uso de los aminoácidos azufrados. Es usado en algunas ocasiones para tratar la histapenia. Puede interferir en el crecimiento en los niños.

Monoamina oxidasa. *Vea MAO*.

NAC (*N-acetilcisteína*). Un excelente recurso de cisteína y un potente antioxidante. La cisteína aislada en la sangre se oxida rápidamente y puede causar reacciones excitotóxicas. El NAC ayuda a la formación de glutatión; que sirve como reserva de cisteína.

NAD (*nicotinamida-adenina dinucleotida*). Una enzima compuesto de niacina, importante en el metabolismo celular y en la respiración.

Narcolepsia. Un desorden de sueño caracterizado por episodios incontrolables de sueño que típicamente ocurren varias veces al día y duran desde uso segundos hasta una hora. Pueden ocurrir vividas alucinaciones al iniciarse o al despertar.

Nervio. Manojo de Fibras neurales Que se extienden a un lugar común.

Neuroléptico. Una droga psiquiátrica que se adhiere a un neurón; parte de la clase de "antipsicóticos" también conocidos como "*tranquilizantes mayores*". Los neurolépticos bloquean la acción de la dopamina y algunas veces a otros neurotransmisores.

Neurona. La unidad celular básica del sistema nervioso, consiste en: el cuerpo celular, el axón y las dendritas.

Neuropéptidos. Proteínas simples, que actúan como neurotransmisores, que intervienen en emociones, hambre (Ej.: CCK), dolor (como: endorfinas), sueño (melatonina) y otras funciones.

Neurotoxina. Cualquier sustancia que es venenosa, dañina o destructiva al tejido celular. Algunas sustancias pueden ser beneficiosas o relativamente inofensiva con cierto nivel de la ingesta, pero neurotóxica a niveles mayores.

Neurotransmisor. Pequeñas moléculas, secretadas por la terminal del axón, que viajan a través de la sinapsis a las neuronas post-sinápticas (u órganos efectores), donde actúan para estimular o inhiben los impulsos neuronales (o actividades efectores).

Neutralización. En el tratamiento de la alergia, la administración por más de seis meses de una muy débil dilución de un alérgeno, para desensibilizar el sistema inmunológico, para tolerar la reintroducción gradual del alérgeno (pero sólo de vez en cuando).

Niacina, niacinamida. Formas de vitamina B3, un nutriente vital para el metabolismo cerebral y la respiración. La vitamina B3, es decisiva para tratar la histapenia y la pelagra. Es la más abundante en los alimentos animales. (*Vea también NAD*.)

Nicotinamida (*ácido nicotínico*) Términos viejos para *niacinamida* o *niacina*. No se debe confundir con nicotina.

Noradrenalina. Un nombre alternativo para la norepinefrina.

Norepinefrina. Es un neurotransmisor del cerebro y del sistema nervioso simpático, así como la hormona de la médula suprarrenal. Norepinefrina interviene en: la motivación; el funcionamiento intelectual; habilidad para aprender, ansiedad, placer, agresión y coraje.

Nutrición parenteral. Administración de nutrientes por otra vía, que no es el tracto gastrointestinal. Ej.: inyección intravenosa; intramuscular; subcutánea, o sublingual.

Obsesiones. Pensamientos recurrentes, irracionales e intranquilizantes que la persona no puede prevenir.

Ondas cerebrales. Emisiones eléctricas características producidas como resultado de la actividad neuronal. Los distintos patrones de ondas cerebrales tipifican los diferentes estadios de alerta y pueden reflejar condiciones mentales específicas: ansiedad, depresión, demencia, etc.

Páncreas. Una glándula endocrina y exocrina, localizada atrás del estómago. El páncreas suministra el *bicarbonato*, con el cual se neutraliza el ácido estomacal, cuando el alimento entra en el intestino delgado. Suministra enzimas digestivas: que descompone los carbohidratos (*amilasa*), grasas (*lipasa*), proteínas (*cimotripsina y tripsina*) y ácidos nucleicos. La porción endocrina, *las isletas de Langerhans*, secretan insulina y glucagón los cuales regulan los niveles de azúcar.

Pantotenato (*ácido pantoténico*) (*vitamina B5*). Una de las vitaminas B extensamente disponible, (*pantos= todo*). Es un constituyente esencial de la coenzima A, acetilcolina, esteroides, cortisol, hemoglobina y anticuerpos. Su deficiencia puede producir fatiga, tristeza, insomnio y una depresión profunda.

Paranoia. Un elaborado sistema fijo de creencias, basadas en la quimera que gente o eventos traen significado especial relacionado consigo el individuo paranoide. La paranoia se construye gradualmente, de interpretaciones distorsionadas acerca de los motivos y acciones de otras personas y el significado de estos eventos. Los temas típicos incluyen persecución, celos, amor o de grandeza. Son comunes: cólera, sospecha, grandiosidad, rigidez y aislamiento social. Los paranoicos raramente se consideran a sí mismos enfermos. Con frecuencia está involucrada la intoxicación con cobre. El insomnio, uso de drogas y pérdida del oído son factores precipitantes.

Parkinsonismo. Una enfermedad neurológica que produce síntomas como los de la enfermedad de Parkinson. El parkinsonismo puede ser inducido por los neurolépticos, ciertas drogas callejeras, envenenamiento por monóxido de carbono o una enfermedad cerebrovascular.

Pelagra. Una enfermedad nutricional, causada por insuficiencia de vitamina B3 y triptófano. Sin tratamiento, la pelagra (piel áspera) se caracteriza por las 4 Ds: Dermatitis, Diarrea, Demencia y Defunción.

Penicilamina. Un metabolito de penicilina es un agente quelante, usado para toxicidad de metales. Es empleado en la enfermedad de Wilson y ocasionalmente para tratar la histapenia, si el nivel de cobre está tan alto que le causa síntomas severos que ponen la vida en riesgo. Efectos colaterales incluyen: sarpullido alérgico, vómitos, dolor abdominal, pérdida del gusto y en algunos casos, desarreglos en la sangre y en los riñones. El reemplazo de nutrientes es importante.

Piridoxal-5-fosfato. Un producto intermedio en el metabolismo de la vitamina B6. Es más potente que B6. La suplementación puede ser especialmente útil cuando la capacidad de convertir la vitamina se deteriora, como en el alcoholismo.

Piridoxina, piridoxal y piridoxamina. Formas de B6. La vitamina B6 es importante en el metabolismo de los aminoácidos, carbohidratos y grasas, y es esencial para el correcto funcionamiento neurológico e inmunológico. La deficiencia produce una anemia.

Piroluria. Un estado de salud caracterizado por la producción excesiva de ciertos pirroles (por lo general, OHHPL), los cuales agotan la vitamina B6 y el zinc del organismo. La piroluria es uno de los biotipos mayores de la esquizofrenia. Los síntomas incluyen náusea, irritabilidad (y tal vez una tendencia a la violencia). También, disfunción inmunitaria, anemia por deficiencia de B6, dolor en las articulaciones, y (en algunos casos) malformación de las coyunturas. Los piroluricos son particularmente susceptibles al estrés. (*Vea también* **Criptopirrol**.)

Pirroles. Anillo de 5 átomos insaturados; que contienen, 4 carbones, un nitrógeno y dos carbonos enlazados doble. Un anillo de 4 pirroles componen la estructura básica de la molécula porfirina usada para formar hemo.

Pobreza de habla (*escasez de habla*). La escasez de los pensamientos o de su expresión.

Porfiria. Cualquier grupo de enfermedad hereditaria, que implique la acumulación excesiva de porfirinas. Las porfirinas, decoloran la orina, hacen la piel sensible a la luz y causan malestares digestivos. Las porfirias del hígado tienden a producir las síntomas mentales y neurológicos, como: la irritabilidad, a la confusión; cambios de humor, ataques convulsivos, parálisis, alucinaciones y un síndrome orgánico cerebral.

Porfirinas. Los químicos que contiene anillos de porfirina, los cuales están compuestos de cuatro anillos de *pirroles* enlazados. Las porfirinas se encuentran, en varios pigmentos sangre y sistema respiratorio; y son la base del pigmento de la hemoglobina de la sangre (la que lleva el oxígeno a los tejidos del cuerpo).

Precursor. Una sustancia, desde la cual, una otra se deriva.

Prostaglandinas (*PGs*). Un grupo de ácidos grasos de cadena larga, elaborados por el cuerpo con los ácidos grasos esenciales. Las hormonas con frecuencia se detienen ante las membranas celulares iniciando la producción de prostaglandinas. Las prostaglandinas entonces transfieren el mensaje de la hormonal a la célula. Las prostaglandinas intervienen en la activación nerviosa, las reacciones inmunológicas, la percepción del dolor, el metabolismo del calcio, la retención de agua, en el aprovechamiento de la insulina, la contracción muscular, la presión sanguínea y multitud de otros procesos.

Proteína. Es el principal constituyente de los tejidos corporales, es requerido para el crecimiento y la reparación. Está compuesto de varias combinaciones de aminoácidos.

Psicosis. Pérdida de contacto con la realidad, acompañada de inhabilidad para pensar, percibir o juzgar claramente, como suele ocurrir en esquizofrenia, en depresión, bipolaridad o demencia. Los síntomas incluyen alucinaciones, delirios y alejamiento social. Con frecuencia los psicóticos no se dan cuenta de su enfermedad.

Psicosis reactiva breve. Una psicosis no hereditaria, ocurre en reacción a un abrumador estrés y dura relativamente corto tiempo. Normalmente, nunca regresa. La recuperación parece ser espontánea. No se considera esquizofrenia. (Ej. Los soldados)

Psicosis de rebote. Una psicosis que se puede desarrollar cuando la ingesta de los neurolépticos es descontinuada, en especial, en reacción si el retiro fue abrupto.

Psicosis supersensitiva. Una psicosis producidos en reacción a la supresión por los neurolépticos de la dopamina. El cerebro tiende a compensar la supresión de dopamina incrementando la producción de dopamina o creando receptores adicionales de dopamina los que son supersensitivos. El exceso de mensajes de dopamina, en algunos casos, puede resultar en psicosis. Esta psicosis puede primero volverse evidente cuando la dosis de neurolépticos es reducida o pierde efectividad.

Psiquiatría ortomolecular. Una práctica psiquiátrica, que se enfoca en restaurar la salud mental, por abasteciendo óptimamente la ingesta de sustancias que de costumbre están presentes en el cerebro (Ej.: vitaminas) y removiendo las sustancias que interfieren con la actividad cerebral (Ej.: toxinas y metales pesados).

Quelación. (1) proceso en el cual un agente quelante, es introducido al cuerpo, para adherirse a los metales tóxicos, haciéndolos menos activos biológicamente y permitiendo que su eliminación sea rápida; (2) un proceso usado para producir complementos dietéticos en los que los minerales son cambiados a una forma más asimilable, al ligarse (quelarse) a un aminoácido u otras sustancias.

Quelosis. Pequeñas lesiones en la boca y en las comisuras de la boca. Ocurre cuando hay deficiencias de vitaminas B6 o riboflavina.

Quercetina. Un bioflavonoides que ayuda a prevenir inflamaciones, disminuye los moretones y refuerza las membranas de los basófilos o los mastocitos (los que previene la pérdida de histamina). La quercetina es usada algunas veces para tratar la histapenia.

Radicales libres. Moléculas altamente reactivas que tienen por lo menos un electrón no apareados, en la órbita exterior. (Ej.: iones de hidroxilo y superoxidasa.) Los radicales libres ataques el cuerpo de las células modificando sus moléculas. Pueden causar un daño extensivo, incluyendo la alteración de patrones del ADN, y los trastornos en las mitocondrias celulares; e inmune, endocrina, cardiaco, gastrointestinal y desordenes neurológicas.

Reabsorción, mecanismo de. Reabsorción de químicos de los neurotransmisores desde la sinapsis, para regresarla a la neurona presináptica.

Reacción de Herxheimer. Gran aumento de síntomas puede ocurrir durante un agresivo tratamiento contra la candidiasis. La reacción es causada por desechos tóxicos desde la extensa mortandad de la cándida.

Reacciones hipersensitivas. (1) Una inadecuada o exagerada reacción inmunológica a lo que es percibida como una amenaza (con frecuencia incorrecta); como en las alergias. Puede resultar en un daño a los tejidos o en una enfermedad. (2) Respuestas desadaptativos (*vea*). Los factores contribuyentes a las reacciones hipersensitivas incluyen: herencia, virus, estrés emocional y repetidas exposiciones al mismo alimento o químico.

Receptores. Células especializadas en la membrana neuronal (o en órganos efectores), quienes reciben mensajes neuroquímicos.

REM. Movimiento ocular rápido (con los ojos cerrados), característico de la etapa ligera del sueño durante el cual ocurren las ensoñaciones. REM representa el aumento de la actividad eléctrica cerebral. La temperatura y el fluir de la sangre del cerebro se incrementan. El patrón de ondas cerebrales es similar a cuando se está despierto.

Respuestas desadaptativos (*Respuestas mal adaptativas*). Una reacción inapropiada o exagerada a un alimento o sustancia del medioambiente. *Respuestas mal adaptativas* incluyen, pero no se limitan a, las reacciones de antígeno-anticuerpo en las alergias convencionalmente.

Respuesta estereotipada. Una repetitiva y rígida respuesta, que ocurre mecánicamente y que no sirve a ningún propósito útil.

Riboflavina. Vitamina B2, un pigmento amarillo verdoso conteniendo ribosa, un tipo de azúcar encontrada en la leche, las hojas verdes, y las carnes órganos. Riboflavina es importante en el metabolismo de los aminoácidos, glucosa, y ácidos grasos. Su deficiencia puede causar varios síntomas mentales, que van desde irritabilidad, depresión y humor cambiante hasta la psicosis.

Ritmo circadiano. Los patrones fisiológicos basados en un ciclo de aproximadamente 24 horas. (como con el hambre, sueño, etc.)

SAMe (*S-Adenosil-L-metionina*). Un cosustrato común en las transferencias de grupo metilo. Se utiliza para ayudo en la metilación de neurotransmisores, y para ayudar la depresión histadelico.

Sedante. Una droga usada para calmar la sobre excitación del sistema nervioso; Ej.: para el alivio del dolor, insomnio, ansiedad, delirio o espasmos musculares. También usado antes de las cirugías y para suprimir la violencia. Las drogas sedantes incluyen a los antipsicóticos, tranquilizantes menores y algunos antidepresivos.

Serina. Un aminoácido y neurotransmisor estimulante. Desempeña un papel en el crecimiento de los músculos, inmunidad, metabolismo de las grasas, un trastorno en las membranas, y arteriosclerosis. Niveles elevados pueden estar implicados en algunas psicosis; niveles bajados, en algunas demencias.

Serotonina. Un neurotransmisor monoamina implicado en el estado de ánimo, sueño, sueño REM, percepciones sensoriales y la temperatura del cuerpo. La deficiencia ha sido asociada con ansiedad, depresión, insomnio y agresividad. (*Vea también* **Triptófano**.)

Sinapsis. El lugar, a través del cual las químicas neurotransmisores se pasar. Cada neurona humana se tiene desde unas pocas a cientos de miles de sinapsis con otras neuronas.

Síndrome de Cushing. Un desorden hormonal caracterizado por un anormal nivel alto de hormonas corticosteroides en la sangre. Los síntomas incluyen "cara de luna", enrojecimiento, ojos hinchados, corvadura de la espina, distensión abdominal, impotencia y líneas rojos purpúreos en el abdomen, espalda y muslos. Los síntomas psiquiátricos ocurren en el 90% de los pacientes y pueden incluir depresión, paranoia delirante, psicosis o esquizofrenia.

Síndrome cerebral orgánico. Un trastorno de origen físico, que afecta conciencia, intelecto y en general funcionamiento mental. Puede ser causado por infecciones, tumores, apoplejía, demencia, toxinas, medicación, desequilibrios metabólicos, deficiencias nutricionales o traumas. Los síntomas pueden incluir: confusión, agitación, delirios, alucinaciones, degradación de la memoria y un deterioro general del intelecto y comportamiento.

Síndrome Wernicke-Korsakoff. Un trastorno metabólico del sistema nervioso central, como resultado de una severa deficiencia de tiamina, que involucra encefalopatía y psicosis. El alcoholismo es una mayor causa.

Síntomas negativos de esquizofrenia, incluye *afecto embotado, ilógica*, (una carencia de lógica en la conexión entre las palabras o pensamientos), *pobreza de expresión, abulia, anhedonia, mente en blanco, dificultad para poner atención*. Los síntomas negativos dificultan el mantener un empleo, sostener una amistad o tener una relación.

Síntomas positivos de esquizofrenia, incluye *alucinaciones, delirios, trastornos del pensamiento comportamientos agitados o estereotipados.*

Sistema extrapiramidal. Una red de vías nerviosas enlazadas al cerebro, ganglio basal y al tronco cerebral. El EPS interviene en los movimientos voluntarios y el tono muscular. El daño a este sistema puede producir retorcimientos y temblores involuntarios, evidentes en la discinesia tardía, Parkinson, Corea de Huntington y la parálisis cerebral.

Sistema límbico. Una colección de estructuras cerebrales interconectadas, cercanamente ligadas a la corteza cerebral. El sistema límbico incluye: *hipocampo, amígdala, hipotálamo y pituitaria.* Gobierna el sentido del olfato y está involucrado en la motivación, en la reacción de pelea o huye, el comportamiento sexual y el alimentario, las reacciones emocionales (en especial si están relacionadas con la sobrevivencia), memoria, y el mantenimiento corporal de la homeostasis (Ej.: regulación de la presión sanguínea, niveles de azúcar y la frecuencia cardiaca.).

Sistema nervioso (humano). Una basta red de células nerviosas conectados a receptores sensoriales y órganos por efectores. El cerebro, la médula espinal y todos los nervios del cuerpo,

Sistema nervioso autonómico. La división del sistema nervioso periférico los que controlan las actividades involuntarias de órganos, vasos sanguíneos, músculos lisos, glándulas y otros tejidos. Ej.: controla la digestión, respiración, reflejos y latido del corazón. Está compuesto de: *Sistema Nervioso Simpático,* que induce a reacciones de pelear o huir, y el *Sistema Nervioso Parasimpático* es el que relaja al cuerpo.

Sistema nervioso central. Cerebro, médula espinal, y nervios asociados. El sistema nervioso central produce la percepción, memoria, pensamiento, comportamiento, emociones, acciones voluntarias y experiencia consiente.

Sistema nervioso parasimpático. Una división del sistema nervioso autónomo que predomina durante el sueño. Este relaja el cuerpo, conservando energía y es opuesto a las reacciones del simpático (pelea o huye).

Sistema nervioso simpático. Una división del sistema nervioso autónomo, incrementa el consumo de energía, alistando al cuerpo para la reacción a estrés, de *"pelear o huir".* Acelera y fortalece los latidos del corazón, despeja las vías aéreas, dilata los vasos sanguíneos de los músculos, constriñe aquellos en la piel y en los órganos abdominales, dilata las pupilas de los ojos. Los nervios simpáticos liberen epinefrina y norepinefrina.

Sistema de transporte de electrones. La vía final en la producción de energía celular, usando los electrones liberados por *el ciclo de Krebs* para producir energía.

SIWIS (*los trastornos de esquizofrenia e intoxicación autoinducida por medio del agua*). Un estado de salud encontrado más, entre los pacientes mentales, en particular los esquizofrénicos, caracterizada por beber agua en cantidades tóxicas. Puede producir edema, síntomas gastrointestinales, convulsiones, y daño cerebral, alteración de los estados mentales: paranoia y psicosis. Puede ser fatal.

Somato-psíquicas, influencias. Los estados físicos los que afecta la salud mental.

Sustancia P. Un péptido compuesto por 11 aminoácidos. Transporta mensajes de dolor, contrae los intestinos, y dilata los vasos sanguíneos.

Sustrato. La sustancia orgánica específica sobre la cual una enzima particular actúa.

Tallo cerebral. Área en la base del cráneo adyacente a la medula espinal, involucrado principalmente con el sustento vital. Controla la respiración, ritmo cardiaco, el equilibrio, la vigilia, nervios craneales, y desempeña un papel en el movimiento.

Taurina. Un aminoácido y un neurotransmisor inhibidor, que suprime la norepinefrina, acetilcolina y el ácido glutámico y aumenta los efectos de GABA. La taurina puede ser beneficiosa para el insomnio, ansiedad, hipertiroidismo, y epilepsia.

TEC (terapia electroconvulsiva, electrochoque). Tratamiento controversial, usado para la depresión y la esquizofrenia. Una corriente eléctrica suficientemente fuerte para producir una convulsión se pasa a través del cerebro.

Tiamina (vitamina B1). Una de las vitaminas B, usada en reacciones metabólicas clave, como en el metabolismo de los carbohidratos y las grasas. La deficiencia puede producir síntomas mentales que van desde problemas de memoria e irritabilidad a agresión, depresión y psicosis.

Tirosina. Un aminoácido no esencial, formado desde fenilalanina. La tirosina es el precursor de los neurotransmisores dopamina, norepinefrina y epinefrina; y de la hormona tiroides.

Tolerancia. La adaptación fisiológica a una sustancia de la cual se requiere un incremento de dosis, para producir los mismos efectos que al principio.

Tranquilizantes. Drogas con efecto sedante, subdivididas en mayores o menores.

Tranquilizantes mayores (*antipsicóticos*). Un grupo de drogas tranquilizantes usadas con el propósito de reducir las alucinaciones, las distorsiones sensoriales, delirios y agitación. (*Vea también* **Neuroléptico.**)

Tranquilizantes menores. Drogas usadas para bajar la ansiedad y producir relajación. (*Vea* **Benzodiazepinas.**)

Trastorno atención déficit hiperactividad. Vea *Hiperactividad.*

Trastorno bipolar (*depresión maníaca*). Un trastorno afectivo en el cual el paciente se pasa entre la depresión y la manía.

Trastorno esquizo afectivo. Trastornos psicóticos que combinan ambos elementos esquizofrenia y trastornos afectivos.

Triptófano. Es un aminoácido esencial, un precursor de la serotonina y la vitamina B3. El triptófano es importante para tratar la histapenia y la pelagra.

Vainas de mielina. Las membranas protectoras, compuesta de los lípidos y proteínas, que es alrededor de los axones de ciertas células nerviosas y que incrementan la eficiencia de la conducción de impulsos.

Siglas y su Significado

AA. Ácido araquidónico.
Ach. Acetilcolina.
ADN. Ácido desoxiribonucleico.
AGEs. Ácidos grasos esenciales.
ARN. Ácido ribonucleico.
ATP. Trifósfatos de adenosina.
BH4. Tetrahidrobiopterin.
Ca. Calcio.
cAMP. Cíclica adenosina mono-fosfata.
CCK. Colecistoquinina.
CoA. Coenzima A.
CoQ10. Conenzima Q-10.
COMT. Catecol-O-metiltransferasa.
Cr. Cromo.
Cu. Cobre.
DA. Dopamina.
DGLA. Ácido linoléico dihomo-grama.
DHA. Ácido decosahexaenoico.
DMAE. Dimetilaminoetanol.
DT. Disquinesia tardía.
E. Epinefrina o adrenalina.
EEG. Electro encefalograma.
ELT. Epilepsia del lóbulo temporal.

EM. Esclerosis múltiple.
EPA. Ácido eicosapentaenóico.
Fe. Hierro.
GABA. Ácido gamma amino butíri-co.
GLA. Ácido gamma linoléico.
GSH. Glutatión
GTF. Factor de tolerancia a la glu-cosa.
HCl. Ácido clorhídrico.
HTP. Hidroxitriptófano.
HUFAs. Ácidos grasos altamente insaturados.
HVA. Ácido homovanálico.
I. Yodo.
K. Potasio.
LNA. Ácido linolénico.
MAO. Monoaminooxidasa.
MD. Doctorado en Medicina.
Mg. Magnesio.
Mn. Manganeso.
Mo. Molibdeno.
MSG. Glutamato monosódico.
MSM. Metilsulfonilmetane.
Na. Sodio (sal).

NAD. Nicotinamide-adeninedico-tiledona.
NAC. N-acetilcisteína.
ND. Médico Naturopatia.
NE. Norepinefrina.
NMDA. N-metil-D-aspartato.
PABA. Ácido para aminobenzoico.
PGE. Prostaglandina E.
PGs. Prostaglandinas en general.
Ph. Fósforo.
PhD. Doctorado en Investigación (*Doctor Philosophiae*).
PLA2. Fosfolipasa A2.
RBC. Glóbulos rojos (en sangre).
SAMe. S-adenosil-L-metionina.
Ser. Serotonina.
Se. Selenio.
LSE. Lupus eritematoso sistémico.
SNC. Sistema nervioso central.
SPM. Síndrome premenstrual.
TADH. Trastorno atención déficit hiperactividad.
TAE. Trastorno afectivo estacional.
TOC. Trastorno obsesivo compul-sivo.
Zn. Zinc.

GUÍA RÁPIDA PARA VARIAS VITAMINAS Y NEUROTRANSMISORES

Vitamina B1.......... Tiamina

Vitamina B2.......... Riboflavina

Vitamina B3.......... Niacina; Niacinamida (*2 formas*). *También se llama* Ácido Nicotínico; Nicotinamida

Vitamina B5.......... Pantotenato, Ácido Pantoténico

Vitamina B6.......... Piridoxina, Piridoxal *y* Piridoxamina (*3 formas*)

Vitamina C .... Ácido Ascórbico

Adrenalina............ Epinefrina

Noradrenalina...... Norepinefrina

ÁCIDOS GRASOS ESENCIALES: EL METABOLISMO A LAS PROSTAGLANDINAS

Ácidos Grasos Omega 3

Ácido Alfa Linolénico (LNA) ——> Ácido Eicosapentaenoico (EPA) ——> Ácido Docosahexaenoico (DHA) ——> Serie 3 Prostaglandinas (PG3s)

Ácidos Grasos Omega 6

Ácido Linoleico (LA) ——> Ácido Gamma Linolénico (GLA) ——> Ácido Dihommo Gamma Linolé-nico (DGLA) ——> Ácido Araquidónico (AA) ——> Serie 2 Prostaglandinas (PG2s)

      O

Ácido Gamma Linolénico (GLA) ——> Ácido Dihommo Gamma Linolénico (DGLA) ——> Serie 1 Prostaglandinas (PG1s)

Referencias

Parte I: Antecedentes   3-24
1 Hoffer, Abram, MD, PhD, *Orthomolecular Medicine For Physicians*, Keats, New Canaan, CN, 1983.

Esquizofrenia   4-16

Información General   4-5
1 Torrey, E. Fuller, MD, *Surviving Schizophrenia, A Family Manual*, Harper & Row, NY, 1988.

2 Stefan, Susan, "More and more forced psychiatric interventions," *Dendron*, #35, Summer, 1994.

3 Franklin, Jon, *Molecules of the Mind*, Atheneum, NY, 1987.

4 Hoffer, Abram, MD, PhD, *Orthomolecular Medicine For Physicians*, Keats, New Canaan, CN, 1983.

5 Artaud, Antonin, "Van Gogh, the man suicided by society," 1947, in Jack Hirshman, ed., *Artaud Anthology*, City Lights, San Francisco, 1965.

6 Hoffer, Abram, MD, PhD, *Common Questions on Schizophrenia and their Answers*, Keats, New Canaan, CN, 1987.

Definiendo la Esquizofrenia   7
1 Kowalson, B., "Metabolic dysperception: the role of the family physician in its diagnosis and management," in David Hawkins, and Linus Pauling, eds., *Orthomolecular Psychiatry*, W.H. Freeman and Co., S.F., 1973.

2 Green, R. Glen, MD, "Subclinical pellagra," in David Hawkins, and Linus Pauling, eds., *Orthomolecular Psychiatry*, W.H. Freeman and Co., S.F., 1973.

3 *DSM IV*, 4th ed., APA, Washington DC, 1994.

Principio y Síntomas   8-11
1 Torrey, E. Fuller, MD, *Surviving Schizophrenia*, rev. ed., Harper & Row, NY, 1988.

2 "A schizophrenia illness described as indescribable severe torture," *J. Orthomol. Psych.*, 13(2):111-13; 1984.

3 Green, Glen, MD, in David Hawkins, and Linus Pauling, eds., *Orthomolecular Psychiatry*, W.H. Freeman and Co., S.F., 1973.

4 Caldron, Robert J., MD, "Somato psychic disorders," *J. Orthomol. Med.*, 4(1); 1989.

5 Gardner, Earl R., PhD, Hall, Richard, MD, "Medical screening of psychiatric patients," *J. Orthomol. Psychiat.*, 9(3):207-15;1980.

6 Hawkins, David, MD, "Diagnosing the schizophrenias," *J. Orthomol. Psychiat.*, 6(1): 18-26; 1977.

7 Hoffer, Abram, MD, PhD, *Orthomolecular Medicine For Physicians*, Keats, New Canaan, CN, 1983.

8 Hoffer, Abram, PhD, MD, *Common Questions on Schizophrenia and Their Answers*, Keats, New Canaan, CN, 1987.

9 Williams, Moke Wayne, MD, "Clinical impressions on early and chronic schizophrenia and diagnostic procedures," *J. Orthomol. Psychiat.*, 1(1):56-9; 1972.

10 Hall, Kay, "Orthomolecular therapy: Review of the literature," *J. Orthomol. Psychiat.*, 4(4): 297-313; 1975.

11 "Inside schizophrenia, a personal account," *J. Orthomol. Psychiat.*, 1(4):230-40; 1986.

12 Kytle, Elizabeth, *The Voices of Robby Wilde*, Seven Locks Press, Cabin John, Maryland, 1987.

14 Pfeiffer, Carl C., PhD, MD, *The Schizophrenias, Ours To Conquer*, rev. ed., Bio-Communications Press, Wichita, KS, 1988.

15 Hoffer, Abram, MD, PhD, and Osmond, Humphrey, MRCS, DPM, *How to Live with Schizophrenia*, University Books, Secaucus, NJ, 1972.

17 North, Carol, *Welcome Silence*, Simon & Schuster, NY, 1987.

18 Snyder, Solomon, MD, *Madness and the Brain*, McGraw Hill, NY, 1974.

19 Vonnegut, Mark, *The Eden Express*, Praeger, NY, 1975.

20 Modrow, John, *How to Become A Schizophrenic*, Apolyon Press, Everett, WA, 1992.

21 Bauer, Susan, *Dinosaur Man*, Edward Burlingame Books, HarperCollins, NY, 1991.

23 Chapman, J., "The early symptoms of schizophrenia," *Brit. J. Psychiatry*, 112:225-51; 1966.

24 O'Brien, Barbara, *Operators and Things*, A.S. Barnes, Cranbury, NJ, 1975.

25 *A Mind Assailed*, from a review article by Osmond, Humphrey, MRCS, DPM, "Book Reviews," *J. Orthomol. Psychiat.*; 1(2-3):145-8; 1972.

26 Pfeiffer, Carl C., PhD, MD, et al., *The Schizophrenias, Yours and Mine*, Pyramid Books, NY, 1970.

27 Wiley, Lisa, *Voices Calling*, Torch Press, Cedar Rapids, Michigan, 1955.

28 *Cry of the Invisible*, Michael A. Susko, ed, Conservatory Press, Baltimore, 1991.

Cambios Físicos en el Cerebro   12
1 Torrey, E. Fuller, MD, *Surviving Schizophrenia, A Family Manual*, rev. ed., Harper & Row, NY, 1988.

2 Pfeiffer MD, and Bacchi, Donna H., "Copper, zinc, manganese, B3 and B6 in the schizophrenias," *J. App. Nutr.*, 27(2).

3 Shaw, William J., PhD, "Possible synergistic effects of nonesterified fatty acids and lysolecithins, a toxic methionine metabolite, and ammonia in the production of hepatic encephalopathy and schizophrenia," *J. Orthomol. Med.*, 3(3); 1988.

4 "Widespread cerebral gray matter volume deficits in schizophrenia," *Arch. Gen Psychiatry*, 1992, abst. by Robert Zipursky from *J.A.M.A.*, 268: 270; 8/12/92.

5 *Psychology Today*, 11-12/1992, p.16.

6 Tamminga, Carol A., MD, et al., *Arch. General Psych.*, 49(7).

7 Ingvar and Fra, 1974.

8 Shentin, Martha A., et al., "Abnormalities of the left temporal lobe and thought disorder in schizophrenia: A quantitative magnetic resonance study," *N. Engl. J. Med.*, 327:604-8; 8/27/92.

9 *Time*; 9/7/92, p.23. (Hallucinations of schizophrenia may be related to a shrinking of the left temporal lobe.)

10 Berman, K.F., "Physiological dysfunction of dorsal lateral prefrontal cortex in schizophrenia," *Arch. Gen. Psych.*, 43:126-34; 1986.

12 Braverman, Eric, MD, "In patients who commit violent crimes: are bitemporal abnormalities a characteristic?" *J. Orthomol. Med.*, 8(3):54-6; 1993.

13 Andreason, Nancy C., Nasrallah, H.A., Dunn, V., et al., "A contolled magnetic resonance imaging study of corpus callosum thickness in schizophrenia," *Bio Psych.*, 21:274-82; 1986. (MRI showed smaller brains and frontal lobes, and abnormal structure.)

14 Shaw, 1988. (Neuronal damage concentrated in cortex, basal ganglia, brain stem. Demyelinization, clusters of neuronal disintegration. Glial proliferation in hypothalamus and hippocampus diencephalic structures; glial nodules in brain stem.)

15 Torrey, 1988. (CT scan studies indicate enlarged lateral and third ventricles; increased cortical marking, especially in the prefrontal cortex; smaller frontal lobes; and thickened corpus callosum.)

16 Stevens, Janice R., MD, "Neuropathology of schizophrenia," *Arch. Gen. Psych.*, 39:1131-39; 1982. (Limbic system gliosis. This study included nine untreated schizophrenics.)

17 Bogerts, Bernard, et al., "Basal ganglia and limbic system pathology in schizophrenia," *Arch Gen. Psych.*, 42:784-91; 1985.

18 Pfeiffer, Carl C., PhD, MD, *Nutrition and Mental Illness*, Healing Arts Press, Rochester, VT, 1987.

19 La Plante, Eve, *Seized*, HarperCollins, NY, 1993.

20 Swaiyze, V.W., Andreason, Nancy C., "Developmental abnormalities of the corpus callosum in schizophrenia," *Arch. Neurol.*, 47(7): 805-8; July, 1990.

Pronósticos   13-14
1 Hoffer, Abram, MD, PhD, *Orthomolecular Medicine For Physicians*, Keats, New Canaan, CN., 1983.

2 Hoffer, Abram, MD, PhD, "Nutrition and behavior," in Jeffrey Bland, ed., *Medical Applications of Clinical Nutrition*, Keats, New Canaan, CN, 1983.

3 Pfeiffer, Carl C., PhD, MD, et al., *The Schizophrenias Ours to Conquer*, rev. ed., Bio-Communications Press, Wichita, KS, 1988.

4 Green, Glen, MD, in David Hawkins and Linus Pauling, eds., *Orthomolecular Psychiatry*, W.H. Freeman and Co., S.F., 1973.

5 Mahon, Christopher MD, "Spontaneous relapses: Myth or reality," *J. Orthomol. Psychiat.*, 13(2):94-6; 1984.

6 Hall, Kay, "Orthomolecular therapy: Review of the literature," *J. Orthomol. Psychiat.*, 4(4): 297-313; 1975.

7. Cott, Alan, "Treatment of learning disabilities," *J. Orthomol. Psychiat.*, 3(4):343-55; 1974.

8 Pearce, J.D., MD, of St. Mary's Hospital, London.

9 *Diet Related to Killer Diseases V, Nutrition and Mental Health*, hearing before the Select Committee on Nutrition and Human Needs of the US Senate, 95th Congress, 1st Session, 6/22/1977, with 1980 Update, Michael Lesser, ed., Parker House, Berkeley, CA, 1980.

10 Millett, Kate, *The Loony Bin Trip*, Simon & Schuster, NY, 1990.

11 Torrey, E. Fuller, MD, *Schizophrenia, A Family Manual*, rev. ed., Harper & Row, NY, 1988.

12 "Gender Differences in Schizophrenia," *Canadian J. Psych.*, 27:107-11; 1982.

13 Pfeiffer, Carl C., PhD, MD, *Nutrition and Mental Illness,* Healing Arts Press, Rochester, VT, 1987.

14 Stephens, J.H., "Long term prognosis and follow-up in schizophrenia," *Schizophrenia Bulletin,* 4:25-47; 1978.

15 Allebeck, P., Wistedt, B., "Mortality in Schizophrenia," *Arch. Gen. Psych.,* 43:650-53; 1986.

16 Miles, Charles P., MD, "Predisposition to suicide: A review," *J. Nerv. and Mental Disease,* 164:231-46; 1977.

17 Snyder, Solomon, MD, *Madness and the Brain,* McGraw Hill, NY, 1974.

¿Por qué la Nutrición?   15

1 Hoffer, Abram, MD, PhD, "Nutrition and behavior," in Jeffrey Bland, ed., *Medical Applications of Clinical Nutrition,* Keats, New Canaan, CN, 1983.

2 Pfeiffer, Carl C, PhD, MD, *Nutrition and Mental Illness,* Healing Arts Press, Rochester, VT, 1987.

3 Hoffer, Abram, MD, PhD, *Orthomolecular Medicine For Physicians,* Keats, New Canaan, CN., 1983.

4 Hoffer, Abram, MD, PhD, *Common Questions on Schizophrenia and their Answers,* Keats, New Canaan, CN, 1987.

5 Quillin, Patrick, PhD, RD, *Healing Nutrients,* Contemporary Books, Chicago, 1987.

Individualidad Bioquímica   16

1 Williams, Roger, PhD, *Biochemical Individuality,* John Wiley & Sons, Texas, 1956.

2 Hoffer, Abram, MD, PhD, "Nutrition and behavior," in Jeffrey Bland, ed., *Medical Applications of Clinical Nutrition,* Keats, New Canaan, CN, 1983.

3 DeLiz, Antonio J., MD, PhD, "Large amounts of nicotinic acid and vitamin B12 in the treatment of apparently irreversible psychotic conditions found in patients with low levels of folic acid," *J. Orthomol. Psychiat.,* 8(2): 63-5; 1979.

4 Hoffer, Abram, MD, PhD, "Mechanism of action of nicotinic acid and nicotinamide in the treatment of schizophrenia," in David Hawkins, and Linus Pauling, eds., *Orthomolecular Psychiatry,* W.H. Freeman and Co., S.F., 1973.

5 Pfeiffer, Carl C., PhD, MD, *Nutrition and Mental Illness,* Healing Arts Press, Rochester, VT, 1987.

6 Hoffer, Abram, MD, PhD, "Hong Kong Veterans Study," *J. Orthomol. Psychiat.,* 3(1):34-36; 1974

Historia   17-24

Pelagra   17-18

1 Rudin, Donald O., MD, "The three pellagras," *J. Orthomol. Psychiat.,* 12(2):91-110; 1983.

2 Hoffer, Abram, MD, PhD, "Nutrition and behavior," in Jeffrey Bland, ed., *Medical Applications of Clinical Nutrition,* Keats, New Canaan, CN, 1983.

3 Pfeiffer, Carl C., PhD, MD, *Nutrition and Mental Illness,* Healing Arts Press, Rochester, VT, 1987.

4 Pfeiffer, Carl C, PhD, MD, et al., *The Schizophrenias Ours to Conquer,* rev. ed., Bio-Communications Press, Wichita, KS, 1988.

5 Green, Glen R., MD, "Subclinical pellagra: Its diagnosis and treatment," *Schizophrenia* 2(2-3): 70-79; 1971.

6 Joliffe, Norman, MD, 1939.

7 Spies, Tom, MD, 1940.

8 Hoffer, Abram, MD, PhD, "Mechanism of action of nicotinic acid and nicotinamide," in David Hawkins, and Linus Pauling, eds., *Orthomolecular*

Psychiatry, Treatment of Schizophrenia, W.H. Freeman and Co., S.F., 1973.

9 Spies, Tom, MD, "The mental symptoms of pellagra; their relief and nicotinic acid," *Am. J. Med. Sci.,* 196:461; 1938.

10 Patton, Alva R., "Nutrient pioneers," *J. Orthomol. Psychiat.,* 13(3):193-6; 1984.

Primeros Trabajos con Nutrientes   19

1 Joliffe, Norman, MD, "Treatment of neuropsychiatric disorders with vitamins," *JAMA, 11/1/41.*

2 Cleckley, Sydenstricker, Geeslin, 1939. (Alleviation of severe psychiatric symptoms with 0.3 to 1.5 gm. niacin in patients without physical signs of pellagra.)

3 Lehmann 1944, 1949, 1952; Medlicott 1945; Joliffe et al 1940; Sherrill 1950, Washbourne, 1950. (Niacin for alleviation of mental symptoms.)

4 Gould, 1954, 1953, 1958. (Large doses of B vitamins and C for delirium.)

5 Kaufman, 1939. (Higher doses of niacin for pellagra.) Kaufman, 1949. (4-5 gm./day for arthritis.)

6 Gopala and Rao 1965; Patterson, et al., 1980; Woolley, 1946. Also Hollis, 1958, Elvehjem.

7 Hoffer, Abram, MD, PhD, "Mechanism of action of nicotinic acid and nicotinamide," in David Hawkins, and Linus Pauling, eds., *Orthomolecular Psychiatry, Treatment of Schizophrenia,* W.H. Freeman and Co., S.F., 1973.

8 Hoffer, Abram PhD, MD, *Adventures in Psychiatry,* KOS, Canada, 2005.

Megavitaminas; Ortomolecular   20-21

1 Kahan, F.H., "Out of the Quicksands," *J. Orthomol. Psychiat.,* 6(2):87-104; 1977.

2 Hoffer, A. et al "Treatment of schizophrenia with nicotinic acid and nicotinamide," *J. Clin. Exp. Psychopath.,* 18:131-58; 1957.

3 Snyder, Solomon, MD, *Madness and the Brain,* McGraw Hill, NY, 1974.

4 Rosenblatt, Seymour, MD, et al., *Beyond Valium,* G.P. Putnam's Sons, NY, 1981.

5 Hoffer, Abram, MD, PhD, "Massive niacin treatment in schizophrenia: Review of a nine-year study," *Lancet,* 1:316-20; 1962. (Double blind.)

6 Hoffer, Abram, MD, PhD, Osmond, Humphrey, MRCS, DPM, *How to live with Schizophrenia,* University Books, Secaucus, NJ, 1972.

7 Pauling, Linus, "Orthomolecular Psychiatry," *Science,* 4/19/1968, p. 268.

8 Ban, T.A., "Nicotinic acid in the treatment of the schizophrenias: Practical and theoretical considerations," *Neuropsychobiol.,* 1:133-4; 1971.

9 Ban, T.A., Lehman, H.E., "Nicotinic acid in the treatment of the schizophrenias," *Canadian Psychiat. Assn. J.,* 15(5); 1970.

10 Wittenborn, J.R., Weber, and Brown, et al., "Niacin in the long term treatment of schizophrenia," *Arch. Gen. Psych.,* 28:308-15, 1973. (86 males were given 0.5 gm. niacin, then 3 gm./day or placebo. The initial evaluation reported no difference after 18 months.) *Also see Wittenborn, 1974, below.*

11 Wittenborn J. R., "A search for responders to niacin supplementation," *Arch. Gen. Psychiatry,* 31:547-52, 1974. (Double blind. A subgroup in Wittenborn, 1973, was found to have responded to niacin treatment.)

12 Hoffer, Abram, MD, PhD, *Orthomolecular Medicine for Physicians,* Keats, New Canaan,

CN, 1983.

13 Hoffer, Abram, PhD, MD, "Mechanism of action of nicotinic acid," in David Hawkins, and Linus Pauling, eds., *Orthomolecular Psychiatry, Treatment of Schizophrenia,* W.H. Freeman and Co., S.F., 1973.

14 Hoffer, Abram, MD, PhD, *Common Questions about Schizophrenia and their Answers,* Keats, New Canaan, CN, 1987.

15 De Liz, Antonio J., "A note of criticism concerning Wittenborn's paper on an experimental double-blind research design dealing with the action of nicotinic acid on schizophrenia," *J. Orthomol. Psychiat.,* 2(3):115-7; 1973.

16 Mathews, et al. "The adrenochrome pathway: The major route for adrenalin catabolism by polymorphonuclear leucocytes," *J. Mol. Cell. Cardiol.,* 17:339-46; 1985.

17 Dhalla, R.N., et al., "Measurement of adrenolutin as an oxidative product of catecholamines in plasma," *Molecular and Cellular Biochemistry,* 87:85-97; 1989.

18 Hoffer, Abram, MD, PhD, "Schizophrenia: An evolutionary defense against severe stress," *Townsend Letter for Doctors & Patients,* 2-3/96, pp. 52-61.

19 Denson, S., "The value of nicotinamide in the treatment of schizophrenia," *Dis. Nerv. Sys.,* 23: 167-72; 1962. (Double blind. The B3 group had to be hospitalized an average of 15 weeks; for controls average hospitalization was 25 weeks.)

20 Ananth, J.V., et al, "Nicotinic acid in the treatment of newly admitted schizophrenic patients: A placebo controlled study," *Int. J. Clin. Pharmacol.,* 5:406-10; 1972. (30 patients given either 3-8 gm. B3 per day, or placebo. Niacin and niacinamide groups improved significantly on the Brief Psychiatric Rating Scale. However, tranquilizer dose and length of hospitalization was not significantly different from controls.) *Also see Kahan, 1972, below.*

21 Kahan, M., "Search and research: Summaries of megavitamin studies," Canadian Schizophrenia Foundation, Toronto, Canada. (In Ananth, 1972, *(previous entry)* only 6 of 30 subjects were taking placebo or B3 at the end of 2 years, only 7 of 19 were taking B3 after 1 year, and one subject in the experimental group took B3 only 2 weeks, yet data from all 30 subjects over 2 years were used to form conclusions.)

22 Hoffer, Abram PhD, MD, *Adventures in Psychiatry,* KOS, Canada, 2005.

Evolución del Tratamiento. Drogas. 22-24

1 Hoffer, Abram, MD, PhD, *Orthomolecular Medicine For Physicians,* Keats, New Canaan, CN., 1983.

2 Hoffer, Abram, MD, PhD, *Common Questions about Schizophrenia and their Answers,* Keats, New Canaan, CN, 1987.

3 Hoffer, Abram, MD, PhD, Osmond, Humphrey, MRCS, DPM, *How to live with Schizophrenia,* University Books, Secaucus, NJ, 1972.

4 Hoffer, Abram, MD, PhD, interview with author, March, 1995.

5 Pfeiffer, Carl C., PhD, MD, *The Schizophrenias, Ours To Conquer,* rev. ed., Bio-Communications Press, Wichita, KS, 1988.

7 Cott, Alan, MD, "From the traditional approach to biochemical treatment," *J. Orthomol. Psychiat.,* 6(2):178-82; 1977.

8 Pfeiffer, Carl C., PhD, MD, *Nutrition and Mental Illness,* Healing Arts Press, Rochester, VT, 1987.

9 *A Physician's Handbook on Orthomolecular Medicine,* Roger Williams, and Dwight Kalita, eds.,

Keats, New Canaan, CN, 1979.

10 *Orthomolecular Psychiatry*, David Hawkins, and Linus Pauling, eds., W.H. Freeman and Co, SF, 1973.

11 *Diet Related to Killer Diseases V, Nutrition and Mental Health, hearing before the Select Committee on Nutrition and Human Needs of the US Senate, 95th Congress, 1st Session, 6/22/1977, with 1980 Update*, Michael Lesser, ed., Parker House, Berkeley, CA, 1980.

12 Breggin, Peter R, MD, *Toxic Psychiatry*, St. Martin's Press, NY, 1991.

13 Richman, David L., *Dr. Caligari's Psychiatric Drugs*, Network Against Psychiatric Assault, Berkeley, 3rd ed. with add., 1987; 1992 update.

14 Cohen, David, Cailloux-Cohen, Suzanne, and l'AGIDD-SMQ, *Guide Critique des Medicaments de l'Ame*, Les Editions de l'Homme, Quebec, 1995.

15 Hoffer, Abram PhD, MD, *Adventures in Psychiatry*, KOS, Canada, 2005.

Parte II: Nutrientes 25-40

1 Jaffe, Russell, MD, PhD, Kruesi, Oscar Rogers, MD, "The biochemical immunology window: A molecular view of psychiatric case management, *J. App. Nutr.*, 44(2); 1992.

2 Werbach, Melvyn T., *Nutrititional Influences on Mental Illness*, Third Line Press, Tarzana, CA, 1991.

3 Walsh, William J., PhD, interview with author, April, 1995.

Vitaminas 26-33

1 Pauling, Linus, before Congress *Healthline*, 1(2). (Vitamin C aids immunity, heart, connective tissue synthesis. Animal equivalent dose for humans is 2-19 gm per day per154 lbs. body weight.)

2 Suboticanec K, "Vitamin C status in schizophrenia," *Bibl. Nuti. Dieta.*, 38:173-81, 1986. (Levels are lower in hospitalized schizophrenics than neurotics. With loading dose, excretion is lower.)

3 Suboticanec K et al., "Vitamin C and schizophrenia," *Acta Med Iugosl*, 38(5):299-308, 1984. (Hospitalized schizophrenics retain less C than neurotics.)

4 Suboticanec K, et al., "Plasma levels and urinary C excretion in schizophrenic patients," *Hum. Nutr. Clin. Nutr.*, 40C:421-28, 1986. (Reduced excretion over 4 wks compared with neurotics.)

5 Milner G., "Ascorbic acid in chronic psychiatric patients: A controlled trial," *Br. J. Psychiatry* 109: 294-9, 1963. (Double blind. Schizophrenics require an average one gram day for 6 days to achieve vitamin C saturation while scurvy patients require 7-10 days, and controls take 1-2 days. C improved depression and paranoia. Chronic psychiatric patients may have borderline scurvy.)

6 Tolbert, L.C., et al., "Ascorbate affects conversion of tyrosine to dopamine in mouse brain," Abst., *Trans. Am. Soc. Neurochem.* 1979.

7 VanderKamp H., "A biochemical abnormality in schizophrenics involving ascorbic acid," *Intl. J. Neuropsychiatry*, 2(3):204-6, 1966. (Schizophrenics required about 40 gm. per day (10 times the dose of controls), before C was excreted. Patients treated with C showed improved socialization and well-being. Smiles replaced tense anxious expressions.)

8 Cheraskin, Emanuel, MD, et al., *The Vitamin C Connection*, Harper & Row, NY, 1983.

9 Gold, Mark S., MD, et al., *The Good News About Depression*, Villard Books, NY, 1987.

10 Quillin, Patrick PhD, RD, *Healing Nutrients*, Contemporary Books, Chicago, 1987.

11 Pfeiffer, Carl C, *Mental and Elemental Nutrients*, Keats, New Canaan, CN, 1975.

12 Kanofsky, J.D., et al., "Ascorbate: An adjunctive treatment for schizophrenia," *J. Am. Coll. Nutr.*, 8(5):425, 1989. (Sustained benefits of up to 6 gm. of C in 6 out of 21 neuroleptic-refractory patients.)

13 Rebec, G.B., et al., "Ascorbic acid and the behavioral response to haloperidol: Implications for the action of antipsychotic drugs," *Science*, 227:438-40; 1985. (Ascorbic acid blocking amphetamine response in rats.)

14 Tolbert, L.C., et al., "Effect of ascorbic acid on neurochemical, behavioral, and physiological symptoms mediated by catecholamines," *Life Sci.*, 25:2189-95; 1979. (Amino acid injections in mice block amphetamine-induced stereotyped behavior.)

15 Beauclair, L., et al.," An adjunctive role for ascorbic acid in the treament of schizophrenia," *J. Clin. Psychopharmacol.*, 7:282-3; 1987. (10 out of 13 patients on neuroleptics improved symptomatically on up to 8 gm./day for 8 wks.)

16 Lieberman, Shari, Bruning, Nancy, *The Real Vitamin & Mineral Book*, Avery, Garden City Park, NY, 1990.

17 Krohn, Jaqueline, MD, et al., *The Whole Way to Allergy Relief & Prevention*, Hartley & Marks, Point Roberts, WA, 1991.

18 Hoffer, Abram, MD, PhD, *Orthomolecular Medicine For Physicians*, Keats, New Canaan, CN, 1983.

19 Page, Linda Rector, ND, PhD, *Healthy Healing*, Healthy Healing, CA, 1992.

20 Balch, James F, MD, & Balch, Phyllis A., CNC, *Prescription for Nutritional Healing*, Avery, Garden City Park, NY, 1990.

21 Rudin, Donald O., MD, et al., *The Omega-3 Phenomenon*, Rawson Assn, NY, 1987.

22 Werbach, Melvyn R., MD, *Nutritional Influences on Mental Illness.*, Third Line Press, Tarzana, CA, 1991.

23 Tenney, Louise, *Stress*, Woodland Health Books, 1987. (Stimulates adrenals, protects E, Ca, hormones and enzymes.)

24 Hall, Kay, "Orthomolecular therapy review of the literature," *J. Orthomol. Psychiat.*, 4(40): 297-313; 1975.

25 Garrison, Robert H., Jr., MA, R.Ph., and Somer, Elizabeth, MA, *The Nutrition Desk Reference*, Keats, New Canaan, CN, 1985.

26 Mohler, H., et al., "Nicotinamide is a brain constituent with benzodiazepine-like actions," *Nature*, 278:563-65; 1979.

27 Hoffer, Abram, MD, PhD, "Nutrition and behavior," in Jeffrey Bland ed., *Medical Applications of Clinical Nutrition*, Keats, New Canaan, CN, 1983.

28 Hoffer, Abram, MD, PhD, *Common Questions on Schizophrenia and their Answers*, Keats, New Canaan, CN 1987.

29 Cleary, John P., MD, "The NAD deficiency diseases," *J. Orthomol. Med.*, 1(3):149-57; 1986.

30 Pfeiffer, Carl C., PhD, MD, *Nutrition and Mental Illness*, Healing Arts Press, Rochester, VT, 1987.

31 Hoffer, A, MD, PhD, "Mechanism of action of nicotinic acid and nicotinamide in the treatment of schizophrenia," in David Hawkins, Linus Pauling, eds., *Orthomolecular Psychiatry*, W. H. Freeman and Co., San Francisco, 1973.

32 Hoffer, A., MD, PhD, et al., "Treatment of schizophrenia with nicotinic acid and nicotinamide," *J. Clin Exp. Psychopath.* 18: 131-58, 1957.

33 Osmond, Humphrey, MRCS, DPM, Hoffer Abram, MD, PhD, "Massive niacin treatment in schizophrenia: Review of a nine year study," *Lancet*, 1:316-20; 1962.

34 Spies, Tom, MD, "The mental symptoms of pellagra: Their relief and nicotinic acid," *Am. J.of Med. Sci.*, 196:461; 1938.

35 Pfeiffer, Carl C., *The Schizophrenias Ours to Conquer*, rev. ed., Bio-Communications Press, Wichita, KS, 1988.

36 Stewart, J.W., et al., "Low B6 levels in depressed outpatients," *Biol. Psychiat.*, 9(4):613-6; 1984.

37 Russ, C.S., et al., "Vitamin B6 status of depressed and obsessive compulsive patients," *Nutrition Reports Intl.*, 27:867-73; 1983.

38 Brooks, S.C., et al., "An unusual schizophrenic illness responsive to pyridoxine HCl subsequent to phenothiazine butyrophenone toxicities," *Biol. Psychiat.*, 18(11):1321-8; 1983. (500 mg. B6 effective in 2 catotonic schizophrenics who didn't respond to other meds.)

39 Martineau, J., et al., "Vitamin B6, magnesium, and combined B6-magnesium: Therapeutic effects in childhood autism," *Biol. Psychiat.*, 20(5):467-78; 5/1985. (B6 and Mg in double blind on 60 autistic children resulted in significant improvement.)

40 Pfeiffer Carl C., PhD, MD, "Pyroluria, zinc, and B6 deficiencies," *Intl. Clin. Nutr. Rev.*, 8(3): 107-110; 1988.

41 *Br. J. Psychiat.*, 153:266-7; 8/1988. (B12 deficiency may predispose to psychotic symptoms during depression.)

42 *Lancet*, II:196-8; 7/28/1984. (Folic acid led to better recoveries in depressed patients, and helped those who didn't respond well to conventional medication.)

43 Joshi, Vasant M.B., DPM, et al., "Vitamins B1, B6, and B12 in the adjunctive treatment of schizophrenia — further studies to examine the effect of reduction of chlorpromazine dosage," *J. Orthomol. Psychiat.*, 11(1):45-9; 1982.

44 DeLiz, Antonio J., MD; PhD, "Large amounts of nicotinic acid and vitamin B12 in the treatment of apparently irreversible psychotic conditions found in patients with low levels of folic acid," *J. Orthomol. Psychiat.*, 8(2):63-5; 1979.

45 Godfrey, P.S.A., et al., "Enhancement of recovery from psychiatric illness by methylfolate," *Lancet*, 336:392-5; 1990. (Double blind. 17 patients with DSM III schizophrenia and low red cell folate, but no B12 deficiency, improved significantly with methylfolate over 6 mo. as compared to controls.

46 Pfeiffer Carl C., PhD, MD, Braverman, Eric R., "Folic acid and vitamin B12 therapy for the low histamine, high copper biotype of schizophrenia," in M.I. Botez and E.N. Reynolds, eds., *Folic Acid in Neurology, Psychiatry and Internal Medicine*, Raven Press, NY, 1979.

47 *Biological Trace Element Research*, 7:161-8; 4-5/1985. (Double blind. Selenium and E helped older patients reduce fatigue, anorexia, depression, anxiety, emotional swings, and hostility, and improved well-being alertness, motivation, initiative, self-care, and interest in the environment.)

48 *Canadian J. Neuro. Sci*, 11:561-4; 11/1984. (Neurological disorders in children related to fat absorption respond to vitamin E.)

49 *Free Radical Biology and Medicine*, 6:189-207; 1989. (Neurological dysfunction and degeneration in older patients helped with E.)

50. DeLiz, Antonio J., MD, PhD, "Administration of massive doses of vitamin E to diabetic schizophrenic patients," *J. Orthomol. Psychiat.*, 4(1): 85-7, 1975.

51 Thiessen, Irmgard, PhD, "The role of thiamine in research with animals and in humans," *J. Orthomol. Psychiat.*, 7(2):107-13, 1978.

52 *Br. J. Psychiat.*, 141:271-2; 1982. (53% of psychiatric patients low B1, B2, and/or B6. Schizophrenics were markedly lower than other patients in B1.)

53 *Clinical neuropharmacology*, 8:286-93; 7-9/1985. (Study of 172 psychiatric patients showed 30% deficient in B1; only one had clinical symptoms.)

54 Thiessen, Irmgard, PhD, "The role of thiamine in research with animals and in humans," *J. Orthomol. Psychiat.*, 7(2):107-13; 1978.

55 Easlove M., et al., "Severe riboflavin deficiency: A previously undescribed side-effect of phenothiazines," *J. Orthomol. Psychiat.*, 12(2):113-5; 1983

56 Pinto J., et al., "Inhibition of riboflavin metabolism in rat tissues by chlorpromazine, imipramine and amitriptyline," *J. Clin Invest*, 67(5):1500-06; 1981.

57 Stermer R.T., Price W.R., "Restricted riboflavin: Within subjects behavioral effects in humans," *Am. J. Clin. Nutr.*, 26:150-60; 1973. (B2 deficiency can induce physical complaints, preoccupation with the body, hypersensitivity, weakness, lethargy, shallow emotions.)

58 *Tohoku J. Experimental Med.*, 140:45-51; 1983. (B5 used clinically in epilepsy, postencephalitis syndrome, retardation, childhood disorders.)

59 Bolton, Sanford, PhD, Null, Gary, "Vitamin B15: A review and update," *J. Orthomol. Psychiat.*, 11(4):260-6, 1982.

60 Casey-Smith, J.R., et al., "Benzopyrones in the treatment of chronic schizophrenic diseases," *Psychiatry Res.*, 18(3):267-73; 1986. (Half of 16 chronic patients improved on benzopyrone, a hydroxyethylrutinoside. Mean improvement was 27%.)

61 Casey-Smith, J.R., "Benzopyrones in the treatment of schizophrenia," letter, 1:4211; 1983.

62 Williams, Roger, PhD, *Biochemical Individuality*, John Wiley & Sons, TX, 1956.

63 Jaffe, Russell, MD, PhD, Kruesi, Oscar Rogers, MD, "The biochemical immunology window: A molecular view of psychiatric case management, *J. App. Nutr.*, 44(2); 1992.

64 Werbach, Melvyn T., *Nutrititional Influences on Mental Illness*, Third Line Press, Tarzana, CA, 1991.

66 Walsh, William J., PhD, interview with author, April, 1995.

67 Braverman, Eric, MD, *The Healing Nutrients Within*, Keats, New Canaan, CN, 1987.

68 Hoffer, Abram, MD, PhD, interview with author, April, 1995.

70 Bland, Jeffrey, PhD, *Bioflavonoids*, Keats, New Canaan, CN, 1984.

71 Thiessen, Imgard, PhD, "The role of thiamine in research with animals and humans," *J. Orthomol. Psychiat.*, 7(2):107-13; 1978.

73 Riordan, Hugh, MD, interview with author, September, 1995.

74 Watts, David L., DC, PhD, "Nutrient interrelationships: Minerals — vitamins — endocrines," *Journal of Orthomolecuar Medicine*, 5(1):11-18; 1990.

75 Bjorksten, Johan, PhD, *Longevity*, JAB Pub., Charleston, SC, 1987.

76 Foods selected from listings in *NutriCircles (R)*, Strickland Computer Consulting, Version 3.25, April 29, 1996.

77 Kruesi, Oscar Rogers, MD, interview with author, March, 1996.

78 Bagnelie, D.V., et al., *Am. J. Clinical Nutr.*, 531:659; 1991. (Enlarged RBCs in second generation vegans failed to improve with nori, but fish was beneficial.)

79 von Hilsheimer, George, Philpott, William, et al., "Ascorbic acid metabolism in a population of adolescent psychiatric patients," *J. Orthomol. Psychiat.*, 5(1):35-42; 1976. (Unusually high tolerance for vitamin C.)

80 Stone, Irwin, PC-A, "Eight decades of scurvy. The case history of a misleading dietary hypothesis," *J. Orthomol. Psychiat.*, 8(2):58-63; 1979. (Humans need high dose C to maintain normal mammalian levels.)

81 van Tiggelen, C.J.M., MD, Peperkamp, J.P.C., MD, PhD, et al., "Vitamin B12 levels of cerebrospinal fluid in patients with organic mental disorder," *J. Orthomol. Psychiat.*, 12(4):305-11; 1983.

82 Lonsdale, Derrick, MD, "Thiamine," *J. Orthomol. Psychiat.*, 13(3):197-209; 1984.

83 Smith, Russell, *Drug and Cosmetic Industry*, 129(4):68-69, 104-5; 1981. (B3 helped normalize blood sugar in hypoglycemic alcoholics.)

84 *Curr. Ther. Res.*, 41:1017-1021; 1987. (Patients receiving an intravenous infusion of B3 had significantly fewer benzodiazepine withdrawal symptoms.)

85 Leitner, Z.A., Church, I.C., "Nutritional studies in a mental hospital," *Lancet*, 1:565-647; 1956. (Over 10% of 465 psychiatric patients showed delayed ascorbic acid saturation — similar to what is seen in borderline or clinical scurvy.)

86 Schorah, C.G., et al., "Plasma vitamin C concentration in patients in a psychiatric hospital," *Hum. Nutr. Clin. Nutr.*, 37C:447-52; 1983.

87 Stewart, J.W., et al., "Low B6 levels in depressed outpatients," *Biol. Psychiatry*, 19(4):613-16; 1984.

88 Ananth, I.V., et al., "Potentiation of therapeutic effects of nicotinic acid by pyridoxine in chronic schizophrenics," *Can. Psychiatr. Assoc. J.*, 18:377-83; 1973. Also, Patrie, W.M., et al., "The use of nicotinic acid and pyridoxine in the treatment of schizophrenia," *Int. Pharmacopsychiatry*, 16(4):245-50; 1981.(B3 and B6 groups showed significant improvement in symptoms. In the group taking both vitamins, the average phenothiazine dose was able to be decreased.)

89 Zucker, D.K., et al., "B12 deficiency and psychiatric disorders: Case report and literature review," *Biol. Psychiatry*, 16:197-205; 1981.

90 Ghadirian, A,M., et al., "Folic acid deficiency and depression," *Psychosomatics*, 21(11):926-29; 1980. (Folate correlated inversely correlated with degree of depression.)

91 Abou-Saleh, M.T., Coppen, A,. "Serum and red blood cell folate in depression," *Acta Psychiatr. Scand.*, 80(1):78-82; 1989. (Folate level associated with severity of depression.)

92 Howard, J.S., "Folate deficiency in psychiatric practice," *Psychosomatics*, 16:112-15; 1975.

93 Coppen A., et al., "Depression and tetrahydrobiopterin: The folate connection," *J. Affective Disord.*, 16(2-3):103-7; 1989. (Folate deficiency correlated with impaired BH4 synthesis. BH4 is an essential cofactor in producing serotonin.)

94 Carney, M.W.P., "Psychiatric aspects of folate deficiency," in M.I. Botex and E.H. Reynolds, eds., *Folic Acid in Neurology, Psychiatry, and Internal Medicine*, Raven Press, NY, 1979.

95 Levitt, A. J., Joffe, R.T., "Folate, B12 and life course of depressive illness," *Biol. Psychiatry*, 25(7):867-72; 1989. (Duration of depressive episode inversely correlated with folate levels.)

96 Carney, M.W. P, et al., "Thiamine, riboflavin and pyridoxine deficiency in psychiatric in-patients," *Br. J. Psychiatry*, 141:271-72; 1982.

97 Brozek, J., "Psychologic effects of thiamine restriction and deprivation in normal young men," *Am. J. Clin. Nutr.*, 5(2):109-20; 1957. (Marked depression and irritability.)

98 Cohen, B.M, et al., "Lecithin in the treatment of mania," *Am J. Psychiatry*, 139:1162-64; 1982. (Double blind. Improvement with phosphatidyl choline was significantly better than placebo.

99 Mahadik, S.P., Scheffer, R.E., "Oxidative injury and potential use of antioxidants in schizophrenia," *Prostaglandins Leukot Essent Fatty Acids*, 55(1 & 2):45-54; July, August/1996.

100 Bendich, A.B., Machlin, L.J., "The safety of oral intake of vitamin E: Data from clinical studies from 1986 to 1991," in L. Packer and J. Fuchs, eds, *Vitamin E in Health and Disease*, Marcel Dekker, NY, 1993.

101 Bendich, A., "Safety issues regarding the use of vitamin supplements," *Ann. NY Acad. Sci.*, 669:300-10; 1992.

102 Berson, E.L., Rosner, B, et al., "A randomized trial of vitamin A and vitamin E: Supplementation for retinitis pigmentosa," Arch. Opthamol., 111:7661-72; 1993.

103 Makhtar, H., Wamg Z.Y., et al, "Tea components: Antimutagenic and anticarcinogenic effects," *Prev. Med.*, 21:351-60; 1992.

104 Ohlenschlager, G., Treusch, G., "Reduced glutathione and anthocyans: Redox cycling and redox recycling in living systems," *Praxis Telegramm*, 6:1-20; 12/1996.

105 Liever C.S., "Biochemical and molecular basis of alcohol-induced injury to liver and other tissues," *N. Engl. J. Med.*, 319(25):1639-50; 1988. (Vitamin A supplementation may be harmful to the liver when combined with alcohol use.)

106 Hoffer, Abram PhD, MD, *Adventures in Psychiatry*, KOS, Canada, 2005.

Minerales   34-39

1 Garrison, Robert H., Jr., MA, R.Ph. and Somer, Elizabeth, MA, *The Nutrition Desk Reference*, Keats, New Canaan, CN, 1985.

2 Hall, Kay, "Orthomolecular Therapy Review of the Literature," *J. Orthomol. Psychiat.*, 4,(4):297-313; 1975.

3 Balch, James F, MD, Balch, Phyllis, A, CNC, *Prescription for Nutritional Healing*, Avery, Garden City Park, NY, 1990.

4 Page, Linda Rector, ND, PhD, *Healthy Healing*, Healthy Healing, CA, 1992.

5 Quillin, Patrick PhD, RD, *Healing Nutrients*, Contemporary Books, Chicago, 1987.

6 Hoffer, Abram, *Orthomolecular Medicine for Physicians*, Keats, New Canaan, CN, 1983.

7 Lieberman, Shari, & Bruning, Nancy, *The Real Vitamin & Mineral Book*, Avery, Garden City Park, NY, 1990.

8 Krohn, Jaqueline, MD, et al., *The Whole Way to Allergy Relief & Prevention*, Hartley & Marks, Point Roberts, WA, 1991.

9 Hoffer, Abram, MD, PhD, "Nutrition and behavior," in Jeffrey Bland, ed., *Medical Applications of Clinical Nutrition*, Keats, New Canaan, CN, 1983.

10 Pfeiffer, Carl C., *Mental and Elemental Nutrients*, Keats, New Canaan, CN, 1975.

11 Tenney, Louise, *Stress*, Woodland Health

Books, 1987.

12 Stein, Diane, *The Natural Remedy Book for Women*, Crossing Press, Freedom, CA, 1992.

13 Berry, I.T., BA, "Negative symptoms, glutathione peroxidase and dopamine receptors," *J. Orthomol. Med.*, 7(1):24-30; 1992.

14 Berry, I.T., B.A, "Selenium deficiency and clinical findings in schizophrenia: A common thread," *J. Orthomol. Med.*, 8(1):21-4; 1993.

15 *Br. Med. J.* 289:273-6; 8/1984. (Zinc helped two patients reduce copper significantly in Wilson's disease.)

16 *Am. J. Clin. Nutr.*, 42:1229-39; 1985. (Monkeys deprived of zinc engaged in reduced quantity and variety of activity.)

17 Kimura I, Kimura J., "Preliminary reports on the metabolism of trace elements in neuropsychiatric diseases, I. Zinc in schiz.," *Proc Jap Acad. Sci*, 1965, p. 943. (Schizophrenics have 50% less zinc in frontal, occipital, hippocampal regions.)

18 Prasad AS et al "Experimental zinc deficiency in humans," *Ann. Intern. Med.*, 89:483; 1978. (Zinc deficiency associated with lethargy, amnesia, apathy, retardation, irritiability, depression, paranoia.)

19 Pfeiffer CC., LaMola S., "Zinc and manganese in the schizophrenias," *J. Orthomol. Psychiat.*, 12: 215-34; 1983.

20 *Biol. Psychiat.*, 20:163-71; 2/1985. (Suicidal psychiatric patients had low levels of magnesium.)

21 *Biol. Psychiat.*, 19:871-6; 6/1984. (Boys with schizophrenia, depression or sleep disorders had significantly lower blood magnesium than controls.)

22 Marlowe, Mike, PhD, et al., "Decreased magnesium in the hair of autistic children," *J. Orthomol. Psychiat.*, 13:117-22; 1984. (Calcium and magnesium low in autistic children. B6 without magnesium can worsen symptoms.)

23 Pfeiffer Carl C., PhD, MD, "Observations on trace and toxic elements in hair and serum," *J. Orthomol. Psychiat.*, 3(4):259-64; 1974.

24 Pfeiffer, Carl C., Iliev V., "A study of zinc deficiency and copper excess in the schizophrenias," *Intl. Rev. Neurobiol.*; 1972, p. 141. (Manganese can triple copper excretion. Effectiveness is enhanced when used with zinc.)

25 Jaffe, Russell, MD, PhD, Kruesi, Oscar Rogers, MD, "The biochemical immunology window: A molecular view of psychiatric case management," *J. App. Nutr.*, 44(2); 1992.

26 Werbach, Melvyn T., *Nutritional Influences on Mental Illness*, Third Line Press, Tarzana, CA, 1991.

27 Davis, W., et al., U. Pretoria, S. Africa, at *The 2nd Intl. Symposium on Magnesium*, Montreal, 1976. (99% of 200 subjects experienced improved sleep.)

28 Penland, J., "Effects of trace element nutrition on sleep patterns in adult women," *Fed. Am. Soc. Exp. Biol. J.*, 2:A434, 1988. (High magnesium, low aluminum diet associated with higher quality sleep.)

31 Watts, David L., PhD, "The nutritional relationships of zinc," *J. Orthomol. Med.*, 3(2): 62-67; 1988.

32 Watts, David L., PhD, "The nutritional relationships of magnesium," *J. Orthomol. Med.*, 3(4):197-201; 1988.

33 Watts, David L., PhD, "The nutritional relationships of manganese," *J. Orthomol. Med.*, 5(4):219-22; 1990.

34 Watts, David L., PhD, "The nutritional relationships of calcium," *J. Orthomol. Med.*, 5(2):61-6; 1990.

35 Cheremisinoff, Nicholas P., and King, John, *Toxic Properties of Pesticides*, Marcel Dekker, NY, 1994.

36 Foods selected from listings in *NutriCircles (R)*, Strickland Computer Consulting, Version 3.25, April 29, 1996.

37 Asai Germanium Research Institute, "Ge-132: Outline," *Izumihoncho*, 1-6-4, Koami-Shi, Tokyo, 1984.

38 *Journal of Pharmacobio-Dynamics*, 6:814-20; 1983.

39 *Microbiological Immunology*, 29:65-74; 1985.

40 Crawford, I.L., "Zinc and hippocampal function," *J. Orthomol. Psychiat.*, 4(1):39-52; 1974.

41 Marlowe, Mike, PhD, Errera, John, BLD, MT, et al., "Hair selenium levels and children's classroom behavior, *J. Orthomol. Med.*, 1(2):91-96; 1986.

42 Papaioannou, Rhoda, MS, Pfeiffer, Carl C., MD, PhD, "Sulfite sensitivity — unrecognized threat: Is molybdenum deficiency the cause?" *J. Orthomol. Psychiat.*, 13(2):105-10; 1984.

43 Sohler, Arthur, PhD, Pfeiffer, Carl C., PhD, MD, "Excess copper and lead as factors in the aging process," *J. Orthomol. Med.*, 2(2): 97-105; 1987.

44 Walsh, William J., PhD, "Zinc deficiency, metal metabolism, and behavior disorders," A Report of the Health Research Institute, Naperville, IL, March, 1996.

45 Penalver, R., "Manganese poisoning," *Ind. Med. Surge.*, 24:107; 1955.

46 Donaldson, J., Labella, F.S., et al., "Enhanced autoxidation of dopamine as a possible basis of manganese neurotoxicity," *Neutotoxicology*, 2: 53-64; 1981.

47 Donaldson, J, McGregor, D., et al., "Manganese neurotoxicity: a model for free radical mediated neurodegeneration," *Can. J. Physiology & Pharmacol.*, 60:1398-1405; 1982.

48 Crawte, J., "Accounts of a mystery illness. The Groote Eylandt Syndrome," *Aust. New Zealand J. Psychiatry*, 18:179-87; 1984.

49 Casdorph, H. Richard, MD, PhD, Walker, Morton, DPM, *Toxic Metal Syndrome: How Metal Poisoning Can Affect Your Brain*, Avery, Garden City Park, NY, 1995.

50 Blaylock, Russell, MD, *Excitotoxins: The Taste that Kills*, Health Press, Santa Fe, NM, 1995.

51 Webb, W.L., Gehi, M., "Electrolyte and fluid imbalance: Neuropsychiatric manifestation," *Psychosomatics*, 22(3):199-203; 1981. (Low levels of potassium frequently associated with weakness, fatigue, depression, and often an organic brain syndrome. Depressed patients noted to have decreased intracellular potassium. Patients who committed suicide were found to have decreased cerebral potassium.)

52 Cox, J.R., et al., "Changes in sodium, potassium and fluid spaces in depression and dementia," *Gerontology Clin.*, 13:232-245; 1971.

53 Parker, S.D., "Depression and nutrition: Anemia and glucose imbalances," *Anabolism*; 1-2/1984.

54 Banki, C.M., et al., "Aminergic studies and cerebrospinal fluid cations in suicide," Ann. N.Y. Acad. Sci, 487:221-30; 1986. (CSF magnesium significantly lower in suicidal depressives.)

Ácidos Grasos 39

1 Horrobin D.F., et al., "Essential fatty acids in plasma phospholipids in schizophrenia," *Biol Psychiat.*, 25(5):562-68; 1989. (Elevated omega 3; reduced omega 6.)

2 Vaddadi K.S., et al., "A double-blind trial of essential fatty acid supplementation in patients with tardive dyskinesia," *Psychiat. Res.*, 27(3): 3133-23; 1989. (Reduced alpha linolenic acid levels correlated with the degree of tardive dyskinesia.)

3 Rudin, Donald O., MD, "The major psychoses and neuroses as omega 3 essential fatty acid deficiency syndrome: Substrate pellagra," *Biol. Psychiat.*, 16(9):837-50; 1981. (Patients responding to linseed oil had tinnitus, fatigue, autonomic neuropathies and other signs of deficient omega 3.)

4 Mathe, A.A., "Combined prostaglandin decrease with PGE2 increase found in schizophrenia," *Clin. Psychiat. News*; 1981. (Higher PGE2 and lower PGE1 in the spinal fluid of schizophrenics compared to controls.)

5 Abdulla, Y.H., Hamadah, K., "Effect of ADP on PGE formation in blood platelets from patients with depression, mania, and schizophrenia," *Br J. Psychiatry*, 127:591-5, 1975. (Platelets of schizophrenics did not make normal amounts of PGE1. Increased levels of PGE1 during manic phase of bipolar disorder, decreased during depressed phase.)

6 Passwater, Richard, PhD, *Evening Primrose Oil*, Keats, New Canaan, CN, 1981.

7 Passwater, Richard, *Fish Oils Update*, Keats, New Canaan, CN., 1987.

8 Horrobin, D.F., *Medical Hypotheses*, 5:969-985; 1979. 6:469-486 and 785-800; 1980.

9 Vaddadi, K.S., Horrobin, D.F., *J. Med. Sci.*, 7: 52; 1979.

10 Erasmus, Udo, *Fats that Heal, Fats that Kill*, rev. ed., Alive Books, Burnaby, Canada, 1995.

11 Davis, Donald R., PhD, "Omega-3 Fatty acids in Clinical Practice," *J. Adv. Med.*, 8(1):5-35; 1995.

12 Davis, Donald R., PhD, interview with author, February, 1996

13 Sears, Barry, PhD, *Enter the Zone*, Regan Books, NY, 1995.

Ejercicio. Oxígeno. Luz. 40

1 Hoffer, Abram, MD, PhD, *Orthomolecular Medicine for Physicians*, Keats, New Canaan, CN, 1983.

2 Pfeiffer, Carl C., PhD, MD, *Nutrition and Mental Illness*, Healing Arts Press, Rochester, VT 1987.

3 Quillin, Patrick PhD, RD, *Healing Nutrients*, Contemporary Books, Chicago, 1987.

4 Williams, Roger, PhD, *Biochemical Individuality*, John Wiley & Sons, Texas, 1956.

5 Riordan, Hugh, MD, in *Alternative Medicine*, Burton Goldberg Group, ed., Future Medicine, Puyallup, WA, 1993.

6 Downing, Damien MD, PhD, Director of Light Therapy Department at the Preventative Medical Center San Raphael, CA.

7 Hyman, Jane W, *The Light Book*, Jerry M Tarcher Inc., LA, 1990.

8 Ott, John, "The Eyes Dual Function," *The Eye Ear Nose and Throat Monthly*, V. 53; 7/74.

9 Lesser, Michael, MD, *Nutrition and Vitamin Therapy*, Parker Hourse, 1980.

10 Page, Linda Rector, ND, PhD, *Healthy Healing*, Healthy Healing Pub., CA, 1992

11 Pfeiffer, Carl C., *The Schizophrenias Ours to Conquer*, rev. ed., Bio-Communications Press, Wichita, KS, 1988.

12 Dunne, A, MB, "Some effect of the quality of light on health," *J. Orthomol. Med.*, 4(4):229-32; 1989.

13 Ott, John, *Health and Light*, Simon and

Schuster, NY, 1973.

14 Garrison, Robert H., Jr., MA, RPh, and Somer, Elizabeth, MA, *The Nutrition Desk Reference,* Keats, New Canaan, CN, 1985.

15 Lieberman, Shari, & Bruning, Nancy, *The Real Vitamin & Mineral Book,* Avery, Garden City Park, NY, 1990.

16 Pfeiffer, Carl C, *Mental and Elemental Nutrients,* Keats, New Canaan, CN, 1975.

17 Werbach, Melvyn, MD, *Nutritional Influences on Mental Illness,* Third Line Press, Tarzana, CA, 1991.

18 Bland, Jeffrey, ed., *Medical Applications of Clinical Nutrition,* Keats, New, Canaan, CN., 1983.

19 Erasmus, Udo, *Fats that Heal, Fats that Kill,* Alive Books, Burnaby, Canada, rev. ed., 1995.

20 Human Nutrition Information Service. Composition of foods (Agriculture handbook 8). Washington D.C.: U.S. Dept. of Agriculture, electronic release 10, July 1993; as found in *NutriCircles software,* Valley Center, CA (E.H. Strickland, Strickland Computer Consulting, version 3.1; 1994).

21 Kunin, *MegaNutrition,* McGraw Hill, NY, 1980.

Parte III: Biotipos Principales 41-82

Antecedentes: Histamina. Piroluria. 42-43

1 Pfeiffer, Carl C., PhD, MD, et al., *The Schizophrenias Ours to Conquer,* rev. ed., Bio-Communications Press, Wichita, KS, 1988.

2 Green, J.P., Maayani, S., Weinstein, H, "Defining the histamine H2 receptor in the brain," *NIDA Res. Monog.,* (22):38-59; 1978.

3 Green, J.P., "Uptake, storage and release of histamine. Uptake and binding of histamine," *Fed. Proc.,* 26(1):211-28; 1-2/1967.

4 Schwartz, J, "Histaminergic mechanisms in the brain," *Annu. Rev. Pharmacol. Toxicol.,* 17:325-39; 1977. (Stimulates adenosyl cyclase, Zn-heparin-H complex.)

5 Walsh, William J., PhD, interview with author, April, 1995.

6 Pfeiffer, Carl C., PhD, MD, *Nutrition and Mental Illness,* Healing Arts Press, Rochester, VT 1987.

7 Irvine D, Bayne, W. and Miyashita, H., *Nature,* 224(81); 1969.

8 Chronister and DeFrance, 1982, as described in Pfeiffer, 1988. (Attention deficit in schizophrenia related to dopamine and histamine imbalances in the nucleus acumbens.)

9 Prell, George E., et al., "Histamine metabolites in cerebrospinal fluid of patients with chronic schizophrenia: Their relationships to levels of other aminergic transmitters and ratings of symptoms," *Schizophr. Res.,* 14:93-104; 1995.

10 Phillipu, A., et al., "In vivo release by histamine agonists and antagonists of endogenous catecholamines in the cat hypothalamus," *Naunyn-Schmiedeberg's Arch. Pharmacol.,* 326: 116-23, 1984.

11 Blandina, P., et al., "Stimulation of the histamine H_2 receptor in the rat hypothalamus releases endogenous NE," *J. Pharmacol. Exp. Therap.,* 249: 45-51; 1989.

12 Prast, et al., "Modulation by dopamine receptors of histamine release in the rat hypothalamus," *Naunyn-Schmiedeberg's Arch. Pharmacol.,* 344:301-5; 1993.

13 Prast, H., et al., "In vivo modulation of histamine release in the hypothalamus by adrenoreceptor agonists and antagonists," *Naunyn-Schmiedeberg's*

Arch. Pharmacol., 344:183-86; 1991.

14 Hill, S.J., et al., "Alpha$_2$ adrenoreceptor mediated inhibition of histamine release from rat cerebral cortical slices," *Br. J. Pharmacol.,* 95:1213-19; 1988.

15 Gulat-Marnay, et al., "Modulation of histamine release and synthesis in the brain mediated by alpha1 adrenoreceptors," *J. Neurochem.,* 53: 519-24; 1989.

16 Pilc, A., and Nowak, J.Z., "Influence of histamine on the serotenergic system of the rat brain," *Eur. J. Pharmacol.,* 55:269-72; 1979.

17 Green, J.P., "Histamine and the nervous system," Fed. Proc., 23:1095-1102; 1964.

18 Green, J.P., "Histamine receptors," *Psychopharmacology, The Third Generation of Progress,* H.Y. Meltzer, ed, Raven, NY, 1987; pp. 273-79.

19 Hough, L.B., et al., "Inhibition of brain histamine metabolism by metoprine," *Biochem. Pharmacol.,* 35:307-10; 1988

20 Schwartz, J.C., et al., "Histaminergic transmission in the mammalian brain," *Physiol. Rev.,* 71:1-51; 1991.

21 Wada, H., et al, "Is the histaminergic nervous system a regulatory center for whole-brain activity?" *Trends Neurosci.,* 14:415-18; 1991.

22 Green, J.P., "Histamine as a neurotransmitter," in Lipton, DeMascio, Killam, eds., *Psychopharmacology: A Generation of Progress,* Raven, NY, 1978; 319-32.

Desequilibrios de Histamina 44-53

Histapenia 44-47

1 Pfeiffer, Carl C., PhD, MD, *Nutrition and Mental Illness,* Healing Arts Press, Rochester, VT 1987.

2 Pfeiffer, Carl C., PhD, MD, Bacchi, Donna, "Copper, zinc, manganese, B3 and B6 in the schizophrenias, *J. App. Nutr.,* 27(2).

3 Pfeiffer Carl C., LaMola, S, "Zinc and manganese in the schizophrenias," *J. Orthomol. Psychiat.,* 12:215-34; 1983. (Copper may increase 1-3 months before falling. This can be prevented by including Mn, B6 and D-penicillamine. However, penicillamine should be avoided if possible, due to side effects.)

4 Pfeiffer, C., PhD, MD, Iliev, V, "A study of zinc deficiency and copper excess in the schizophrenias," *Intl. Rev. Neurobiol.,* 1972, p.141.

5 Pfeiffer, Carl C, PhD, MD, et al., *The Schizophrenias, Ours to Conquer,* rev. ed., Bio-Communications Press, Wichita, KS, 1988.

6 Green, J.P., "Uptake, storage and release of histamine. Uptake and binding of histamine," *Fed. Proc.,* 26(1):211-28; 1-2/1967.

7 Ananth, I.V., et al., "Potentiation of therapeutic effects of nicotinic acid by pyridoxine in chronic schizophrenics," *Can. Psychiatr. Assoc. J.,* 18:377-83; 1973. Also, Patrie, W.M., et al., "The use of nicotinic acid and pyridoxine in the treatment of schizophrenia," *Int. Pharmacopsychiatry,* 16(4):245-50; 1981. (B3 and B6 groups showed significant improvement in symptoms, but not in the group taking both vitamins. However, in the combined group improvement also seems to have occurred as, only in this group, was the average phenothiazine dose able to be decreased.)

8 "Our daughter is a schizophrenic," *Schizophrenia,* 1(1):38-43; 1969.

9 Jaffe, R., Kruesi, O.R., "The biochemical-immunology window: A biomolecular view of psychiatric case management," *J. App. Nutr.,* 44(2); 1992.

10 Walsh, William J., PhD, "Biochemical treatment: Medicines for the next century," *NOHA News,* 16(3); 1991.

11 Horrobin, David F., "Prostaglandin deficiency and endorphin excess in schizophrenia," *J. Orthomol. Psychiat.,* 8(1):13-9; 1979.

12 Walsh, William J., PhD, interview with author, April, 1995.

13 Rollin, Henry, R., *Coping with Schizophrenia,* Brunett, Books, London, 1980, p. 162.

14 Walker, Diane, "Journey through paranoia and beyond," *J. Orthomol. Med.,* 1(3):158-68; 1986.

15 Hoffer, Abram, MD, PhD, "Mega amino acid therapy," *J. Orthomol. Psychiat.,* 9(1):2-5; 1980.

16 Hackett, Marie, *The Cliff's Edge.,* McGraw Hill, NY, 1954.

17 Prell, George E., et al., "Histamine metabolites in cerebrospinal fluid of patients with chronic schizophrenia: their relationships to levels of other aminergic transmitters and ratings of symptoms," *Schizophr. Res.,* 14:93-104; 1995.

18 Walsh, W.J. Rehman, F., "Methylation syndromes in mental illness," *Neuroscience Soc. Abst.,* 11/97, New, Orleans.

19 Walsh, W.J., "Biochemical individuality and nutrition," *NOHA News,* XXV(2):6-8; 2000.

20 Bibus, D.M., Holman, R.T., Walsh, W.J., "Fatty acid profiles of schizophrenic phenotypes," Abst., 91st Annual Mtg., AOCS, Sand Diego, 4/25-28/2000.

21 Walsh, William J., PhD, Interview with author, November, 2000.

22 Walsh, W.J., "Metal-metabolism and human functioning," Pfeiffer Treatment Center, http://www.hriptc.org/mhfres.htm 10/31/00.

Histapenia y Cobre 48-49

1 Pfeiffer and Goldstein, 1984. (Study finds EEG CNS stimulation from 5 mg. copper similar to that produced by euqivalent amount of dexedrine.)

2 Bonnet, Pfeiffer, and Aston, 1980.

3 Tonnies and Ferreira, 1970.

4 Gold, Mark S., MD, et al., *The Good News About Depression,* Villard Books NY, 1987.

5 Pfeiffer, C. C. and Bacchi, Donna, "Copper, zinc, manganese, B3 and B6 in the schizophrenias, *J. App. Nutr.,* 27(2).

6 Pfeiffer, Carl C., PhD, MD, *Nutrition and Mental Illness,* Healing Arts Press, Rochester, VT 1987.

7. Pfeiffer, Carl C, PhD, MD, et al., *The Schizophrenias Ours to Conquer,* rev. ed., Bio-Communications Press, Wichita, KS, 1988.

8 Hitier, Yvonne, "Repercussions of ascorbic acid deficiency on tissue ceruloplasmin and copper levels," *Intl. J. Vitamin Nutr. Res.,* 46(1): 48-57; 1976.

9 Pfeiffer, Carl C., MD, LaMola, S, "Zinc and manganese in the schizophrenias," *J. Orthomol. Psychiat.,* 12:215-34; 1983.

11 Pfeiffer, Carl C., MD, and Iliev, V., "A study of zinc deficiency and copper excess in the schizophrenias," *Intl. Rev. Neurobiol.,* 1972, p.141.

12 Nicholson, G.A., et al., "Effect of D-penicillamine on schizophrenic patients," *Lancet, 1:344,* 1966. (Double blind. Cu excretion correlated w. improvement.)

13 Earlier work by Findlay & Vewnter, Heilmeyer, Hitier, Ozek, Ackerfeldt, Abood & Brenner suggest a link between high copper and schizophrenic symptoms.

14 Werbach, M., *Nutritional Influences on Mental Illness,* Third Line Press, Tarzana, CA, 1991. (Literature suggests Cu elevations are tied to DA activity.)

15 Negative studies (Bowman 1982, Affleck 1969, Mattke 1971) don't tend to differentiate type of schizophrenias, or to account for the possible increase of symptoms in initial stages of treatment, due to released copper entering the bloodstream.

16 Olatunbosun, D.A., et al., "Serum Cu in schizophrenia in Nigerians," *Br. J. Psychiatry*, 127:119-21; 1975. (102 patients significantly elevated over controls.)

17 Walsh, W.J., "Biochemical individuality and nutrition," *NOHA News*, XXV(2):7; 2000.

18 Walsh, William J., PhD, Interview with author, November, 2000.

19 Walsh, W.J., "Metal-metabolism and human functioning," Pfeiffer Treatment Center, http://www.hriptc.org/mhfres.htm 10/31/00.

Grafica Comparativa   50

1 Pfeiffer, Carl C., PhD, MD, *Nutrition and Mental Illness*, Healing Arts Press, Rochester, VT 1987.

2 Jaffe, R., Kruesi, O.R., "The biochemical-immunology window: A biomolecular view of psychiatric case management," *J. App. Nutr.*, 44(2); 1992.

3 Walsh, William J., PhD, Interview with author, December, 2000.

Histadelia   51-53

1 Pfeiffer, Carl C., PhD, MD, *Nutrition and Mental Illness*, Healing Arts Press, Rochester, VT 1987.

2 Pfeiffer, Carl C., MD, and Bacchi, Donna, "Copper, zinc, manganese, B3 and B6 in the schizophrenias," *J. App. Nutr.*, 27(2).

3 Pfeiffer, Carl C, PhD, MD, et al., *The Schizophrenias Ours to Conquer*, rev. ed., Bio-Communications Press, Wichita, KS, 1988.

4 Nijinsky, Romola, *Nijinsky*, Simon & Schuster, NY, 1934.

5 Jaffe, R., PhD, Kruesi, O.R., "The biochemical immunology window: A biomolecular view of psychiatric case management," *J. App. Nutr.*, 44(2); 1992.

6 Walsh, William J., PhD, "Biochemical treatment: Medicines for the next century," *NOHA News*, 16(3); 1991.

7 Walsh, William J., PhD, interview with author, September, 1995.

8 Kruesi, Oscar Rogers, MD, interview with author, February, 1996.

9 Walsh, W.J. Rehman, F., "Methylation syndromes in mental illness," *Neuroscience Soc. Abst.*, 11/97, New, Orleans.

10 Walsh, W.J., "Biochemical individuality and nutrition," *NOHA News*, XXV(2):6-8; 2000.

11 Bibus, D.M., Holman, R.T., Walsh, W.J., "Fatty acid profiles of schizophrenic phenotypes," Abst., 91ST Annual Mtg., AOCS, Sand Diego, 4/25-28/2000.

12 Walsh, William J., PhD, Interview with author, November, 2000.

Piroluria   54-57

1 Prasad, A.S., et al. "Experimental zinc deficiency in humans," *Ann. Intern. Med.*, 89:483; 1978. (Assoc. irritability, depression, amnesia, apathy, paranoia.)

2 Irvine D, Bayne, W. and Miyashita, H, *Nature*, 224(81); 1969. (Identification of kryptopyrrole in human urine and its relation to psychosis.)

3 O'Reilly, Hughes, *Dis Nerv. Syst.*, 26; 1962. (42% of non-schizophrenics, 52% of schizophrenics, 24% of disturbed children, 11% of the general population.)

4 Pfeiffer, Carl C., MD, PhD, and LaMola, Scott, "Zinc and manganese in the schizophrenias," *J. Orthomol. Psychiat.*, 12:215-34; 1983.

5 Pfeiffer, Carl C, PhD, MD, *Nutrition and Mental Illness*, Healing Arts Press, Rochester, VT 1987.

6 Pfeiffer, Carl C, PhD MD, et al., *The Schizophrenias Ours to Conquer*, rev. ed., Bio-Communications Press, Wichita, KS, 1988.

7 Pfeiffer, Carl C., Audelle L, "Pyroluria, zinc and B6 deficiencies," *Intl. Clin. Nutr. Rev*, 8(3): 107-110; 1988.

8 Pfeiffer, Carl C., PhD, MD, "The schizophrenias '76," *Biol. Psychiat.*, 2:773-5; 1976.

9 Pfeiffer CC, PhD, MD, Bacchi, D., "Copper, zinc, manganese, niacin and pyridoxine in the schizophrenias," *J. Appl. Nutr.*, 27:9-39, 1975.

10 Pfeiffer CC, Iliev V,. "A study of Zn deficiency, Cu excess in the schizophrenias," *Intl. Rev. Neurobiol.*, 72:141. (Mn can triple, Zn increase Cu excretion.)

11 Pfeiffer CC, MD, "Observations on trace and toxic elements in hair and serum," *J. Orthomol. Psychiat.*, 3(4):259-64; 1974.

12 Wallwork J, Sandstead H., "Effect of zinc deficiency on brain catecholamine concentration," *Fed. Proc.* 40:939; 1981. (Catecholamines were elevated.)

13 Kimura, I., Kimura, J., "Preliminary reports on the metabolism of trace elements in neuropsychiatric diseases: Zinc in schizophrenias," *Proc. Japanese Acad. Sci.*, 1965, p. 943. (Autopsy found 50% less Zn in frontal, occipital, and hippocampal areas.)

14 Derrien and Benoir, 1929. (High zinc in urine of porphyric patient. Deficiency may cause the psychiatric symptoms.)

15 Werbach, Melvyn, MD, *Nutritional Influences on Mental Illness*, Third Line Press, Tarzana, CA, 1991.

16 Mc Lardy, T., "Hippocampal zinc in chronic alcoholism and schizophrenia," *IRCS J. Med. Sci.*, 2:1010; 1973. (Zinc reduced 30% in early onset schizophrenia.)

17 Pfeiffer, C.C., Sohler, A., et al., "Treatment of pyroluric schizophrenia (malvaria) with large doses of pyridoxine and a dietary supplement of zinc," *J. Orthomol. Psychiat.*, 3(4):292-3; 1974.

18 Sohler, A., et al., "A rapid screening test for pyroluria; useful in distinguishing a schizophrenic subpopulation," *J. Orthomol. Psychiat.* 3(4):273-79, 1974.

19 Ridges, Pauline, PhD, "Biochemical research into schizophrenia in relation to pink spot excretion," *J. Orthomol. Psychiat.*, 1(1):18-26; 1972.

20 Jaffe, R., Kruesi, O.R., "The biochemical-immunology window: A biomolecular view of psychiatric case management," *J. App. Nutr.*, 44(2); 1992.

21 Walsh, William J., PhD, "Biochemical treatment: Medicines for the next century," *NOHA News*, 16(3); 1991.

22 Vonnegut, Mark, *The Eden Express*, Praeger, NY, 1975.

23 Hoffer, Abram, MD, PhD, interview with author, April, 1995.

24 Hoffer, Abram, MD, PhD, "Behavioral Nutrition," *J. Orthomol. Psychiat.*, 8(3):169-75; 1979.

25 Walsh, William J., PhD, Interview with author, September, 1995.

26 Walsh, W.J., "Biochemical individuality and nutrition," *NOHA News*, XXV(2):6-8; 2000.

27 Bibus, D.M., Holman, R.T., Walsh, W.J., "Fatty acid profiles of schizophrenic phenotypes," Abst., 91ST Annual Mtg., AOCS, Sand Diego, 4/25-28/2000.

28 Walsh, William J., PhD, Interview with author, November, 2000.

Factores Asociados   58-73
Deficiencias de Ácido Fólico y B12   58-60

1 Gold, Mark S., MD, et al., *The Good News About Depression*, Villard Books NY, 1987.

2 Pfeiffer, Carl C., PhD, MD, *Nutrition and Mental Illness*, Healing Arts Press, Rochester, VT 1987.

3 Quillin, Patrick PhD, RD, *Healing Nutrients*, Contemporary Books, Chicago, 1987.

4 Pfeiffer, Carl C, PhD, MD, et al., *The Schizophrenias Ours to Conquer*, rev. ed., Bio-Communications Press, Wichita, KS, 1988.

5 DeLiz, Antonio J., "Large amounts of nicotinic acid and vitamin B12 in the treatment of apparently irreversible psychotic conditions found in patients with low levels of folic acid," *J. Orthomol. Psychiat.*, 8(2):63-5, 1979.

6 Jaffe, R., Kruesi, O.R., "The biochemical-immunology window: A biomolecular view of psychiatric case management," *J. App. Nutr.*, 44(2); 1992.

7 Godfrey, P.S.A., et al., "Enhancement of recovery from psychiatric illness by methyl folate," *Lancet*, 336:392-95; 8/18/1990. (Double blind. DSMIII schizophrenics with red cell folate below 200 mcg, no B12 deficiency, showed significant clinical improvement after 6 mo. on 15 mg. methylfolate c.f. placebo.)

8 Newbold, H.L., MD, "The use of vitamin B12b in psychiatric practice," *J. Orthomol. Psychiat.*, 1(1):27-36; 1972.

9 Pfeiffer Carl C., Braverman, E.R., "Folic acid and vitamin B12 therapy for the low histamine, high copper biotype of schizophrenia," in Botez, M.I., and Reynolds, E.N., eds., *Folic Acid in Neurology, Psychiatry and Internal Medicine*, Raven Press, NY, 1979, pp. 483-87.

10 Joshi, Vasant M.B., DPM, et al., "Vitamins B1, B6 and B12 in the adjunctive treatment of schizophrenia — further studies to examine the effect of reduction of chlorpromazine dosage," *J. Orthomol. Psychiat.*, 11(1):42-4, 1982.

11 Garrison, Robert H., Jr., MA, RPh, and Somer, Elizabeth, MA, *Nutrition Desk Reference*, Keats, New Canaan, CN, 1985.

12 Pfeiffer, Carl C, *Mental and Elemental Nutrients*, Keats, New Canaan, CN, 1975.

13 Lieberman, Shari, & Bruning, Nancy, *The Real Vitamin & Mineral Book*, Avery, Garden City Park, NY, 1990.

14 Krohn, Jaqueline, MD, Taylor, F. A., Larson, E. M., *The Whole Way to Allergy Relief & Prevention*, Hartley & Marks, Point Roberts, WA, 1991.

15 *Br. J. Psychiat.*, 153:266-7; 8/1988. (B12 deficiency may predispose to psychotic symptoms during depression.)

16 *Lancet*, V. II, 7/28/1984, pp. 196-8. (Folic acid Ibenefitted depressed patients, and helped those who didn't respond well to conventional medications.)

17 Werbach, Melvyn, MD, *Nutritional Influences on Mental Illness*, Third Line Press, Tarzana, CA, 1991.

18 Kallstrom, B., et al., "Vitamin B12 and folate concentrations in mental patients," *Acta Psychiatra, Scand.*, 45:137-52; 1969.

19 Hunter, R., "Serum B12 and folate concentration in mental patients," *Br. J. Psych.*, 113:1291-95; 1967. (About 25% of hospitalized patients are deficient.)

20 Howard, J.S., "Folate deficiency in psychiatric practice," *Psychosomatics*, 16:112-15; 1975. (Associated with depression, weakness, spasticity, numbness.)

21 "Vitamin B12 hypovitaminosis in mental disease," *Acta Med. Scand.*, 1965. (B12 deficiency in hospitalized mental patients about 30X general population.)

22 Carney, M.W.P., "Psychiatric aspects of folate deficiency," in M.I. Botex and E.H. Reynolds, eds., *Folic Acid in Neurology, Psychiatry, and Internal Medicine*, Raven Press, NY, 1979.

Ácidos Grasos   61-62

1 Rudin, Donald O., MD, et al., *The Omega-3 Phenomenon*, Rawson Assn., NY, 1987.

2 *Prostaglandins Leukot Essent Fatty Acids*, 55(1 & 2); July, August/1996. Pearson Professional Ltd.

3 Horrobin, D.F., "EFAs in plasma phospholipids in schizophrenia," *Biol Psychiat.*, 25(5):562-68; 1989.

4 Vaddadi, K.S., Horrobin, D.F., *J. Medical Science* 7:52; 1979.

5 Dunbar, L.M., Bailey, J.M., *J. Biology and Chemistry*, 250:1152-1154; 1975.

6 Rudin, Donald O, "The major psychoses and neuroses as omega 3 EFA deficiency syndrome: Substrate pellagra," *Biol. Psychiat.*, 16(9):837-50; 1981.

7 Mathe, A.A., "Combined prostaglandin decrease with PGE2 increase found in schizophrenics," *Clin. Psychiatry News*; 1981. (Elevated PGE2 and decreased PGE1 in the spinal fluid of schizophrenics as compared to controls.)

8 Horrobin DF, "The membrane phospholipid hypothesis as a biochemical basis for the neurodevelopmental concept of schizophrenia," *Schizophrenia Research*, 30:193-208; 1998.

9 Horrobin, D.F., *Medical Hypotheses*, 5:969-985; 1979. 6:469-486 and 785-800; 1980. 10:329-36; 1983.

10 Passwater, Richard, PhD, *Evening Primrose Oil*, Keats, New Canaan, CN, 1981.

11 Passwater, Richard, *Fish Oils Update*, Keats, New Canaan, CN, 1987.

12 Horrobin DF, Bennett CN, "New gene targets related to schizophrenia and other psychiatric disorders: Enzymes, binding proteins and transport proteins involved in phospholipid and fatty acid metabolism," *Prostaglandins Leukot Essent Fatty Acids*, 60(3):141-67; 3/99. (PLA2 and PLC in signal transduction.)

13 Horrobin, David F., BM, MA, D Phil., "Prostaglandin deficiency and endorphin excess in schizophrenia," *J. Orthomol. Psychiat.*, 8(1):13-19; 1979.

14 Heleniak, Edwin P., MD, Lamola, Scott, "Histamine and prostaglandins in schizophrenia," *J. Orthomol. Psychiat.*, 14(3):162-77; 1985.

15 Jaffe, Russell, MD, PhD, Kruesi, Oscar Rogers, MD, "The biochemical-immunology window: A biomolecular view of psychiatric case management," *J. App. Nutr.*, 44(2); 1992.

16 Capel, I.D., "Factors affecting antioxidant defense potential," in C.K. Chow, ed., *Cellular Antioxidant Defense Mechanism*, CRC Press, Boca Raton, 1988; pp. 191-215.

17 Erasmus, Udo, *Fats that I leal, Fats that Kill*, Alive Books, Burnaby, Canada, rev. ed., 1995.

18 Kruesi, Oscar Rogers, MD, interview with author, February, 1996.

19 Laugharne, J.D.E., et al, "Fatty acids and lipids: From cell biology to human disease" 2nd International Congress of the International Society for the Study of Fatty Acids and Lipids, Bethesda,

MD, 6/7-10/95.

20 Davis, Donald R., PhD, "Omega-3 Fatty Acids in Clinical Practice," *J. Adv. Med.*, 8(1):5-35; 1995.

21 Davis, Donald R., PhD, interview with author, February, 1996.

22 Biagi, et al., "GLA dietary supplementation can reverse the aging influence on rat liver microsome delta 6-desaturase activity," *Biochim Biophys Acta*, 1083:187-92.

23 Hrelia, et al., "Kinetic analysis of delta-6-desaturation in liver microsomes: Influences of GLA dietary supplementation to young and old rats," *Prostaglandins Leukot Essent Fatty Acids*, 44:191-94; 1991.

24 Vaddadi, K.S., Courtney, P., et al., "A double blind trial of essential fatty acid supplementation in patients with tardive dyskinesia," *Psychiatr. Res.*, 27(3):313-23, 1989. (RBC membrane ALA, EPA, and DHA in schizophrenics with TD correlated inversely with the severity of the dyskinesia. Schizophrenic symptoms improved relative to placebo over 4 mo. evening primrose oil supplementation.)

25 Abdulla, Y.H., Hamadah, K., "Effect of ADP on prostaglandin E1 formation in blood platelets from patients with depression, mania and schizophrenia," *Br. J. Psychiatry*, 127:591-95; 1975. (Schizophrenic platelets did not make PGE1 normally. In bipolars, PGE1 increased in mania, decreased in depression.)

26 Mathe, A.A., "Increased content of immunoreactive prostaglandin E in cerebrospinal fluid of patients with schizophrenia," *Lancet*, 1:16-18; 1980.

27 Kaiya, H., "Prostaglandin E1 treatment of schizophrenia," *Biol. Psychiatry*, 19(3):457-63; 1984. (Clinical improvement in acute, unmedicated patients given IV infusions of PGE1 corresponded to initially decreased plasma PGE.)

28 Horrobin, David F., "Schizophrenia as a membrane lipid disorder which is expressed throughout the body," *Prostaglandins Leukot Essent Fatty Acids*, 55(1 & 2):3-7; July, August/1996.

29 Glen, A.I. M., Glen, E.M.T., Horrobin, D.F., et al, "A red cell membrane abnormality in a subgroup of schizophrenic patients: Evidence for two diseases," *Schizophr. Res.*, 12:53-61; 1994 Or 1996?

30 Peet, M., Horrobin, D.F., et al, "Arachidonic acid, a common link in the biology of schizophrenia," *Arch Gen. Psychiatr.*, 5:665-666; 1994.

31 Yao, J.K., van Kammen, D.P., et al, "Red blood cell membrane dynamics in schizophrenia. II. Fatty acid composition." *Schizophr. Res.*, 13:217-26; 1994.

32 Mukherjee, S., Mahadik, S.P., Horrobin, D.F., et al, "Membrane fatty acid composition of fibroblasts from schizophrenic patients," *Biol. Psychiatr.*, 35:700; 1994.

33 Horrobin, D.F., Manku, M.S., "Fatty acid levels in brains of schizophrenics and normal controls," *Biol. Psychiatr.*, 30:795-805; 1991.

34 Mahadik, S.P., Scheffer, R.E., "Oxidative injury and potential use of antioxidants in schizophrenia," *Prostaglandins Leukot Essent Fatty Acids*, 55(1 & 2):45-54; July, August/1996.

35 Peet, M., Laugharne, J.D.E., et al., et al, "Depleted red cell membrane essential fatty acids in drug-treated schizophrenic patients," *J. Psychiatr. Res.*, 29:227-32; 1995.

36 Peet, M., Laugharne, J.D.E., et al., "Essential fatty acid deficiency in erythrocyte membranes from chronic schizophrenic patients, and the

clinical effects of dietary supplementation," *Prostaglandins Leukot Essent Fatty Acids*, 55(1 & 2):71-76; July, August/1996.

37 Deicken. R. F., Calabrese, G., et al., "13-phosphorus magnetic resonance spectroscopy of the frontal and parietal lobes in chronic schizophrenia," *Biol. Psychiatr.*, 36:503-510; 1994.

38 Pettegrew, J.W., Kesharan, M.S., et al., "Alterations in brain high-energy phosphate and membrane phospholipid metabolism in drug-naive, first episode schizophrenics," *Arch. Gen. Psychiatr.*, 48:563-68; 1991.

39 Stanley, J.A., Williamson, P.C., et al., "An in vivo study of the prefrontal cortex of schizophrenic patients at different stages of illness via phosphorus magnetic resonance spectroscopy," *Arch. Gen. Psychiatr.*, 52:399-406; 1995.

40 Gattaz, W.F., Schmitt, A., et al., "Increased platelet phospholipase A2 in schizophrenia," *Schizophr. Research*, 16:1-6; 1995.

41 Abdalla, D.S.P., Manteiro, H.P., et al, "Activities of superoxide dismutase and glutathione peroxidase in schizophrenic and manic depressive patients," *Clin. Chem.*, 32:805-7; 1986.

42 Reddy, R., et al., "Enzymes of the antioxidant defence system in chronic schizophrenic patients," *Biol. Psychiatr.*, 30:409-12; 1991.

43 Buckman, T.D, Kling, A.S., et al, "Glutathione peroxidase and CT scan abnormalities in schizophrenia," *Biol. Psychiatr.*, 22:349-356; 1987.

44 Gattaz, W.F., Brunner, J., "Phospholipase A2 and the hypofrontality hypothesis of schizophrenia," *Prostaglandins Leukot Essent Fatty Acids*, 55(1 & 2):109-14; July, August/1996.

45 Peet, M., Laugharne, J., et al., "Tardive dyskinesia, lipid peroxidation, and sustained amelioration with vitamin E treatment," *Int. Clin. Psychopharmacol.*, 8:151-53; 1993.

46 Lohr, J.B., Cadet, J.L., et al., "Vitamin E treatment of TD: The possible involvement of free radical mechanism," *Schizophr. Bull.*, 14:291-96; 1988.

47 Mahadik, S.P., Mukherjee, S., "Elevated levels of lipid peroxidation products in plasma from drug-naive patient at the onset of psychosis," *Schizophr. Res.*, 15:66; 1995.

48 Christeson O, Christeson, E, "Fat consumption and schizophrenia," *Acta. Psychiatr. Scand.*, 78:587-91; 1988. (In a review of WHO statistics from eight countries, over 98% of cross national variance in outcome in schizophrenia could be accounted for by the ratio of fish/vegetable to animal/bird fats.)

49 Hudson, C.J., Young, L.T., et al, "CNS signal transduction in the pathophysiology and pharmacology of affective disorders and schizophrenia," *Synapse*, 13:278--93; 1993.

50 Braff, E.L., "Information processing and attention dysfunction in schizophrenia," *Schizphr. Bull.*, 19:233-60; 1993.

51 Axelrod, J., "Receptor-mediated activation of phospholipase A2 and arachidonic acid release in signal transduction," *Biochem. Soc. Trans.*, 19:503-7; 1990.

52 Dennis, E.A., Rhee, S.G., et al., "Role of phospholipase in generating lipid second messenger signal transduction, *FASEB J.*, 5:2068-77; 1991.

53 Heron, D., Shinitzky, M., et al., "Lipid fluidity markedly modulates the bindings of serotonin to mouse brain membrane," *Proc. Natl. Aca. Sci.*, USA, 77:7463-67; 1980.

54 Hirata, F. Axelrod, J., "Phospholipid methylation and biological signal transmission, *Science*, 209:1082-1090; 1980.

55 Heron, D. Hershkowitz, et al., "The lipid fluidity of synaptic membranes and the binding of serotonin and opiate ligands," in U.Z. Littauer, Y. Dudai, I. Silman, V. Teichbergy, Z. Vogel, eds., *Neurotransmitters and their Receptors*, John Wiley, 1980; pp. 125-38.

56 Axelrod, J., "Receptor-mediated activation of phospholipase A2 and arachidonic acid release in signal transduction," *Biochem. Soc. Trans*, 18: 503-7; 1990.

57 Kut'ko, I., Frolov, V.M., et al., "Antioxidants in the treatment of schizophrenia (the correction of lipid peroxidation processes)," *Zh. Nevropatol. Psikhiatr. Im. S.S. Korsakova*, 96:32-34; 1996. (During relapse, lipid peroxidation intensified in the 185 patients examined. Antioxidants improved mental state.)

58 Farooqui, A.A., Hirashima, Y., et al., "Brain phospholipases and their role in signal transduction," in N.G. Bazan, B. Toffano, D.F. Horrobin, eds., *Neurobiology of Essential Fatty Acids*, Plenum Press, NY, 1992; pp. 11-25.

59 Rafalowska, U., Liu, J., et al., "Peroxidation induced changes in synaptosomal transport of dopamine and aminobutyric acid," *Free Radical Biol. Medicine*, 6:485-92; 1989.

60 Schwartz, R.D., Skolnick, P., et al., "Regulation of gamma butyric acid/barbiturate receptor grated chloride ion flux in brain vesicles by phospholipase A2: Possible role of oxygen radicals," *J. Neurochem*, 50: 565-71; 1988.

61 Hudson, C.J., Lin, A., Horrobin, D.F., "Phospholipases: In search of a genetic base of schizophrenia," *Prostaglandins Leukot Essent Fatty Acids*, 55(1 & 2):119-122; July, August/1996.

62 L'hirondel, M., Cheramy, A., et al., "Effects of arachidonic acid on dopamine synthesis, spontaneous release, and uptake in striatal synaptosomes from the rat," *J. Neurochem.*, 64: 1406-9; 1995.

63 Strosznaider, J., Samochocki, M., "Serotonin, a potent modulator of arachidonic acid turnover, interaction with glutaminergic receptor in brain cortex," *Neurochem. Int.*, 25:193-99; 1994.

64 Glen, A.I., Cooper, S.J., et al., "Membrane fatty acids, niacin flushing and clinical parameters," *Prostaglandins Leukot Essent Fatty Acids*, 55(1-2):9-15; 7-8/1996. (In negative symptom schizophrenia, niacin flush was associated with red cell AA, DHA and increased affective symptoms.)

65 Lin, A., Hudson, C.J., "The niacin challenge test in schizophrenia: past, present and future," *Prostaglandins Leukot Essent Fatty Acids*, 55(1 & 2):17-20; 7-8/96.

66 Nordstrom, A.L., Farde, I., et al., "No elevated D_2 receptors in neuroleptic-naive schizophrenic patients revealed by positron emission tomography and [^{11}C]N-methylspiperone," *Psychiatr. Res. Neuroimag.*, 61:67-81; 1995.

67 Williamson, P.C., Brauer, M., et al, "^{31}P magnetic resonance spectroscopy studies in schizophrenia," *Prostaglandins Leukot Essent Fatty Acids*, 55(1 & 2):115-18; July, August/1996.

68 van Kammen, D., Uao, J.G., et al., "Polyunsaturated fatty acids, prostaglandins, and schizophrenia," *Ann. NY Acad. Sci.*, 559: 411-23; 1989.

69 Ernster, I., "Lipid peroxidation in biological membranes: Mechanisms and implications," in K. Yagi, ed., *Active Oxygens, Lipid Peroxides and Antioxidants*, CRC Press, Japan, 1991; pp. 1-38.

70 Miyakawa, T., Sumiyoshi, S., et al, "Electron microscopic study on schizophrenia. Mechanism of pathological changes," *Acta Neuropathologica*, 20:647-77; 1972.

71 Oliveira, C.R., Agostino, P., et al., "Reactive oxygen species and GABA release," *Ann. NY Acad.*

Sci., 738:130-40; 1994.

72 Levin, E.Y., Kaufman, S., *J. Biol. Chem.*, 236: 2043-48; 1961.

73 Reddy, R., Kelkar, H., et al, "Abnormal erythrocyte catalase activity in schizophrenic patients," *Schizophr. Res.*, 9:227; 1993.

74 Stoklasova, A., Zapletalek, M., et al., "Glutathione peroxidase acivity of blood in chronic schizophrenics," *Shorniku Bedeckych Praci Lekarske Fakulty UK v Hradci Kralove*, 291-2:103-108; 1986.

75 Buckman, T.D., Kling, A.S. et al., "Platelet glutathione peroxidase and monoamine oxidase activity in schizophrenics with CT scan abnormalities: Relation to psychosocial variables," *Psychiatr. Res.*, 31:1-14; 1990.

76 Reddy, R.D., Yao, J.K., "Free radical pathology in schizophrenia: A review," *Prostaglandins Leukot Essent Fatty Acids*, 55(1 & 2):33-44; July, August/1996.

77 Aruoma, O.I., Halliwell, B., "Superoxide-dependent and ascorbate-dependent formation of hydroxyl radicals from hydrogen peroxide in the presence of iron," *Biochem. J.*, 241:273-78; 1987.

78 Sohal, R.S., Ku H, et al., "Oxidative damage, mitochondrial oxidant generation, and antioxidant defenses during aging and in response to food restriction in the mouse," *Mech. Aging Dev.*, 74: 121-33; 1994.

79 Sohal, R.S. & B.H., et al, "Relationship between antioxidant defenses and longevity in different mammalian species," *Mech. Aging Dev.*, 53:217-27; 1990.

80 Ku, H., Brunk, U.T., et al., "Relationship between mitochondrial superoxide and hydrogen peroxide production and longevity of mammalian species," *Free Radical Biol. Med.*, 15:621-27; 1993.

81 Masoro, E.J., "A critical review: Nutrition and aging — A current assessment," *J. Nutr.*, 115: 842-48; 1984.

82 Pall, H.S., Williams, A.C., et al., "Evidence of enhanced lipid peroxidation in cerebrospinal fluid of patients taking phenothiazines," *Lancet*, ii:596-99; 1987.

83 Stram R.J., Binkova, B., et al., "Antioxidant effects on alcohol, drugs, and aging," in Medelsohn, M.L., Albertini, R.J., eds., *Mutation and the Environment*, Wiley-Lioss, NY, 1990; pp. 327-37.

84 Szabo, L., Lajko, K., et al., "Effects of neuroleptics on lipid peroxidation and peroxide metabolism enzyme activities in various discrete areas of the rat brain," *Chem. Pharmacol.*, 14: 537-539; 1983.

85 Bates, P.R., Hawkins, A., et al., "Heat stress lipids and schizophrenia," *Prostaglandins Leukot Essent Fatty Acids*, 55(1 & 2):1901-108; July, August/1996.

86 Emerit, J., Claudiere, J., "Free radicals and lipid peroxidation in cell pathology.," in J. Miquel, A Quintanilha, H. Weber, eds., *Biomedicine*, Vol. 1, CRC Press, Boca Raton, 1989; pp.177-187.

87 Fleischman, Alan I, PhD, FAIC, Philpott, W.H., MD, et al., "Lipid chemistry and the psychiatric patient," *J. Orthomol. Psychiat.*, 4(2):168-73; 1975.

88 Schuitemaker, GM E., MD, "Oxycholesterols in food," *J. Orthomol. Med.*, 3(4):189-90, 1988.

89 Lester, D., "Fat consumption and suicide," *J. Orthomol. Med.*, 5(1):20-21; 1990.

90 Shaw, W., "Possible synergistic effects of nonesterified fatty acids and lysolecithins, a toxic methionine metabolite, and ammonia in the production of hepatic encephalopathy and schizophrenia," *J. Orthomol. Med.*, 3(3):87-109; 1988.

91 Ross B.M., Turenne S, et al., "Differential

---

alteration of phospholipase A2 activities in brain of patients with schizophrenia," *Brain Res*, 821(2):407-13; 3/13/1999. (Schizophrenics showed reduced Ca-stimulated PLA2 in temporal and prefrontal cortices and putamen. Cocaine abusers also show reduced activity in the striatum (perhaps due to increased DA). Ca-independent PLA2 was elevated in the temporal cortex of schizophrenics, perhaps due to oxidative stress and altered fatty acid metabolism.)

92 Laugharne J.D., Mellor J.E., Peet M., "Fatty acids and schizophrenia," *Lipids*, 31:S163-5; 3/1996. North General Hospital, Sheffield UK (Controlled. Schizophrenic red cells showed substantial depletion of EFAs, with AA and DHA particularly low. Another study found adequate intake, but less severe symptoms with greater dietary omega 3. 10 gm/day MaxEPA, created significant improvement related to increased red cell membrane omega 3.)

93 Peet M., et al, "Fatty acid supplementation in schizophrenic patients," *Schiz Res*, 24:255; 1997. abst. presented at NIMH Conference 9/98. (12 week placebo-controlled blinded trial comparing placebo, DHA and EPA in 45 patients found 11%, 9%, and 23% improvement.)

94 Puri B.K., Richardson A.J., Horrobin DF, et al, "Eicosapentaenoic acid treatment in schizophrenia associated with symptom remission, normalization of blood fatty acids, reduced neuronal membrane phospholipid turnover and structural brain changes," *Int I Clin Pract*, 54(1):57-63; 1-2/2000. (A drug naive patient improved dramatically on 6 mo EPA. Red cell membrane n-3 and n-6 abnormalities were corrected, and membrane phospholipid turnover decreased as evidenced by NMR. MRI showed 6 months treatment reversed previous year of ventricle enlargement/cerebral atrophy.)

95 Mellor J.E., Peet M., "Double blind placebo controlled trial of omega-3 fatty acids as an adjunct to the treatment of schizophrenia," Winter Schizophrenia Workshop; Davos, Switzerland: February 7-13, 1998

96 Peet M., Mellor J.E., "Double blind placebo controlled trial of n-3 polyunsaturated fatty acids as an adjunct to neuroleptics," *Schizophr Res*, 29:160; 1998.

97 Puri B.K., Richardson AJ. Sustained remission of positive and negative symptoms of schizophenia following treatment with eicosapentaenoic acid. *Arch Gen Psychiatry*, 1998; 55: 188-189.

98 Shah S., Ramchand C.N., Peet M., Are polyunsaturated fatty acids a serious innovation in treatment for schizophrenia, *Schizophr Res*, 41:27; 2000.

99 Puri B.K., Richardson A.J., "Sustained remission of positive and negative symptoms of schizophrenia folowing dietary supplementation with polyunsaturated fatty acids," *Arch Gen Psychiatry*, 55:188-189; 1998.

100 Horrobin, D.F., "The role of essential fatty acids in schizophrenia," ISOM, Nutritional Medicine Today Conf., Vancouver, BC, 4/2000.

101 Puri B.K., Richardson AJ, easton T, et al, "Reduced neuronal membrane phospholipid turnover and normalization of blood fatty acids associated with symptom remission in a patient with schizophrenia treated solely with eicosapentanoic acid," *Schizophr Res*, 41:243; 2000.

102 Peet M., Horrobin D.F., "A multicenter trial of ethyleicosa pentaenoate in schizophrenia," *Schizophr Res*, 41:225; 2000.

103 Pellegrew, J.W., Keshavan M.S., et al, "NMR spectroscopy, neurodevelopment and schizophrenia," *Schiz Bull*, 19:35-53; 1993. (Phospholipid breakdown.)

104 Horrobin D.F., Glen A.I.M., Vaddadi K.S.,

"The membrane hypothesis of schizophrenia," *Schiz Res*, 13:195-207; 1994.

105 Gattaz, W.F., Hubner C., et al, Increased serum PLA2 in schizophrenia: A replication study, *Bio Psychiatr*, 28:495-501; 1990. Increased PLA2 removes AA, DHA, DGLA and EPA from the Sn 2 position.

106 "Essential fatty acids and mental health," & "10th Winter schizophrenia workshop," Davos, Switzerland, 2/5-12/2000" at www.mhnj.com 10-15-2000.

107 Bibus, D.M., Holman, R.T., Walsh, W.J., "Fatty acid profiles of schizophrenic phenotypes," Abst., 91ST Annual Mtg., AOCS, Sand Diego, 4/25-28/ 2000.

108 Walsh, William J., PhD, Interview with author, November, 2000.

109 Stoll AL, Severus WE, et al., "Omega 3 fatty acids in bipolar disorder: A preliminary double-blind, placebo-controlled trial," *Arch Gen Psychiatry*, 56(5):407-12; 5/99.

Alergias   64-68

1 Mandell, M., "Cerebral reactions in allergic patients: Illustrative case histories and comments," *2nd International Congress of Social Psychiatry*, London, Keats, New Canaan, CN, 1969.

2 Philpott, W.H., "Selective substance reactivity in pancreatic insufficiency," *J. Orthomol. Psychiat.*, 7(3):179-89; 1978.

3 Hoffer, A., *Common Questions on Schizophrenia and their Answers*, Keats, New Canaan, CN, 1987.

4 Pfeiffer, C.C., *Nutrition and Mental Illness*, Healing Arts Press, Rochester, VT, 1987.

5 Dohan, F.C., et al., "Is schizophrenia rare if grain is rare?" *Biol. Psychiat.*, 19:385-99; 1984.

6 Dohan, F.C., et al., "Relapsed schizophrenics: More rapid improvement on a cereal free diet," *Br. J. Psychiat.*, 115:595-6; 1969.

7 Randolph, T.G., "Ecologic orientation in medicine: Comprehensive environmental control in diagnosis and therapy," *Annals of Allergy*, 23: 7-22; 1/1965.

8 Randolph, T.G., "Domiciliary chemical air pollution in the etiology of ecologic mental illness," *Intl. J. Soc. Psychiat.*, 16(4):70; 1971.

9 Mandell, M., *Dr. Mandell's 5 Day Allergy Relief System*, Thomas Y. Crowell, NY, 1979.

10 Pfeiffer, C.C., et al., *The Schizophrenias Ours to Conquer*, rev. ed., Bio-Communications Press, Wichita, KS, rev. ed., 1988.

11 Humiston, K.E., et al., "Psychological stress of clearing from food allergies," *J. Orthomol. Psychiat.*, 7(2):124-6; 1979.

12 Krohn, J., et al., *The Whole Way to Allergy Relief and Prevention*, Hartley and Marks, Port Roberts, WA., 1991.

13 Cott, A., "Fasting: Controlled treatment for schizophrenia," *J. Orthomol. Psychiat.*, 3(4): 301-11; 1974.

14 Rees, E., "Clinical observations on the treatment of schizophrenic and hyperactive children with megavitamins," *J. Orthomol. Psychiat.*, 2(3):93-103; 1973.

15 Faelten, et al., *The Allergy Self-help Book*, Rodale Press, Emmaus, PA., 1983.

16 Randolph, T.G., et al., *An Alternative Approach to Allergies*, Lippincott and Crowell, 1979.

17 Quillin, P., *Healing Nutrients*, Contemporary Books, Chicago, 1987.

18 Horrobin, D.F., "Prostaglandin deficiency and endorphin excess in schizophrenia," *J. Orthomol. Psychiat.*, 8(1):13-19; 1979.

19 Hoffer, A., *Orthomolecular Medicine For Physicians*, Keats, New Canaan, CN, 1983.

20 Balch, J., Balch, P.A., *Prescription for Nutritional Healing*, Avery, Garden City Park, NY, 1990.

21 Daykin, P.N., "Stomach acid and hyperactivity," *J. Orthomol. Psychiat.*, 5(3):212-14; 1976.

22 Bicknell F., Prescott, F., *The Vitamins in Medicine*, Lee Foundation for Nutritional Research, Milwaukee, WI.

23 Keuter, E.J., *Nut. Abst. Rev.*, 29:273; 1959.

24 Levin, Alan Scott, MD, The *Type 1, Type 2 Allergy Relief Program*, Jeremy P. Tarcher, Inc., L.A., 1983.

25 Murray, Michael T., ND, *Stress, Anxiety & Insomnia*, Prima, Rocklin, CA, 1995.

26 Philpott, MD, "Methods of reversing the stimuli-evoked pancreatic insufficiencies of chronic degenerative diseases," *J. Orthomol. Psychiat.*, 7(3):190-201; 1978.

27 Murray, Michael T., ND, Pizzorno, Joseph, ND, *Encyclopedia of Natural Medicine*, Prima, Rocklin, CA, 1991.

28 Jaffe, Russell, MD, PhD, Kruesi, Oscar Rogers, MD, "The biochemical-immunology window: A molecular view of psychiatric case management," *J. App. Nutr.*, 44(2); 1992.

29 Levine, Stephen, A., PhD, Rheinhardt, MS., "Biochemical-pathology initiated by free radicals, oxidant chemicals, and therapeutic drugs in the etiology of chemical hypersensitivity disease," *J. Orthomol. Psychiat.*, 12(3):166-83; 1983.

30 Philpott, William H., MD, Philpott, Katherine, BA, "Principles of bio-ecologic medicine," *J. Orthomol. Psychiat.*, 11(3):204-7; 1982.

31 Philpott, William H., MD, et al., "Ecologic-metabolic profile of schizophrenia," *J. Orthomol. Psychiat.*, 8(2):84-105; 1979.

32 Hoffer, Abram, MD, PhD, interview with author, April, 1995.

33 Philpott, William H., MD, "Maladaptive reactions to frequently used foods and commonly met chemicals as precipitating factors in many chronic physical and chronic emotional illnesses," in R. Williams and D. Kalita, eds, *A Physicians Handbook on Orthomolecular Medicine*, Keats, New Canaan, CN, 1977.

34 "Living with schizophrenia," *J. Orthomol. Psychiat.*, 14(1):39-41; 1985.

37 Philpott, William, MD, and Kalita, Dwight, PhD, *Brain Allergies: The Psychonutrient Connection*, Keats, New Canaan, CN, 1980, 1987.

38 Riordan, Hugh, MD, interview with the author, October, 1995.

39 Coca, Arthur, F., MD, *The Pulse Test*, Barricade Books, NY, 1994.

40 Null, Gary, and Feldman, Martin, MD, *Good Food, Good Mood*, St. Martin's, NY, 1988.

41 Weintraub, Skye, ND, *Minding Your Body*, Complementary Medicine Pub. Co., Portland, OR, 1995.

42 Wunderlich, Ray C., MD, "Desensitizing allergy injections: A biological and psychological tool to behavioral change," *J. Orthomol. Psychiat.*, 5(2):138-147; 1976.

43 Lamkin, Peg MacPherson, "Allergies and schizophrenia: Immune system starvation?" *J. Orthomol. Psychiat.*, 10(4):249-62; 1981.

44 King, D.S., "Can allergic exposure provoke psychological symptoms? A double blind test," *Biol. Psychiatry*, 16(1):3-19,1981.

45 Riperre, V., "Some varieties of food intolerance in psychiatric patients: An overview," *Nutr. Health*, 3(3):125-36; 1984.

46 Rix, K.J., et al., "Food antibodies in acute psychoses," *Psychol Med.*, 15(2):347-54; 1985. (Possible association of mania with IgE antibodies to wheat or rye.)

47 Hershey, Jane, *Why Can't My Child Behave?* Pear Tree Press, Alexandria, VA, 1996.

48 Ali, M., "Correlation of IgE antibodies with specificity for pollen and mold allergy with changes in electrodermal skin responses following exposure to allergens," *Am. J. Clin. Pathology*, 91(3):357; 1989. (Double blind. EAV response to molds and pollens showed 73% correlation with microELISA IgE results.)

49 Krop, J., Swierczek, J., et al, "Comparison of ecological testing with the Vega test method in identifying sensitives to chemicals, foods and inhalants," *Am. J. Acupuncture*, 13(3): 253-59; 1985. (Double blind comparing EAV to intradermal and sublingual tests. Neutralizing dose was identical in 66% of tests.)

50 Tsuei, J.J., Lehman, C.W., et al., "A food allergy study utilizing the EAV acupuncture technique," *Am. J. Acupuncture*, 12(2):105-116; 1984. (Double blind. EAV results matched patient history 74% of the time, rechallenge tests 77%, skin testing 71%, RAST 69%.)

51 Lawson, Lynn, *Staying Well in a Toxic World*, Lynwood Press, Evanston, IL, 1993.

52 Krop, J., Lewith, G.T., "A double blind, randomized, controlled investigation of electrodermal testing in the diagnosis of allergies," presented at the AAEM 32nd Annual Meeting, La Jolla, CA, Oct 26, 1997.

53 Rapp, Doris, MD, *Is This Your child?* William Morrow, NY, 1991.

54 Rockwell, Sally, C.N., Ph.D., *The Rotation Game: A Diversified Rotation Diet*, and *Allergy Recipies*, rev. ed., Sally J. Rockwell, Seattle, WA, 1996.

55 Egger, J., Stolla, A., McEwen, L.M., "Controlled trial of hyposensitization in children with food-induced hyperkinetic syndrome," *Lancet*, 339: 1150-53; 1992.

Gluten y Caseína   69

1 Dohan, F.C. et al., "Is schizophrenia rare if grain is rare," *Biol Psychiatry*, 19:385-99; 1984.

2 Dohan, F.C., et al., "Relapsed schizophrenics: More rapid improvement on a cereal free diet," *Br. J. Psychiatry*, 115:595-6; 1969.

3 Singh, M.M., Kay S.R., "Wheat gluten as a pathogenic factor in schizophrenia," *Science*, 191: 401-2, 1976. (Two scales double blinded. 10/14 patients responded to milk and cereal free diet. Effect largely confined to nonparanoid patients with poor outcomes.)

4 Pfeiffer, Carl C., PhD, MD, *Nutrition and Mental Illness*, Healing Arts Press, Rochester, VT, 1987.

5 Singh, M.M., et al., "Gluten and schizophrenia," *Lancet*, 2:689; 1976.

6 Pfeiffer, Carl C., PhD, MD, et al., *The Schizophrenias Ours to Conquer*, rev. ed., Bio-Communications Press, Wichita, KS, 1988.

7 Horrobin, David F., "Prostaglandin deficiency and endorphin excess in schizophrenia," *J. Orthomol. Psychiat.*, 8(1):13-19; 1979.

8 Zioudrou, C., et al., "Opoid peptides derived from food proteins," *J. Biol. Chem.*, 254(7):2446-9; 4/10/1979.

9 Washburn, Carl F., MD, Reichert, Robert G., ND, "An hypothesis for a mechanism for the pathogenesis of psychomimetic symptoms in gluten/giadin sensitive individuals," *J. Orthomol. Med.*, 5(3):175-8; 1990.

10 Ashkenazi, A., et al., "Immunological reaction of psychotic patients to fractions of gluten," *Am J. Psychiatry*, 136(10):1306-9; 1979.

11 Mycroft, F.J., et al., "MIF-like sequences in

milk and wheat proteins," letter, *N. Engl. J. Med.,* 307(14):895; 1982.

12 Philpott, W., MD, at APA/BPA meeting, 1974, reported in Hoffer, *Common Questions about Schizophrenia and their Answers,* Keats, New Canaan, 1987.

13 Jaffe, Russell, MD, PhD, Kruesi, Oscar Rogers, MD, "The biochemical-immunology window: A molecular view of psychiatric case management," *J. App. Nutr.,* 44(2); 1992.

14 Dohan, F.D., "Wartime changes in hospital admissions for schizophrenia," *Acta Psychiatrica, Scandinavica,* 42(1):1-23; 1966.

15 Hunter, Beatrice T., *Gluten Intolerance,* Keats, New Canaan, CN, 1987.

16 Murray, Michael T., ND, Pizzorno, Joseph, ND, *Encyclopedia of Natural Medicine,* Prima, Rocklin, CA, 1991.

17 Messer, M., Baume, P.E., "Oral papain in gluten intolerance," *Lancet;* 1976, ii, pp.1022.

18 Messer, M., et al. "Studies on the mechanism of destruction of the toxic action of wheat gluten in coeliac disease by crude papain," *Gut,* 5:295-303; 1964.

19 Dean, G., Hanniffy, L., et al., "Schizophrenia and coeliac disease," *J. Irish Med. Assoc.,* 68: 545-546; 1975.

20 Walsh, D., "Coeliac disease and schizophrenia," *Br. Med. J.,* 2:242; 1973.

21 Hemmings, W.A., "Dietary protein reaches the brain," *J. Orthomol. Psychiat.,* 6(4):309-16; 1977.

22 Rix, K.J., et al., "Food antibodies in acute psychoses," *Psychol. Med.,* 15(2):347-54; 1985. (Possible association of mania with IgE antibodies to wheat or rye.)

23 Ashkenazi, A., et al., "Immunologic reaction of psychotic patients to fractions of gluten," *Am. J. Psychiatry,* 136(10):1306-09; 1979. (In some cases, as in celiacs, peripheral blood lymphocytes of psychotic patients respond to gluten with formation of a leukocyte migration inhibition factor. Malabsorption is not necessarily a factor in these patients.)

24 Rockwell, Sally, CN, PhD, *Dr. Sally Rockwell's Calcium Rich and Dairy Free: How to Get Your Calcium without the Cow,* Sally J. Rockwell, Seattle, WA.

Desequilibrios de Azúcar   70

Hipoglucemia   70-73

1 Pfeiffer, Carl C., PhD, MD, *Nutrition and Mental Illness,* Healing Arts Press, Rochester, VT 1987.

2 Currier, William, et al., "Hypoglycemia: The end of your sweet life," in Roger Williams, and Dwight Kalita, eds., *A Physician's Handbook on Orthomolecular Medicine,* Keats, New Canaan, CN, 1979.

3 Tenney, Louise, *Stress,* Woodland Health Books, 1987.

4 Murray, Michael T., ND, *Stress, Anxiety & Insomnia,* Prima, Rocklin CA, 1995.

5 Ross, Harvey, MD, "Hypoglycemia," *J. Orthomol. Psychiat.,* 3(4):240-5; 1974.

6 Buckley, Robert E, MD, "Hypoglycemic kindling of limbic system disorder," *J. Orthomol. Psychiat.;* 1978, pp. 118-21.

7 Airola, Paavo, *How to get Well,* Health Plus, Phoenix, AZ, 1974.

8 Hoffer, Abram, MD, PhD, *Orthomolecular Medicine For Physicians,* Keats, New Canaan, CN, 1983.

9 Page, Linda Rector, ND, PhD, *Healthy Healing,*

Healthy Healing Pub., CA, 1992.

10 Lesser, Michael, MD in *Diet Related to Killer Diseases V, Nutrition and Mental Health,* hearing before the Select Committee on Nutrition and Human Needs of the US Senate, 95th Congress, 1st Session, 6/22/1977, with 1980 Update, Michael Lesser, ed., Parker House, Berkeley, CA, 1980.

11 Balch, James F., MD, Balch, Phyllis A., CNC, *Prescription for Nutritional Healing,* Avery, Garden City Park, NY, 1990.

12 Philpott, William, MD, "Methods of reversing the stimuli-evoked pancreatic insufficiencies of chronic degenerative diseases," *J. Orthomol. Psychiat.,* 7(3):190-201.

13 Murray, Michael T., ND, *Encyclopedia of Natural Medicine,* Prima, Rocklin, CA, 1991.

14 Quillin, Patrick, PhD, RD, *Healing Nutrients,* Contemporary Books, Chicago, 1987.

15 Schlauss, Bolton R., *Ethnology,* 12:227; 7/1973.

16 Stein, Diane, *The Natural Remedy Book for Women,* The Crossing Press, Freedom, CA, 1992.

17 Bennett, J.B., MA, BM, "Physiological and biochemical changes in impaired sugar metabolism," *J. Orthomol. Psychiat.,* 3(4):246-53.

18 Cheraskin, E., "The prevention of hypovitaminosis C," *JAMA,* 254(20):2894; 11/22-9/1985.

19 Philpott, William H., MD, "Selective substance reactivity in pancreatic insufficiency," *J. Orthomol. Psychiat.,* 7(3):179-89; 1978.

20 Williams, Donna, *Nobody Nowhere,* Times Books, 1992.

21 Dufy, William, *Sugar Blues,* Warner Books, NY, 1975.

22 Research by Dr. Ralph Bolton, described in Adams, R, and Murray, F., *Megavitamin Therapy,* Larchmont Books, NY, 1973.

23 Gilasson, Stephen, MD, et al., *Nutritional Therapies Featuring the Core Program for Diet Revision,* Persona, Winnepeg, Manitoba, Canada, 1991.

24 Christopher, John R., *School of Natural Healing,* Provo, UT, 1976.

25 Ross, Harvey, MD, et al., *Hypoglycemia, The Disease Your Doctor Won't Treat,* Pinnacle Books, 1989.

26 Riordan, Hugh, MD, interview with the author, October, 1995.

27 Weintraub, Skye, ND, *Minding Your Body,* Complementary Medicine Pub. Co., Portland, OR, 1995.

28 Philpott, William, MD, and Kalita, Dwight, PhD, *Brain Allergies: The Psychonutrient Connection,* Keats, New Canaan, CN, 1980, 1987.

29 Bland, Jeffrey, PhD, *The 20-Day Rejuvenation Diet Program,* Keats, New Canaan, CN, 1997.

30 Dwivedi, C., Heck, W.J., et al., "Effect of calcium glucarate on beta-glucuronidase activity and glucarate content of certain vegetables and fruits," *Biochem. Med. and Metabolic Bio.,* 3: 83-92; 1990.

31 Hidaka, H., et al, "Effects of fructooligosaccharides on intestinal flora and human health," *Bifodobacteria Microflora,* 5(1):37-50; 1986.

32 Souba, W.W., et al, "Glutamine metabolism by the gastrointestinal tract," *J. Parent. Enteral Nutr.,* 9:608-27; 1985.

33 Souba, W.W., et al., "The role of glutamine in maintaining a healthy gut and supporting the metabolic response to injury and infection," *J. Surgical Res.,* 48(4):383-91; 1990.

34 Rhodes, J.M., et al, "Altered lectin binding by colonic epithelial glycoconjugates in ulcerative colitis and Crohn's disease," *Dig. Dis. Sci.,* 33(11): 1359-63; 1988.

35 Glass, C.B.J., Slomiany, B.L., "Derangements of biosynthesis, production and secretion of mucous in gastrointestinal injury and disease," *Adv. Exp. Med. Biol.,* 89:311-47; 1976.

36 Canty, D.J., Zeisel, S.H., "Lecithin and choline in human health and disease," *Nutr. Rev.,* 52(10): 327-393; 10/1994.

37 Tate, G. et al., "Suppression of acute and chronic inflammation by dietary gamma linolenic acid," *J. Rheumatol.,* 16(6):729-34; 1989.

38 Minakuchi, C., et al., "Clinical studies of autonomic instability with abdominal symptoms — effectiveness of gamma-oryzanol," *Shin-Shin Igaku,* 17(4):12; 1977.

39 Mitsuoka, T., Bifidobacteria and their role in human health," *J. Industrial Microbiology,* 6: 263-68; 1990.

40 Wilson, Stephanie, N.D., interview with author, December, 1997.

Diabetes   74-76

1 Zumoof and Helman, 1977; Norman and Hiestrand, 1955; Hiles, 1956; Arneson, 1964; Waitzkin 1966; Thonnard 1968.

2 Sorenson, Marc, *Mega Health,* National Inst. of Fitness, Utah, 1992.

3 Gold, Mark S., MD, et al., *The Good News About Depression,* Villard Books, NY, 1987.

4 Balch, James F., MD, Balch, Phyllis A., CNC, *Prescription for Nutritional Healing,* Avery, Garden City Park, NY, 1990.

6 Philpott, William, MD, "Methods of reversing the stimuli-evoked pancreatic insufficiencies of chronic degenerative diseases," *J. Orthomol. Psychiat.,* 7(3):190-201.

7 Philpott, William H., MD, and Philpott, Katherine, B.A., "Principles of bio-ecologic medicine," *J. Orthomol. Psychiat.,* 11(3):208-15; 1982.

8 Philpott, MD, "Selective substance reactivity in pancreatic insufficiency," *J. Orthomol. Psychiat.,* 7(3):179-89; 1978.

9 Page, Linda Rector, ND, *Healthy Healing,* Healthy Healing Pub.; 1993.

10 Murray, Michael T., ND, *Stress, Anxiety & Insomnia,* Prima, Rocklin, CA, 1995.

11 Murray, Michael T., ND, *Encyclopedia of Natural Medicine,* Prima, Rocklin CA, 1991.

12 Droy-Lefaix, M.T., Vennat, J.C., et al., "Effect of Ginkgo biloba extract on chloroquine induced retinal alterations," *Lens Eye Toxic. Res.,* 9:521-528; 1992.

13 Christopher, John R., *School of Natural Healing,* Provo, UT, 1976.

14 Murray, Michael T., ND, *Natural Alternatives to Over-the-counter and Prescription Drugs,* William Morrow & Co., NY, 1994.

15 *Science News,* 133(4):62; 1/22/1988.

16 Passwater, Richard, PhD, *GTF Chromium,* Keats, New Canaan, CN, 1982.

17 Evans, Gary W., PhD, *The Picolinates,* Keats, New Canaan, CN, 1989.

18 Dolhofer, R., et al., "Increased glycosylation of serum albumin in diabetes mellitus," *Diabetes,* 24:417-22; 1980.

19 Wilihinder, J., et al., "The insulin-releasing activity of the tropical plant, Momordica charantia," *Acta Biol. Med. Germ.,* 41:1,229-40; 1982.

20 Davis, Donald R., PhD, "Omega-3 Fatty Acids

in Clinical Practice," *J. Adv. Med.*, 8(1):5-35; 1995.

21 Erasmus, Udo, *Fats that Heal, Fats that Kill,* Alive Books, Burnaby, Canada, rev. ed., 1995.

22 Hamdorf, G., "Experimental clinical endocrinology and diabetes," *J. Exp. Clin. Endocrinology and Metabolism*, 104:126-27; 1995.

23 Tritschier, Hans J., et al., "Thioctic (lipoic) acid: A therapeutic metal-chelating antioxidant?" *Biochem. and Pharmacol.*, 1:123-26; 1995.

24 Head, Kathleen A., MD, "Type 1 diabetes: Prevention of the disease and its complications," *Alt. Med. Rev.*, 2(4):256-81; 1997.

25 Karjalainen, J., Martin, J., et al., "A bovine albumin peptide as a possible trigger of insulin-dependent diabetes," *N. Eng. J. Med.*, 327:302-7; 1992.

26 Levy-Marchal, C., Karjalainen, J., et al., "Antibodies against bovine albumin and other diabetic markers in French children," *Diabetes Care*, 18:1089-94; 1995.

27 Cavallo, M.G., Fava, D., "Cell-mediated immune response to beta casein in recent-onset insulin-dependent diabetes: Implications for disease pathogenesis," *Lancet*, 348:926-28; 1996.

28 Saukkonen, T., Savilahti, E., et al., "Increased frequency of IgM antibodies to cow's milk proteins in Hungarian children with newly diagnosed insulin-dependent diabetes mellitus," *Eur. J. Pediatr.*, 155:885-89; 1996.

29 Vaarala, O., Klemetti, P., et al., "Cellular immune response to cow's milk beta-lactoglobulin in patients with newly diagnosed IDDM," *Diabetes*, 45:178-82; 1996.

30 Perez-Bravo, F., Carrasco, E., et al., "Genetic predisposition and environmental factors leading to the development of insulin-dependent diabetes mellitus in Chilean children," *J. Mol. Med.*, 74: 105-9; 1996.

31 Vahasalo, P., Petays, T., et al., "Relation between antibodies to islet cell antigens, other autoantigens and cow's milk protein in diabetic children and unaffected siblings at the clinical manifestation of IDDM," *Autoimmunity*, 23:165-74; 1996.

32 Shanmugasundarum, E.R., Rajeswari, G., et al., "Use of gymnema sylvestre leaf in the control of blood glucose in insulin-dependent diabetes mellitis, *J. Ethnopharmacol.*, 30:281094; 1990.

33 Srivastava, Y., Bhatt, H.V., et al., "Hypoglycemic and life prolonging properies of gymnema sylvestre leaf extract in diabetic rats," *Israeli J. Med. Sci.*, 21: 540-42; 1985. (Insulin levels rose, islet and beta cells doubled, and pancreatic weight increased 30%.)

34 Sarkar, S., Pranava, M., et al., "Demonstration of the hypoglycemic action of Momordica charantia in a validated animal model of diabetes," *Pharmacol. Res.*, 33:1-4; 1996.

35 Shibib, B.A., Khan, L.A., et al., "Hypoglycemic activity of Coccinia indica and Momordica charantia in diabetic rats: Depression of the hepatic gluconogenic enzymes glucose-6-phosphatase and fructose-1-6-bisphosphatase and elevation of both liver and red-cell shunt enzyme glucose-6-phosphate dehydrogenase," *Biochem. J.*, 292:267-70; 1993.

36 Bever, B.O., Zahnd, G.R., "Plants with oral hypoglycemic action," *Quart. J. Crude Drug Res.*, 17:139-96; 1979.

37 Allen, F.M., "Blueberry leaf extract: Physiologic and clinical properties in relation to clinical metabolism," *JAMA*, 89:1577-81; 1927.

38 Boniface, R., Robert, A.M., "Effect of anthocyanine on human connective tissue metabolism in the human," *Klin. Monatsbl.*

Augenheikd, 209:368-72; 1996.

39 Scharrer, A., Oher, M., "Anthocyanosides in the treatment of retinopathies," *Klin. Monatsbl. Augenheilkd.*, 178:386-89; 1981.

40 Lagrue, G., Robert, A.M., et al., "Pathology of the microcirculation in diabetes and alterations of the biosynthesis of intracellular matrix molecules," *Front. Matrix Biol.*, 7:324-35; 1970.

41 Sharma, R.D., Raghuram, T.C., et al., "Effect of fenugreek seeds on blood glucose and serum lipids in type 1 diabetes," *Eur. J. Clin. Nutr.*, 44: 301-6; 1990.

42 Ribes, G., Sauvaire, Y., et al., "Antidiabetic effects of subfractions from fenugreek seeds in diabetic dogs," *Proc. Soc. Exp. Biol. Med.*, 182: 159-66; 1986.

Apoyando la Digestion   77

1 Bland, Jeffrey, PhD, *The 20-Day Rejuvenation Diet Program*, Keats, New Canaan, CN, 1997.

2 Weintraub, Skye, ND, *Minding Your Body*, Complementary Medicine Pub. Co., Portland, OR, 1995.

3 Quillin, P., *Healing Nutrients*, Contemporary Books, Chicago, 1987.

4 Mitsuoka, T., Bifidobacteria and their role in human health," *J. Industrial Microbiology*, 6: 263-68; 1990.

5 Philpott, William, MD, and Kalita, Dwight, PhD, *Brain Allergies: The Psychonutrient Connection*, Keats, New Canaan, CN, 1980, 1987.

6 Tate, G. et al., "Suppression of acute and chronic inflammation by dietary gamma linolenic acid," *J. Rheumatol.*, 16(6):729-34; 1989.

7 Murray, Michael T., ND, Pizzorno, Joseph, ND, *Encyclopedia of Natural Medicine*, Prima, Rocklin, CA, 1991.

8 Hidaka, H., et al, "Effects of fructooligosaccharides on intestinal flora and human health," *Bifodobacteria Microflora*, 5(1): 37-50; 1986.

9 Rhodes, J.M., et al, "Altered lectin binding by colonic epithelial glycoconjugates in ulcerative colitis and Crohn's disease," *Dig. Dis. Sci.*, 33(11): 1359-63; 1988.

10 Glass, C.B.J., Slomiany, B.L., "Derangements of biosynthesis, production and secretion of mucous in gastrointestinal injury and disease," *Adv. Exp. Med. Biol.*, 89:311-47; 1976.

11 Souba, W.W., et al, "Glutamine metabolism by the gastrointestinal tract," *J. Parent. Enteral Nutr.*, 9:608-27; 1985.

12 Souba, W.W., et al., "The role of glutamine in maintaining a healthy gut and supporting the metabolic response to injury and infection," *J. Surgical Res.*, 48(4):383-91; 1990.

13 Canty, D.J., Zeisel, S.H., "Lecithin and choline in human health and disease," *Nutr. Rev.*, 52(10): 327-393; 10/1994.

14 Minakuchi, C., et al., "Clinical studies of autonomic instability with abdominal symptoms — effectiveness of gamma-oryzanol," *Shin-Shin Igaku*, 17(4):12; 1977.

15 Dwivedi, C., Heck, W.J., et al., "Effect of calcium glucarate on beta-glucuronidase activity and glucarate content of certain vegetables and fruits," *Biochem. Med. and Metabolic Bio.*, 3:83-92; 1990.

16 Daykin, P.N., "Stomach acid and hyperactivity," *J. Orthomol. Psychiat.*, 5(3):212-14; 1976.

17 Krohn, J., et al., *The Whole Way to Allergy Relief and Prevention*, Hartley and Marks, Port Roberts, WA., 1991.

Ayuno   77-82

1 Cott, Alan, MD, et al., *Fasting: The Ultimate Diet*, Bantam Books, 1975.

2 Cott, Alan, MD, "Fasting, controlled treatment for schizophrenia," *J. Orthomol. Psychiat.*, 3(4): 301-11; 1974.

3 Hoffer, Abram, MD, PhD, *Common Questions on Schizophrenia and Their Answers*, Keats, New Canaan, CN, 1987.

4 Shaw, William, "Possible synergistic effects of nonesterified fatty acids and lysolecithins, a toxic methionine metabolite, and ammonia in the production of hepatic encephalopathy and schizophrenia," *J. Orthomol. Med.*, 3(3), 1988.

5 Hall, Kay, "Orthomolecular therapy: Review of the literature," *J. Orthomol. Psychiat.*, 4(4): 297-313; 1975.

6 Green, Glen, MD, "Carrots coffee and chronic schizophrenia," *J. Orthomol. Psychiat.*, 8(2):118-25; 1979.

7 Airola, Paavo, *How to Get Well*, Health Plus, Phoenix, AZ, 1974.

8 Page, Linda Rector, ND, PhD, *Healthy Healing*, Healthy Healing Pub., CA, 1992.

9 Balch, James F. MD, Balch, Phyllis A, CNC, *Prescription for Nutritional Healing*, Avery, Garden City Park, NY, 1990.

10 Gerson, Max, MD, *A Cancer Therapy: Results of 50 Cases*, Totality Books, Del Mar, CA, 1977.

11 Blauer, Stephen, *The Juicing Book*, Avery, Garden City Park, NY, 1989.

12 Calbom, Cherie, Keane, Maureen, *Juicing for Life*, Avery, Garden City Park, NY, 1992.

13 Walker, Norman M., DSc, *Fresh Vegetable and Fruit Juices*, Norwalk Press, Prescott, AZ, 1970.

14 Lee, William, H., PhD, *The Book of Raw Fruit and Vegetable Juices and Drinks*, Keats, New Canaan, CN, 1982.

15 Gursche, Siegfried, *Healing with Herbal Juices*, Alive Books, Vancouver, 1993.

16 Shelton, Herbert M., *Fasting Can Save Your Life*, rev. ed, Natural Hygiene, 1981.

17 Kunin, Richard A., MD, "Ketosis and the optimal carbohydrate diet: A basic factor in orthomolecular psychiatry, *J. Orthomol. Psychiat.*, 5(3):203-11; 1976.

18 Bland, Jeffrey, PhD, *The 20-Day Rejuvenation Diet Program*, Keats, New Canaan, CN, 1997.

19 Boyd, E.M., Carsky, E., "Kwashikorigenic diet and diazinon toxicity," *Acta Pharmacol. Toxicol.*, 27:284-91; 1969.

20 Boyd, E.M., Drijnen, C.J., "Toxicity of captan and protein deficient diet," *J. Clin. Pharmacol.*, 8: 223-34; 1968.

21 Boyd, E.M., Chen, C.P., "Lindane toxicity and protein deficient diet," *Arch. Environ. Health*, 17L156-63; 1968

22 Anderson, K.E., Kappas, A., "Dietary regulation of cytochrome P450,": *Annu. Rev. Nutr.*, 11:141-67; 1991.

23 Brodie, MJ, et al., "Drug metabolism in white vegetarians," *Br. J. Clin. Pharmacol.*, 9:523-25; 1980.

24 Dickerson, J.W.T., et al., "Activity of drug-metaboliyizing enzymes in the liver of growing rats fed on diets high in sucrose, glucose, fructose or an equimolar mixture of glucose and fructose," *Proc. Nutr. Soc.*, 30:271-28A; 1971.

25 Grant D.M., "Detoxification pathways in the liver," *J. Inher. Metab. Dis.*, 12:421-30; 1991. (Glycine, an antioxidant and detoxifier, is necessary for conjugating reactions.)

26 Guengerich, F.P., "Effects of nutritive factors

on metabolic processes involving bioactivation and detoxication chemicals," *Ann. Rev. Nutr.*, 4:207-31; 1984.

27 Queen, H.S., "Reversing chemical or neurotoxic induced damage to the brain and nervous system," *Health Talk*, 9(2):9-16; 1990.

28 Beutler, E., "Nutritional and metabolic aspects of gluathione," *Ann. Rev. Nutr.*, 9:287-302; 1989.

29 Cooper A.L. "Biochemistry of sulfur-containing amino acids," *Ann. Rev. Biochem.*, 53:187-222; 1983.

30 Yim, C.Y., Hibbs, J.B., et al, "Use of N-acetyl cysteine to increase intracellular glutathione during the induction of antitumor response by IL-2," *J. Immunol.*, 152:5796-5805; 1994. (NAC supports glutathione synthesis)

31 Levy G., "Sulfate conjugation in drug metabolism: Role of inorganic sulfate," *Federation Proc.*, 45:2235-2240; 1986. (Sulfation is a rate-limiting step in phase II conjugation. Sodium sulfate, an inorganic sulfate, supplies sulfur for sulfation reactions.)

32 Kendler, B.S., "Taurine: An overview of its role in preventive medicine," *Prev. Med.*, 18:79-100. (Important in biotransformation of xenobiotics in phase II conjugation.)

33 Makhtar, H., Wamg Z.Y., et al, "Tea components: Antimutagenic and anticarcinogenic effects," *Prev. Med.*, 21:351-60; 1992 (Catechins, found in green tea may help defend against hepatic oxidative stress. They seem to modulate the risk from environmental toxins by interacting with P450 dependent mixed function oxidase enzymes.)

34 Tahiliani, A.G., Beinlich, C.J., "Pantothenic acid in health and disease," *Vitamins and hormones*, 46: 165-227; 1991. (B5 supports acetylation, amino acid conjugation, CoA synthesis.)

35 Bland, J.S., Bralley, J.A., "Nutritional upregulation of hepatic detoxification enzymes," *J. Applied Nutr.*, 44; 1992.

36 Percival, M., "Detoxification," *Nutritional Pearls*, 23; 1/96.

37 "Modified elimination diet," and "Diet Summary," Form 29, HealthComm, Intl., 2/7/95.

Parte IV: Neurotoxinas 83-100

1 U.S. Congress, Office of Technology Assessment, *Neurotoxicity: Identifying and Controlling Poisons of the Nervous System*, U.S. Government Printing Office, publication #OTA-BA-436; 1990; p.46.

Venenos 84-92

Tobaco 84

1 "Theory and Application," *The Brown University Digest of Addiction*, 6/1994, p. 7 (adapted from *American Journal on Addictions*, 2:315-9; 1993).

2 Philpott, William H., MD, "Maladaptive reactions to frequently used foods and commonly met chemicals as precipitating factors in many chronic physical and chronic emotional illnesses," in R. Williams and D. Kalita, eds, *A Physicians Handbook on Orthomolecular Medicine*, Keats, New Canaan, CN, 1977.

3 Hughes, J.R., Hatsukami, D.K., Mitchell, J.D., "Prevalence of smoking among psychiatric outpatients," *Am. J. Psychiat.*, 143:993-97; 1986.

4 Karl Humiston, MD, in *Alternative Medicine*, Burton Goldberg Group, ed., Future Medicine, Puyallup, WA, 1993.

5 Hoffer, Abram, MD, PhD, "Nutrition and behavior" in Jeffrey Bland, ed., *Medical Applications of Clinical Nutrition*, Keats, New, Canaan, CN., 1983.

6 Douglass J., et al., "Effects of raw food diet on hypertension and obesity," *South Med. J.*, 788(7): 841; 1985. (In hypertensives who smoke or drank, 80% abstained spontaneously when on a diet consisting of 62% uncooked food.)

7 Rowntree, D., et al., "The effects of diisopropylfluorophosphate in schizophrenia and manic depressive psychoses," *J. Neurol. Neurosurg. Psychiat.*, 13:47; 1950.

8 Sarter-M., *Psychopharmacology-Berl.*, 114(4): 539-50; 5/94.

9 Walsh, William J., PhD, quoted in *Alternative Medicine*, Burton Goldberg Group, ed., Future Medicine, Puyallup, WA, 1993.

10 Philpott, William, MD, and Kalita, Dwight, PhD, *Brain Allergies: The Psychonutrient Connection*, Keats, New Canaan, CN, 1980, 1987.

11 Mowrey, Daniel B, PhD, *Next Generation Herbal Medicine*, Keats, New Canaan, CN, 1990.

12 Larson, Joan Mathews, PhD, *Alcoholism — The Biochemical Connection*, Villard Books, NY, 1992.

13 Hoffer, Abram, MD, PhD, *Orthomolecular Medicine for Physicians*, Keats, New Canaan, CN, 1983.

14 Munro, L.H., Burton, G., et al., "Plasma RRR-alpha-tocopherol concentrations are lower in smokers than in non-smokers after ingestion of a similar oral load of this antioxidant vitamin," *Clin. Sci.*, 92:87-93; 1997.

15 Handelman, G.H., Packer, L., et al., "Destruction of tocopherols, carotenoids and retinol in human plasma by cigarette smoke," *Am. J. Clin. Nutr.*, 63: 559-65; 1996.

Cafeína 85

1 Greden, J., "Caffeine and tobacco dependence," in *Comprehensive Textbook of Psychiatry*, Baltimore, Wilkins; 1985, pp. 1026-33. (Increased caffeine use shows greater correlation with severe depression.)

2 McManamy, M.C., Schube, P.G., "Caffeine intoxication," *N. Engl. J. Med.*, 215(6):16-20.

3 Mikkelsen E.J., "Caffeine and schizophrenia," *Behavioral Med.*; Dec, 1980. (Elevated caffeine intake correlated with anxiety or psychosis. Heavy coffee drinkers on psychiatric wards showed more pronounced psychosis. Animal studies suggest caffeine increases norepinephrine production, and initially increases dopamine, followed by a prolonged decrease.)

4 Galton, Lawrence, *You May Not Need A Psychiatrist*, Simon & Schuster, NY, 1979.

5 Greden, John F., et al., U of Michigan Med. Ctr. and Ann Arbor V.A. Hosp., 1976. (Study found increased anxiety, fatigue, depression. Little awareness of the role of caffeine.)

6 Mikkelsen E.J., "Caffeine and schizophrenia," *J. Clin. Psychiatry*, 39(9); 9/1978.

7 Christensen, L., "Psychological distress and diet — effects of sucrose and caffeine," *J. Appl., Nutr*, 40(1):44-50; 1988. (Double blind.)

8 Kreitsch, K., et al., "Prevalence, presenting symptoms, and psychological characteristics of individuals experiencing a diet-related mood disturbance," *Behav. Ther.*, 19:593-614; 1988. (50% reacted to caffeine or sucrose.)

9 Zander, Richard, H., in *Saturday Evening Post*, May-June, 1982, pp. 50-4.

10 Bolton, Sanford, PhD, Null, Gary, MS, "Caffeine, psychological effects, use and abuse," *J. Orthomol. Psychiat.*, 10(3):202-11; 1981.

11 Casdorph, H. Richard, MD, PhD, Walker, Morton, DPM, *Toxic Metal Syndrome: How Metal Poisoning Can Affect Your Brain*, Avery, Garden City Park,

NY, 1995.

12 Brody, J.E., "Bodily interaction found to explain caffeine withdrawal headache," *New York Times*, 4/24/82.

Alcohol 86-87

1 Pfeiffer, Carl C., PhD, MD, et al., *The Schizophrenias Ours to Conquer*, rev. ed., Bio-Communications Press, Wichita, KS, 1988.

2 Murray, Michael. T., ND, Pizzorno, Joseph, E., ND, *Encyclopedia of Natural Medicine*, Prima, Rocklin CA, 1991.

3 Balch, James F., MD, Balch, Phyllis, CNC, *Prescription for Nutritional Healing*, Avery, Garden City Park, NY, 1990.

4 Page, Linda Rector, ND, PhD, *Healthy Healing*, Healthy Healing Pub., CA, 1992.

5 Airola, Paavo, *How to Get Well*, Health Plus, Phoenix, AZ, 1979.

6 Hawkins, David R., MD, "Diagnosing the schizophrenias," *J. Orthomol. Psychiat.*, 5(1): 18-25.

7 Shelock S., "Nutrition and the alcoholic," *Lancet*, 1:436-8; 1984. (Difficulty absorbing B1, B6, folic acid, B12, A, E, calcium, EFAs, and in storing A, B6, and zinc.)

8 Liever C.S., "Biochemical and molecular basis of alcohol-induced injury to liver and other tissues," *N. Engl. J. Med.*, 319(25):1639-50; 1988. (Vitamin A supplementation may be harmful to the liver when combined with alcohol use.)

9 Norton, V.P., "Interrelationships of nutrition and voluntary alcohol consumption in experimental animals," *Br. J. Addiction*; 72(3):205-12; 1977. (Rats preferred alcohol when deficient in B vitamins. Otherwise, they chose water.)

10 Cleary, J.P., "Niacinamide and addictions," letter, *J. Nutr. Med.*, 1:83-4; 1990. (0.5-1g, time release niacin/day stopped drug and alcohol craving. The craving returned when niacin was discontinued.)

11 Baker, "Plasma vitamin B12 titres as indicators of disease severity and mortality of patients with alcoholic hepatitis," *Alcoholism*, 22(1):15; 1987.

12 Tanner A.R., et al., "Depressed selenium and vitamin E levels in an alcoholic population: Possible relationship to hepatic injury through increased oxidation," *Dig. Dis. Sci.*, 31:1307-12; 1986.

13 Ikeda, H., "Effects of taurine on alchohol withdrawal," letter, *Lancet*, 2:509; 1977.

14 Dees, S.C., "An experimental study of the effects of alcohol and alcoholic beverages on allergic reactions," *Ann. Allergy*, 7:185; 1949.

15 Gunther, R.M., "Role of nutritional therapy in alcoholism treatment," *Intl. J. Biosocial Res.*, 4(1):5-18; 1983. (Enhanced diet and multivitamin supplementation. Six month follow-up revealed 81% still sober.)

16 Werbach, Melvyn R., *Nutritional Influences on Mental Illness*, Third Line Press, Tarzana, CA, 1991. (Additional nutrients found useful are C, Mg, Zn, carnitine, catechins, choline, GLA, and glutathione. See Werbach for further references.)

17 Erasmus, Udo, *Fats that Heal, Fats that Kill*, Alive Books, Burnaby, Canada, rev. ed., 1995.

18 Larson, Joan Mathews, PhD, *Alcoholism — The Biochemical Connection*, Villard Books, NY, 1992.

20 Wickramasinghe, S.N., Hasan, R., "In vitro effects of vitamin C, thioctic acid and dihydrolipoic acid on the cytotoxicity of post-ethanol serum," *Biochemical Pharmacology*, 43(3):407-11; 1992.

21 Tanaka, T., Ando, M., et al, "Effects of alanine and glutamine administration on the inhibition of liver regeneation by acute ethanol treatment,"

Alcohol and Alcoholism, Supplement, 1B:41-45; 1993.

22 Weinisch, S., et al., "Can megadoses of thiamine prevent ethanol-induced damages of rat hippocampal CA1 pyramidal neurons," *Z. Ehnahrungswiss*, 35(3):166-272; 1996.

23 Par, A., "Pathogenesis and management of alcoholic liver injury," *Acta Physiologica Hungarica*, 80(1-4):325-50; 1992.

24 Ackerson, A., ND, Jaques, B., ND, "Nutritional support in alcohol dependency: Hepatoprotection and detoxification," *Tyler Research and Information Series*, Tyler Encapsulations, Gresham, OR, 1997.

25 Dutta, P., Seirafi, J., et al, "Acute ethanol exposure alters hepatic glutathione metabolism in riboflavin deficiency," *Alcohol.*, 12(1):43-47; 1995.

26 Kruger, B., Held, C., "Ornithine aspartate in hepatic encphalopathy: An established new therapeutic approach,: Overview and results of current randomized studies," *Zeitschrift fur Arztliche Fortbildung*, 88(9):6473-79; 1994.

27 Sachan, D.S., Cha, Y.S., "Acetylcarnitine inhibits alcohol dehydrogenase," *Chemical and Biophysical Research Communications*, 203(3):1496-501; 1994.

28 Bertelli, A., Cerrati, A., et al., "Protective action of L-carnitine and coenzyme Q-10 against hepatic triglyceride infiltration induced by hyperbaric oxygen and ethanol," *Drugs under Experimental and Clinical Research*, 1920:65-68; 1993.

29 Liebber, C.S., Robins, S.J., et al,., "Hepatic phosphatidyl ethanolamine methyltransferease activity is decreased by ethanol and increased by phosphatidylcholine," *Alcoholism, Clinical and Experimental Research*, 18(3):592-95; 1994.

30 Schuppan, D., Atkinson, J., et al, "Alcohol and liver fibrosis — pathochemistry and treatment," *Zeitschrift fur Gastroenterologie*, 33(9):546-50; 1995.

31 Deak, G., Muzes, G., et al., "Immunomodulator effect of silymarin therapy in chronic alcoholic disease," *Orvosi Hetilap*, 131(24)):1291-2, 1295-6; 1990.

32 Keung, W.M., "Biochemical studies of a new class of alcohol dehydrogenase inhibitors from Radix Puerpuerariae," *Alcoholism, Clinical and Experimental Research*, 17(6):1254-60; 1993.

33 Zie, C.I., Kawamoto, A., et al., "Mechanism of antioxidant action of pueraria glycoside (PG)-1 (an isoflavonoid) and mangiferin (a xanthonoid)," *Chemical and Pharmaceutical Bulletin*, 40(3):721-24; 1992.

34 Malto, J.M., Alvarez, L., et al, "S-adenosyl-L-methionine synthetase and methione metabolism deficiencies in cirrhosis," *Advances in Experimental Medicine and Biology*, 368:113-17; 1994.

35 Gloria, L. Cravo, M, c et al., "Hyperhomocysteinemia in chronic alcoholism: Correlation with folate, vitamin B12 and vitamin B6 status," *Am. J. Clin. Nutr.*, 63(2):220-24; 1996.

Desequilibrios Agua/Sodio   88

1 Pfeiffer, Carl C, PhD, MD, et al., *The Schizophrenias Ours to Conquer*, rev. ed., Bio-Communications Press, Wichita, KS, 1988.

2 Gold, Mark S., MD, et al., *The Good News About Depression*, Villard Books, NY, 1987.

3 Tenney, Louise, *Stress*, Woodland Health Books, 1987.

4 Webb, W.L., Gehi, M., "Electrolyte and fluid imbalance: Neuropsychiatric manifestation," *Psychosomatics*, 22(3):199-203; 1981.

Solinaceas   89

1 Walsh, Maryellen, *Schizophrenia: Straight Talk for Families and Friends*, William Morrow and Co., NY, 1985.

2 Torrey, E. Fuller, MD, *Surviving Schizophrenia*, rev. ed., Harper & Row, NY, 1988.

3 Torrey, E. Fuller MD, *Schizophrenia and Civilization*, Jason Aaronson, NY, 1980.

4 Walsh, Dermot, "Epidemiological methods applied to an Irish problem," in D. Leigh and J. Noorbakhsh, eds., *Epidemiological Studies in Psychiatry*, World Psychiatric Association, London, 1974.

5 Malzberg, B., "A statistical study of mental disease among natives of foreign white parentage in New York State," *Psych. Quarterly*, 10:127-42; 1936.

Pesticidas   90-91

1 U.S. Congress, Office of Technology Assessment, *Neurotoxicity: Identifying and Controlling Poisons of the Nervous System*, U.S. Government Printing Office, publication #OTA-BA-436, 1990.

2 Gershon, S., Shaw, F.H., "Psychiatric sequelae of chronic exposure to organophosphate insecticides," *Lancet*, (1):1371; 1961.

3 Rowntree, D.W., Nevin, S., Wilson, A., "The effects of diisopropylfluorophosphate in schizophrenia and manic depressive psychoses," *J. Neurol. Neurosurg. Psychiat.*, 13:47; 1950.

4 Pfeiffer, Carl C, PhD, MD, et al., *The Schizophrenias Ours to Conquer*, rev. ed., Bio-Communications Press, Wichita, KS, 1988.

5 Sarter-M., *Psychopharmacology-Berl.*, 114(4):539-50; 5/94.

6 Anger W.K., et al., "Neurobehavioral evaluation of soil and structural fumigators using methyl bromide and sulfuryl fluoride," *Neurotoxicology*, 7(3):137-156; 1986.

7 Gold, Mark S., MD, et al., *The Good News About Depression*, Villard Books, NY, 1987.

8 Bayer, Marc J., MD, "Reversing the effects of pesticide poisoning," *Emergency Medicine*, 2/29/92.

9 Hayes, W.J., Laws, E.R., *Handbook of Pesticide Toxicology*, Academic Press, NY, 1991.

10 Senakayake, N., et al., "Neurotoxic effects of organophosphates," *N. Engl. J. Med.*, 316:761; 1987.

11 Cheremisinoff, Nicholas P., and King, John, *Toxic Properties of Pesticides*, Marcel Dekker, NY, 1994.

12 U.S. Congress, Office of Technology Assessment, *Pesticide Residues in Food*, U.S. Government Printing Office, DC,1988.

13 Hayes, W.J., *Pesticides Studied in Man*, Williams & Wilkins, Baltimore, 1982.

Solventes Orgánicos   92

1 Pfeiffer, Carl C, PhD, MD, et al., *The Schizophrenias Ours to Conquer*, rev. ed., Bio-Communications Press, Wichita, KS, 1988.

2 Gold, Mark S., MD, et al., *The Good News About Depression*, Villard Books, NY, 1987.

3 U.S. Congress, Office of Technology Assessment, *Neurotoxicity: Identifying and Controlling Poisons of the Nervous System*, U.S. Government Printing Office, publication #OTA-BA-436; 1990.

4 Oliver, T., *Dangerous Trades*, Murray, London, 1902.

5 Triebig, G., et al., "Congress report: International working group on the epidemiology of the chronic neurobehavioral effects of organic solvents," *International Archives of Occupational and*

Environmental Health, 61:423-24; 1989.

6 Spencer, P.S., et al., "n-Hexane, n-methyl and n-butyl ketone," in P.S. Spencer and H.H. Schaumberg, eds., *Exp. and Clin. Neurotox.*, Williams and Wilkins, Baltimore, 1980, pp. 456-75.

7 Pryor, G.T., "Biomedical studies on the effects of abused inhalant mixtures,"annual report #2, NIDA contract # 271-77-3402; 1978, pp. 62-67, 97-104.

8 Mancuso, T.F., "Carbon disulfide as a cause of suicide, epidemiological study of viscose rayon workers," *J. Occupational Med.*, 14:595-60; 1972.

Metales   93-98

Mercurio   93-95

1 Stock, Alfred MD, (& Jaensch, E., MD, 1926), "Nothing new under the sun: Experiences with mercury poisoning," *J. Orthomol. Psychiat.*, 12(3):202-7; 1983.

2 Huggins, Hal A., DDS, "Mercury: A factor in mental disease?" *J. Orthomol. Psychiat.*, 11(1):3-16; 1982.

3 Pfeiffer, Carl C, PhD, MD, "Blood histamine, basophil counts and trace elements in the schizophrenias," *Rev. Can. Biol.*, 1972, p. 31, p. suppl. 73-6.

4 Ely, John T. A. PhD, "Potential breakthrough on mercury problems," summarized in "Mercury Toxicity—New Treatment Possibilities," *Newsletter of the Well Mind Assn.*; 7-8/1994.

5 Gold, Mark S., MD, et al., *The Good News About Depression*, Villard Books, NY, 1987.

6 "Psychiatric changes induced by mercury poisoning," *J. Orthomol. Psychiat.*, 12(3):170-74; 1975.

7 Fasciana, Guy S., DMD, *Are Your Dental Fillings Poisoning You?*, Keats Inc., New Canaan, CN, 1986.

8 Pfeiffer, Carl C, PhD, MD, et al., *The Schizophrenias Ours to Conquer*, rev. ed., Bio-Communications Press, Wichita, KS, 1988.

9 Editorial, *J. Orthomol. Psychiat.*, 11(1):2; 1982.

10 Taylor, Joyal, DDS, *The Complete Guide to Mercury Toxicity from Dental Fillings*, Scripps, San Diego, CA, 1988.

11 Page, Linda Rector, ND, PhD, *Healthy Healing*, Healthy Healing Pub., CA, 1992.

12 Woodruff, Croft, M.H., "Mercury Amalgams," *Country Health*, 13(4):28; 7-8/1995.

15 Silverud, Robert L., "Health effects after dental amalgam removal," *J. Orthomol. Med.*, 5(2):95-106; 1990.

16 Zamm, Alfred V., MD, "Candida albicans therapy, is there ever an end to it?" *J. Orthomol. Med.*, 1(4):261-66; 1986.

17 Pleva, Jaro, PhD, "Mercury poisoning from dental amalgam," *J. Orthomol. Psychiat.*, 12(3):184-93; 1983.

18 Kupsinel, Roy, MD, "Mercury amalgam toxicity," *J. Orthomol. Psychiat.*, 13(4):140-57; 1984.

19 Svare, C.W., et al., "The effect of removing dental amalgam on mercury blood levels," *J. Dent. Res.*, 60(9):1668 70; 1981.

20 Eggleston, D.W., "Effect of dental amalgam and nickel alloys on T-lymphocytes," *J. Prosthenic Dentistry*, 51(5):617-23; 1984.

21 Larson, Joan Mathews, PhD, *Alcoholism — The Biochemical Connection*, Villard Books, NY, 1992.

22 Ziff, Sam, *Silver Dental Fillings: The Toxic*

Timebomb, Aurora Press, 1984.

23 Marlowe, Mike, PhD, Moon, Charles, PhD, et al., "Low mercury levels and childhood intelligence," *J. Orthomol. Med.*, 1(1):43-49;1986.

24 Ziff, Sam, Ziff, Michael F., DDS, *Infertility & Birth Defects*, Bio-Probe, Orlando, FL, 1987.

25 Casdorph, H. Richard, MD, PhD, Walker, Morton, DPM, *Toxic Metal Syndrome: How Metal Poisoning Can Affect Your Brain*, Avery, Garden City Park, NY, 1995.

26 Biesel, W.R., "Single nutrients and immunity," *Am. J. Clin. Nutr.*, 35:417-468.

27 Patterson, J.E., Weissberg, B.G., et al. "Mercury in human breath from dental amalgams," *Bull. Environ. Contam. Toxicol.*, 34:459-468; 1985.

28 Steinwall, O., "Chemotoxic blood-brain barrier damage with special regard to some mercurial effects," in L. Roizin, et al., eds., *Neurotoxicology*, Raven Press, NY, 1977.

29 Schiele, R. et al., "Studies on the mercury content in brain and kidney related to number and condition of amalgam fillings," *Viewpoints from Medicine and Dental Medicine*, Symposium, Institute of Occupational and Social Medicine, University of Erlanger-Nurnberg, Colgogne, Germany, 3/12/84.

30 Miller, E.G., Perry, W.L., et al., "Prevalence of mercury hypersensitivity In dental students," *J. Dent. Res.*, 64:338, Abst 1472, 3/1985.

31 Djerassi, E., Berova, N., "The possibilities of allergic reactions from silver amalgam restorations," *Int. Dent. J.*,19(4):481-88; 1969.

32 North American Contact Dermitiis Group, "Epidemiology of contact dermatitis in North America: 1972," *Arch. Dermatol.*, 108:537-40; 1973.

33 Nebenfuhrer, L., et al., "Mercury allergy in Budapest," *Contact Dermatitis*, 10(2):121-22; 1984.

34 Salonen, Jukka T., MD, PhD, MScPh, Seppanen, Kari, MSc, et al., "Intake of mercury from fish, lipid peroxidation, and the risk of myocardial infarction and coronary, cardiovascular, and any death in eastern Finnish men," *Circulation*, 91(3): 645-55; 1995.

35 Lorscheider, Fritz L., Vimy, Murray J., et al., "Mercury exposure from "silver" tooth filings: Emerging evidence questions a traditional dental paradigm," *The FASEB Journal*, 9:504-8; 1995.

36 Aposhian, H. Vasken, "DMSA and DMPS — water soluble antidotes for heavy metal poisoning," *Ann. Rev. Pharmacol. Toxicol.*, 23: 193-215; 1983. (DMSA and DMPS have been used in chelating mercury, lead, cadmium and arsenic with minimal toxicity as compared to other chemical chelating agents.)

37 Muir, Maya, "Current controversies in the diagnosis and treatment of heavy metal toxicity," *Alternative & Complementary Therapies*, 6/97; pp.170-78.

38 Huggins, Hal A., *It's All in Your Head: The Link Between Mercury Amalgams and Illness*, Avery, Garden City Park, NY, 1993.

Plomo   96

1 Gold, Mark S., MD, et al., *The Good News About Depression*, Villard Books, NY, 1987.

2 Moore, Lewis S., MS, Fleischman, Alan, PhD, "Subclinical lead toxicity," *J. Orthomol. Psychiat.*, 4(1):61-70; 1975.

3 Papaioannou, Rhoda, MS, Sohler, Arthur, PhD, Pfeiffer, Carl, PhD, MD, "Reduction of blood lead levels in battery workers by zinc and vitamin C," *J. Orthomol. Psychiat.*; 7(2):94-106; 1978.

4 Pfeiffer, Carl C, PhD, MD, et al., *The Schizophrenias Ours to Conquer*, rev. ed., Bio-Communications Press, Wichita, KS, 1988.

5 Larson, Joan Mathews, PhD, *Alcoholism — The Biochemical Connection*, Villard Books, NY, 1992.

6 Goyer, R.A., "Toxic effects of metals," in C.D., Klaassen, M.O. Amdur, and J. Doull, eds., *Casarett and Doull's Toxicology*, Macmillan, NY, 1986.

7 U.S. Congress, Office of Technology Assessment, *Neurotoxicity: Identifying and Controlling Poisons of the Nervous System*, U.S. Government Printing Office, publication #OTA-BA-436; 1990.

8 Granick, J.L., Sass, S., et al., "Some biochemical and clinical aspects of lead intoxication," *Adv. Clin. Chem.*, 20:287-339; 1978.

9 Campbell, A.M.G., Williams, E.R., et al., "Motor neurone disease and exposure to lead," *J. Neurology, Neurosurg., Psychiat.*, 33:877-85; 1970.

10 Gordon, G.F., "Insight preventive medicine," *Osteopathic Med.*, 3(5):5-9; 1978.

11 Saverhoff, M.W., Michaelson, I.A., "Hyperactivity and brain catecholamines in lead-exposed developing rats," *Science*, 182: 1022-24; 1973.

12 Stern, H., "Lead, lithium and manic-depressive psychosis," *The Chicago Medical School Quarterly*, 28:87-95; 1969.

13 Oliver, D.J., "Lead and hyperactivity," *J. Abnorm. Child Psychol.*, 5(4):4405-16; 1977.

14 Sachs, H.K., McCaughran, D.A., et al. "Lead poisoning without encephalopathy," *Am. J. Diseases of Children*, 133:786-790; 1979.

15 Bryce-Smith, D., "Behavioral effects of lead and other heavy metal pollutants," *Chemistry in Britain*, 8(6):240-43;1972.

16 Pihl, R.O., Parkes, M., "Hair element content in learning disabled children, *Science*, 1948: 204-206; 1977.

17 Casdorph, H. Richard, MD, PhD, Walker, Morton, DPM, *Toxic Metal Syndrome: How Metal Poisoning Can Affect Your Brain*, Avery, Garden City Park, NY, 1995.

18 Herbert, V., Colman, N., et al., "Folic acid and vitamin B12," in R.S. Goodhardt and M.E. Shils, eds, *Modern Nutrition in Health and Disease*, Lea & Febiger, Philadelphia, 1980.

19 Biesel, W.R., "Single nutrients and immunity," *Am. J. Clin. Nutr.*, 35:417-468.

20 Aposhian, H. Vasken, "DMSA and DMPS — water soluble antidotes for heavy metal poisoning," *Ann. Rev. Pharmacol. Toxicol.*, 23: 193-215; 1983. (DMSA and DMPS have been used in chelating mercury, lead, cadmium, arsenic with minimal toxicity as compared to other chemical chelating agents.)

21 Muir, Maya, "Current controverises in the diagnosis and treatment of heavy metal toxicity," *Alternative & Complementary Therapies*, 6/97; pp.170-78.

22 Kessel, Irene, O'Connor, John T., *Getting the Lead Out*, Plenum, NY, 1997.

Desequilibrios Calcio / Magnesio   97

1 Pfeiffer, Carl C, PhD, MD, et al., *The Schizophrenias Ours to Conquer*, rev. ed., Bio-Communications Press, Wichita, KS, 1988.

2 Weintraub, Skye, ND, *Minding Your Body*, Complementary Medicine Pub., Portland, OR, 1995.

3 Jaffe, Russell, MD, PhD, Kruesi, Oscar Rogers, MD, "The biochemical immunology window: A molecular view of psychiatric case management," *J. App. Nutr.*, 44(2); 1992.

4 Hu, J.F., et al., "Dietary calcium and bone density among middle aged and elderly women in China," *Am. J. Clin. Nutr.*, 58:219; 1993. (Previous studies suggested that populations consuming diets without dairy but with other sources of calcium, such as greens, and who also lead relatively physically strenuous lives, have considerably less osteoporosis. This study finds that within such a population, those whose diets contain dairy exhibit greater bone density.)

5 Joborn, C., et al., "Psychiatric symptomatology in patients with primary hyperparathyroidism," *Ups. J. Med. Sci.*, 91(1)77-87; 1986. (23% of 441 hyperparathyroid patients, especially older patients, had psychiatric symptoms. The most frequent symptoms were depression and anxiety.)

6 Alarcon, R.D., Franceschine, J.A., "Hyperparathyroidism and paranoid psychosis: Case report and review of the literature," *Br. J. Psychiatry*, 145:477; 1984.

7 Linder J., et al., "Calcium and magnesium concentrations in affective disorder: Difference between plasma and serum in relation to symptoms." *Acta. Psychiatr. Scand.*, 80:527-37; 1989. (Depressive symptoms correlated with higher levels of serum magnesium.)

8 Bjorum, N., "Electrolytes in blood in endogenous depression," *Acta. Psychiat. Scand.*, 48:59-68; 1972. (Higher plasma magnesium in depressed patients.)

9 Dubovsky, S.L., et al., "Increased platelet intracellular calcium concentration in patients with bipolar affective disorders," *Arch. Gen. Psychiatry*, 46:632-38; 1989.

10 Carman, J.S., Wyatt, R.J, "Calcium: Bivalent cation in the bivalent psychoses," *Biol. Psychiatry*, 14(2):295-336; 1979. (Decreased CSF calcium in mania and psychotic agitation, initial increase in serum calcium and phosphorus. *Note: CSF nutrient levels do not necessarily correspond to blood levels or to current nutrient intake.*)

11 Banki, C.M., et al., "Aminergic studies and cerebrospinal fluid cations in suicide," *Ann. N.Y. Acad. Sci*, 487:221-30; 1986. (CSF magnesium significantly lower in suicidal depressives.)

12 Jimerson, D.C., et al., "CSF calcium: Clinical correlates in affective illness and schizophrenia," *Biol. Psychiatry*, 14(1):37-51; 1979. (CSF calcium correlated with severity of depressive symptoms. Calcium levels decreased as patients improved.)

Otros Metales   98

1 Pfeiffer, Carl C, PhD, MD, et al., *The Schizophrenias Ours to Conquer*, rev. ed., Bio-Communications Press, Wichita, KS, 1988.

2 Gold, Mark S., MD, et al., *The Good News About Depression*, Villard Books, NY, 1987.

3 Jaffe, Russell, MD, PhD, Kruesi, Oscar Rogers, MD, "The biochemical-immunology window: A molecular view of psychiatric case management," *J. App. Nutr.*, 44(2); 1992.

4 U.S. Congress, Office of Technology Assessment, *Neurotoxicity: Identifying and Controlling Poisons of the Nervous System*, U.S. Government Printing Office, publication #OTA-BA-436; 1990.

5 Lawson, Lynn, *Staying Well in a Toxic World*, Lynwood Press, Evanston, IL, 1993.

6 Weintraub, Skye, ND, *Minding Your Body*, Complementary Medicine Pub. Co., Portland, OR, 1995.

7 Casdorph, H. Richard, MD, PhD, Walker, Morton, DPM, *Toxic Metal Syndrome: How Metal Poisoning Can Affect Your Brain*, Avery, Garden City Park, NY, 1995.

8 Crapper-McLachlan, D.R., Dalton, A.J., "Alterations in short-term retention, conditioned

avoidance response acquisition and motivation following aluminum-induced neurofibrillary degeneration," *Physiology and Behavior,* 10:925-933; 1973.

9 Crapper-McLachlan, D.R., Tomko, G.J., "Neuronal correlates of an encephalopathy associated with aluminum neurofibrillary degeneration," *Brain Research,* 97:253-264; 1975.

10 Rifat, S.L., Eastwood, M.R., et al., "Effect of exposure of miners to aluminum powder," *Lancet,* 336:1162-65, 11/10/1990.

11 Banks, W.A., Kastin, A.J., "Aluminum increases permeability of the blood brain barrier to labelled DSIP and beta-endorphin: Posssible implications for senile and dialysis dementias," *Lancet,* 26: 1227-29, 11/1983.

12 Lai, J.C.K., Guest, J.F., et al., "The effects of cadmium, manganese and aluminum on sodium-potassium-activated and magnesium activated adenosine triphosphatase activity and choline uptake in rat brain synaptosomes," *Biochemical Pharmacology,* 29:141-46; 1980.

13 Lai, J.C.K., Lim, L., "Differences in the inhibitory effect of cadmium, manganese and aluminum on the uptake of dopamine by synaptosomes from forebrain and from striatum of the rat," *Biochemical Pharmacology,* 30:3123-25; 1981.

14 Hetnarski, B., Wisniewski, H.M., et al., "Central cholinergic activity in aluminum-induced neurofibrillary degeneration," *Annals of Neurology,* 7:489-490; 1980.

15 Petering, H.G., Johnson, M.A., et al., "Studies of zinc metabolism in the rat: I. Dose-response effects of cadmium," *Arch. Environ. Health,* 28(2): 93-101; 1971.

16 Doyle, J.J., Bernhoft, R.A., et al., "The effects of low level of dietary cadmium on blood pressure, Na, K, and water retention in growing rats," *J. Lab. Clin. Med.,* 86(1):57-63; 1975.

17 Fox, M.R.S., "Effect of essential minerals on cadmium toxicity: A review," *Food Sci.,* 39(2): 321-24; 1974.

18 Hill, C.H., Maltrone, G., et al., "In vivo interaction of cadmium with copper, zinc, and iron," *J. Nutr.,* 80(3):227-35; 1963.

19 Suzuki, S., Taguchi, T., et al. "Dietary factors influencing the retention rate of orally administered CdCl3 in mice, with special reference to calcium and protein concentrations in diet," *Ind. Health,* 7(3,4):155-62; 1969.

20 Maji, Taizo, Yoshida Akira, "Therapeutic effect of dietary iron and ascorbic acid on cadmium toxicity of rats," *Nutr. Rep. Int.,* 10(3):139-49; 1974.

21 Aposhian, H. Vasken, "DMSA and DMPS — water soluble antidotes for heavy metal poisoning," *Ann. Rev. Pharmacol. Toxicol.,* 23: 193-215; 1983. (DMSA and DMPS have been used in chelating mercury, lead, cadmium, arsenic with minimal toxicity as compared to other chemical chelating agents.)

22 Muir, Maya, "Current controverises in the diagnosis and treatment of heavy metal toxicity," *Alternative & Complementary Therapies,* 6/97; pp.170-78. (DMPS is becoming the drug of choice for chelation therapy.)

21 Grunert, R.R., "The effect of DI alpha lipoic acid on heavy-metal intoxication in mice and dogs," *Arch Biochem. Biophys.,* 86:190-94; 1960.

22 Sumathi, R. Baskaran, G., et al., "Relationship between glutathione and DL alpha-lipoic acid against cadmium-inudced hepatotoxicity," *Jpn. J. Med. Sci. Biol.,* 49:39-48; 1996.

23 Keith, R.L., Setiarahardjo, I., et al., "Utilization of renal slices to evaluate the efficacy of chelating agents for removing mercury from the kidney," *Toxicology,* 116:67-75; 1997.

24 Sumathi, R., Devi, V.K., et al., "DL alpha-lipoic acid protection against cadmium-induced tissue lipid peroxidation," *Med. Sci. Res.,* 22: 23-25; 1994.

Radicales Libres, Antioxidantes 99-100

1 U.S. Congress, Office of Technology Assessment, *Neurotoxicity: Identifying and Controlling Poisons of the Nervous System,* U.S. Government Printing Office, publication #OTA-BA-436; 1990.

2 Berry, I.T., BA, "Negative symptoms, glutathione peroxidase and dopamine receptors," *J. Orthomol. Med.,* 7(1):24-30; 1992.

3 Berry, I.T., BA., "Selenium deficiency and clinical findings in schizophrenia: A common thread," *J. Orthomol. Med.,* 8(1):21-4; 1993.

4 Hoffman, Ronald L, MD, "Nutrition in clinical practice," in Kurt Greenberg, ed., *Challenging Orthodoxy,* Keats, New Canaan, CN, 1991.

5 Shaw, William, PhD, "Possible synergistic effects of nonesterified fatty acids and lysolecithins, a toxic methionine metabolite, and ammonia in the production of hepatic encephalopathy and schizophrenia," *J. Orthomol. Med.,* 3(3); 1988. (Correlation of liver encephalopathy and schizophrenic symptoms, indicating role of free radicals in both.)

6 Hoffer, Abram, MD, PhD, *Orthomolecular Medicine For Physicians,* Keats, New Canaan, CN, 1989.

7 Casey-Smith, J.R., "Benzopyrones in treatment of schizophrenia," letter, 1:421; 1983.

8 Casey-Smith, J.R. et al "Benzopyrones in the treatment of chronic schizophrenic diseases," *Psychiatry Res.,* 18(3):267-73; 1986. (Half of 16 chronic patients improved on benzopyrone, a hydroxyethylrutinoside.)

9 Asai, Kazuhiko Ph D, *Miracle Cure Organic germanium,* Japan Pub., Tokyo, 1980.

10 Werbach, Melvyn R., MD, *Nutritional Influences on Mental Illness,* Third Line Press, Tarzana CA., 1991.

11 Hoffer, Abram, MD, PhD, "Schizophrenia: An evolutionary defense against severe stress," *Townsend Letter for Doctors & Patients,* 2-3/96, pp. 52-61.

12 Mathews, S.B., et al. "The adrenochrome pathway: The major route for adrenalin catabolism by polymorphonuclear leucocytes," *J. Molec. Cell. Cardiol.,* 17:339-46; 1985.

13 Dhalla, R.N., et al., "Measurement of adrenolutin as an oxidative product of catecholamines in plasma," *Molecular and Cellular Biochemistry,* 87:85-97; 1989.

14 Hoffer, Abram, MD, PhD, Osmond, Humphrey, MRCS, DPM, "The adrenochrome hypothesis and psychiatry," *J. Orthomol. Med.,* 5:32-45; 1990.

15 Eikasbef, A.M., et al., "The effect of coenzyme Q10 on the cognitive functions in patients with schizophrenia," Institute for Biomedical Research, University of Texas at Austin, 1994.

16 Emerit, J., Claudiere, J., "Free radicals and lipid peroxidation in cell pathology.," in J. Miquel, A Quintanilha, H. Weber, eds., *Biomedicine,* Vol. 1, CRC Press, Boca Raton, 1989; pp.177-85.

17 Capel, I.D., "Factors affecting antioxidant defense potential," in C.K. Chow, ed., *Cellular Antioxidant Defense Mechanism,* CRC Press, Boca Raton, 1988; pp. 191-215.

18 Mahadik, S.P., Scheffer, R.E., "Oxidative injury and potential use of antioxidants in schizophrenia," *Prostaglandins Leukot Essent Fatty Acids,* 55(1 & 2):45-54; July, August/1996.

19 Reddy, R.D., Yao, J.K., "Free radical pathology in schizophrenia: A review," *Prostaglandins Leukot Essent Fatty Acids,* 55(1 & 2):33-44; July, August/1996.

20 Abdalla, D.S.P., Manteiro, H.P., et al, "Activities of superoxide dismutase and glutathione peroxidase in schizophrenic and manic depressive patients," *Clin. Chem.,* 32:805-7; 1986.

21 Reddy, R., Kelkar, H., et al, "Abnormal erythrocyte catalase activity in schizophrenic patients," *Schizophr. Res.,* 9:227; 1993.

22 Stoklasova, A., Zapletalek, M., et al., "Glutathione peroxidase activity of blood in chronic schizophrenics," *Shorniku Bedeckych Praci Lekarske Fakulty UK v Hradci Kralove,* 291-2:103-108; 1986.

23 Buckman, T.D., Kling, A.S. et al., "Platelet glutathione peroxidase and monoamine oxidase activity in schizophrenics with CT scan abnormalities: Relation to psychosocial variables," *Psychiatr. Res.,* 31:1-14; 1990.

24 Reddy, R., et al., "Enzymes of the antioxidant defence system in chronic schizophrenic patients," *Biol. Psychiatr.,* 30:409-12; 1991.

25 Buckman, T.D, Kling, A.S., et al, "Glutathione peroxidase and CT scan abnormalities in schizophrenica," *Biol. Psychiatr.,* 22:349-356; 1987.

26 Kut'ko, I., Frolov, V.M., et al., "Antioxidants in the treatment of schizophrenia (the correction of lipid peroxidation processes)," *Zh. Nevropatol. Psikhiatr. Im. S.S. Korsakova,* 96:32-34; 1996. (During relapse, lipid peroxidation intensified in the 185 patients examined. Antioxidants decreased peroxidation and improved mental state.)

27 Tritschier, Hans J., et al., "Thioctic (lipoic) acid: A therapeutic metal-chelating antioxidant?" *Biochem. and Pharmacol.,* 1:123-26; 1995.

28 Cohen, G., "Oxy-radical toxicity in catecholamine neurons," *Neurotoxicology,* 5: 77-82; 1984.

29 Graham, D.G., "Oxidative pathways for catecholamines in the genesis of neuromelanin and cytotoxic quinones," *Mol. Pharmacol.,* 14: 633-43; 1978.

30 Phillips, M. Sabas, M., et al.,et al, "Increased pentane and carbon disulfide in the breath of patients with schizophrenia," *J. Clin. Pathol.,* 46: 861-64; 1993. (Markers for lipid peroxidation.)

31 Kidd, Parris M., PhD, "Glutathione: Systemic protectant against oxidative and free radical damage," *Alt. Med. Rev.,* 2(3):155-76; 1997.

32 Tateishi, N., Higashi, T., et al., "Relative contribution of sulfur atoms of dietary cysteine and methionine to rat liver glutathione and proteins," *J. Biochem.,* 90:1603-10; 1981.

33 Saez, G. Thornalley, P.J., et al., "The production of free radicals during the autoxidation of cysteine and their effects on isolated rat hepatocytes," *Biochim. Biophys. Act,* 719:24-31; 1982.

34 Beyer, R.E., "The role of ascorbate in antioxidant protection of biomembranes: Interaction with vitamin E and coenzyme Q," *J. Bioenerget.,* 26(4):349-58; 1994.

35 van Zandwijk, N., "N-acetylcysteine (NAC) and glutathione (GSH): Antioxidant and chemopreventive properties, with special reference to lung cancer," *J. Cell. Biochem.,* 22:24-32; 1995.

36 Ohlenschlager, G., Treusch, G, "Reduced glutathione and anthocyans: Redox cycling and redox recycling in living systems," *Praxis Telegramm,* 6:1-20; 12/94.

37 Ketterer, B., Coles B., et al., "The role of glutathione in detoxication," *Environmental Health Perspectives*, 49:59-69; 1983.

38 Gotz, M.E., et al., "Influence of N-methyl-4-phenyl-1, 2, 3, 6-tetrahydropyridine, lipoic acid and L-deprenyl on the interplay between cellular redox systems," *J. Neural Transm.*, 43: 145-62S; 1994.

39 Levy, D.I., Sucher, N.J., et al., "Glutathione prevents N-methyl-D-aspartate receptor-mediated neurotoxicity," *Neuroreport*, 2(6):345-47; 1991.

40 Kehrer, JP, "Free radicals as mediators of tissue injury and disease," *Crit. Rev. Toxicol.*, 23(1): 21-48; 1993.

41 Kagen, V., Serbinova, E., "Antioxidant effects of unbiquinones in microsomes and mitochondria are mediated by tocopherol recycling," *Biochem. Biophys. Res. Commun.*, 169:851-57; 1990.

42 Packer, L., et al., A-lipoic acid: A metabolic antioxidant and potential redox modulator of transcription," Antioxidants in Disease Mechanisms and Therapy, in H. Sies, ed, *Advances in Pharmacology*, Academic Press, 1997.

43 Grunert, R.R., "The effect of DL alpha lipoic acid on heavy-metal intoxication in mice and dogs," *Arch Biochem. Biophys.*, 86:190-94; 1960.

44- Muller, L., Menzel, H., "Studies on the efficacy of lipoate and dihydroilipoate in the alteration of cadmium toxicity in isolate hepatocytes," *Biochem. Biophys. Acta*, 1052:386-91; 1990.

45 Sumathi, R. Baskaran, G., et al., "Relationship between glutathione and DL alpha-lipoic acid against cadmium-induced hepatotoxicity," *Jpn. J. Med. Sci. Biol.*, 49:39-48; 1996.

46 Sumathi, R., Devi, V.K., et al., "DL alpha-lipoic acid protection against cadmium-induced tissue lipid peroxidation," *Med. Sci. Res.*, 22:23-25; 1994.

47 Nichols, Trent W. Hr., MD, "Alpha-lipoic acid: Biological effects and clinical implications," *Alt. Med. Rev.*, 2(3):177-83; 1997.

48 Gal, E.M., "Reversal of selective toxicity of (-)-alpha-lipoic acid by thiamine in thiamine-deficient rats," *Nature*, 207:535; 1965.

49 Passwater, R.A., *Lipoic acid: The metabolic antioxidant*, Keats, New Canaan, CT, 1995; pp. 1-47.

50 De Leve, LD, Kaplowitz, N. "Glutathione metabolism and its role in hepatotoxicity," *Pharmac. Ther.*, 52:287-305; 1991.

Parte V: Somato- Psíquicas 101-26

1 McCaldron, Robert J., MD, D. Psych. "Somato-psychic disorders," *J. Orthomol. Med.*, 4(1):41-47; 1989.

Enfermedades Subyacentes 102-03

1 Corsello, Serafino, MD, "Stress and its effect on health," in Kurt Greenberg, ed., *Challenging Orthodoxy*, Keats, New Canaan, CN, 1991.

2 Gold, Mark S., MD, et al., *The Good News About Depression*, Villard Books, NY, 1987.

3 Davidson, K., "Schizophrenia-like psychoses associated with organic cerebral disorders: A review." *Psychiatric Developments*, 1:1-34; 1983.

4 Gardner, E. R., OD, Hall, Richard, C.W., MD, "Medical screening of psychiatric patients," *J. Orthomol. Psychiat.*; 9(3):207-15; 1980.

5 McIntyre, S, Roman, J., "Is there a stethoscope in the house (and is it used?)," *Arch. Gen. Psychiat.*, 34:1147-1151; 1975.

6 Pfeiffer, Carl C., MD, PhD, *The Schizophrenias Ours to Conquer*, rev. ed., Bio-Communications Press, Wichita, KS, 1988.

7 Torrey, E. Fuller, MD, *Surviving Schizophrenia*, rev. ed., Harper & Row, NY, 1988.

8 Snyder, Solomon, MD, *Madness and the Brain*, McGraw Hill, NY, 1974.

9 Gardner and Hall, "Physical illness presenting as psychiatric disease—II," *Arch. Gen. Psychiat.*, 1981.

10 Koyranyi E.K., "Morbidity and rate of undiagnosed physical illness in a psychiatric clinic population," *Arch. Gen. Psych.*, 36:414-19; 1979.

Afectación Inmunitaria 104-05

1 Allebeck, P, Wistedt, B., "Mortality in schizophrenia," *Arch. Gen. Psych.*, 43:650-53; 1986. (Study of 1190 patients discharged 10 years earlier.)

2 Philpott, William H, "Immunological deficiency in schizophrenia/Schizophrenia as a variant syndrome in the nutritional deficiency addiction-diabetes mellitus-infection disease process," *CSF, 5th Annual Meeting*, Winnipeg, Manitoba, Canada, 6/6/1976.

3 Papez, J., "Living organisms in nerve cells as seen under dark contrast, phase microscope," *Trans. Amer. Neur. Assoc.*; 1952.

4 Papez, James W., "Form of living organisms in psychotic patients," *J. Nerv. Mcn. Dis.*, 116: 5; 1952.

5 Trowbridge, John P., MD, "Update on the yeast syndrome," in Kurt Greenberg, ed., *Challenging Orthodoxy*, Keats, New Canaan, CN., 1991.

6 Papez, J.W., Bateman, J.F., "Changes in nervous tissues and study of living organisms in mental disease," *J. Nerv. Men. Dis.*, 114:5; 1951.

7 Jaffe, Russell, MD, PhD, Kruesi, Oscar Rogers, MD, "The biochemical-immunology window: A molecular view of psychiatric case management," *J. App. Nutr.*, 44(2); 1992.

8 Shaw, William J., PhD, "Possible synergistic effects of nonesterified fatty acids and lysolecithins, a toxic methionine metabolite, and ammonia in the production of hepatic encephalopathy and schizophrenia," *J. Orthomol. Med.*, 3(3), 1988.

9 Salzman. (Overabundant PGE 2 increases platelet aggregation and decreases cAMP. Catecholamines excreted under stress affect T-lymphocytes.)

10 Rudin, Donald O., et al., *The Omega 3 Phenomenon*, Rawson Assn., NY, 1987.

11 Corsello, Serafino, MD, "Stress and its effect on health," in Kurt Greenberg, ed., *Challenging Orthodoxy*, Keats, New Canaan, CN., 1991.

12 Torrey, E. Fuller MD, *Surviving Schizophrenia*, rev. ed., Harper & Row, NY, 1988. (Research especially focuses on lymphocytes and immunoglobulins in schizophrenia. Antipsychotics also affect immunity.)

13 Gold, Mark S., MD, et al., *The Good News About Depression*, Villard Books, NY, 1987. (Hopefulness improves lymphocyte function. Helplessness/hopelessness increases digestive problems, cancer, interferes with growth, creates cardiovascular, immune system disorders.)

14 Livingston, Virginia, MD, "Some cultural, immunological and biochemical properties of progentior cryptocides," *Trans NY, Acad. Sci.*, 36(6):569-582; 6/1974.

15 Veach, Harry O. MD, "Reconstructive medication," *J. Orthomol. Psychiat.*, 3(1):20-21; 1974.

16 Murray, Michael, ND, Pizzorno, Joseph, E., ND, *Encyclopedia of Natural Medicine*, Prima, Rockland, CA, 1991.

17 Christopher, John R., *School of Natural Healing*, Provo, UT, 1976.

18 Erasmus, Udo, *Fats that Heal, Fats that Kill*, Alive Books, Burnaby, Canada, rev. ed., 1995.

19 Beyer, R.E., "The role of ascorbate in antioxidant protection of biomembranes: Interaction with vitamin E and coenzyme Q," *J. Bioenerget.*, 26(4):349-58; 1994.

20 Nichols, Trent W. Hr., MD, "Alpha-lipoic acid: Biological effects and clinical implications," *Alt. Med. Rev.*, 2(3):177-83; 1997.

21 Passwater, R.A., *Lipoic acid: The metabolic antioxidant*, Keats, New Canaan, CT, 1995; pp. 1-47.

22 Kidd, Parris M., PhD, "Glutathione: Systemic protectant against oxidative and free radical damage," *Alt. Med. Rev.*, 2(3):155-76; 1997.

23 Ketterer, B., Coles B., et al., "The role of glutathione in detoxication," *Environmental Health Perspectives*, 49:59-69; 1983.

24 Kehrer, J.P., "Free radicals as mediators of tissue injury and disease," *Crit. Rev. Toxicol.*, 23(1):21-48; 1993.

Infecciones Oportunistas 106

1 Papez, J., Bateman, "Changes in nervous tissues and study of living organisms in mental disease," *J. Nerv. Men. Dis.*, 114:5.

2 Philpott, William H, "Immunological deficiency in schizophrenia: Schizophrenia as a variant syndrome in the nutritional deficiency addiction-diabetes mellitus-infection disease process," *CSF, 5th Annual Meeting*, Winnipeg, Manitoba, Canada, 6/6/76.

3 Trowbridge, John, P., MD, "Update on the yeast syndrome," in Greenberg, ed., *Challenging Orthodoxy*, Keats, New Canaan, CN., 1991.

4 Papez, James, "Form of living organisms in psychotic patients," *J. Nerv Men Dis.*, 116:5, 1952.

Etiología Microbiana 107

1 Shaw, William D., PhD, "Possible synergistic effects of nonesterified fatty acids and lysolecithins, a toxic methionine metabolite, and ammonia in the production of hepatic encephalopathy and schizophrenia," *J. Orthomol. Med.*, 3(3); 1988.

2 Torrey, E Fuller MD, *Surviving Schizophrenia*, rev. ed., Harper & Row, NY, 1988.

3 Pfeiffer, Carl C., MD, PhD, *The Schizophrenias Ours to Conquer*, rev. ed., Bio-Communications Press, Wichita, KS, 1988.

4 Gold, Mark S., MD, et al., *The Good News About Depression*, Villard Books, NY, 1987.

Enfermedades Implicadas 108-18

Cándida 108-11

1 Donsbach, Kurt W., PhD, D.Sc., ND, D.C., *Candida Albicans & Systemic Candidiasis*, 1987.

2 Murray, Michael, ND, Pizzorno, Joseph, E., ND, *Encyclopedia of Natural Medicine*, Prima, Rockland, CA, 1991.

3 Truss, C. Orian, MD, "Tissue injury induced by Candida albicans, mental and neurological manifestations," *J. Orthomol. Psychiat.*, 7(1):17-37; 1978.

4 Balch, James F., MD, Balch, Phyllis A., CNC, *Prescription for Nutritional Healing*, Avery, Garden City Park, NY, 1990.

5 Truss, C. Orian, MD, *The Missing Diagnosis*, Orian Truss, Birmingham, Alabama, 1983.

6 Krohn, Jaqueline, MD, et al., *The Whole Way to Allergy Relief & Prevention*, Harley & Marks, Port Roberts, WA, 1991.

7 Crook, William, MD, *The Yeast Connection*,

Vantage Books, NY, 1986.

8 Christopher, John R., *School of Natural Healing*, Provo, UT, 1976.

9 Zamm, Alfred V., MD, "Candida albicans therapy, is there ever an end to it?" *J. Orthomol. Med.*, 1(4):261-66; 1986.

10 Truss, C. Orian, MD, "The role of Candida albicans in human illness," *J. Orthomol. Psychiat.*, 10(4):228-38; 1981.

11 Trowbridge, John, MD, and Walker, Morton, DPM, *The Yeast Syndrome*, Bantam Books, NY, 1986.

12 Larson, Joan Mathews, PhD, *Alcoholism — The Biochemical Connection*, Villard Books, NY, 1992.

13 *Home Remedies for Candida*, Betsy Russell-Manning, ed, Greensward Press, San Francisco, 1988.

14 Rose, Elizabeth, *Lady of Cray, Healing Candida: The Nightmare Chemical Epidemic*, Butterfly Pub., Santa Monica, CA, 1985. (Personal account.)

16 Truss, C. Orian, MD, "Restoration of immunologic competence to Candida albicans," *J. Orthomol. Psychiat.*, 9(4):287-301; 1980.

17 Truss, C. Orian, MD, "Metabolic abnormalities in patients with chronic candidiasis: The acetylaldehyde hypothesis," *J. Orthomol. Psychiat.*, 13(2):66-93; 1984.

18 Galland, Leo, MD, FACP, FACN, "Nutrition and Candidiasis," *J. Orthomol. Psychiat.*, 14(1):50-60; 1985.

19 *Therapiewoche*, 36:3352-58; 1986. (Women using echinacea had a 43% decrease in recurrent yeast infection.)

20 Hudson, Tori, ND, "Yeast infections and natural medicine," *Evergreen Nutrition*, 6/1997.

21 *J. Reprod. Med*, 36(8):593-597; 1977. (Boric acid capsules inserted twice daily for two weeks were 98% successful in 100 women nonresponsive to prescription antifungals.)

22 Vajdani, A., Rahimian, P., "Immunological cross reactivity between Candida albicans and human tissue," *J. Clin. Lab. Immunol.*, 48:1-15; 1996. (On the potential for autoimmune response to candidiasis.)

23 Bellamy, W., Wakabayashi, H., et al., "Killing of Candida albicans by lactoferricin B, a potent antimicrobial peptide derived the N-terminal region of bovine lactoferrin," *Medical Microbiiology and Immunology*, 182(2):97-105; 1993.

24 Mitsuoka, Y, "Intestinal flora and aging," *Nutrition Review*, 50:438-46.

25 Ingram, C., *The Cure is in the Cupboard*, Knowledge House, Buffalo Grove, IL, 1997.

Sífilis   112

1 Gold, Mark S., MD, et al., *The Good News About Depression*, Villard Books, NY, 1987.

2 Pfeiffer, Carl C., MD, PhD, *The Schizophrenias Ours to Conquer*, rev. ed., Wichita, KS, 1988.

3 Shaw, William D., PhD, "Possible synergistic effects of nonesterified fatty acids and lysolecithins, a toxic methionine metabolite, and ammonia in the production of hepatic encephalopathy and schizophrenia," *J. Orthomol. Med.*, 3(3); 1988.

Lupus Sistémico   113

1 Balch, James F., MD, Balch, Phyllis A., CNC, *Prescription for Nutritional Healing*, Avery, Garden City Park, NY, 1990.

2 Page, Linda R., ND, PhD, *Healthy Healing*, Healthy Healing Pub., CA, 1992.

3 Gold, Mark S., MD, et al., *The Good News*

About Depression, Villard Books, NY, 1987.

4 Pfeiffer, Carl C., MD, PhD, *The Schizophrenias Ours to Conquer*, rev. ed., Wichita, KS, 1988.

5 Masterson, Josephine, "Lysine, herpes, schizophrenia and MCTD: A confirmation of the viral theory of schizophrenia from a longitudinal study," *J. Orthomol. Med.*, 1(2): 97-109; 1986. (Suggests a connection between growth periods, thymus suppression, herpes (with its altered lysine/arginine balance), and flareups of schizophrenia or lupus.)

6 Hoffer, Abram, MD, PhD, *Orthomolecular Medicine for Physicians*, Keats, New Canaan, CT; 1983; pp. 41, 180-81.

7 Aladjem, H., *The Sun Is My Enemy*, Prentice-Hall, Englewood Cliffs, NJ, 1972. (Personal recovery from lupus with intramuscular niacin. Hoffer met Aladjem several years later, and found her still well.)

Epilepsia   114-15

1 Pfeiffer, Carl C., MD, PhD, *The Schizophrenias Ours to Conquer*, rev. ed., Bio-Communications Press, Wichita, KS, 1988.

3 LaPlante, Eve, *Seized*, HarperCollins, NY, 1993.

4 Galton, Lawrence, *You May Not Need A Psychiatrist: How Your Body May Control Your Mind*, Simon & Schuster, NY, 1979.

6 Gold, Mark S., MD, et al., *The Good News About Depression*, Villard Books, NY, 1987.

7 Torrey, E. Fuller MD, *Surviving Schizophrenia: A Family Manual*, rev. ed., Harper & Row, NY, 1988.

8 Snyder, Solomon MD, *Madness and the Brain*, McGraw Hill, NY, 1974.

9 Davidson, K., "Schizophrenia-like psychosis associated with organic cerebral disorders: A review," *Psych. Dev.*, 1; 1983. (17% have schizophrenia-like symptoms.)

10 Balch, James F., MD, Balch, Phyllis A., CNC, *Prescription for Nutritional Healing*, Avery, Garden City Park, NY, 1990.

11 *An Introduction to the Ketogenic Diet*, Charlie Foundation to Help Cure Pediatric Epilepsy, Santa Monica, CA, 1997. (A 1954 study, by Samuel Livingston, MD, of John Hopkins, reports that on this diet 43% of 304 pediatric patients completely controlled their seizures and another 34% experienced marked improvement. More current results at Hopkins find seizures no longer occurred in 33% of patients, and were significantly reduced in another 33%.)

Porfiria Aguda Intermitente   116

1 Pfeiffer, Carl C, MD, PhD, *The Schizophrenias Ours to Conquer*, rev. ed., Bio-Communications Press, Wichita, KS, 1988.

2 Gold, Mark S., MD, et al., *The Good News About Depression*, Villard Books NY, 1987

3 Shaw, William PhD, "Possible synergistic effects of nonesterified fatty acids and lysolecithins, a toxic methionine metabolite, and ammonia in the production of hepatic encephalopathy and schizophrenia," *J. Orthomol. Med.*, 3(3), 1988.

Homicisteinemia   117

1 Pfeiffer, Carl C., MD, PhD, *The Schizophrenias Ours to Conquer*, rev. ed., Bio-Communications Press, Wichita, KS, 1988.

2 Miller, Alan, L., ND, Kelly, Gregory S., ND, "Homocysteine metabolism: Nutritional modulation and impact on health and disease," *Alternative Medicine Review*, 2(4):234-55.

3 Nygard, O. Refsum, H. et al., "Coffee consumption and plasma total homocysteine: The Hordaland Homocysteine Study," *Am. J. Clin. Nutr.*, 65:136-43; 1997.

4 Cravo, M.L., Gloria, L.M., et al., "Hyperhomocysteinemia in chronic alcoholism: Correlation with folate, vitamin B12, and B6 status," *Am. J. Clin. Nutr.*," 63:220-24; 1996.

5 Hultberg, B., Berglund, M., et al., "Elevated plasma homocysteine in alcoholics," *Alcohol Clin. Exp. Res.*, 17:687-89; 1993.

6 Lipton, S.A., Kin, W.K., et al., "Neurotoxicity associated with dual actions of homocysteine at the N-methyl-D-aspartate receptor," *Proc. Natl. Acad. Sci.*, 94:5923-28; 1997.

7 Regland, B., Johansson, B.V., et al., "Homocysteinemia is a common feature of schizophrenia," *J. Neural Trasm. Gen. Sect.*, 100:165-69; 1995.

8 Narath, H.J., Joosten, E., et al., "Effects of vitamin B6, folate, and B6 supplements in elderly people with normal serum vitamin concentrations," *Lancet*, 346:85-89; 1995.

9 Arpino C., Da Cas, R., et al., "Use and misuse of antidepressant drugs in a random sample of the population of Rome, Italy," *Acta. Psychiatr. Scand.*, 92:7-9; 1995.

10 Ubbink, J.B., van der Merwe, A., et al., "Hyperhomocysteinemia and the response to vitamin supplementation," *Clin. Investig.*, 71:993-98; 1993.

Fenilcetonuria   117

1 Hoffer, Abram, Md, PhD, "Mega Amino Therapy," *J. Orthomol. Psychiat.*, 9(1):2-5; 1980.

2 Bessman, S.P, "The justification theory: The essential nature of non-essential amino acids," *Nutr. Rev.*; 37:209-20; 1979.

Endocrinas   118-23

Tiroides   119-21

1 Clinical Society of London, 1888.

2 Watts, David L., D.C., PhD, "The nutritional relationships of the thyroid," *J. Orthomol. Med.*, 4(3); 1989.

3 Gold, Mark S., MD, et al., *The Good News About Depression*, Villard Books, NY, 1987.

4 Morgan, Brian L.G. MD, and Morgan, Roberta, *Hormones*, Price, Stern, Sloan, L.A. 1989.

5 Galton, Lawrence, *You May Not Need A Psychiatrist: How Your Body May Control Your Mind*, Simon & Schuster, NY, 1979.

6 Barnes, Broda O. MD, and Galton, Lawrence, *Hypothyroidism: The Unsuspected Illness*, Thomas Y. Crowell, NY, 1976.

7 Pfeiffer, Carl C., MD, PhD, *The Schizophrenias Ours to Conquer*, rev. ed., Bio-Communications Press, Wichita, KS, 1988.

8 Hawkins, David R., MD, "Diagnosing the schizophrenias," *J. Orthomol. Psychiat.*, 5(1):18-25; 1976.

9 Airola, Paavo, *How to Get Well*, Health Plus, Phoenix AZ, 1974.

10 Balch, James F., MD, Balch, Phyllis, A., CNC, *Prescription for Nutritional Healing*, Avery, Garden City Park, NY, 1990.

11 Page, Linda Rector, ND, PhD, *Healthy Healing*, Healthy Healing Pub., CA, 1992.

13 Christopher, John R., *School of Natural Healing*, Provo, UT, 1976.

14 Salaman, Maureen, *Foods that Heal*, Stafford Pub., Menlo Park, CA, 1989.

15 Langer, Stephen E., MD, *Solved: The Riddle of*

Illness, Keats, New Canaan, CN, 1984.

16 Masor, Nathan, *The New Psychiatry*, Philosophical Library, NY, 1959, p. 105.

17 Jackson, A.S., "Hypothyroidism," *JAMA*; 1957, pp. 121-65.

18 Jennings, Isobel W., *Vitamins in Endocrine Metabolism*, Chales C. Thomas, Springfield, Il, 1970.

19 "Age and the Thyroid Gland," *Prevention*, 9/1971, p. 166.

20 Krohn, Jaqueline, *The Whole Way to Allergy Relief & Prevention*, Hartley & Marks, Port Roberts, WA, 1991.

21 Bratter, P., Negretti de Bratter, V.E., "Influence of high dietary selenium intake on the thyroid hormone level in human serum," *J. Trace Elem. Med. Biol.*, 10:163-66; 1996. (Though selenium supports T4 to T3 conversion, high dietary intake in selenium rich areas of Venezuela was associated with decreased T3 formation.)

22 Hofbauer, L.C., Spitzweg, C., et al., "Selenium-induced thyroid dysfunction," *Postgrad. Med. J.*, 73:103-4; 1997. (Anecdotal report of a patient in whom high doses of intravenous selenite led to marked hypothyroidism, corrected with iodine supplementation.)

Suprarrenales, Pituitaria, Etc. 122-23

1 Gold, Mark S., MD, et al., *The Good News About Depression*, Villard Books, NY, 1987.

2 Pfeiffer, Carl C., MD, PhD, *The Schizophrenias Ours to Conquer*, rev. ed., Bio-Communications Press, Wichita, KS, 1988.

3 Morgan, Brian L.G., MD, and Morgan, Roberta, *Hormones*, Price, Stern, Sloan, L.A., 1989.

4 Mendlewicz, J., "Hypothalamic-pituitary adrenal axis function in chronic schizophrenia: Association with clinical features," *Neuropsychobiol.*, 25:1-7; 1992.

5 Murray, Michael, ND, *Glandular Extracts*, Keats, New Canaan, CN, 1994.

6 Joborn, C., et al., "Psychiatric symptomatology in patients with primary hyperparathyroidism," *Ups. J. Med. Sci.*, 91(1)77-87; 1986. (23% of 441 hyperparathyroid patients, expecially older patients, had psychiatric symptoms. The most frequent symptoms were depression and anxiety.)

7 Alarcon, R.D., Franceschine, J.A., "Hyperparathyroidism and paranoid psychosis: Case report and review of the literature," *Br. J. Psychiatry*, 145:477; 1984.

8 Pang, Peter K. T., Shan, Jie J., et al., "Parathyroid hypertensive factor and intracellular calcium regulation," *Journal of Hypertension*, 14:1053-60; 1996.

9 Carroll, B.J., et al., "Neuroendocrine regulation in depression. II. Discrimination of depressed from nondepressed patients," *Arch. Gen. Psychiat.*, 33:1051-58; 1976.

Desordenes Orgánicos Cerebrales 124-26

1 Snyder, Solomon, MD, *Madness and the Brain*, McGraw Hill, NY, 1974.

2 McCaldron, Robert J., MD, "Somato-psychic disorders," *J. Orthomol. Med.*, 4(1); 1989.

3 Gold, Mark S., MD, et al., *The Good News About Depression*, Villard Books, NY, 1987.

4 Torrey, E. Fuller, MD, *Surviving Schizophrenia: A Family Manual*, Harper & Row, NY, 1988.

5 Davidson, K, "Schizophrenia-like psychoses associated with organic cerebral disorders: A review," *Psychiatric Developments*, 1:1-34; 1983.

6 Hoffer, Abram, MD, PhD, "Huntington's Disease,

A follow-up," *J. Orthomol. Psychiat.*, 13(1):42-44; 1984.

7 Slaman, Maureen, *Foods that Heal*, Stafford Pub., Menlo Pk, CA, 1989.

8 Murray, Michael, ND, Pizzorno, Joseph, E., ND, *Encyclopedia of Natural Medicine*, Prima, Rockland, CA, 1991.

9 Swank, R.L., "Multiple sclerosis: Twenty years on low fat diet," *Arch. Neurol.*, 23:260-74; 1970.

10 Swank, R.L., *The Multiple Sclerosis Diet Book*, Doubleday, Garden City, NY, 1977.

11 Balch, James F., MD, Balch, Phyllis A., CNC, *Prescription for Nutritional Healing*, Avery, Garden City Park, NY, 1990.

12 Page, Linda R., ND, PhD, *Healthy Healing*, Healthy Healing Pub., CA, 1992.

13 Pfeiffer, Carl C., MD, PhD, *The Schizophrenias Ours to Conquer*, rev. ed., Bio-Communications Press, Wichita, KS, 1988.

14 Galton, Lawrence, *You May Not Need A Psychiatrist: How Your Body May Control Your Mind*, Simon & Schuster, NY, 1979.

15 Werbach, Melvyn R., MD, *Nutritional Influences on Mental Illness*, Third Line Press, Tarzana, CA., 1991.

16 Werbach, Melvyn R, MD, *Nutritional Influences on Illness*, 2nd, Third Line Press, Tarzana, CA, 1993.

17 Werbach, Melvyn R, MD, Murray, Michael T, ND, *Botanical Influences on Illness*, Third Line Press, Tarzana, CA., 1994.

18 Salaman, Maureen, *Foods that Heal*, Stafford Pub., Menlo Park, CA, 1989.

19 Hoffer, Abram, MD, PhD, *Orthomolecular Medicine for Physicians*, Keats, New Canaan, CN, 1983.

20 Bagley, Christopher, PhD, "Organic brain disorders in the aetiology of schizophrenia," *Schizophrenia*, 3(3-4):150-6; 1971.

21 Jenner, P., et al., "Oxidative stress as a cause of nigral cell death in Parkinson's disease and incidental Lewy body disease, *Ann. Neurol.*, 32: 282-87; 1992.

22 Rother, J., et al. "Hypoglycemia presenting as basilar artery thrombosis," *Stroke*, 23:112-13; 1992.

23 Blaylock, Russell, MD, *Excitotoxins: The Taste that Kills*, Health Press, Santa Fe, NM, 1995.

24 Casdorph, H. Richard, MD, PhD, Walker, Morton, DPM, *Toxic Metal Syndrome: How Metal Poisoning Can Affect Your Brain*, Avery, Garden City Park, NY, 1995.

25 Wenstrup, D., Ehmann, W., "Trace element imbalances in isolated subcellular fractions of Alzheimer's disease brains," *Brain Res.*, 533:125-31; 1990.

Parte VI: Consideraciones Vitales 127-38

1 Chabrinski, Ted, "The other half," *Rising up Crazy*, NY, summer, 1973.

Niños. Autismo. 128-31

1 Pfeiffer, Carl C., PhD, MD, *Nutrition and Mental Illness*, Healing Arts Press, Rochester, VT 1987.

2 Hoffer, Abram, MD, in Jeffrey Bland, MD, ed., *Medical Applications of Clinical Nutrition*, Keats, New Canaan, CN, 1983.

3 Torrey, E. Fuller MD, *Surviving Schizophrenia*: A Family Manual, Harper & Row, NY, 1988.

4 Rimland, Bernard, PhD, "An orthomolecular study of psychotic children," *J. Orthomol. Psychiat.*, 3(4):371-7; 1974.

5 Green, R.G., MD, "Subclinical pellagra: Its diagnosis and treatment," *Schizophrenia*, 2(2 &

3):70-79; 1970.

6 Cott, Alan, "Treatment of learning disabilities," *J. Orthomol. Psychiat.*, 3(4):343-55, 1974.

7 Walsh, William J., PhD, "Biochemical treatment: Medicines for the next century," *NOHA NEWS*, 15(3); summer, 1991.

8 Pfeiffer, Carl C., PhD, MD, et al., *The Schizophrenias Ours to Conquer*, rev. ed., Bio-Communications Press, Wichita, KS, 1988.

9 Cott, Alan, MD, "From the traditional approach to biochemical treatment," *J. Orthomol. Psychiat.*, 6(2):178-82; 1977.

10 Fredericks, Carlton, PhD, *Psycho-Nutrition*, Grosset & Dunlap, NY, 1976.

11 Gold, Mark S., MD, et al., *The Good News About Depression*, Villard Books, NY, 1987.

12 Kracke, Kevin, R., PhD, "Biochemical bases for behavioral disorders in children," *J. Orthomol. Psychiat.*, 11(4):289-96; 1982.

13 Ivy, Andrew, MD, quoted in *Alternative Medicine*, Burton Goldberg Group, ed., Future Medicine, Puyallup, WA, 1993.

14 Williams, Donna, *Nobody, Nowhere*, Times Books, NY, 1992.

15 Gerlach, Elizabeth K., *Autism Treatment Guide*, Four Leaf Press, Eugene, 1993.

16 Cott, Alan, MD, "Treating schizophrenic children," *Schizophrenia*, 1(1):44-59; 1969.

18 Reichelt, K.L., et al., *Adv. Biochem. Psychopharmac.*, 28:627; 1981.

19 Israngkun, P.P., et al., *Neurochem. Pat.*, 5: 51; 1986.

20 Shattock, P., *Brain Dysf.*, 3:328; 1990.

21 Reichelt, K.L., et al., *Brain Dysf.*, 4:308; 1991.

22 Reichelt, K.L., et al., *J. Appl. Nutr.*, 42(1); 1990.

23 Knivsberg, A M., et al., *Brain Dysf*, 3:315; 1991.

24 Larson, Joan Mathews, PhD, *Alcoholism — The Biochemical Connection*, Villard Books, NY, 1992.

25 Grandin, Temple, "My experiences as an autistic child and review of selected literature," *Journal of Orthomolecular Psychiatry*, 13(3); 1984.

26 National Academy of Science, *Toxicity Testing: Strategies to Determine Needs and Priorities*, NAS Press, DC., 1989.

27 Sevilla, Irma, and Aguirre, Nereyda, "Study on the effects of super blue green algae on the nutritional status and school performance of first, second and third grade children attending the Monsenor Velez School in Naindaime, Nicaragua," Universidad Centroamericana, Falcultad de Ciencias Agropecuarias, 1995.

28 Rapp, Doris, MD, *Is This Your child?* William Morrow, NY, 1991.

29 Egger, J., Carter, C.M., et al., "Controlled trial of oligoantigenic treatment in the hyperkinetic syndrome," *Lancet*, 1:540-45; 1985.

30 von Hildheimer, George, *Allergy, Toxins, and the Learning-Disabled Child*, Academic Therapy Pubs., San Rafael, CA, 1974.

31 Weintraub, Skye, ND, *Minding Your Body*, Complementary Medicine Pub. Co., Portland, OR, 1995.

32 Marlowe, Mike, PhD, Moon, Charles, PhD, et al., "Low mercury levels and childhood intelligence," *J. Orthomol. Med.*, 1(1):43-49;1986.

33 Philpott, William H., MD, "Professional dyslexia about dyslexia," *J. Orthomol. Psychiat.*, 6(1):27-32; 1977.

34 Reninger, Judith E., "The multi-disciplinary treatment of hyperactive learning-disabled children," *J. Orthomol. Psychiat.*, 9(3):171-82; 1980.

35 Blaylock, Russell, MD, *Excitotoxins: The Taste that Kills,* Health Press, Santa Fe, NM, 1995.

36 Krohn, Jaqueline, MD, et al., *The Whole Way to Allergy Relief & Prevention,* Harley & Marks, Port Roberts, WA, 1991.

37 Thompson, G.O., et al., "Blood levels and children's behavior: Results from the Edinburgh lead study," *J. Child Psychol. Psychiatry*, 30(4): 515-28; 1989.

38 Clarke, T.W., "The relation of allergy to character problems in children: A survey," *Allergy*, 3-4/1950; pp. 175-87.

39 Heeley, A.G., Roberts, G.E., "A study of tryptophan metabolism in psychotic children," *Developmental Medicine and Child Neurology*, 3:708-718; 1966.

40 Rimland, B., Callaway, E., et al., "The effects of high doses of vitamin B6 on autistic children: A double-blind crossover study," *Am. J. Psychiatr.*, 135:472-75; 1978. (Double blind. 11/15 improved.)

41 Barthelemy, C., Garreau, B., et al., "Behavioral and biological effects of oral magnesium, vitamin B6, and combined magnesium-B6 administration in autistic children," *Magnesium Bulletin*, 3:150-53; 1981. (Double blind. Highly significant improvement.)

42 LeLord, G., Muh, J.P., et al., "Effects of pyridoxine and magnesium on autistic symptoms: initial observations," *Journal of Autism and Developmental Disorders*, 111(2):219-30; 1981. (Double blind. Behavioral improvement.)

43 Ellman, G., "Pyridoxine effectiveness on autistic patients at Sonoma State Hospital," Research Conference on Autism, San Diego, CA, 11/1/81. (Double blind.)

44 Jonas, C., Etienne, T., et al., "Interet clinique et biochimique de l'association vitamine B6 et magnesium dans le traitement de l'autisme residuel a l'age adulte," *Therapie*, 39:661-69; 1984. (Double blind. B6 and magnesium supplementation benefited autistic adults.)

45 Rimland, B., "Controversies in the treatment of autistic children: Vitamin and drug therapy," *Journal of Child Neurology*, S68-S72; 1988. "Parent ratings of behavioral effects of drugs and nutrients," Autism Research Institute Publication 34E; 7/94. (In 2050 autistics, B6 and magnesium considered beneficial in 46%, detrimental in 5%.)

46 Kun, Lee Dae, Pusan Research Center on Child Problems, Korea. Communication with Bernard Rimland, 1989, reported in Rimland, 1990, below. (80% of 39 autistic children improved with DMG supplementation.)

47 Rimland, B., "Dimethylglycine (DMG), a nontoxic metabolite, and autism," *Autism Research Review International*, 4(2):3; 1990.

48 Rimland, B., "Dimethylglycine for autism," Autism Research Institute Pub. 110; 8/96. (Rimland suggests starting children at 1/2 of a single 125 mg tablet DMG and gradually increasing to 1-4 tabs per day; 2-8 for adults. Increased hyperactivity may indicate need for folic acid at 1600 mcg per 125 mg of DMG.)

49 Rimland, B., "Form letter regarding high dosage vitamin B6 and magnesium therapy for autism and related disorders," Autism Research Inst. Pub. 39F; 4/96. (Rimland estimates 8 mg B6 and 3 mg magnesium per lb body weight. Support with Ca, B vitamins, C, Zn, etc. DMG may support speech.)

50 Rimland, B., "ARI Recommendations on treatments for autistic and other mentally and neurologically handicapped children," Autism Research Institute Publication 49; 5/96. (Early intensive behavior intervention, with an emphasis on positive reinforcement with only mild aversive stimuli; structured, well planned teaching; B6, magnesium, DMG, and other nutrients, as relevant; avoidance of junk food; allergy treatment (dairy, wheat and chocolate are frequently implicated); Candida treatment, as relevant; Sensory Integration and Auditory Integration Training (AIT).)

51 Baker, Sidney M., MD, Pangborn, John, PhD, *Defeat Autism Now! Clinical Options Manual for Physicians*, 1997.

52 Duker, Pieter C., Seys, Danile, "Long-term use of electrical aversion treatment with self-injurious behavior," *Research in Developmental Disabilities*, 17(4):293-301; 1996. (Mild electric stimulus to reduce self-injury, differential reinforcement of appropriate behavior, and functional communication training.)

53 McDouble, Christopher, J., Naylor, Susan T., et al., "Effects of tryptophan depletion in drug-free adults with autistic disorder," *Archives of General Psychiatry*, 53:993-1000; 1996. (Depletion significantly affected self-mutilating, rocking, pacing and other such behaviors. Also, anxiety and general well-being.)

54 Kaplin, Melvin, Carmody, Dennis P., et al., "Postural orientation modifications in autism in response to ambient lenses," *Child Psychiatry and Human Development*, 27(2):81-91; 1996. (Corrective prism lenses improved head tilt, ball catching, tense facial expressions.)

55 Shulman, Randy, "Optometry's role in the treatment of autism," *J Optometric Vision Development*, V. 25; Winter, 1994. (With corrective lenses, 45% showed good progress, 30% fair, 25% slow.)

56 Lovaas, Ivar, et al., *Journal of Consulting and Clinical Psychology*, 65(1):3-9; 1987. (UCLA controlled experiment in which 9/19 low-functioning autistic children receiving intensive early intervention improved enough to be mainstreamed vs. 1/40 controls receiving less intensive training.)

57 McEachin, Smith, et al., *Am J Mental Retardation*, 4:359-91; 1993; (Educational and social progress in previous study continued though teen years.)

58 Harris, et al., *J Autism & Developmental Disabilities*, 21(3):261-290; 1991. (Intensive early intervention highly positive in mild to moderate autism.)

59 Baker, Sidney M., MD, "Food allergies and autism spectrum problems in children," *Autism Research Review International*, 10(4):3; 1996.

60 Hershey, Jane, *Why Can't My Child Behave?* Pear Tree Press, Alexandria, VA, 1996.

61 Kane, Patricia, PhD, "Reversing autism with nutrition," *Alternative Medicine Digest*, 19:36-45.

62 Muir, Maya, "Current controversies in the diagnosis and treatment of heavy metal toxicity," *Alternative & Complementary Therapies*, 6/97; pp.170-78.

63 Feingold, Ben F., MD, *Why Your Child is Hyperactive*, Random House, NY, 1975.

64 Crook, William, MD, *Solving the Puzzle of Your Hard-to-Raise Child*, Random House, NY, 1987.

65 Walsh, William J, interview with author, November, 2000.

Depresión   131-34

1 Snyder, Solomon, MD, *Biological Aspects of Mental Disorder*, Oxford U Press, NY, 1980.

2 Gold, Mark S., MD, et al., *The Good News About Depression*, Villard Books, NY, 1987.

3 Pfeiffer, Carl C., PhD, MD, et al., *The Schizophrenias Ours to Conquer*, rev. ed., Bio-Communications Press, Wichita, KS, 1988.

4 Balch, James F, MD, & Balch, Phyllis A., CNC, *Prescription for Nutritional Healing*, Avery, Garden City Park, NY, 1990.

5 Slagle, Phyllis, MD, *The Way Up from Down*, St. Martin's Paperbacks, NY, 1992.

6 Galton, Lawrence, *You May Not Need A Psychiatrist: How Your Body May Control Your Mind*, Simon & Schuster, NY, 1979.

7 Lesser, Michael, MD in *Diet Related to Killer Diseases V, Nutrition and Mental Health, hearing before the Select Committee on Nutrition and Human Needs of the US Senate, 95th Congress, 1st Session, 6/22/1977, with 1980 Update*, Michael Lesser, ed., Parker House, Berkeley, CA, 1980.

8 Riordan, Hugh, M.D., in *Alternative Medicine*, Burton Goldberg Group, ed., Future Medicine, Puyallup, WA, 1993.

9 Hoffer, Abram, MD, PhD, *J. Orthomol. Psychiat.*, 9(3):164-70; 1980. (On patient resistance to rotation diet.)

10 Kytle, Elizabeth, *The Voices of Robby Wilde*, Seven Locks Press, D.C., 1987.

11 Jaffe, R., Kruesi, O.R., "The biochemical—immunology window: A molecular view of psychiatric case management," *J. App. Nutr.*, 44(2); 1992.

12 Sanbower, Martha, "Manic depression: An alternative treatment," *J. Orthomol. Psychiat.*, 2(3):154-57; 1987.

13 Abou-Saleh, M.T., Coppen, A,. "Serum and red blood cell folate in depression," *Acta Psychiatr. Scand.*, 80(1):78-82; 1989. (Folate associated with severity.)

14 Carney, M.W., "Thiamin and pyridoxine lack in newly admitted psychiatric patients," *Br. J. Psychiat.*, 135:249-54; 1979. (Low B6 in 75% of depressives.)

15 Hodges, R.E., et al., "Clinical manifestation of ascorbic acid deficiency," *Am. J. Clin. Nutr.*, 24:432-43; 1971. (Depression often 1st symptom of scurvy.)

16 Cocchi, P., et al., *J. Orthomol. Med.*, 4(2):96-7; 1989. (Patients responded to intravenous ascorbic acid.)

17 Parker, S.D., "Depression and nutrition: Anemia and glucose imbalances," *Anabolism*, Jan-Feb, 1984.

18 Webb, W.L., Gehi, M., "Electrolyte and fluid imbalance: Neuropsychiatric manifestations," *Psychosomatics*, 22(3):199-203. (Potassium deficiency associated with depression, fatigue, organic brain syndrome.)

19 Fieve, R., et al., "Rubidium: Biological, behavioral, and metabolic studies in humans," *Am. J. Psychiatry*, 130:55-61; 1973. (A good to excellent response after four weeks in 70% of depressed patients refractory to standard treatments. Na and K may be needed to maintain electrolyte balance.)

20 Zmilacher, K, et al., "L-5-hydroxytryptophan in combination with a peripheral decarboxylase inhibitor in the treatment of depression," *Neuropsychobiology*, 20(2):205-12; 1987. (Equivalent effect to traditional antidepressant drugs.)

21 Beckman, H., "DL-phenylalanine in affective disorders," *Adv. Biol Psychiatry*, 10:137-47; 1983.

22 Carney, M.W.P., "Rapid antidepressant response with SAMe. A double-blind study," *Ala. J. Med. Sci.*, 25(3):16; 1988.

23 Gibson. C.J., Gelenberg, A., "Tyrosine for the treatment of depression," *Biol. Psychiatry*, 10:148-59; 1983. (Double blind.)

24 King, D.S., "Can allergic exposure provoke psychological symptoms?" A double blind test," *Biol. Psychiatry*, 16(1):3-19, 1981.

25 Werbach, Melvyn R., MD, *Nutritional Influences on Mental Illness*, Third Line Press, Tarzana, CA, 1991.

26 Murray, Michael. T., ND, Pizzorno, Joseph, ND, *The Encyclopedia of Natural Medicine*, Prima, Rocklin, CA, 1991.

27 Larson, Joan Mathews, PhD, *Alcoholism — The Biochemical Connection*, Villard Books, NY, 1992.

28 Erasmus, Udo, *Fats that Heal, Fats that Kill*, Alive Books, Burnaby, Canada, rev. ed., 1995.

29 Kruesi, Oscar Rogers, MD, interview with author, March, 1996.

30 Reading, Christopher M. "X-linked dominant manic-depressive illness: Linkage with Xg blood group, red-green color blindness, and vitamin B12 deficiency," *J. Orthomol. Psychiat.*, 8(2): 68-77; 1979.

31 Hoffer, A., MD, PhD, "Allergy, depression and tricyclic antidepressants," *J. Orthomol. Psychiat.*, 9(3):164-70; 1980.

32 Johnson, P.E., Shuber, LE, "Accumulation of mercury and other elements by spirulina," *Nutr. Reports Intl.*, 34(6):1063-1070, 1986.

33 Leitner, Z.A., Church, I.C., "Nutritional studies in a mental hospital," *Lancet*, 1.565-647; 1956. (Over 10% of 465 psychiatric patients showed delayed ascorbic acid saturation — similar to what is seen in borderline or clinical scurvy.)

34 Schorah, C.G., et al., "Plasma vitamin C concentration in patients in a psychiatric hospital," *Hum. Nutr. Clin. Nutr.*, 37C:447-52; 1983.

35 Milner, G. "Ascorbic acid in chronic psychiatric patients: A controlled trial," *Br. J. Psychiatry*, 109: 294-99; 1963. (Double blind. Chronic psychiatric patients may be in a state of borderline scurvy.)

36 Stewart, J.W., et al., "Low B6 levels in depressed outpatients," *Biol. Psychiatry*, 19(4):613-16; 1984.

37 Zucker, D.K., et al., "B12 deficiency and psychiatric disorders: Case report and literature review," *Biol Psychiatry*, 16:197-205; 1981.

38 Ghadirian, A,M., et al., "Folic acid deficiency and depression," *Psychosomatics*, 21(11):926-29; 1980. (Folate inversely related to degree of depression.)

39 Levitt, A. J., Joffe, R.T., "Folate, B12 and life course of depressive illness," *Biol. Psychiatry*, 25(7):867-72; 1989. (Folate inverse to episode duration.)

40 Godfrey, P.S.A., et al., "Enhancement of recovery from psychiatric illness by methylfolate," *Lancet*, 336:392-5; 1990. (Double blind. Patients with major depression and low red cell folate improved significantly over 6 mo. with methylfolate supplementation.)

41 Carney, M.W.P., "Psychiatric aspects of folate deficiency," in M.I. Botex and E.H. Reynolds, eds., *Folic Acid in Neurology, Psychiatry, and Internal Medicine*, Raven Press, NY, 1979.

42 Howard, J.S., "Folate deficiency in psychiatric practice," *Psychosomatics*, 16:112-15; 1975.

43 Coppen A., et al., "Depression and tetrahydrobiopterin: The folate connection," *J. Affective Disord.*, 16(2-3):103-7; 1989. (Folate deficiency correlated with impaired BH4 synthesis. BH4 is an essential cofactor in producing serotonin.)

44 Carney, M.W. P, et al., "Thiamine, riboflavin and pyridoxine deficiency in psychiatric in-patients, *Br. J. Psychiatry*, 141:271-72; 1982. (The combination of B2 and B6 deficiency was associated with affective disorders in 172 successive psychiatric admissions.)

45 Brozek, J., "Psycholgic effects of thiamine restriction and deprivation in normal young men," *Am. J. Clin. Nutr.*, 5(2):109-20; 1957.

46 Cohen, B.M, et al., "Lecithin in the treatment of mania," *Am J Psychiatry*, 139:1162-64; 1982. (Double blind. Improvement significantly better than placebo.)

47 Dubovsky, S.L., et al., "Increased platelet intracellular Ca concentration in patients with bipolar affective disorders," *Arch. Gen. Psychiatry*, 46:632-38; 1989.

48 Carman, J.S., Wyatt, R.J, "Calcium: Bivalent cation in the bivalent psychoses," *Biol. Psychiatry*, 14(2):295-336; 1979. (Decreased CSF calcium in mania and psychotic agitation, initial increase in serum calcium and phosphorus.)

49 Bjorum, N., "Electrolytes in blood in endogenous depression," *Acta. Psychiatr. Scand.*, 48:59-68; 1972. (Higher plasma magnesium in depressed patients.)

50 Banki, C.M., et al., "Aminergic studies and cerebrospinal fluid cations in suicide," Ann. N.Y. Acad. Sci, 487:221-30; 1986. (CSF magnesium significantly lower in suicidal depressives.)

51 Jimerson, D.C., et al., "CSF calcium: Clinical correlates in affective illness and schizophrenia," *Biol. Psychiatry*, 14(1):37-51; 1979. (CSF calcium correlated with severity of depressive symptoms. Calcium levels decreased as patients improved.)

52 Linder J., et al., "Calcium and magnesium concentrations in affective disorder: Difference between plasma and serum in relation to symptoms." *Acta. Psychiatr. Scand.*, 80:527-37; 1989. (Depressive symptoms correlated with high levels of serum magnesium.)

53 Webb, W.L., Gehi, M., "Electrolyte and fluid imbalance: Neuropsychiatric manifestation," *Psychosomatics*, 22(3):199-203; 1981. (Low levels of potassium were frequently associated with weakness, fatigue, depression, and often an organic brain syndrome. Depressed patients showed low intracellular potassium. Patients who committed suicide had decreased cerebral potassium.)

54 Cox, J.R., et al., "Changes in sodium, potassium and fluid spaces in depression and dementia," *Gerontology Clin.*, 13:232-245; 1971. (Depressed patients may have increased intracellular sodium retention.)

55 Parker, S.D., "Depression and nutrition: Anemia and glucose imbalances," *Anabolism*; 1-2/1984.

56 Campbell, C.A., et al., "Vanadium and other trace elements in patients taking lithium, *Biol. Psychiatry*, 24(7):775-81; 1988. (Patients undergoing long-term lithium therapy have lower levels of serum vanadium than controls.)

57 Witkowska, D., Brzesinski, J., "Alteration of brain noradrenaline, dopamine and 5-hydroxytryptamine levels during vanadium poisoning," *Pol. J. Pharmacol. Pharm.*, 31:393-98; 1979.

58 Abdulla, Y.H., Hamadah, K., "Effect of ADP on prostaglandin E1 formation in blood platelets from patients with depression, mania and schizophrenia," *Br. J. Psychiatry*, 127:591-95; 1975. (Increased levels of PGE1 during manic phase of bipolar disorder, decreased during depressed phase.)

59 Rix, K.J., et al., "Food antibodies in acute psychoses," *Psychol. Med.*, 15(2):347-54; 1985. (Possible association of mania with IgF antibodies to wheat or rye.)

60 Christensen, L., "Psychological distress and diet — effects of sucrose and caffeine," *J. Appl. Nutr.*, 40(1):44-50; 1988. (Double blind.)

61 Greden, J., "Caffeine and tobacco dependence," in *Comprehensive Textbook of Psychiatry*, Baltimore, Wilkins; 1985, pp. 1026-33. (Greater intake of caffeine correlated with more severe depression.)

62 Joborn, C., et al., "Psychiatric symptomatology in patients with primary hyperparathyroidism," *Ups. J. Med. Sci.*, 91(1):77-87; 1986. (23% of 441 hyperparathyroid patients, expecially older patients, had psychiatric symptoms. The most frequent symptoms were depression and anxiety.)

63 Alarcon, R.D., Franceschine, J.A., "Hyperparathyroidism and paranoid psychosis: Case report and review of the literature," *Br. J. Psychiatry*, 145:477; 1984.

64 Richelson, E., "Pharmacology of antidepressants in use in the US," *Clin. Psychiatry*, 43:4; 1982. (Tricyclic effectiveness may be due to antihistamine action.)

65 Beckman, H. et al., "DL-phenylalanine versus impramine: A double-blind controlled study," *Arch. Psychiat. Nervenkr.*, 227:49-58; 1979.

66 Bell, K.M., et al., "S-adenosylmethionine treatment of depression: A controlled clinical trial," *Am. J. Psychiatr.*, 145(9):1110-14; 1988. (Benefit over imipramine)

67 Sabelli, H.C., et al. "Clinical studies on the phenylethylamine hypothesis of affective disorder: Urine and blood phenylacetic acid and phenylalanine dietary supplements," *J. Clin. Psychiatry*, 47(2):66-70; 1986. (May benefit bipolar depression. Side effects: anxiety, insomnia, constipation, transient nausea, headaches.)

68 McGrath, R.E., et al., "The effect of L-tryptophan on seasonal affective disorder," *J. Clin. Psychiatry*, 51(4); 162-63; 1990. (Double blind. Combined tryptophan/ B6/ C treatment more effective than placebo; created equivalent improvement to that produced by exposure to light.)

69 Chouinard, G., et al., "Tryptophan in the treatment of depression and mania," *Adv. Biol. Psychiatry*, 10:47-66; 1983. (Enhances action of MAOIs.)

70 Chouinard, G., et al., "A controlled clinical trial of L-tryptophan in acute mania," *Biol Psychiatry*, 20:546-57; 1985. (Double blind. Significant improvement.)

71 Prange, A.J., et al., "L-tryptophan in mania," *Arch Gen. Psychiatry*, 30:56-62; 1974. (Double blind crossover. Tryptophan as good or better than chlopromazine.)

72 Delgado, P.D., et al., "Serotonin function and the mechanism of antidepressant action," *Arch. Gen. Psychiatry*, 47:411-18; 1990. (Double blind. Effectiveness of some antidepressants may depend or availability of serotonin.)

73 Branchey, L., et al., "Depression, suicide and aggression in alcoholics and their relationship to plasma amino acids," *Psychiatry Res.*, 12(3):219-26; 1984. (Decreased tryptophan c.f. competing AA in alcoholics with history of both aggression and depression. Values differed from patients with only depression.)

74 Pope, H.G., et al., "Toxic reactions to the combination of monoamine oxidase inhibitors and tryptophan," *Am. J. Psychiatry*, 142(4):491-92; 1985.

75 Young, S.N., Teff, K. L., "Tryptophan availability, 5HT synthesis and 5HT function," *Prog. Neuropsychopharmacol. Biol. Psychiatry*, 13(3-4):373-79; 1989 (Tryptophan firing increased at greater arousal, perhaps explaining lack of effect on normals even during aggression, but

effectiveness in aggressive patients.)

76 Mebane, A.H., "L-glutamine and mania," letter, *Am. J. Psychiatry*, 141(10); 1984.

77 Buist, R., "The therapeutic predictability of tryptophan and tyrosine in the treatment of depression," *Int. J. Clin. Nutr. Rev.*, 3:1-3; 1983.

78 Kane, Patricia, PhD, "Understanding the biochemical and biobehavioral nexus of depression," *Explore!*, 8(1); 1997.

79 Fava, M., Borus, J.S., et al., "Folate, vitamin B12, and homocysteine in major depressive disorder," *Am. J. Psychiatry*, 154:426-428; 1997. (Low folate may be implicated in depressed patients with poor response to antidepressant medications.)

80 Dahlitz, M., Alvarez, B., et al., "Delayed sleep phase syndrome response to melatonin," *Lancet*, 1:1121-24; 1991.

81 Zhdanova, I.V., Wartman, R.J., "Sleep-inducing effects of low dose melatonin ingested in evening," *Clin. Pharmacology & Therapeutics*, 57:552-58; 1995.

82 Mathis, C., et al., "The neurosteroid pregnenolone sulfate blocks NMDA antagonist-induced deficits in a passive avoidance memory task," *Psychopharmacology* (Berl.),10/1994, pp, 201-6. (Pregnenolone levels low in affective disorders, especially during active depression.)

83 Rudin, Donald O., et al., *The Omega 3 Phenomenon*, Rawson Assn., NY, 1987.

84 Stoll AL, Severus WE, et al., "Omega 3 fatty acids in bipolar disorder: A preliminary double-blind, placebo-controlled trial," *Arch Gen Psychiatry*, 56(5):407-12; 5/99. (4 mo. trial. The fish oil group did significantly better. Longer remission, considerable improvement in depression, bipolar symptoms. Literature suggests effectiveness comparable to lithium or valproate.)

85 Wiessel M, "Administration of thyroid hormones in therapy of psychiatric illnesses," *Weissel M, Acta Med Austriaca*, 26(4):129-31; 1999. Review article.

86 Joffe RT, "The use of thyroid supplements to augment antidepressant medication," *J Clin Psychiatry*, 59 Suppl 5:26-29, 30-31; 1998.

87 Leiva DB, "The neurochemistry of mania: A hypothesis of etiology and rationale for treatment," *Prog Neuropsychopharmacol Biol Psychiatr*, 14(3):423-9; 1990. (Support for cholinergic insufficiency, adrenergic dominance in mania.)

88 Stoll AL, Sachs GS, et al., "Choline in the treatment of rapid-cycling bipolar diorder: Clinical and neurochemical findings in lithium-treated patients," *Biol Psychiatry*, 40(5):382-88; 9/1/96.

89 Jope RS, Song L, et al, "The phosphoinositide signal transduction system is impaired in bipolar affective disorder brain," *J Neurochem*, 66(6):2402-09; 6/96.

90 Dubovsky, SL, Murphy J, Christiano J, Lee C, "The calcium second messenger system in bipolar disorders: Data supporting new research directions," *J Neuropschiatr & Clin Neurosci*, 4(1):3-14, Winter 92. (Hyperactive phosphotidylinositol and calcium (+2) signaling in mania and bipolar disorder.)

91 Chouinard G, Beauclair L, et al, "A pilot study of magnesium aspartate hydrochloride (Magnesiocard) as a mood stabilizer for rapid cycling bipolar affective disorder patients," *Prog Neuropsychopharmacol Biol Psychiatry*, 14(2):171-80; 1990. (At least as good as lithium in 50% of 9 severe rapid cyclers.)

92 Levine J, Stein D, et al, "High serum and cerebrospinal fluid Ca/Mg ratio in recently hospitalized acutely depressed patients," *Neuropsychobiology*, 39(2):63-70; 1999. (CSF and serum Ca/Mg elevated in acute depressive episodes.)

93 Manna V, "Bipolar affective disorders and role of intraneuronal calcium. Therapeutic effects of the treatment with lithium salts and/or calcium antagonist in patients with rapid polar inversion," *Minerva Med*, 82(11):757-63; 11/91.

94 Janciak PG, Pandey GN, et al, Verapamil for acute mania: Preliminary results from a double-blind placebo-controlled study, *Biol Psychiatry*, 35:679; 1994. 60% of manic/mixed types responded to this calcium channel blocker.

95 Walsh, William J, Interview with author, Dec. 2000.

Hierbas 135-36

1 Balch, James F., MD, Balch, Phyllis A., CNC, *Prescription for Natural Healing*, Avery, Garden City Park, NY, 1990.

2 Hoffman, David, *The New Holistic Herbal*, Element Books, Great Britain, 1990.

3 Kloss, Jethro, *Back to Eden, Woodbridge Press*, Santa Barbara, CA, 1973.

4 Mowrey, Daniel B, PhD, *The Scientific Validation of Herbal Medicine*, Keats, New Canaan, CN, 1986.

5 Page, Linda Rector, ND, PhD, *Healthy Healing*, Healthy Healing Pub., CA, 1992.

6 Stein, Diane, *The Natural Remedy Book for Women*, The Crossing Press, Freedom, CA, 1992.

7 Tenney, Louise, *Stress*, Woodland Health Books, 1987.

8 Murray, Michael T., ND, Pizzorno, Joseph, ND, *Encyclopedia of Natural Medicine*, Prima, Rocklin, CA, 1991.

9 Mowrey, Daniel B, PhD, *Next Generation Herbal Medicine*, Keats, New Canaan, CN, 1990.

10 Murray, Michael T., ND, *Stress, Anxiety & Insomnia*, Prima, Rocklin, CA, 1995.

11 Farnsworth, N.R., et al., "Siberian ginseng: Current status as an adaptogen," *Econ Med. Plant Res. 1:156-215; 1985*.

12 Pefkov, V.W., "About the method of operation of Panax ginseng," *Arzneimittel-Forschumg*. 11, 288-95; 1961.

13 Hal S., Yokoyama H., Oura, H, Yano S, "Stimulation of pituitary-adrenocortical system by ginseng saponins," *Endocrinologica Japonica*, 26(6):661-5; 1979.

14 Kehara M., Shibata Y, Higashi, et al., "Effect of ginseng saponins on cholesterol metabolism III Effect of ginsenoside Rb on cholesterol synthesis in rats fed on high fat diet."*Chemical and Pharmaceutical Bulletin*, Tokyo, 26(9):2844-54.

16 Somner, H., "Improvement of psychovegetative complaints by hypericum," *4th International Congress Psychotherapy*, Munich, 9/10-3, 1992, abst. SL55.

17 Woelk, H., "Multicentric practice study analyzing the functional capacity in depressive patients," *4th Intrntl. Congress on Psychotherapy*, Munich, Germany, Sept 10-3, 1992, abst. SL54.

18 Muldner, H., Soller M., "Antidepressive effect of a hypericum extract standardized to the active hypericien complex," *Arzneim Forsch*, 34:918-20; 1984. (Improvement in anxiety, depression, insomnia, anorexia, etc. in 15 female patients given St. Johnswort extract.)

19 Suzuki, O., et al., "Inhibition of monamine oxidase by hypericin," *Planta, Medica*, 50:272-74; 1984.

20 Werbach, Melvyn R, MD, Murray, Michael T, ND, *Botanical Influences on Illness*, Third Line Press, Tarzana, CA., 1994.

21 Peter, H, "Vasoactivity of ginkgo bilboa preparation," *4th Conf. Jung. Ther. Invert. Pharmacol*, Soc. Pharmacol. Hung, B. Dumbovith, ed., 177; 1968.

22 Auguet, M., De Feudis V., Clostre, F., " Effects of ginkgo biloboa on arterial smooth muscle responses to vasoactive stimuli," *Gen. Pharmac.*, 13:169; 1982.

23 Etienne, A., Hecquet, F, et al., "Comparison of the effects of an extract of ginkgo biloba and chloropromazine on the osmotic fragility, in vitro, of rat erythrocytes," *J. Pharmacol.*, 13(291); 1982.

24 Racagni, G. et al., "Neurotransmitter changes during cerebral aging. The effect of ginkgo biloba extract," *Presse Med.*, 15(31):1488-90; 1986.

25 Auget, M. et al., "Pharmacological basis for the vascular effects of ginkgo biloba extract," *Presse Med.*, 15(31):1524-8; 1986.

Suicidio 137

1 Hoffer, Abram, MD, PhD, Osmond, Humphrey, MRCS, DPM, "Schizophrenia and suicide," *Schizophrenia*, 1(1); 1967.

2 Hoffer, et al., "Postscript, Aug 1977 [to Hoffer, 1967]," *J. Orthomol. Psychiat.*, 7(1):57-67; 1978.

4 Pfeiffer, Carl C., PhD, MD, *Nutrition and Mental Illness*, Healing Arts Press, Rochester, VT 1987.

5 Gold, Mark S., MD, et al., *The Good News About Depression*, Villard Books, NY, 1987.

6 North, Carol, *Welcome Silence*, Simon & Schuster, NY, 1987.

7 Winokur G, Tsuang M, "The Iowa 500: Suicide in mania, depression and schizophrenia," *Am J. Psych.*, 132:650; 1975. (10% schiz. deaths were suicides.)

8 Kitahara, PhD, "Insufficient ascorbic acid uptake from the diet and the tendency for suicide," *J. Orthomol. Med.*, 2(4); 1987.

9 Freedman AM, et al., *A Comprehensive Textbook of Psychiatry*, Williams and Witkins, Baltimore, 1975.

10 Tsuange MT, Woolson, R.F., "Mortality in patients with schizophrenia, mania, depression, and surgical conditions," *Brit. J. Psych.*, 1301, 162-6, 1977.

11 Stephens, J.H., "Long-term prognosis and follow-up in schizophrenia," *Schiz Bull.*, 4:25-47; 1978.

12 Miles, C.P., "Conditions predisposing to suicide: A review," *J. Nerv. and Ment. Disease*, 164:231-46; 1977.

13 Erasmus, Udo, *Fats that Heal, Fats that Kill*, Alive Books, Burnaby, Canada, rev. ed., 1995.

14 Lester, D., PhD, "Fat consumption and suicide," *J. Orthomol. Med.*, 5(1):20-221; 1990.

15 Branchey, L., et al., "Depression, suicide and aggression in alcoholics and their relationship to plasma amino acids," *Psychiatry Res.*, 12(3):219-26; 1984.

16 Webb, W.L., Gehi, M., "Electrolyte and fluid imbalance: Neuropsychiatric manifestation," *Psychosomatics*, 22(3):199-203; 1981. (Low levels K associated with weakness, fatigue, depression, organic brain syndrome. Suicides had decreased cerebral potassium. *Note: Excess can also be detrimental.*)

Trastornos de Comportamiento 138

1 Pfeiffer, Carl C, PhD, *et al., The Schizophrenias*

Ours to Conquer, rev. ed., Bio-Communications Press, Wichita, KS, 1988.

2 Walsh, William J., PhD, "Biochemical treatment: Medicines for the next century," *NOHA NEWS*, 15(3); summer, 1991.

3 "Nutritional influences on aggressive behavior," *J. Orthomol. Med.* 7(1): 45-51, 1992.

4 Walsh, William, *Science News*, 124:122-5; 1983. (Study on 24 siblings, one of the pair being violent. Aged 8-18. Similar results with 96 violent men plus controls. Violence correlated with high cadmium, calcium, iron and lead and low cobalt, lithium and zinc. Episodic violence correlated with high copper, low potassium and sodium; antisocial personality with low copper, high potassium.)

5 Schauss, Alexander, *Diet, Crime and Delinquency*, Parker House, Berkeley, CA, rev. ed., 1981.

6 Reed, Barbara, PhD, *Food, Teens & Behavior*, Natural Press, Manitowoc, WI, 1983.

7 Buckley, Robert E., MD, "Hypoglycemia, temporal lobe disturbance and aggressive behavior," *J. Orthomol. Psychiat.*, 8(3):188-92; 1979.

8 Walsh, William J., PhD, Isaacson, H.R., et al., "Elevated blood copper:zinc ratios in assaultive young males," Neuroscience Annual Meeting, Abstract of papers, Miami Beach, 1994.

9 Walsh, William J., PhD, "Zinc deficiency, metal metabolism, and behavior disorders," A Report of the Health Research Institute, Naperville, IL, March, 1996.

10 Schoenthaler, S.J., "The Los Angeles probation department diet-behavior program: An empirical evaluation of six institutional settings," *Int. J. Biosocial Res.*, 5(2):88-98; 1983. (Decreased dietary refined sugar was correlated with a significant reduction in violence among male criminals and delinquents.)

11 Schauss, A.G., Simonsen, C.E., "A critical analysis of the diets of chronic juvenile offenders," *J. Orthomol. Psychiat.*, 8(3):149-57, and 8(4):222-6; 1979. (Significant correlation with milk intake.)

12 Schauss, A.G., "Nutrition and antisocial behavior," *Int. Clin. Nutr. Rev.*, 4(4):172-77; 1984. (Reduced intake of milk associated with decreased antisocial behavior among inmates at several Michigan detention centers.)

13 Raleigh, M.J., "Differential behavioral effects of tryptophan and 5-hydroxytryptophan on vervet monkeys: Influence of catecholamine systems, *Psychopharmacology* (Berlin), 93(1):44-50; 1987. (5HT may increase aggression, perhaps due to its influence on catecholamine activity.)

14 Mawson, A.T., "Corn consumption, tryptophan, and cross-national homicide rate," *J. Orthomol. Psychiat.*, 7:227-30; 1978. (Nations with greater corn consumption, and presumably lower tryptophan levels, showed significantly higher homicide rates.)

15 Volavka, J., et al., "Tryptophan treatment of aggressive psychiatric inpatients," *Biol. Psychiat.*, 28(8):728-32; 1990. (Double blind. Tryptophan reduced the need for sedatives to control violent behavior.)

16 Pihl, R.O., Ervin, F., "Lead and cadmium levels in violent criminals," *Psychol. Rep.*, 66(3):839-44; 1990. (Greater lead and cadmium levels in violent, as compared to nonviolent, male criminals.)

17 Moyer, K.E., "Allergy and aggression," *Psychology Today*, 7/1975, pp. 77-79.

18 Schmidt, K., et al., "Clinical ecology treatment approach for juvenile offenders," *J. Behav. Ecology: Biosocial*, 2(1); 1981. (Elevated hair aluminum in 22 delinquents.)

19 Rapp, Doris, MD, *Is This Your child?* William Morrow, NY, 1991.

20 Cromwell, Paul F., Arabide, Ben R., et al., "Hair mineral analysis: Biochemical imbalances and violent criminal behavior," *Psychological Reports*, 64:259-66; 1989.

Parte VII: Neurotransmisores 139-46

1 Jaffe, Russell, MD, PhD, Kruesi, Oscar Rogers, MD, "The biochemical-immunology window: A molecular view of psychiatric case management," *J. App. Nutr.*, 44(2); 1992.

La Red Neural   140-41

1 Changeaux, Jean Pierre, MD, *Neuronal Man*, Pantheon Books, NY, 1985.

Las Catecolaminas   142

1 Hoffer, Abram, MD, PhD, "Nutrition and behavior," in Jeffrey Bland, ed., *Medical Applications of Clinical Nutrition*, Keats, New Canaan, CN, 1983.

2 Jaffe, Russell, MD, PhD, Kruesi, Oscar Rogers, MD, "The biochemical-immunology window: A molecular view of psychiatric case management," *J. App. Nutr.*, 44(2); 1992.

3 Braverman, Eric, MD, *Path Wellness Manual*, Pub. for Achieving Total Health, NJ, 1994.

4 Fischer, Edmundo, "Biogenic amines in schizophrenia" in David Hawkins, and Linus Pauling, eds., *Orthomolecular Psychiatry*, W.H. Freeman and Co., SF, 1973.

5 Chronister and DeFrance, 1982. (The attention deficit in schizophrenia may be caused by an imbalance in dopamine and histamine modulation of afferent hipppocampus activity in nucleus acumbens filtering system.)

6 Pfeiffer, Carl C., PhD, MD, *The Schizophrenias Ours to Conquer*, rev. ed., Bio-Communications Press, Wichita, KS, 1988.

7 Snyder, Solomon MD, *Madness and the Brain*, McGraw Hill, NY, 1974.

8 Braverman, Eric, MD, *The Healing Nutrients Within*, Keats, New Canaan, CN, 1987.

9 Sabelli, H.C., et al. "Clinical studies on the phenylethylamine hypothesis of affective disorder: Urine and blood phenylacetic acid and phenylalanine dietary supplements," *J. Clin. Psychiatry*, 47(2):66-70; 1986.

10 Beckman, H. et al., "DL-phenylalanine versus imipramine: A double-blind controlled study," *Arch. Psychiat. Nervenkr.*, 227:49-58; 1979.

Las Monoaminas   143

1 Jaffe, Russell, MD, PhD, Kruesi, Oscar Rogers, MD, "The biochemical-immunology window: A molecular view of psychiatric case management," *J. App. Nutr.*, 44(2); 1992.

2 Braverman, Eric, MD, *The Healing Nutrients Within*, Keats, New Canaan, CN, 1987.

3 Braverman, Eric, MD, *Path Wellness Manual*, Pub. for Achieving Total Health, NJ, 1994.

4 Pfeiffer, Carl C., PhD, MD, *The Schizophrenias Ours to Conquer*, rev. ed., Bio-Communications Press, Wichita, KS, 1988.

5 Braverman, E.R., MD, "Brain mapping: A short guide to interpretation and philosophy," *J. Orthomol. Med.*, 5(4):196-7; 1990.

6 Morand, C, et al., "Clinical response of aggressive schizophrenics to oral tryptophan," *Biol. Psych.*, 18(5):575-78; 1983. (Double blind. Aggressive patients improved with tryptophan supplementation, nonaggressive patients worsened.)

7 Hoffer, Abram, MD, PhD, "Mega amino acid therapy," *J. Orthomol. Psychiat.*, 9(1):2-5; 1980.

8 Delgado, P.D., et al., "Serotonin function and the mechanism of antidepressant action," *Arch. Gen. Psychiatry*, 47:411-18; 1990. (Double blind. Effectiveness of some antidepressants may depend or availability of serotonin.)

9 Branchey, L., et al., "Depression, suicide and aggression in alcoholics and their relationship to plasma amino acids," *Psychiatry Res.*, 12(3):219-26; 1984. (Decreased tryptophan as compared to competing amino acids in alcoholics with histories of both aggression and depression. These values differed from those of patients with only depression.)

10 Pope, H.G., et al., "Toxic reactions to the combination of monoamine oxidase inhibitors and tryptophan," *Am. J. Psychiatry*, 142(4):491-92; 1985.

11 Chouinard, G., et al., "Tryptophan in the treatment of depression and mania," *Adv. Biol. Psychiatry*, 10:47-66; 1983. (Tryptophan enhances the action of MAO inhibitors.)

12 Young, S.N., Teff, K. L., "Tryptophan availability, 5HT synthesis and 5HT function," *Prog. Neuropsychopharmacol. Biol. Psychiatry*, 13(3-4):373-79; 1989 (Tryptophan firing increased at greater levels of arousal, perhaps explaining the lack of effect on normal subjects even during aggression, but effectiveness in aggressive patients.)

13 McGrath, R.E., et al., "The effect of L-tryptophan on seasonal affective disorder," *J. Clin. Psychiatry*, 51(4); 162-63; 1990. (Double blind. Combined tryptophan/B6/C treatment was more effective than placebo, and created equivalent improvement to that produced by exposure to light.)

14 Chouinard, G., et al., "A controlled clinical trial of L-tryptophan in acute mania," *Biol Psychiatry*, 20:546 57; 1985. (Double blind. Significant improvement.)

15 Prange, A.J., et al., "L-tryptophan in mania," *Arch Gen. Psychiatry*, 30:56-62; 1974. (Double blind crossover. Tryptophan-treated patients did as well or better than patients on 400 mg. chlopromazine.)

16 Gilmour, D.G., et al., "Association of plasma tryptophan levels with clinical change in female schizophrenic patients," *Biol Psychiatry*, 6:119:1973. (Plasma tryptophan levels were low, and rose during recovery, but not in unimproved patients.)17 Payne, I.R., et al., "Relationship of dietary tryptophan and niacin to tryptophan metabolism in schizophrenics and non-schizophrenics," *Am. J. Clin. Nutr.*, 27:565-71; 1974. (Dietary intake of niacin lower than in controls. Tryptophan metabolism appeared abnormal in schizophrenics.)

17 "The effect of 5-HTP on sleep patterns," *Brain Research*, 106:106-15; 1976.

18 "The treatment of anxiety disorder using 5-HTP," *J. Affective Disorder*, 8:197-200; 1985.

19 "Behavior and panic disorder," *Psychiatry Research*, 31: 267-78; 1990.

Neurotransmisores Aminoácidos 144-46

GABA; Taurina   144

1 Jaffe, Russell, MD, PhD, Kruesi, Oscar Rogers, MD, "The biochemical-immunology window: A molecular view of psychiatric case management," *J. App. Nutr.*, 44(2); 1992.

2 Braverman, Eric, MD, *The Healing Nutrients Within*, Keats, New Canaan, CN 1987.

3 Braverman, Eric, MD, *Path Wellness Manual*, Pub. for Achieving Total Health, NJ, 1994.

4 Pfeiffer, Carl C., PhD, MD, *The Schizophrenias Ours to Conquer*, rev. ed., Bio-Communications Press, Wichita, KS, 1988.

5 Braverman, E.R., MD, "Brain mapping: A short guide to interpretation and philosophy," *J. Orthomol. Med.*, 5(4):196-7; 1990.

6 Page, Linda Rector, ND, PhD, *Healthy Healing*, Healthy Healing Pub., CA, 1992.

7 Balch, James F., MD, Balch, Phyllis A., CNC, *Prescription for Natural Healing*, Avery, Garden City Park, NY, 1990.

8 Pfeiffer, Carl C, *Mental and Elemental Nutrients*, Keats, New Canaan, CN, 1975.

Ácido glutámico   145

1 Gold, Mark S., MD, et al., *The Good News About Depression*, Villard Books, NY, 1987.

2 Braverman, Eric, MD, Pfeiffer, Carl C, MD, PhD, *The Healing Nutrients Within*, Keats, New Canaan, CN, 1987.

3 Pfeiffer, Carl C., PhD, MD, *The Schizophrenias Ours to Conquer*, rev. ed., Bio-Communications Press, Wichita, KS, 1988.

4 Balch, James F., MD, Balch, Phyllis A., CNC, *Prescription for Natural Healing*, Avery, Garden City Park, NY, 1990.

5 Page, Linda Rector, ND, PhD, *Healthy Healing*, Healthy Healing Pub., CA, 1992.

6 Blaylock, Russell, MD, *Excitotoxins: The Taste that Kills*, Health Press, Santa Fe, NM, 1995.

7 Choi, D.W., "Glutamate neurotoxicity: A three stage process," in A. Guicotti, ed., *Neurotoxicity of Excitatory Amino Acids*, FIDA Research Foundation Symposium Series, 4: 235-42; 1990.

8 Coyle, J.T., et al., "Excitatory amino acid neurotoxins: Selectivity, specificity, and mechanisms of action," *Neurosci. Res. Prog. Bull.*, 19:4; 1981.

9 Nairn, A.C., et al., "Protein kinases in the brain," *Ann. Rev. Biochem.*, 54:931-76; 1985.

10, 12 Klingberg, H., Brankack, J., et al., "Long-term effects on behavior after postnatal treatment with monosodium-L-glutamate," *Biomed. Biochem. ACTA*, 46:705-11; 1987.

11 Olney, Jonh W., MD, "Glutamate, a neurotoxic transmitter," *J. Child Neurology*, 4:218-25; 1989.

13 Bodnar, R.J., et al., "Neonatal monosodium glutamate effect upon analgesic responsivity and immonocytochemical ACTH/beta-lipoptropin," *Neuroendocrinology*, 30:280-84; 1980.

14 Shimicu, K., Mizutari, A., et al., "Electron microscopic studies on the hypothalamic lesions in the mouse fetus caused by monosodium glutamate," *Teratology*, 8:105; 1973.

15 Olney, John W., and Price, M.T., "Excitotoxic amino acids as neuroendocrine probes," in E.G. McGreer, J.W. Olney, and P.L. McGreer, eds., *Kainic Acid as a Tool in Neurobiology*, Raven Press, New York; 1978.

16 Olney, J.W., "Application of neurotoxins in neurobiology," *Neurosciences Research Bulletin*, 14(4):384; 1981.

17 Maragos, W.F., Greenamyre, J.T., et al., "Glutamate dysfunction in Alzheimer's disease: An hypothesis," *TINS*, 10:65-68; 1987.

18 Spencer, P.S., Nunn, P.B., et al., "Guam amyotrophic lateral sclerosis-Parkinsonism-dementia linked to plant toxin excitant neurotoxin," *Sci.*, 237:517-22; 1987.

19 Plaitakis, A., "Glutamate dysfunction and selective motor degeneration in amyotrophic lateral sclerosis: An hypothesis," *Ann. Neurol.*, 28:3-8; 1990.

20 Greenamyre, J.T., Young, A.B., "Excitatory amino acids and Alzheimer's disease," *Neurobiology of Aging*, 10:593-602; 1989.

21 Olney, John W., "Excitotoxic food additives: Functional teratological aspects,:" *Prog. Brain Res.*, 18:283-294; 1988. (Typical prepared foods expose children to 20-fold elevation in plasma glutamate.)

22 Olney, John W., et al., "Glutamate induced brain damage in infant primates," *J. Neuropath. Exp. Neur.*, 31:464-487; 1972.

23 Dawson, R., Simpkins, J.W., et al., "Age and dose dependent effects of neonatal monosodium glutamate (MSG) administration to female rats," Neurotox Teratp. 11: 331-337; 1989. (MSG influencing dopaminergic neuron ontogenesis and migration in the hypothalamus of the neonatal rat.)

24 Mebane, A.H., "L-glutamine and mania," letter, *Am. J. Psychiatry*, 141(10); 1984.

25 Vaddadi, K, "Dyskinesias and their treatment with essential fatty acids: A review," *Prostaglandins Leukot Essent Fatty Acids*, 55(1 & 2):89-94; July, August/1996. (Fatty acid deficiencies may play a role in excitotoxicity.)

Glycina/ Serina/ Cysteina   146

1 Pfeiffer, Carl C., PhD, MD, *The Schizophrenias Ours to Conquer*, rev. ed., Bio-Communications Press, Wichita, KS, 1988.

2 Goleman, Daniel, "Amino acid offers hope of relieving milder symptoms of schizophrenia," *NY, Times*, 9/7/94 reporting on Zukin, Stephan R., MD, Zylberman, Ilana, MD, *American J. Psychiatry*, 8/94.

3 Pearson, Durk, Shaw, Sandy, *Life Extension Companion*, Warner Books, NY, 1983.

4 Balch, James F., MD, Balch, Phyllis A., CNC, *Prescription for Natural Healing*, Avery, Garden City Park, NY, 1990.

5 Levi, Waxman, 1975. (Hyperdopaminergic theory.)

6 Wsaziri, "Plasma serine to cysteine ratio as a biological marker for psychosis," *Br. J. Pscyh.*, 143:69-73; 1983. (Degree of psychosis showed a correspondence to serine and serine/cysteine levels.)

7 Yania, et al., 1986. (Higher levels of CSF serine found in psychotic patients.)

8 Waxman, 1983. (Psychotic patients, loaded with serine, excrete little, 5 hours later show heightened symptoms.)

9 Page, Linda Rector, ND, PhD, *Healthy Healing*, Healthy Healing Pub., CA, 1992.

10 Jaffe, Russell, MD, PhD, Kruesi, Oscar Rogers, MD, "The biochemical-immunology window: A molecular view of psychiatric case management," *J. App. Nutr.*, 44(2); 1992.

11 Pepplinkhuizen, et al., 1980. (Serine loading produced an exacerbation of psychotic symptoms 5 hours later.)

12 Wilcox, J., et al., *Biol Psychiat*, 1985, p. 49. (Serine absorption may be less efficient among psychotics.)

13 Heresco-Levy, U., Javitt, D.C., et al., "Double-blind, placebo-controlled, crossover trial of glycine adjuvant therapy for treatment-resistant schizophrenia," *Br. J. Psychiatry*, 169:610-17; 1996. (Glycine may improve negative symptoms. Also depression and cognitive symptoms, especially when baseline serum glycine is low.)

Parte VIII: Toximolecular   147-62

1 Torisky, Constance, "Street drugs vs. prescription drugs," *Pen Sac Newletter and Journal*.

2 "Forced shock alert," *Dendron*, 5/1995.

3 Freeman, Walter, MD, "Editorial comment: Brain-damaging therapeutics," *Diseases of the Nervous System*, 3/1944.

4 Turns, C.N., MD, "Effects of sedatives and neuroleptics," (letter to the editor), *Am. J., Psychiat.*, 147:1576; 1990.

5 Keck, Paul, MD, et al., *Am. J. Psychiat.*, 146: 1289-92; 1989.

6 Challem, J.J., "Nutritional Medicine vs. Toxic Medicine," *Let's Live*, 3/1979; pp. 127-28.

Drugas   148-55

Dopamina y Neurolépticos   148

1 Hoffer, Abram, MD, PhD, "Nutrition and behavior" in Jeffrey Bland, ed., *Medical Applications of Clinical Nutrition*, Keats, New Canaan, CN, 1983.

2 Jaffe, Russell, MD, PhD, Kruesi, Oscar Rogers, MD, "The biochemical-immunology window: A molecular view of psychiatric case management," *J. App. Nutr.*, 44(2); 1992.

3 Braverman, Eric, MD, *Path Wellness Manual*, Pub. for Achieving Total Health, NJ, 1994.

4 Fischer, Edmundo, "Biogenic amines in schizophrenia," in D. Hawkins and L. Pauling, eds., *Orthomolecular Psychiatry*, W.H. Freeman and Co., SF, 1973.

5 Pfeiffer, Carl C., PhD, MD, *The Schizophrenias Ours to Conquer*, rev. ed., Bio-Communications Press, Wichita, KS, 1988.

6 Snyder, Solomon MD, *Madness and the Brain*, McGraw Hill, NY, 1974.

7 Breggin, Peter R, MD, *Toxic Psychiatry*, St. Martin's Press, NY, 1991.

8 Kinon, C.J., Kane, J.M., et al., "Treatment of neuroleptic-resistant schizophrenic relapse," *Psychopharmacology Bull.*, 29:309-314; 1993. (59% non-response after eight weeks of neuroleptic treatment, even with modification of dose or type of neuroleptic.)

9 Collins, E.J., Hogan, T.P., Awad, A.G., "The pharmacoepidemiology of treatment-resistant schizophrenia," *Revue Canadienne de Psychiatrie*, 37:192-93; 1992. (50% of patients hospitalized more that 6 months in a large mental hospital in Ontario did not respond to neuroleptic treatment, regardless of dose. Neuroleptics did not improve negative symptoms.)

10 Richman, David L., *Dr. Caligari's Psychiatric Drugs*, Network Against Psychiatric Assault, Berkeley, 3rd ed. with add., 1987; 1992 update.

11 Cohen, David, Cailloux-Cohen, Suzanne, *Guide Critique des Medicaments de l'Ame*, Les Editions de l'Homme, Quebec, 1995.

Toxicidad de Neurolépticos   149-51

1 Balter, Marie, et al., *Nobody's Child*, Addison-Wesley, Menlo Park, CA, 1991.

2 Segal, S.P., Cohen, D., et al., "Neuroleptic medication and prescription practices with sheltered care residents: A 12-year perspective," *Am. J. Pub. Health*, 88:846-52; 1992. (Dosage doubled.)

4 Millett, Kate, *The Loony, Bin Trip*, Simon & Schuster, NY, 1990.

5 North, Carol, MD, *Welcome Silence*, Simon & Schuster, NY, 1987.

6 Breggin, Peter Roger MD, *Electro-Shock, Its Brain Disabling Effects*, Springer, NY, 1979.

7 Hoffer, Abram, MD, PhD, interview with author, April, 1995.

8 Breggin, Peter R, MD, *Brain Disabling Treatments in Psychiatry*, Springer, NY, 1997.

9 Breggin, Peter R, MD, *Toxic Psychiatry*, St. Martin's Press, NY, 1991.

10 Sterling, Peter, PhD, "U.S. neuroscience: Psychiatry's drug addiction," *New Republic*, 12/9/79, p. 17.

11 Pfeiffer, Carl C., PhD, MD, *Nutrition and Mental Illness*, Healing Arts Press, Rochester, VT, 1987.

12 Hoffer, Abram, MD, PhD, "Nutrition and behavior," in Jeffrey Bland, MD, ed., *Medical Applications of Clinical Nutrition*, Keats, New Canaan, CN, 1983.

13 Zaslove, Marshall, MD, Silverio, Teresita, MD, et al., "Severe riboflavin deficiency: A previously undescribed side effect of phenothiazines," *J. Orthomolecular Psychaitry*, 12(2):111-112; 1983.

14 Plyushch, Leonid, press conference reported in *U.S. News and World Report*, 2/16/76.

15 Gold, Mark S. MD, et al., *The Good News About Depression*, Villard Books, NY, 1987.

16 Keck, Paul, MD, et al., *Am. J. Psychiat.*, 146: 1289-92; 1989. (Review article. In over 1300 studies only 5 were well-controlled. In three of these, neuroleptic performance was equivalent to placebo; in two others, to sedatives (Librium or opium). Benefits of short and long-term treatment were unconfirmed.)

17 Babiker, I., "Comparative efficacy of long-acting depot and oral neuroleptic medications in preventing schizophrenic recidivism," *J. Clin. Psychiat.*, 48:94-97; 1987. (70% hospital readmissions in neuroleptic-treated patients compared to 40% for other diagnosed schizophrenics.)

18 Nair, N.P.V., MD, "Drug therapy of schizophrenias in the community," *J. Orthomol. Psychiat.*, 6(4):348-53; 1977.

19 Paul, L.G. et al., "Maintenance psychotropic drugs in the presence of active treatment programs. A triple blind withdrawal study with long term mental patients," *Arch. Gen. Psychiat.*, 27:106-15; 1972.

20 Walsh, William J., PhD, "Biochemical treatment: Medicines for the next century," *NOHA NEWS*, XVI:3; summer 1991.

21 Erasmus, Udo, *Fats that Heal, Fats that Kill*, Alive Books, Burnaby, Canada, rev. ed., 1995.

22 Richman, David L., *Dr. Caligari's Psychiatric Drugs*, Network Against Psychiatric Assault, Berkeley, 3rd ed. with add., 1987; 1992 update.

23 Belmaker, R.H., Ward, D., *Brit. J. Psychiat.*, 131:222-223; 1977. (Reaction of two psychiatrists given 5 mg. Haldol.)

24 Cohen, David, Cailloux-Cohen, Suzanne, and l'AGIDD-SMQ, *Guide Critique des Medicaments de l'Ame*, Les Editions de l'Homme, Quebec, 1995.

25 Hogarty, J.D., Baldessarini, R.J., et al., "One hundred years of schizophrenia: A meta-analysis of the outcome literature," *Am. J. Psychiat.*, 151:1409-16; 1994. (Long-term outlook, before the introduction of neuroleptics, was about the same as at present.)

26 Lewander, T., "Neuroleptics and the neurolpeptic-induced deficit syndrome," *Acta Psychiatrica Scandinavica*, 89:8-13; 1994. (Drug effects similar to that of lobotomy.)

27 Miese, U., Kurx, M., Fleischhaker, W., "Antipsychotic maintenance treatment of schizophrenia patients: Is there a consensus?" *Schiz. Bull.*, 20:215-25; 1994. (Reviews diversity of opinion on dosage, length of treatment and advisability of neuroleptics.)

28 Paul, Gordon, MD, et al., *Arch. Gen. Psychiat.*, 7/1972. (Neuroleptics not beneficial for chronic patients.)

29 Rappaport, Maurice, MD, et al., *Intl. Pharmacopsycho.*, 1978. (The group given constant medication had a 73% relapse rate, the no drug/placebo group, 8%.)

30 Davis, J.M., Kane, J.M., et al., "Dose response of phrophylactic antipsychotics," *J. Clin. Psychiat.*, 54:24-30; 1993. (Neuroleptics prevented relapse in only one person in three.)

31 Deniker, P., "Are antipsychotic drugs to be withdrawn?" in Shagass, Josiassen and Bridger, eds., *Biological Psychiatry*, Elsevier, NY; 1986. (The first psychiatrist to use neuroleptics.)

32 Hogarty, G.E., "Prevention of relapse in chronic schizophrenic patients," *J. Clin. Psychiat.*, 54:18-23; 1993. (Low, 3-5 mg. doses of Haldol, rather than moderate to high doses, were sufficiently effective for 70% of patients.)

Discinesia Tardía   152-53

1 Lesser, Michael, MD in *Diet Related to Killer Diseases V, Nutrition and Mental Health*, hearing before the Select Committee on Nutrition and Human Needs of the US Senate, 95th Congress, 1st Session, 6/22/1977, with 1980 Update, Michael Lesser, ed., Parker House, Berkeley, CA, 1980.

2 *Task Force Report: Tardive dyskinesia*, APA, 1980. (Reviews reports of 40 60% incidence.)

3 Sovner, Robert, pamphlet for Sandoz, 1986. (Up to 56% of chronic patients.)

4 *Clin. Psychiat. News*; 6/90. (Reporting on Chouinaud's recent finding that patients on neuroleptics 15 years or more, had an almost certain risk of developing T.D.)

5 Schatzberg, Alan, Cole, Jonathan, *Manual of Clinical Psychopharmacology*, American Psych. Press, 1986. (50-60% in chronic institutionalized patients. 3-4% increase per year.)

6 Wolf, M., "Practical approaches to reducing tardive dyskinesia," *Am. J. Psychiat.*, 142(11):1524; 1985.

7 Tkacz, C., "A preventive measure for tardive dyskinesia," *J. Intl. Acad. Preventive Med.*, 8(5):5-8, 1984. (Not one case in 10,000 outpatients and 1,000 inpatients receiving nutrient-based treatments.)

8 Hoffer, Abram, MD, PhD, *Orthomolecular Medicine for Physicians*, Keats, New Canaan, CN, 1983.

9 Hawkins, D., "Prevention of tardive dyskinesia with high vitamin doses: A study of 58,000," *J. Orthomol. Med.*, 1(1):24-6; 1986.

10 Hawkins, David R., MD, "Successful prevention of tardive dyskinesia," *J. Orthomol. Med.*, 4(1):35-36, 1989.

11 Werbach, Melvyn R., MD, *Nutritional Influences on Mental Illness*, Third Line Press, Tarzana, CA, 1991. (Uncontrolled trials show improvement with niacin, B6, E, Mn, tryptophan. Small double blind crossovers support use of phosphatidyl choline.) See Werbach for brief summaries on many of the following references.

12 Marshall, Zaslove, et al., "Severe riboflavin deficiency: A previously undescribed side effect of phenothiazines," *J. Orthomol. Psychiat.*, 12(2):111-112, 1983.

13 Borg and Cotzias quoted in Davies, *The Clinical Significance of the Essential Biological Metals*, Charles C., Thomas, Springfield, IL, 1972.

14 Hoffer, Abram, MD, PhD, "Nutrition and behavior" in Jeffrey Bland, MD, ed., *Medical Applications of Clinical Nutrition*, Keats, New Canaan, CN, 1983.

15 Kunin, Richard A., MD, "Manganese and niacin in the treatment of drug induced dyskinesias," *J. Orthomolecular Psych.*, 5(1): 4-27, 1976. (14/15 pts. responded to Mn alone or Mn plus niacin, often with striking improvements.)

16 Norris, J.P., and Sams R., letter, *Am. J. Psychiatry*, 134(12):1448, 1977.

17 Hoffer, "A tardive dyskinesia treated with manganese," letter,. *Can. Med. Assn. J*, 117(8): 859, 1977. (Nursing home in Vancouver, using Mn etc., where tardive dyskinesia is no longer problem. Controlled study under way.)

19 Pfeiffer, Carl C., PhD, MD, *The Schizophrenias Ours to Conquer*, rev. ed., Bio-Communications Press, Wichita, KS, 1988.

20 Cohen, G., "Oxy-radical toxicity in catecholamine neurons," *Neurotoxicology*, 5: 77-82; 1984.

21 Adams, J.D., Jr., Klaidman, L.K., et al., "Alzheimer's and Parkinson's disease: Brain levels of gluathione, glutathione disulfide, and vitamin E," *Mol. Clin. Neuropathol.*, 14:213-226; 1991.

22 Jenner, P., "Oxidative damage in neurodegenerative disease," *Lancet*, 9/17/94; pp. 796-98.

23 Yahr, MD, et al., "Reversal of L-dopa effects in Parkinsonism," *Trans. Am. Neurol. Assoc.*, 95:81-5, 1969. (Massive doses reversed movement disorder caused by excess L-dopa in Parkinsonism.)

24 Jackson I.V., et al., "Treatment of tardive dyskinesia with lecithin," *Am. J. Psychiat.*, 136(11):1458-60, 1979. (Double blind crossover. 6 patients, all improved.)

25 Gelenberg Alan J., et al., "Choline and lecithin in the treatments of tardive dyskinesia: Preliminary results from a pilot study," *Am. J. Psychiatry*, 136(6): 772-6; 1979. (All 5 men improved.)

26 Jackson IV, et al "Lecithin administration in tardive dyskinesia: Clinical and medical correlates," *Biol. Psychiatry*, 16:85, 1981. (Double blind crossover.)

27 Nasrallah, H.A., et al., "Variable clinical response to choline in tardive dyskinesia," *Psychol. Med.*, 1493:697-700; 1984. (7/11 partial or minimal improvement, 2 worse; double blind crossover.)

28 Gelenberg A.J. et al "A crossover study of lecithin treatment of tardive dyskinesia," *J. Clin. Psychiatry*, 51(4):149-53, 1990. (Double blind crossover. Minimal, but definite effect of lecithin.)

29 Pfeiffer, Carl C., PhD, MD, *Nutrition and Mental Illness*, Healing Arts Press, Rochester, VT 1987.

30 Fann, William E., "Deanol increases striatum Ach which is antagonistic to DA." (Relief within 1-2 weeks.)

31 Klawans, et al., at Michael Reese Med. Ctr., Chicago and Maryland. (Ach increase (with physostigmine) improved tongue muscular control in 10/12 patients; drawing ability in 4/6; limb chorea in 2/6. Scopalamine hindered muscular control in 4; drawing in 3/6, produced chorea in 3/6.)

32 Deveaugh-Geiss, J, Manion, L., "High dose pyridoxine in tardive dyskinesia," *J. Clin Psych.*, 39:573-5, 1978. (Reduced frequency/severity of involuntary movements.)

33 Elkashef A.M., et al., "Vit. E in the treatment of tardive dyskinesia," *Am. J. Psychiatry*, 147(4):505-6, 1990.

34 Lohr J.B., Cadet, J.L., et al., "Vit E in treatment of tardive dyskinesia: The possible involvement of free radical mechanisms," *Schiz. Bull.*, 14:291-6, 1988. (Double blind crossover, 13/15 patients with moderate tardive dyskinesia started on 400 IU, increased to 1200 IU after 4 weeks. Symptoms reduced almost 50%.)

35 Lohr, J.B., et al., "Alpha tocopherol in tardive dyskinesia," letter, *Lancet*, 1:913-4; 1987. (15 patients, mean 43% decrease in abnormal movements.)

36 Cadet, J.L., et al., "Possible involvement of free radicals in neuroleptic induced movement disorders. Evidence from treatment of tardive dyskinesia with vitamin E," *Ann. NY Acad. Sci.*, 570:176-85, 1989.

37 Vaddadi, K.S., et al., "A double blind trial of essential fatty acid supplementation in patients with tardive dyskinesia," *Psychiatry Res.*, 27(3): 313-23, 1989. (In schizophrenics with TD, red blood cell membrane phospholipid levels of omega 3 EFAs, alpha linolenic acid, EPA and DHA, correlated inversely with the severity of the dyskinesia.)

38 Page, Linda Rector, ND, PhD, *Healthy Healing*, Healthy Healing Pub., CA, 1992.

39 Mowrey, Daniel B, PhD, *The Scientific Validation of Herbal Medicine*, Keats, New Canaan, CN, 1986.

40 Page, Linda Rector, ND, PhD, interview with author, October, 1994.

41 Breggin, Peter R., MD, *Psychiatric Drugs: Hazards to the Brain*, Springer, NY, 1983.

42 Glaser, William, MD, of TD Clinic, New Haven, CN. (68% developed some degree of TD after 25 years of maintenance neuroleptics.)

43 Cohen, David, Cailloux-Cohen, Suzanne, and l'AGIDD-SMQ, *Guide Critique des Medicaments de l'Ame*, Les Editions de l'Homme, Quebec, 1995, p. 194. (Of hospitalized psychiatric patients in North America, TD affects 10-15% of acute, 35-40% of chronic, and 50-70% of elderly patients.)

44 Vaddadi, K, "Dyskinesias and their treatment with essential fatty acids: A review," *Prostaglandins Leukot Essent Fatty Acids*, 55(1 & 2):89-94; July, August/1996.

45 Nilddon, S., Hottonin, D.F., et al., "Essential fatty acids and abnormal involuntary movements in the general male population: A study of men born in 1933," *Prostaglandins Leukot Essent Fatty Acids*, 55(1 & 2):83-87; July, August/1996. (Neuroleptics and cigarette smoking associated with dyskinesia, as well as free radical formation, and consequent lipid peroxidation. Impaired LA to AA metabolism may also be implicated.)

46 Rotrosen, J., Adler, L., et al., "Antioxidant treatment of tardive dyskinesia," *Prostaglandins Leukot Essent Fatty Acids*, 55(1 & 2):77-81; July, August/1996.

47 Saltz, B.L., Werner, M.G., "Prospective study of tardive dyskinesia incidence in the elderly," *JAMA*, 226:2402-6; 1991.

48 Lieberman, J., Kane, J., et al., "Prospective study of tardive dyskinesia incidence in the elderly," *Psychopharm. Bull.*, 20:382-6; 1984.

49 Woerner, M., Kane, J., et al., "The prevalence of tardive dyskinesia," *J. Clin. Psychopharmacol.*, 11:34-42; 1991.

50 Adler, I., Peslow, E., et al, "Vitamin E in tardive dyskinesia: Effects of longer term treatment," *Am. Coll. Neuropsychopharmacol. Abst.*; 1992; p.213. (25 patients showed continued benefits up though 36 weeks.)

51 Lohr, J.B., Browning, J.A., "Free radical involvement in neuropsychiatric illnesses," *Psychopharmacol. Bull.*, 31:159-65; 1995.

52 Graham, D.G., "Oxidative pathways for catecholamines in the genesis of neuromelanin and cytotoxic quinones," *Mol. Pharmacol.*, 14:633-43; 1978.

Psicosis inducida por fármacos   154

1 Pfeiffer, Carl C., PhD, MD, *Nutrition and Mental Illness*, Healing Arts Press, Rochester, VT 1987.

2 Templer, Donald, et al., "Primary vs. secondary schizophrenia: A theoretical review," *J. Orthomol. Med.*, 1(4):255-60; 1986.

3 Hawkins, David, MD, "Treatment of schizophrenia," in David Hawkins, and Linus Pauling, eds., *Orthomolecular Psychiatry*, W.H. Freeman and Co, SF, 1973.

4 *The Medical Letter*, 26, 8/17/1984; and 28, 8/29/1986. (Has a more complete list.)

5 Gold, Mark S., MD, et al., *The Good News About Depression*, Villard Books, NY, 1987.

7 Torrey, E. Fuller, MD, *Surviving Schizophrenia: A Family Manual*, rev. ed., Harper & Row, NY, 1988.

8 Pfeiffer, Carl C., PhD, MD, *The Schizophrenias Ours to Conquer*, rev. ed., Bio-Communications Press, Wichita, KS, 1988.

9 Richman, David L., *Dr. Caligari's Psychiatric Drugs*, Network Against Psychiatric Assault, Berkeley, 3rd ed. with add., 1987; 1992 update.

10 *Cry of the Invisible*, Michael A. Susko, ed, Conservatory Press, Baltimore, 1991; pp. 283-326.

11 Mendelshohn, Stephen, *The Connecticut Coalition of Citizens with Disabilities*, 9/90, as described in Susko, 1991.

12 Understedt, Urban and Ljungber, Tomas, (Karolinska Inst.), *Advances in Biochem. Psychopharm.*, 1977.

13 Breggin, Peter R., MD, *Psychiatric Drugs: Hazards to the Brain*, Springer, NY, 1983.

14 Breggin, Peter R, MD, *Toxic Psychiatry*, St. Martin's Press, NY, 1991.

15 Whittaker, Robert, *Anatomy of an Epidemic*, Crown Pub, NY, 2010.

16 Hoffer, Abram PhD, MD, *Adventures in Psychiatry*, KOS, Canada, 2005.

Litio   155

1 Millett, Kate, *The Loony, Bin Trip*, Simon & Schuster, NY, 1990.

2 Page, Linda, PhD, *Healthy Healing*, Healthy Healing Pub., CA, 1992.

3 Gold, Mark S., MD, et al., *The Good News About Depression*, Villard Books, NY, 1987.

4 Rosenblatt, Seymour, MD, et al., *Beyond Valium*, G.P. Putnam's Sons, NY, 1981.

5 Snyder, *Biological Aspects of Mental Disorder*, Oxford U. Press, NY, 1980.

6 Pfeiffer, Carl C., PhD, MD, *The Schizophrenias Ours to Conquer*, rev. ed., Bio-Communications Press, Wichita, KS, 1988.

7 Hoffer, Abram, MD, PhD, *Orthomolecular Medicine for Physicians*, Keats, New Canaan, CN, 1983.

8 Dr. Manfred Anke of Karl Marx School, Leipzig Germany, as reported in Hoffer, 1983.

9 Cade, John, *Med. J. Australia*, 1949.

10 Gutton, Michael, et al., *J. Psychiat.*, 4/89.

11 "Lithium and memory loss," *Psychiat. News*, 12/5/86.

12 Dawson, Earl, MD, et al., in *Diseases of the Nerv. Sys.*; 1970.

13 Rudra, Prakash, "A review of hemiologic side effects of lithium," *Hospital and Community Psychiatry*, 36:127-8; 1985.

14 Breggin, Peter R, MD, *Toxic Psychiatry*, St. Martin's Press, NY, 1991.

15 Kruesi, Oscar Rogers, MD, interview with author, February, 1996.

16 Nielsen FH, "How Should Dietary Guidance Be Given for Mineral Elements with Beneficial Actions or Suspected of Being Essential?," *J. Nutrition*, 126:2377-85S; 1996.

17 Nielsen FH, "Ultratrace Elements in Nutrition: Current Knowledge and Speculation," *J. Trace Els. Exp. Med.*, 11: 251-274; 1998.

18 Schrauzer GN, "Lithium: Occurrence, Dietary Intakes, Nutritional Essentiality," *J Am Col Nutr*, 21(1):14-21; 2002.

19 Moore GJ, Manji HK, "Lithium-Induced Increase in Human Brain Grey Matter," *Lancet*, 356:1241-1242; Oct, 2000.

20 Manji HK, Moore GH, "Lithium Up-Regulates the Cytoprotective Protein Bcl-2 in the CNS in Vivo: A Role for Neurotrophic and Neuroprotective Effects in Manic Depressive Illness," *J. Clin. Psychiatr.*, 61(9): 82-96; 2000.

Electrochoque   156-57

1 Millett, Kate, *The Loony, Bin Trip*, Simon & Schuster, NY, 1990.

2 Hemingway, Ernest, in Hotchner, A.E., *Papa Hemingway*, Random House, NY, 1966.

3 *The History of Shock Treatment*, Leonard R. Frank, ed., pub., San Francisco, 1978.

4 Brengelman, "The effect of repeated electroshock on learning in depressives," 1959.

5 Gluect, B.C., et al., "Regressive electric shock therapy," *Psychiat. Q.*, 31:117-36.

6 Rothchild D., Van Gordon,.D.J., Varjabedian, "Regressive shock therapy in schizophrenia," *Dis. Nerv. Sys.*, 11:147-159, 1951.

7 Kennedy, C.J., Anchel, D., "Regressive electric shock in schizophrenia refractory to other shock therapies," *Psychiatr Q*, 22:317-20, 1948.

8 Breggin, Peter Roger MD, *Electro-Shock, Its Brain Disabling Effects*, Springer, NY, 1979.

9 Alpers, B.J., "The brain changes associated with electrical shock treatment: A critical review," *Lancet*, 66:363-9; 1946.

10 Cameron, D.G., "ECT: Sham statistics, the myth of convulsive therapy, and the case for consumer misinformation," *J. Mind and Behavior*, 15(1-2):177-98; 1994.

11 Templer, Donald L., Veleber, David M., "Can ECT permanently harm the brain?" *Clin. Neuropsych.*, 4(2):62-66; 1982.

12 Snyder, Solomon MD, *Madness and the Brain*, McGraw Hill, NY, 1974.

13 Hoffer, Abram, MD, PhD, interview with author, April, 1995.

15 La Plante, Eve, *Seized*, HarperCollins, NY, 1993.

16 Cameron, D. Ewen, MD, "Production of differential amnesia as a factor in the treatment of schizophrenia," *Comprehensive Psychiatry*, Feb., 1960.

18 Andre, Linda, "The politics of experience" testimony, *Quality of Care Conference, Albany, NY, 5/13/88*; reported in Frank, Leonard Roy, "Electroshock: death, brain damage, memory loss, and brainwashing, *J. Mind and Behavior*; 1990.

19 Richman, David L., MD, "Pursuing psychiatric pill pushers," *Madness Network Reader*, San Francisco, 1974, pp. 98-121.

20 Stanley, Richard, speaking at the Network Against Psychiatric Assault: Tribunal on Psychiatric Crimes, reported in *Madness Network News*, 10/76, pp. 8, 11, 14.

21 Breggin, Peter R, MD, *Toxic Psychiatry*, St. Martin's Press, NY, 1991.

22 "Zapback rapids," *Dendron*, 36:5; 1995. From

article in *The Houston Chronicle*, 3/7/95. (8 people died within 2 wks. After 15 months, the post-ECT mortality was 0.5%, or one in 200.)

Substitutos de Drogas   158-62

Nutrientes   158-59

1 Osmond, Humphrey, MRCS, DPM, Hoffer, Abram, MD, PhD, "Naturally occurring endogenous major and minor tranquilizers," *J. Orthomol. Psychiat.*, 9(3):198-205; 1980.

2 Hoffer, Abram, MD, PhD, "Nutrition and behavior," in *Medical Applications of Clinical Nutrition*, Jeffrey Bland, ed., Keats, New Canaan, CN, 1983.

3 Tolbert L.C., et al., "Ascorbate blocks amphetamine-induced turning behavior in rats with unilateral nigrostritated lesions," *Brain Research Bulletin*, 4:43; 1979.

4 Thomas, T.N., Zemp, J.W., "Inhibition of dopamine sensitive adenylate cyclase from rat brain striatal homogenates by ascorbic acid," *J. Neurochemistry*, 28:6632.

5 Rebec, G.B., et al., "Ascorbic acid and the behavioral response to haldoperidol: Implications for the action of antipsychotic drugs," *Science*, 227:438-40; 1985.

6 Tolbert, L., et al "Effect of ascorbic acid on neurochemical, behavioral, and physiological symptoms mediated by catecholamines," *Life Sci.*, 25:2189-95; 1979.

7 Kanofsky J.D., et al., "Ascorbate: an adjunctive treatment for schizophrenia," abst., *J. Am. Coll. Nutr.*, 8(5):425; 1989.

8 Beauclair, L et al., "An adjunctive role for ascorbic acid in the treatment of schizophrenia," *J. Clin. Psychopharmacol*, 7:282-3; 1987.

9 VanderKamp, H.A., "Biochemical abnormality in schizophrenia involving ascorbic acid," *Int. J. Neuropsychiatry*, 2(3):204-6 1966.

10 Milner G., "Ascorbic acid in chronic psychiatric patients: A controlled trial," *Br. J. Psychiat.*, 109:294-9, 1963.

11 Mohler, H., et al., "Nicotinamide is a brain constituent with benzodiazepine-like actions," *Nature*, 278:563-65; 1979.

12 Langer, 1977, as reported in Pfeiffer, 1988.

13 Horrobin, David F., BM, MA, D Phil., "Prostaglandin deficiency and endorphin excess in schizophrenia," *J. Orthomol. Psychiat.*, 8(1):13-19; 1979.

14 Shaw, William J., PhD, "Possible synergistic effects of nonesterified fatty acids and lysolecithins, a toxic methionine metabolite, and ammonia in the production of hepatic encephalopathy and schizophrenia," *J. Orthomol. Med.*, 3(3), 1988.

16 Pfeiffer, Carl C., PhD, MD, *The Schizophrenias Ours to Conquer*, rev. ed., Bio-Communications Press, Wichita, KS, 1988.

17 Clemins, J.A., Smalstig, E.B., Sawyer, B.D., "Antipsychotic drug stimulation of prolactin release," *Psychopharmacologia*, 40(2):123-7; 1974.

18 "Inside schizophrenia, A personal account," *J. Orthomol. Med.*, 1(4):230-40; 1986.

19 Kimura I, Kimura J., "Preliminary reports on the metabolism of trace elements in neuropsychiatric diseases, I. Zinc in schiz.," *Proc Jap Acad. Sci*, 1965; pp. 943. (Schizophrenic brains have 50% less zinc in frontal, occipital, hippocampal regions.)

20 Prasad, A.S., et al., "Experimental zinc deficiency in humans." *Ann. Intern. Med.*, 89:483, 1978.

21 Hoffer, A, MD, PhD, "Mechanism of action of nicotinic acid and nicotinamide in the treatment of schizophrenia," in David Hawkins and Linus Pauling, eds., *Orthomolecular Psychiatry*, W. H. Freeman and Co., San Francisco, 1973.

22 Hoffer, A., MD, PhD, et al., "Treatment of schizophrenia with nicotinic acid and nicotinamide," *J. Clin Exp. Psychopath*. 18:131-58, 1957.

23 Cott, Alan, MD, "From the traditional approach to biochemical treatment," *J. Orthomol. Psychiat.*, 6(2):178-82; 1977.

24 Veach, Harry O., MD, "Reconstructive medication," *J. Orthomol. Psychiat.*, 3(1):20-21; 1974.

25 Atkins, Robert, MD, in *Challenging Orthodoxy*, Kurt Greenberg, ed., Keats, New Canaan, CN, 1991.

26 Davis, W., et al., U of Pretoria, S. Africa—presented at the *2nd Intl. Symp. on Magnesium*, Montreal, 1976. (Improved sleep in 99% of 200 subjects.)

27 Penland, J., "Effects of trace element nutrition on sleep patterns in adult women," *Fed. Am. Soc. Exp. Biol. J.*, 2:A434, 1988. (High magnesium/low aluminum diet associated with higher quality sleep.)

28 Garrison, Robert H., Jr., MA, R Ph., and Somer, Elizabeth, MA, *The Nutrition Desk Reference*, Keats, New Canaan, CN, 1985.

29 Riordan, Hugh, MD, interview with the author, October, 1995.

30 Breggin, Peter R, MD, *Toxic Psychiatry*, St. Martin's Press, NY, 1991.

31 Werbach, Melvyn R., MD, *Nutritional Influences on Mental Illness*, Third Line Press, Tarzana, CA, 1991.

Hierbas   160-62

1 Lesser, Michael, MD in *Diet Related to Killer Diseases V, Nutrition and Mental Health*, hearing before the Select Committee on Nutrition and Human Needs of the US Senate, 95th Congress, 1st Session, 6/22/1977, with 1980 Update, Michael Lesser, ed., Parker House, Berkeley, CA, 1980.

2 Pfeiffer, Carl C., PhD, MD, *Nutrition and Mental Illness*, Healing Arts Press, Rochester, VT, 1987.

3 Page, Linda Rector, ND, PhD, *Healthy Healing*, Healthy Healing Pub., CA, 1992.

4 Stein, Diane, *The Natural Remedy Book for Women*, The Crossing Press, Freedom, CA, 1992

5 Mowrey, Daniel B, PhD, *The Scientific Validation of Herbal Medicine*, Keats, New Canaan, CN, 1986.

6 Kloss, Jethro, *Back to Eden*, Lifeline Books, Riverside CA 1973.

7 Hoffman, David, *The New Holistic Herbal*, Element Books, GB, 1990

8 Tenney, Louise, *Stress*, Woodland Health Books, 1987.

9 Balch, James F., MD, Balch, Phyllis A CNC, *Prescription for Natural Healing*, Avery, Garden City Park, NY, 1990.

10 Leathwood, P.D., et al., "Aqueous extract of valerian root improves sleep quality in man," *Pharmacol. Biochem. Behav.*, 17(1):65-71; 1982. (Double blind study of 128 subjects showed improved sleep quality and reduced sleep latency.)

11 Dressing, H., Riemann D., et al., "Insomnia: Are valerian/melissa combinations of equal value to benzodiazepine?" *Therapiewoche*, 42:726-36; 1992.

12 Boeters, U., "Treatment of autonomic dysregulation with valepotriates (Valmane),"

Muenchener Medizinische Wochenschrift, 37:1873-6; 1969.

13 Lindahl, O, "Double blind study of a valerian preparation," *Pharmacol Biochem. Behav.*, 32(4):1065-66; 1989. (89% report improved; 49% perfect sleep.)

14 Hoenke, E, "Concerning psychic vegetative effects of a supposed antihistamineic," *Nervenarzt*, 37:448-53; 1952.

15 Kilch R., Gladbach B., "Childhood behavior disorders and their treatment," *Medizinische Welt*, 26(25):1251-4; 1975.

16 Meshikovsky, MD, *Medical Preparations*, Ekarstvennye Sredstva, Medicina Pubs, Moscow, 1967.

17 *Wild Medical Plants*, A.F. Gammerman and I.D Yourkevitch, eds., Bello-Russ Pubs., Acad. of Sci., Inst of Exp. Botanics and Microbiology, Minsk, Bello-Russia, 1965.

18 Lutomski, J., Alkaloidy, *Passiflora incarnata L.*, Dissertation, Institut for Medicinal Plant Research, Poznan, 1960.

19 Lutomski, J., Segiet, E., Szpunar, K., Grise, K., "The meaning of passion flower in the healing arts," *Pharmazie in Unserer Zeit*, 10(2):45-9; 1981.

20 Ambuehi, H., "Anatomical and chemical investigations on passiflora coerula L and passiflora incarnata L.," *Dis. Nr.*, 3830, ETH Zurich; 1966.

21 Lutomski, J., Malek, B., Rybacka L., "Pharmacological investigation of the raw materials from passiflora genus 2. Pharmacochemical estimation of juices from the fruits of passiflora edulia and passiflora edulis forma flavicarpa," *Planta Medica*, 27:112; 1975.

22 Zinchernko, T.V., Feter, I.M., "Investigation of glycosides from betonica officinalis," *Armatsevt Shurnal*, 17(3):35-8; 1962.

23 Murray, Michael T, ND, *Stress Anxiety and Insomnia*, Prima, Rocklin, CA, 1995.

24 Lindenberg, D., Pitule-Schodel H.D., "L-kavain in comparison with oxazepam in anxiety disorders," *Forscht Med*, 108:49-50, 53-4; 1990.

25 Kinzler, E., Kromer., J, Lehmann, E., "Clinical efficacy of a kava extract in patients with anxiety syndrome," *Arzheim-Forsch*, 41:584-8; 1991.

26 Matthews J.D., et al., "Effects of heavy usage of kava on physical health: Summary of a pilot survey in an aboriginal community," *Med. J. Aust.*, 148:548-55; 1988.

27 Sakai, S, "Pharmacological actions of verbena officinalis extracts," *Gifu Ika Daigaku Kiyo*, 11(1) 6-17; 1963.

28 Salerno, G.L., *Minerva otorinolaringologica*, 155:5.

29 Genazzani, E., Sorrentino, L., "Vascular action of ateina: active constituent of actaea racemosa L.," *Nature*, 194:544, 1962.

30 Wohifart R, Haensel R, Schmidt H, "An investigation of sedative-hypnotic principles in hops. Part 3, 4," *Planta Medica*, 48:120-3; 1983.

31 Mowrey, Daniel B., PhD, *Proven Herbal Blends*, Keats, New Canaan, CN, 1986.

32 Suzuki, Y., "Pharmacological studies on zingiber mioga (1) General pharmacological effects of water extracts," *Folia Pharmacologica Japonica*, 75:669-682; 1979.

33 Best, C.H., Scott, D.A., "Possible sources of insulin," *J. Metabolic Research*, 3:177-9; 1923.

34 Sharaf, A.A., Hussein, A.M., Mansour, M.Y., "Studies on the antidiabetic effect of some plants," *Planta Medica*, 2.159-68; 1963.

35 Werbach Melvyn, MD, Murray, Michael T., ND,

Botanical Influences on Illness Third Line Press, Tarzana, CA, 1994.

36 Walsh, William J., PhD, interview with author, April, 1995.

37 Christopher, John R., *School of Natural Healing*, Provo, UT, 1976.

38 Larson, Joan Mathews, PhD, *Alcoholism — The Biochemical Connection*, Villard Books, NY, 1992.

39 Perlmutter, David, MD, *BrainRecovery.com*, The Perlmutter Health Ctr, Naples, FL, 2000.

40 Dean, Ward, Morgenthaler, John, *Smart Drugs & Nutrients*, B& J Pub., Santa Cruz, CA, 1991.

Parte IX: Controversías   163-68

Tratamientos Psicológicos   164-65

1 Rabkin, J.G., "Stressful life events and schizophrenia: A review of the literature," *Psychological Bulletin*, 87:408-25; 1980.

2 Tennant, C.C., "Stress and schizophrenia; A review," *Integrative Psychiatry*, 3:248-61; 1985.

3 Pfeiffer, Carl C., PhD, MD, et al., *The Schizophrenias Ours to Conquer*, rev. ed., Bio-Communications Press, Wichita, KS, 1988

4 Pfeiffer, Carl C., PhD, MD, *Nutrition and Mental Illness*, Healing Arts Press, Rochester, VT, 1987.

5 Dohan, F.C., "Wartime changes in hospital admissions for schizophrenia: A comparison of admissions for schizophrenia and other psychoses in six countries during World War II," *Acta Psychiatrica Scandinavica*, 42:1-23; 1966.

6 Torrey, E. Fuller, MD, *Surviving Schizophrenia: A Family Manual*, rev. ed., Harper & Row, NY, 1988.

7 May, Phillip, R.A., "Schizophrenia, a follow up study of the results of five forms of treatment," *Arch. Gen. Psychiat.*, 38:776-84; 1981.

8 Drake, R.E., Sederer, L.I., "The adverse effects of intensive treatment of chronic schizophrenics," *Comprehensive Psychiatry*, 27:313-26; 1986.

9 Hadley, S.W., Strupp, H.H., "Contemporary view of negative effects in psychiatry," *Arch. Gen. Psychiat.*, 33:1291-1302; 1976.

10 Manschreck, T.C., "Current concepts in psychiatry: Schizophrenic disorders," *N. Engl. J. Med.*, 305:1628-32; 1981.

11 Hoffer, Abram, MD, PhD, "Nutrition and behavior," in Jeffrey Bland, MD, ed., *Medical Applications of Clinical Nutrition*, Keats, New Canaan, CN., 1983.

12 Pfeiffer, Carl C., PhD, MD, et al., *The Schizophrenias, Yours and Mine*, Pyramid Books, 1970, p.55.

13 Yatkin, U.S., Labban, S., "Stress and Schizophrenia," *J. Psychological Nursing*, 30:29-32; 1992.

14 Grun, R., Biron, M., "Stressful life events and schizophrenia," *Neuropsychobiology*," 12:206-08; 1984.

15 Brown, G.W., Birley, J. L.T., "Crises and life changes and the onset of schizophrenia," *Journal of Health and Social Behavior*, 9:203-14; 1968.

16 Dohrenwend, B.D., Egri, G., "Recent stressful life events and episodes of schizophrenia," *Schizophrenia Bulletin*, 7:12-23; 1981.

Metodología   166-67

1 Hoffer, Abram, MD, PhD, editorial, ""The controversial vitamins," *J. Orthomol. Psychiat.*, 13(1):2-5; 1984.

2 Hoffer, A, MD, PhD, *J. Orthomol. Psychiat.*, 5(4):300, 1976.

3 Atkins, Robert C., MD, in Kurt Greenberg, ed., *Challenging Orthodoxy*, Keats, New Canaan, CN, 1991.

4 Pfeiffer, Carl C., PhD, MD, *Nutrition and Mental Illness*, Healing Arts Press, Rochester, VT 1987.

5 Rimland, Bernard, PhD, "An orthomolecular study of psychotic children," *J. Orthomol. Psychiat.*, 3(4):371-7; 1974.

6 Keck, Paul, MD, et al., *Am. J. Psychiat.*, 146: 1289-92; 1989. (Review study. Searched over 1300 studies for well-controlled design. Found 5 studies. In 3, neuroleptic performance was equivalent to placebo; in 2 others, to sedatives (Librium or opium). Benefits of short and long-term treatment were unconfirmed.)

7 Hogarty, J.D., Baldessarini, R.J., et al., "One hundred years of schizophrenia: A meta-analysis of the outcome literature," *Am. J. Psychiat.*, 151: 1409-16; 1994. (Outlook before the introduction of neuroleptics about the same as at present.)

8 Miese, U., Kurx, M., Fleischhaker, W., "Antipsychotic maintenance treatment of schizophrenia patients: Is there a consensus?" *Schiz. Bull.*, 20:215-25; 1994. (Reviews diversity of opinion on dosage, length of treatment and advisability of neuroleptics.)

9 Babiker, I., "Comparative efficacy of long-acting depot and oral neuroleptic medications in preventing schizophrenic recidivism," *J. Clin. Psychiat.*, 48:94-97; 1987. (70% hospital readmissions in neuroleptic-treated patients compared to 40% for other diagnosed schizophrenics.)

10 Kinon, C.J., Kane, J.M., et al., "Treatment of neuroleptic-resistant schizophrenic relapse," *Psychopharmacology Bull.*, 29:309-314; 1993. (59% non-response after eight weeks of neuroleptic treatment, even with modification of dose or type of neuroleptic.)

11 Collins, E.J., Hogan, T.P., Awad, A.G., "The pharmacoepidemiology of treatment-resistant schizophrenia," *Revue Canadienne de Psychiatrie*, 37:192-93; 1992. (50% of patients hospitalized more that 6 months in a large mental hospital in Ontario did not respond to neuroleptic treatment, regardless of dose. Neuroleptics did not improve negative symptoms.)

12 Paul, Gordon, MD, et al., *Arch. Gen. Psychiat.*, 7/1972. (Neuroleptics not beneficial for chronic patients.)

13 Cohen, David, Cailloux-Cohen, Suzanne, and l'AGIDD-SMQ, *Guide Critique des Medicaments de l'Ame*, Les Editions de l'Homme, Quebec, 1995.

14 Richman, David L., *Dr. Caligari's Psychiatric Drugs*, Network Against Psychiatric Assault, Berkeley, 3rd ed. with add., 1987; 1992 update.

15 Breggin, Peter R, MD, *Toxic Psychiatry*, St. Martin's Press, NY, 1991.

16 Lewander, T., "Neuroleptics and the neurolpeptic-induced deficit syndrome," *Acta Psychiatrica Scandinavica*, 89:8-13; 1994. (Drug effects similar to that of lobotomy.)

17 Glaser, William, MD, of TD Clinic, New Haven, CN. (68% developed some degree of TD after 25 years of maintenance neuroleptics.)

18 Sovner, Robert, pamphlet for Sandoz, 1986. (TD in up to 56% of chronic patients.)

20 *Clin. Psychiat. News*; 6/90. (Reporting on Chouinaud's recent finding that patients on neuroleptics 15 years or more, had an almost certain risk of developing T.D.)

21 Schatzberg, Alan, Cole, Jonathan, *Manual of Clinical Psychopharmacology*, Am. Psych. Press, 1986. (TD present in 50-60% of chronic

institutionalized patients. 3-4% increase per year.)

22 Whittaker, Robert, *Anatomy of an Epidemic*, Crown Pub, NY, 2010.

23 Hoffer, Abram PhD, MD, *Adventures in Psychiatry*, KOS, Canada, 2005.

Historia Política   168

1 Hoffer, Abram, MD, PhD, editorial, "The controversial vitamins," *J. Orthomol. Psychiat.*, 13(1):2-5; 1984.

2 Hoffer, Abram, MD, PhD, "The orthomolecular controversy," *J. Orthomol. Psychiat.*, 5(1):54-67; 1976.

3 Center for Brain Science and Metabolism, 11/8/82.

4 Hoffer, A, MD, PhD, *J. Orthomol. Psychiat.*, 5(4):300, 1976.

5 Murray, Michael T., ND, *Natural Alternatives to Over-the-counter and Prescription Drugs*, William Morrow & Co., NY, 1994.

6 Hoffer, Abram, MD, PhD, editorial, *J. Orthomol. Psychiat.*, 13(1); 1984.

7 Levin, Warren, MD, "An embattled physician speaks out," in Kurt Greenberg, ed., *Challenging Orthodoxy*, Keats, New Canaan, CN, 1991.

8 Larson, Joan Mathews, PhD, *Alcoholism — The Biochemical Connection*, Villard Books, NY, 1992.

9 Hoffer, Abram PhD, MD, *Adventures in Psychiatry*, KOS, Canada, 2005.

Apéndices   169-76

Apéndice 1: Pruebas   170-71

1 Pfeiffer, Carl C., PhD, MD, "Psychiatric hospital vs. Brain Bio Center in diagnosis of biochemical imbalances," *J. Orthomol. Psychiat.*, 5(1); 1976.

2 Gold, Mark S., MD, et al., *The Good News About Depression*, Villard Books NY, 1987.

3 Taylor R. L., *Mind or Body: Distinguishing Psychological from Organic Disorders*, McGraw-Hill, NY, 1982.

4 Watts, David., PhD, "Trace elements and neuropsychological problems as reflected in tissue mineral analysis (TMA) patterns," *J. Orthomol. Med.*, 5(3):159-66; 1990.

5 Gardner, Earl R., PhD, Hall, Richard C.W., MD, "Medical screening of psychiatric patients," *J. Orthomol. Psychiat.*; 9(3):207-15; 1981.

6 Pfeiffer, Carl C., PhD, MD, et al., *The Schizophrenias Ours to Conquer*, rev. ed., Bio-Communications Press, Wichita, KS, 1988.

7 Torrey, E Fuller MD, *Surviving Schizophrenia: A Family Manual*, rev. ed., Harper & Row, NY, 1988.

8 Jaffe, Russell, MD, PhD, Kruesi, Oscar Rogers, MD, "The biochemical-immunology window: A molecular view of psychiatric case management," *J. App. Nutr.*, 44(2); 1992.

9 Braverman, Eric, MD, *Path Wellness Manual*, Publications for Achieving Total Health, Princeton, NJ, 1994.

10 Murray, Michael T., ND, Pizzorno, Joseph, ND, *The Encyclopedia of Natural Medicine*, Prima, Rocklin, CA., 1991.

11 Gilasson, Stephen, MD, et al., *Nutritional Therapies Featuring the Core Program for Diet Revision*, Persona, Winnepeg, Manitoba, Canada, 1991.

12 *DSM IV*, 4th ed., APA, Washington DC, 1994.

13 Tests given at the Princeton Bio Center Laboratory of the Carl C. Pfeiffer Institute, Princeton, N.J.

Apéndice 2: Pruebas Psicológicas 72-73

1 Hoffer, Abram, MD, PhD, *Orthomolecular Medicine For Physicians*, Keats, New Canaan, CN, 1983.

2 David Hawkins, Linus Pauling, eds. *Orthomolecular Psychiatry, Treatment of Schizophrenia*, W.H. Freeman and Co., SF, 1973.

3 Kelm, H., "Figural aftereffects and validity of the HOD test," *J. Orthomol. Psychiat.*, 10(2):93-7; 1981.

4 Kelm, H., "A further study of the validity of the HOD test," *J. Orthomol. Med.*, 4(4):225-8; 1989.

5 Taylor R. L., *Mind or Body: Distinguishing Psychological from Organic Disorders*, McGraw-Hill, NY, 1982.

6 Green, Glen, MD, in David Hawkins, and Linus Pauling, eds., *Orthomolecular Psychiatry*, W.H. Freeman and Co., S.F., 1973.

7 Steel, Roderick J., BS, et al., "The HOD test: An Apple II programme," *J. Orthomol. Psychiat.*, 14(4):257-61; 1985.

Apéndice 3: Epidemiología   174-75

1 Torrey, E. Fuller, MD, *Surviving Schizophrenia: A Family Manual*, rev. ed., Harper & Row, NY, 1988.

2 Shaw, William J., PhD, "Possible synergistic effects of nonesterified fatty acids and lysolecithins, a toxic methionine metabolite, and ammonia in the production of hepatic encephalopathy and schizophrenia," *J. Orthomol. Med.*, 3(3); 1988.

3 Torrey, E. Fuller MD, *Schizophrenia and Civilization*, Jason Aaronson, NY, 1980.

4 Renaudin, "Observations reduced from the statistics of the insane," *J. Mental Science*, 7:534-46; 1862.

5 Hawkes, "On the increase of insanity," *J. Psych. Med. and Mental Pathol.*, 10:508-21; 1857.

6 Templer, Donald I., et al., "Schizophrenia and MS, A state to continent perspective," *J. Orthomol. Med.*, 4(1):8-10; 1989.

7 Foster, Harold D., "M.S. and schizophrenia: Some comments on similarities in their spatial distributions," *J. Orthomol. Psychiat.*, 4(1):11-13; 1989.

8 Cade, 1956, 1975, as reported in Torrey, 1988.

9 Rudin, Donald O., et al., *The Omega 3 Phenomenon*, Rawson Assn., NY, 1987.

11 Bremer, as reported in Torrey, 1988. (5.3/1000 in northern Norway; increased 30 years later.)

12 Lemkau, P.V., et al., "Selected aspects of the epidemiology of psychoses in Croatia, Yugoslavia. I. Background and use of psychiatric hospital statistics," *Am. J. Epidemiology*, 94:112-17; 1974. (The Istrian peninsula of the Adriatic coasts of Croatia, Yugoslavia has twice incidence of the rest of the country. Population consists of farmers of mixed genetic stock, with little inbreeding.)

13 Torrey, E. Fuller, MD, "The geographical distribution of schizophrenia," *Br. J. Psychiat.*, 150:598-608; 1987.

14 Corbet, W.J., "On the increase of insanity," *Am. J. Insanity*, 50:224-35; 1893.

15 Halliday, Andrew, "A letter to Lord Robert Seymour with a report of the number of lunatics and idiots in England and Wales," Thomas and George Inderwood, London, 1829.

16 Rin, H, and Lin, T.Y., "Mental illness among Formosa aborigines as compared with the Chinese in Taiwan," *J. Mental Sci.*, 108:134-46; 1962.

Apéndice 4: Factores Hereditarios 176

1 Shields, *Genetics in Schizophrenia: Towards a New Synthesis*, J. Wing, ed., Grune and Stratton, NY, 1978.

2 Torrey, E. Fuller, MD, *Surviving Schizophrenia: A Family Manual*, rev. ed., Harper & Row, NY, 1988.

3 Heston, Leonard L., "The genetics of schizophrenic and schizoid disease," *Science*, 167:249-256, 1/16/70.

4 Pfeiffer, Carl C., PhD, MD, *The Schizophrenias, Ours to Conquer*, rev. ed., Bio-Communications Press, Wichita, KS, 1988.

CURACIÓN NATURAL PARA ESQUIZOFRENIA

"Cada día que veo a un paciente esquizofrénico por primera vez, me impacta la necesidad por libros como este… Si la psiquiatría en general tuviera el buen sentido de adoptar este método — lo que ellos tal vez algún día se verán forzados a hacerlo — nosotros habríamos un enorme alivio del dolor y sufrimiento."
DR ABRAM HOFFER, PhD, MD,
Padre de la Psiquiatría Ortomolecular

"*Curación Natural Para Esquizofrenia* califica como libro de texto, y debía ser lectura obligada para todos los profesionales de la salud mental.

"Al mismo tiempo, este excelente compendio, contiene un amplio ámbito de información que va a favorecer a cualquiera que no sea profesional, que este interesado en el comportamiento de la bioquímica o solamente para el mantenimiento de la salud."
DR HUGH D. RIORDAN, MD

"Un recurso invaluable para cada familia afligida no sólo por la esquizofrenia, sino por cualquier enfermedad mental. Representa cuatro décadas de indagación pionera investigando esta enfermedad bioquímica. Este libro nos ilumina a todos los de la profesión médica y dará una gran esperanza y consuelo a los pacientes. Lo recomiendo entusiastamente."
DR OSCAR ROGERS KRUESI, MD

"Bien organizado, claramente escrito, entendible, será cambiará sin lugar a dudas la vida de los que sufren una enfermedad mental y la de sus familiares.

"Su lectura, debería ser obligatoria para psiquiatras, psicólogos y otros profesionales de salud, así como, para aquellos que planean una carrera médica y una política nacional de salud.

"*La Curación Natural para la Esquizofrenia* es un excelente trabajo y un faro de esperanza."
DR RALPH GOLAN, MD

NATURAL HEALING *for* BIPOLAR DISORDER

"Gracias por dejarme ver su nuevo libro... Me recordaba a los compendios que se liberan cada año por las grandes farmacéuticas. La tragedia es que los compendios de medicamentos se distribuyen ampliamente, y la información negativa en éllos a menudo ignorados.

"Sería un regalo importante para la humanidad si este excelente libro de Edelman se difundirán lo más ampliamente y utiliza. Creo que cada persona que valore su salud propia y la de los demás deben tener la información que ha recopilado en este volumen útil. Sólo puede salvar sus vidas."
DR ABRAM HOFFER, PhD, MD

"El primer volumen global de los enfoques nutricionales para el trastorno bipolar se ha escrito ... un recurso valioso para los investigadores, los clínicos, y las familias por igual. Es una lectura obligatoria para nuestra investigación y el personal médico."
DR WILLIAM J WALSH, PhD

"Eva Edelman ha realizado otra obra maestra, haciendo para el trastorno bipolar lo que hizo para la esquizofrenia. Es una obra clásica la que las personas se refieren para a los años venideros, y una lectura obligada para cualquiera que esté interesado en absoluto en el trastorno bipolar."
DR MICHAEL LESSER, MD

"Un compendio muy necesaria de métodos naturales para el tratamiento de la enfermedad bipolar. En lugar de forzar a los pacientes en el uno-tamaño-caber-todas camisa de fuerza de los medicamentos (y sus efectos secundarios), en realidad se puede tratar el problema desde su raíz, mediante la adopción específica, de forma individual a medida nutrientes para corregir los desequilibrios subyacentes. Este enfoque funciona de maravilla para mi propia pacientes psiquiátricos, y puede también para ti."
DRA HYLA CASS, MD

Índice

Acerca del Autor

Nutricionista Eva Edelman es un educador de la salud e investigador, a especializada en la salud mental. Es autora de dos libros:

Curación Natural para Esquizofrenia
Natural Healing for Bipolar Disorder [sólo en Inglés]

Esta es la primera edición en español de su libro sobre la esquizofrenia.

Puede comunicarse con ella en
http://boragebooks.com/contact.html

Para más información sobre sus libros, consulte el sitio web:
http://boragebooks.com

Nota de la Editora de la Lengua Española

Como una técnica de farmacia, este libro me intereso desde un principio. Aprendí mucho sobre las varias vitaminas que algunos de nosotros no les tomamos en cuenta. Este es un compendio que no solamente beneficiará a las personas con trastornos mentales pero a cualquier otra persona. Contiene información adecuada sobre cada suplemento vitamínico y con descripciones claras sobre algunas condiciones de salud que podrán afectar los trastornos mentales como la esquizofrenia.

Me dio mucho gusto en participar con la producción de este libro para hacerlo accesible a todos de habla español. Sé que ayudara a muchas personas.

¡Lo absolutamente recomiendo!

Sinceramente,
Norma Reyna
25 Sept 2011

Carta del Traductor

Leí su libro "Curación Natural Para la Esquizofrenia y Otros Trastornos Mentales", dos meses después de que mi nieta de 19 años estuviera en el hospital psiquiátrico.

Ahí, ella recibió los fármacos depresivos estándar durante 15 días, entonces el diagnóstico fue de esquizofrenia. Cuando salió del hospital, el médico le dijo a mi hija que mi nieta debe-ría tomar esas píldoras de por vida.

Mi nieta es vegetariana, con unos hábitos muy saludables y durante toda su infancia ha sido tan fuerte y sana como un caballo.

En la familia, que podamos recordar o saber no hay antecedentes de este tipo de enfermedad, así que no creemos que sea genético.

Más tarde, mi hija consultó el PLM farmacéutico, para conocer los efectos colaterales de los fármacos que le habían pres-crito a su hija. Se horrorizo con lo que encontró. Regresó con el psiquiatra para discutir lo que había encontrado y le dijo ---

—¿Cómo puedo darle esto a mi hija? ¡Siento como si estuviera envenenando a mi propia hija!— El psiquiatra contestó—¡Es lo mejor que tenemos!—

Por bendición de Dios, un buen samaritano de alma grande, le recomendó su maravilloso libro a mi hija, el cual la introdujo a la Medicina Ortomolecular y le dio una esperanza de curación real para su hija (mi nieta).

Actualmente, ella sigue el régimen ortomolecular basado en nutrientes bajo la supervisión de la clínica en Illinois.

Le estoy escribiendo esta carta para decirle que me tome la libertad de traducir su libro al español. Ya que puede haber mucha gente de habla española que se beneficiará de saber acerca de los métodos de curación nutricional y ser verdaderamente curados

Por favor, hágamelo saber si usted quisiera enviar mi copia traducida de su libro. Tal vez algún día usted se sentirá que es pertinente para su publicación en español.

Usted tiene mi admiración por su gran trabajo y dedicación a ayudar a los demás.

Dios los bendiga,
Graciela Martínez de Zepeda
6 Jul 2009

27837681R00130

Made in the USA
Lexington, KY
25 November 2013